全国中医药行业高等教育"十三五"创新教材

中西医结合肿瘤病学

（供中西医结合临床专业使用）

主　编　黄立中

中国中医药出版社

·北 京·

图书在版编目（CIP）数据

中西医结合肿瘤病学 / 黄立中主编 . —北京：中国中医药出版社，2020.3（2020.8重印）
全国中医药行业高等教育"十三五"创新教材
ISBN 978-7-5132-5888-3

Ⅰ.①中…　Ⅱ.①黄…　Ⅲ.①肿瘤 – 中西医结合疗法 – 高等学校 – 教材
Ⅳ.① R730.59

中国版本图书馆 CIP 数据核字 (2019) 第 260334 号

中国中医药出版社出版

北京经济技术开发区科创十三街 31 号院二区 8 号楼
邮政编码　100176
传真　010-64405750
保定市西城胶印有限公司印刷
各地新华书店经销

开本 787×1092　1/16　印张 19.75　字数 440 千字
2020 年 3 月第 1 版　2020 年 8 月第 2 次印刷
书号　ISBN 978 -7-5132-5888-3

定价　85.00 元
网址　www.cptcm.com

社 长 热 线　010-64405720
购 书 热 线　010-89535836
维 权 打 假　010-64405753

微信服务号　zgzyycbs
微商城网址　https://kdt.im/LIdUGr
官 方 微 博　http://e.weibo.com/cptcm
天猫旗舰店网址　https://zgzyycbs.tmall.com

如有印装质量问题请与本社出版部联系（010-64405510）
版权专有　侵权必究

全国中医药行业高等教育"十三五"创新教材

《中西医结合肿瘤病学》编委会

主　编　黄立中（湖南中医药大学）

副主编　（按姓氏笔画排序）

田雪飞（湖南中医药大学）

苏润泽（山西中医药大学中西医结合临床学院）

李仁廷（陕西中医药大学附属医院）

李东芳（湖南省肿瘤医院）

罗秀丽（湖北省中医院）

编　委　（按姓氏笔画排序）

王院春（陕西中医药大学附属医院）

田　莎（湖南中医药大学中西医结合学院）

肖玉洁（湖南中医药大学中西医结合学院）

陈州华（湘潭市第二人民医院）

唐利文（湖南中医药大学第一附属医院）

龚红卫（湖北省中医院）

麻　莉（山西中医药大学中西医结合临床学院）

曾普华（湖南省中医药研究院附属医院）

编写说明

恶性肿瘤发病率和死亡率呈上升态势。据世界卫生组织报告，2012 年新增恶性肿瘤患者 1410 万例，其中 57% 在不发达国家，同期死于恶性肿瘤者高达 820 万例。2016 年，中国恶性肿瘤发病率为 273.36 / 10 万，死亡率为 164.73 / 10 万。我国恶性肿瘤防治任务任重道远。

恶性肿瘤是一种复杂难治性疾病，其难治性和高致死性对人类健康和生命构成严重威胁。因此，对恶性肿瘤的诊断与治疗成为临床医学研究的难点和热点。为适应临床需求，医学生有必要了解恶性肿瘤相关知识。现有本科用《中西医结合肿瘤病学》教材久未更新，知识观点老化，远不能适应医学临床和教学需要。为进一步提高中西医结合本科肿瘤病学教学质量，我们组织编写了《中西医结合肿瘤病学》一书。编写中，我们认真参考多部肿瘤病学教材和权威著作，并根据目前中西医结合肿瘤病学教学需要，进行了体例和内容上的调整。全书包括总论和各论两大部分，总论概要介绍肿瘤学西医和中医的基础知识及诊断、治疗和预防方法等内容，各论重点介绍常见恶性肿瘤的诊断和治疗。为方便老师、同学们使用，本教材将教学 PPT 和新版分期标准以二维码形式展示。希望通过本课程学习，能使学生对恶性肿瘤疾病有一定认识，并掌握比较系统的基本知识，临床上能正确处置，避免误诊误治。同时对目前肿瘤病诊疗现状有所了解。

本教材由多所院校、医院资深教师共同编写。黄立中编写总论第一章第一、第三节；苏润泽编写总论第二章、第六章；田雪飞编写总论第三章；李仁廷编写总论第四章第一、第二、第三节；王院春编写总论第四章第四、第五节，各论第十一章第一、第五节；陈州华编写总论第五章第一、第二、第五至八节，各论第十四章；李东芳编写总论第五章第三、第四节；曾普华编写总论第七章第一、第二、第四节；罗秀丽编写总论第八章；麻莉编写各论第九章；唐利文编写各论第十章

第二节、第十五章；田莎编写各论第十一章第二、第三节；龚红卫编写各论第十一章第四节、第十二章；肖玉洁编写各论第十三章；黄立中、罗秀丽编写总论第一章第二节；黄立中、曾普华编写总论第七章第三节；黄立中、陈州华编写各论第十章第一节。田雪飞、李仁廷、李东芳、苏润泽、罗秀丽承担部分审稿和统稿工作，全书最后由黄立中统稿修定。

恶性肿瘤是医学研究领域的热点和难点，成果产出多，知识更新快，我们虽尽力尽责，认真编写，反复修改，但因时间紧迫和水平所限，书中仍有不少缺憾，希望广大读者指正。

编　者
2019 年 9 月

目　录

各　论

总 论

PPT

　　恶性肿瘤是一种常见的难治性慢性病，严重威胁人类的健康和生命。恶性肿瘤的发病率和死亡率一直呈持续增长态势。2013 年 WHO 报告，恶性肿瘤的发病率近 5 年升高 11%，2012 年新增恶性肿瘤 1410 万例，其中 57% 在不发达国家。2016 年中国恶性肿瘤发病率为 273.36/10 万（男性 295.78/10 万，女性 245.41/10 万），死亡率为 164.73/10 万（男性 198.63/10 万，女性 131.58/10 万）。20 世纪 70 年代，我国每年死于恶性肿瘤者约为 70 万人，21 世纪初已达 150 万人。肿瘤防治任务艰巨。

第一节　肿瘤认识的历史

一、西医对肿瘤认识的历史

　　在公元前 1660 年的古埃及莎草纸文中已经有了关于体表肿瘤的记载。古希腊的希波克拉底（Hippocrates）描述了发生于胃和子宫的恶性肿瘤，称之为"cancer"（癌症），其意为"蟹"，将癌向周围组织浸润的形象比喻为蟹的横行。距今 2000 年前的古罗马医生盖伦（Galen）将肿瘤分为遵循自然规律的、超出自然规律的和违反自然规律的肿瘤，后者即现代肿瘤学概念中的各种良恶性肿瘤。但是，对肿瘤本质的认识一直没有突破性进展。直到 1775 年，英国内科医生波特（Percival Pott）发现，长期清扫烟囱的男孩容易发生阴囊癌，从而提出肿瘤的发生与环境因素有关。19 世纪后半叶，德国学者报告，从事苯胺染料工业生产的工人容易发生膀胱癌。1918 年，日本的 Yamigiwa 和 Ichikawa 用煤焦油在兔耳上长期涂抹，诱发皮肤癌成功，证实了化学物质致癌。其后，对烟草成分与肺癌、黄曲霉毒素与肝癌关系的研究，进一步论证了化学致癌性。

　　19 世纪细胞学说得以确立，人们分离出一些常见于人体和动物的致病菌，于是医学界一度热衷于探索感染致癌学说。但直到 1908 年才取得突破性进展，丹麦病理学家 Ellermann 和 Bang 发现，一种鸡的白血病能够通过无细胞的滤液由病鸡传给健康鸡。两年后，美国病理学家 Rous 证明，一种鸡的肉瘤也可以经由无细胞的滤液移植。之后，借助电子显微镜技术证明这个病原就是 Rous 肉瘤病毒，从而确立了病毒致癌学说。1964 年，Epstein 和 Barr 证明了 EB 病毒是引起 Burkitt 淋巴瘤的病原体，从而确立了病毒与人体肿瘤的关系。20 世纪 70 年代以后，有关乙型肝炎病毒与原发性肝癌、人乳头状瘤病毒与宫颈癌、T 细胞白血病病毒与成年人 T 细胞白血病关系的确定，为病毒致癌学说提供了坚实的依据。

1910 年前后，Marie 和 Clunet 报告，应用大剂量 X 射线长期照射诱发了大鼠肿瘤；1928 年，Findlay 等用紫外线照射小鼠，成功地诱发了皮肤癌和皮肤乳头状瘤；之后各种放射性同位素的致癌作用也得到确认。20 世纪 40 年代，日本广岛和长崎原子弹爆炸，在其后的幸存者中各种癌症、白血病的发病率显著升高，都充分论证了物理致癌学说。

另外，1953 年，美国 Watson 和英国 Crick 提出了 DNA 双螺旋结构，这为分子肿瘤学奠定了基础。科学家们之后证实了致癌物主要作用于 DNA。1969 年，美国科学家 Huebner 等提出了癌基因假说，至今已分离了 100 多种癌基因。1971 年，美国的 Kundson 提出了肿瘤发生的二次打击学说。1986 年，人类第一个抑癌基因 Rb 被成功克隆出来，迄今已有 30 余种抑癌基因被克隆或被鉴定出来。基因突变致癌学说确立。

20 世纪末和 21 世纪初，各种高通量检测技术迅速发展，为阐明肿瘤发病机制、肿瘤诊断、治疗选择和预后判断都提供了极为有意义的手段。人类对肿瘤的认识也从过去的单一因素致癌，发展到多因素、多阶段、多基因突变的综合致癌理论。但总的认识水平仍然很低。

在肿瘤诊断方面，细胞和组织病理学诊断仍然是肿瘤诊断的基础，但肿瘤标志物、影像、内窥镜、放射性核素等技术的发展极大地提高了肿瘤诊断的准确性。分子生物学和分子遗传学技术已经逐步应用于肿瘤诊断。

随着基础研究和新技术研究的不断进展，在保留手术、放疗、化疗治疗肿瘤的同时，逐步增加了免疫治疗、分子靶向药物治疗、联合新技术治疗等，临床疗效得到明显提高。但疗效仍远不尽人意。

二、中医对肿瘤认识的历史

我们的祖先很早就观察到了肿瘤，3500 多年前的甲骨文中就有"瘤"病的记载。2000 多年前的《周礼·医师章》更记载有"疡医掌肿疡、溃疡、金疡、折疡之祝药，劀杀之齐"，肿疡即包括了现代的肿瘤病，至今日本、韩国的汉字中仍在使用肿疡（肿瘤）。而癌字的出现最早见于宋代（1170 年）《卫济宝书》中，与窦汉卿《疮疡经验全书》中描述乳癌的岩字相通。用"癌"字来翻译"cancer"始于 19 世纪末和 20 世纪初，统指各种恶性肿瘤。

中医文献对肿瘤有大量记载和论述。2000 多年前的《素问》就记载了噎膈（食管癌）的发病因素和主要症状，"隔塞闭绝，上下不通，则暴忧之病也"。《灵枢》记载肠蕈（结肠癌）是由于"寒气客于肠外，与卫气相搏"而成。汉代华佗的《中藏经》认为，肿瘤的发病不仅是营卫之气壅塞所致，更主要的是由于脏腑"蓄毒"所生。宋代《圣济总录》记有"气血流行不失其常，则形体平和，无或余赘，及郁结壅塞，则乘虚投隙，瘤所以生"。在临床方面，隋代巢元方的《诸病源候论》对肿瘤有较详细的症状描述，《难经》对属于腹部实体肿瘤的"积"与非实体肿瘤的"聚"进行了鉴别，《千金要方》等记载了多种治疗肿瘤的方药。宋至清代医家更是代有发挥，特别是许多治疗思想至今仍指导着临床，如李东垣"养正积自消"的顾护正气以消肿瘤；朱丹溪"凡人身上中下有块者多是痰"，力主祛痰以治肿瘤。历代医家有许多方药传承至今而为临床常用，如清代王洪绪《外科证治全生集》中的西黄丸、小金丹、阳和汤。民国时期，受到西医学冲击和社会动荡及政府的压抑，中医学科发展缓慢，中西医汇通渐起，中医肿瘤学术成就不彰，也没有形成系统的肿瘤证治理论体系。中华人民共和国成立后，中医学术空前繁荣，学科发展迅速，特别是随着疾病谱的明显改变，中医肿瘤科渐渐兴起，中医肿瘤学发展迅速，郁仁存、周岱翰等编著的《中医肿瘤学》成为学科成熟的重要标志。

第二节　肿瘤中西医结合防治的意义

目前尚没有一门学科能解决所有的医学问题，尤其是恶性肿瘤这一难治性复杂性疾病。临床发现的癌症绝大部分已经属于中晚期，对此不论西医、中医都还没有理想的根治方法。中西医结合是我国特有的医学学科，也是我国综合治疗肿瘤独具特色和优势的治疗模式。中西医结合治疗肿瘤可以取长补短，优势互补，明显提高疗效，并能促进肿瘤基础理论研究和新药研发。中西医结合防治恶性肿瘤的意义主要体现在：

1. 中医药与西医手术联合可减轻手术副作用及并发症，有助于术后恢复，预防术后复发和转移。

2. 中医药与西医放疗、化疗联合可明显减轻放、化疗的不良反应，有助于放、化疗的顺利进行，并能提高放、化疗的临床疗效。

3. 中医药与生物免疫疗法联合能更好地调节患者的免疫功能，阻遏肿瘤生长扩散，提高患者生活质量，延长患者生存期。

4. 中医药与靶向药物联合可有效减轻靶向药物的不良反应，增加疗效。

5. 对于不能或拒绝接受手术及放、化疗的患者，中医药为主治疗，能明显改善症状，提高生存质量，延长生存期。

6. 中西医结合治疗癌前疾病和癌前病变，能更有效地阻断癌症的发生。

7. 中西医结合能促进肿瘤基础理论研究和新药研发。

中西医结合必须立足于中医药的疗效优势，而提高中医药的临床疗效，又必须在中医药理论指导下不断继承和实践创新，这是中西医结合发展的源泉。

第三节 肿瘤学常用概念

1. 肿瘤（tumor，neoplasm） 包括良性肿瘤和恶性肿瘤。是机体在各种致病因子作用下，引起细胞遗传物质改变，导致基因表达失常，细胞异常增殖而形成的新生物。肿瘤细胞失去正常生长调节功能，具有自主或相对自主生长能力，当致瘤因子停止后仍能继续生长。

2. 良性肿瘤（benign tumor） 无浸润或无转移能力的肿瘤。肿瘤通常有包膜或边界清楚，呈膨胀性生长，生长速度缓慢，瘤细胞分化成熟，对机体危害小。

3. 恶性肿瘤（malignant tumor） 具有浸润和转移能力的肿瘤。肿瘤通常无包膜，边界不清，向周围组织浸润性生长，生长迅速，瘤细胞分化不成熟，有不同程度异型性，对机体危害大，常因复发、转移而导致患者死亡。

4. 交界性肿瘤（borderline tumor） 组织形态和生物学行为介于良性和恶性之间的肿瘤。

5. 癌症（cancer） 泛指一切恶性肿瘤。有时被用作癌（carcinoma）的同义词。但在肿瘤诊断上不使用"癌症"和"癌病"这些名称。

6. 乳头状瘤（papilloma） 非腺上皮或非分泌性上皮的良性上皮性肿瘤。如鳞状上皮乳头状瘤、尿路上皮乳头状瘤。

7. 腺瘤（adenoma） 腺上皮或分泌性上皮的良性肿瘤。如结肠腺瘤、甲状腺腺瘤。

8. 癌（carcinoma） 来源于上皮组织的恶性肿瘤。如鳞状细胞癌、腺癌、尿路上皮癌、囊腺癌和基底细胞癌等。

9. 肉瘤（sarcoma） 来源于间叶组织，包括纤维组织、脂肪、平滑肌、横纹肌、脉管、间皮、滑膜、骨和软骨等的恶性肿瘤，如脂肪肉瘤、横纹肌肉瘤、骨肉瘤等。

10. 淋巴瘤（lymphoma） 也称恶性淋巴瘤，是一种来源于淋巴和造血组织的恶性肿瘤，主要累及淋巴结和（或）淋巴节外，通常形成明显肿块。包括非霍奇金淋巴瘤和霍奇金淋巴瘤。

11. 白血病（leukemia） 是一类造血干细胞恶性克隆性疾病，克隆中的白血病细胞失去进一步分化成熟的能力。在骨髓和其他造血组织中，白血病细胞大量增生和积聚并浸润其他组织器官。如慢性粒细胞性白血病、急性淋巴细胞性白血病。有时白血病和淋巴瘤可以同时存在。

12. 母细胞瘤（blastoma） 是指细胞学相似于器官胚基组织所形成的恶性肿瘤。如起自视网膜胚基的视网膜母细胞瘤，起自肾胚基的肾母细胞瘤。少数母细胞瘤可以是起自某些幼稚细胞的良性肿瘤，如脂肪母细胞瘤、软骨母细胞瘤。

13. 畸胎瘤（teratoma） 一种来源于生殖细胞及纵隔、骶尾、松果体等中线部位，由内、中、外 3 个胚层的不同组织类型成分所形成的肿瘤。根据组成不同组织类型的细胞成熟程度，分为未成熟畸胎瘤（恶性畸胎瘤）和成熟畸胎瘤。

14. 混合瘤（mixed tumor） 由多种细胞类型结合所形成的肿瘤，如涎腺多形性腺瘤、乳腺纤维腺瘤、子宫恶性中胚叶混合瘤。

15. 间叶瘤（mescenchymoma） 由除纤维组织以外的两种或两种以上间叶组织成分（如脂肪、平滑肌、横纹肌、骨和软骨等）所形成的肿瘤。依据间叶组织成分的良性和恶性，可以分为良性间叶瘤和恶性间叶瘤。

16. 癌肉瘤（carcinosarcoma） 由癌和肉瘤两种成分密切混合所形成的恶性肿瘤。有些癌肉瘤中的肉瘤成分实际上是由癌细胞化生而成的，称为肉瘤样癌或化生性癌，如肺肉瘤样癌、乳腺化生性癌。

17. 错构瘤（hamartoma） 正常器官有两种或两种以上细胞增生，且组合与排列紊乱所形成的肿块。如肾脏血管平滑肌脂肪瘤、肺错构瘤。

18. 瘤样病变（tumor-like lesion） 非肿瘤性增生所形成的瘤样肿块。如瘢痕疙瘩、骨化性肌炎、结节性肝细胞增生、男性乳腺增生。瘤样病变与真性肿瘤的区别在于前者缺乏自主性生长能力，有自限性。

19. 囊肿（cyst） 一种衬覆上皮、充满液体和腔隙所形成的包块。囊肿可分肿瘤性（如囊腺瘤）、先天性（如甲状腺舌管囊肿）、寄生虫性（如包虫囊肿）、潴留性囊肿或种植性囊肿。当囊肿仅为纤维性囊壁而无内衬上皮时，称为假性囊肿。

20. 增生（hyperplasia） 组织中正常排列的细胞数目增多称为增生。增生的细胞形态正常，无异型性。引起增生的刺激因子可为生理性（如妊娠和哺乳期乳腺）或病理性（如物理性、化学性或生物性）。引起增生的刺激因子一旦去除，组织可以恢复到正常状态。

21. 化生（metaplasia） 一种成熟组织转变成为另一种成熟的组织并可逆转的过程，是机体一种适应现象。常见的如上皮化生。在化生的基础上，化生细胞可异常增生而进展成恶性肿瘤。

22. 分化（differentiation） 同一来源的细胞逐渐演化出形态结构、功能特征各不相同的细胞类群的过程。细胞分化的本质是基因组在时间和空间的选择性表达。一般情况下，细胞分化过程是不可逆的，但在某些条件下，分化了的细胞又回到未分化状态，称为去分化。

23. 间变（anaplasia） 恶性肿瘤失去分化称为间变，相当于未分化。间变性肿瘤通常用来指瘤细胞异型性非常显著的未分化肿瘤。

24. 转移性癌（metastatic carcinoma） 是指肿瘤细胞从原发部位通过淋巴管、血管或其他途径而转移至另一部位继续生长，形成与原发部位肿瘤相同类型的肿瘤，称为转移性癌或转移瘤。同一患者的原发性肿瘤和转移性肿瘤在本质上也可能有所不同。

第二章　肿瘤的病因与发病机制　▷▷▷▷

PPT

第一节　肿瘤的病因

　　肿瘤的病因是指肿瘤发生的启动因素，包括环境因素（化学、物理、生物因素等）和机体内在因素（遗传、免疫因素等）。绝大多数肿瘤是由环境因素和内在因素相互作用引起的，是多因素综合作用的结果。明确肿瘤病因及发病机制并干预这一关键环节，是控制恶性肿瘤的主要途径。随着科学技术的发展和对肿瘤的深入研究，近年来肿瘤病因学研究取得了很多新进展，但对多数肿瘤病因仍未完全明了。

一、环境因素

（一）化学因素

　　人们最先认识的肿瘤病因是化学致癌因素，从最早发现化学因素和人类肿瘤发病相关的历史记录，到最近国际癌症中心实施的综合评价化学因素致癌危险性的研究计划，不难发现化学致癌物种类繁多，结构各异。最终，致癌物在体内主要以共价键的作用结合于 DNA，从而导致各种形式的 DNA 损伤，这是体细胞恶变的分子基础。根据化学致癌物与人类肿瘤的关系强度可分为三类。

　　1. 肯定致癌物　是指经肿瘤流行病学研究证实，或在动物致癌试验中证实其致癌作用，具有剂量 - 效应关系，为临床医师和科研工作者所公认的对人体和实验动物均具有致癌性的化学物质。主要有氮芥、联苯胺、煤焦油中的某些多环芳烃类、各种燃料不完全燃烧的产物、润滑油、氯乙烯、石棉、砷、铬和镍等。

　　如氮芥类药物属于抗恶性肿瘤的细胞毒类药物，过量时易损害骨髓造血功能，引起血液系统肿瘤；联苯胺是印染工业的基本原料，主要诱发膀胱癌和肝癌；煤焦油中的某些多环芳烃类、各种燃料不完全燃烧的产物主要诱发肺癌和皮肤癌；接触润滑油、氯乙烯的人群中，血液系统恶性肿瘤的发病率为正常人群的 5～6 倍，以急性非淋巴细胞白血病多见；石棉可导致肺癌，并与吸烟有协同作用。

　　2. 可能致癌物　是指那些虽已证实具有体外转化能力，而且接触时间与发病率相关，动物致癌实验阳性但是结果不恒定，或者虽有个别临床报道但是缺乏流行病学证据支持的化学物质。已知的有亚硝胺类化合物、黄曲霉毒素、碱性品红、邻二甲基联苯胺、二氯联苯胺、铍和镉等。

据统计，有 100 多种亚硝胺能引起 41 种动物的肿瘤，其中有几十种亚硝胺类化合物能引起动物的食管癌，有的还能通过胎盘影响胚胎，因此，亚硝胺类化合物可能是一类强致癌物；黄曲霉毒素可能与消化道肿瘤相关，动物模型证实食用霉变食物可诱发上消化道癌变，我国消化道肿瘤高发区比低发区居民食用霉变和发酵的食物多，也说明此点；接触碱性品红的人群，膀胱癌和肝癌的患病率是常人的数倍；二氯联苯胺是常用的工业颜料，长期接触易诱发膀胱癌、输尿管癌。

3. 潜在致癌物 是指化学结构与肯定致癌物相似，动物实验可获得某些阳性结果，但是缺乏对人体同样具有致癌性证据的化学物质。其中包括烷化剂、硝基喹啉氧化物、邻位氨基偶氮甲苯、硫酸二甲酯、四氯化碳、肼、二甲基肼、钴、铅和汞等。

（二）物理因素

近百年来，伴随工业发展，人们已认识到某些物理因素也能导致肿瘤。肿瘤流行病学和实验研究已经肯定的物理致癌因素包括电离辐射、紫外线和某些矿物纤维等。

1. 电离辐射 是明确的致癌因素。所谓电离辐射是指具有足以驱除靶原子或者靶分子中一个或多个轨道电子的能量辐射，可以分为电磁辐射和粒子辐射。其中，粒子辐射包括质子、中子、α 粒子和电子等。一个正常人每年可接受的辐射量在 3~4 毫希沃特（mSv）之间，其中自然界的氡气、宇宙射线、铀的辐射占 80%，约为 2.96mSv，另外 0.5mSv 来自医用 X 射线检查，低于 4mSv 的辐照量不会对机体构成危害，但过度接受电离射线照射，可诱发多种恶性肿瘤。最常见的为白血病、肺癌、皮肤癌、甲状腺癌、乳腺癌、骨肿瘤、多发性骨髓瘤、淋巴瘤等。核武器爆炸（如原子弹爆炸后日本长崎和广岛）、核试验、核泄漏事故（如苏联切尔诺贝利核电站的核泄漏）等为大面积人群过度接受辐照的原因，不恰当的放射线检查治疗、长期室内氡气的吸入和职业原因接触放射线物质等为少数人群过度接受辐照的原因。乳腺、甲状腺和骨髓对电离射线敏感。

影响电离辐射致癌的因素包括两个方面：宿主因素和放射物理因素。前者包括人种、性别、遗传易感性和器官敏感性。后者包括总放射剂量、放射方式等。

2. 紫外线 阳光中的紫外线是诱发皮肤非黑色素癌的主要原因。紫外线由 UVA、UVB、UVC 三部分组成，波长分别为 400~315nm、310~280nm 和 280~100nm。流行病学研究表明，长时间暴露于紫外线辐射下可以引发皮肤癌，主要是皮肤的基底细胞癌和鳞状细胞癌。有资料表明，各种皮肤癌的发病率在显著增加，近几十年来由于一些原因，地球臭氧层被不断破坏，形成了大气层的臭氧空洞，降低了臭氧层对宇宙射线的吸收能力，从而使人体受到更多宇宙射线的照射。

3. 矿物纤维 石棉是主要的致癌矿物纤维。肿瘤流行病学调查显示，接触石棉的矿工中，肺癌、恶性间皮瘤的发病率显著增加。一般认为石棉导致细胞恶性增殖的机制，主要是石棉纤维中的铁离子产生的氧自由基导致 DNA 的损伤、石棉纤维对于靶细胞的直接促分裂作用和石棉激活炎症细胞及其他肺部细胞促进释放细胞因子，进而导致组织损伤和细胞恶性增殖。

（三）生物因素

1. 病毒 肿瘤病毒是指能引起机体发生肿瘤或导致细胞恶性转化的一类病毒。根据所含核酶的类型分为 RNA 肿瘤病毒和 DNA 肿瘤病毒。RNA 肿瘤病毒由于病毒颗粒中含有反转录酶，所以又称为反转录病毒。

一般认为，要证明一种病毒和某种肿瘤的因果关系，必须同时具备以下证据，才可以认为该病毒是肿瘤的病因。①肿瘤细胞内有病毒颗粒或者核酸的存在。②感染该病毒者比未感染者肿瘤发生率高。③病毒感染发生在肿瘤发生之前。④肿瘤细胞内有病毒颗粒或病毒抗原的存在或机体血清内存在病毒抗体。⑤该病毒具有体外细胞转化能力，在体内可使细胞癌变。⑥此种病毒疫苗的预防接种可以明显降低肿瘤的发病率。

目前关注的主要有以下几种：

①人类 T 细胞淋巴瘤白血病病毒（human T cell leukemia virus，HTLV-1）：该病毒被证明可导致人类具有 T 细胞特征的白血病。其诱发肿瘤的类型非常广泛，包括白血病、肉瘤、淋巴瘤和乳腺癌等。

②单纯疱疹病毒 -2（herpes simplex virus type2，HSV-2）和人乳头状瘤病毒（human papilloma virus，HPV）：与宫颈癌的发病有关。

③EB 病毒（Epstein-Barr virus，EBV）：结构和组成与一般疱疹病毒相似，含双链 DNA，属于 γ 疱疹病毒科，与 Burkitt 淋巴瘤、鼻咽癌、多发性 B 细胞淋巴瘤、霍奇金病及传染性单核细胞增多症的发病相关。

④乙型肝炎病毒（hepatitis Bvirus，HBV）、丙型肝炎病毒（hepatitis C virus，HCV）：与原发性肝癌的发生有关。

其中，研究最成熟的是乙肝病毒和人乳头瘤病毒，分别与肝细胞癌和宫颈癌有关。近年来通过乙肝疫苗和人乳头瘤疫苗的接种，肝细胞癌和宫颈癌的发生率已经大大减少。

2. 细菌 主要是幽门螺杆菌，与胃黏膜相关肿瘤的发病密切相关，被列为"有充分证据的人类致癌物"。

3. 寄生虫 少数寄生虫也可以引起肿瘤。主要有肝吸虫和裂体吸虫，其中裂体吸虫中的埃及血吸虫和日本血吸虫与人类肿瘤关系最为密切。埃及血吸虫被国际癌症研究中心列为"有充分证据的人类致癌物"（Ⅰ类），可以诱发膀胱癌；日本血吸虫则被列为"人类可能的致癌物"（Ⅱ类 B），与结直肠癌发病有关。在我国分布的肝吸虫主要是华支睾吸虫，被列为"人类很可能的致癌物"（Ⅱ类 A），与肝细胞癌和胆管细胞癌有关。

4. 霉菌及霉菌毒素 霉菌致癌主要是通过其产生的霉菌毒素引起，目前已知的霉菌毒素有 200 余种，其中相当一部分有致癌性，称为致癌性霉菌毒素。常见的有黄曲霉毒素、杂色曲霉毒素、灰黄霉毒素等。这些霉菌毒素通常归为化学致癌物，但因其由霉菌产生，亦属生物致癌因素。霉菌毒素主要诱发肝癌、肾癌、皮肤癌、淋巴肉瘤等。

（四）医源性因素

医学手段在预防和治疗疾病的同时，也可能带来风险。在医学诊断过程中的致癌因素主要是 X 线和放射性核素检查，治疗过程中的致癌因素有放疗、放射性核素治疗和包括化疗在内的药物治疗。

1. X 线检查和放疗 长期、反复应用 X 线检查，可以有射线剂量累加作用，对于接受检查的患者以及接触射线的工作人员可能会增加肿瘤发生的危险，主要是白血病、皮肤癌、甲状腺癌、乳腺癌、食管癌、肝癌和骨肿瘤。

放疗导致的肿瘤必须符合以下几个条件：①有放射治疗史；②诱发的肿瘤必须在放射野内；③有较长的潜伏期；④经病理学诊断证实。

2. 放射性核素 P^{32} 和 I^{131} 均有诱发白血病和甲状腺癌的危险。

3. 化疗药物 烷化剂和丙卡巴肼的长期应用可能导致第二原发肿瘤，主要是急性非淋巴细胞白血病。

4. 激素 用于治疗习惯性流产的人工合成激素己烯雌酚可以导致女性阴道透明细胞癌，含有合成类固醇成分的口服避孕药可以引起肝癌和乳腺癌；雄性激素的长期使用可以诱发肝癌。

5. 免疫抑制剂 免疫抑制剂的应用导致机体免疫功能抑制状态可能与继发肿瘤有关。

二、机体内在因素

（一）遗传因素

除了环境因素，机体的遗传背景与肿瘤的发生密不可分。20 世纪初，研究者就发现某些肿瘤患者具有家族史。进一步的研究明确了肿瘤的家族聚集现象，包括癌家族和家族性癌。遗传性肿瘤有单基因遗传和多基因遗传之不同。其遗传的只是对肿瘤的易感性，也可以终生不发生肿瘤。常见的遗传性肿瘤综合征及其对应的基因改变见表 2-1。

表 2-1 常见的遗传性肿瘤综合征及其对应的基因改变

遗传性肿瘤综合征	原发肿瘤	伴发肿瘤	抑癌基因
家族性视网膜母细胞瘤	视网膜母细胞瘤	骨肉瘤	Rb
Li–Fraumeni 综合征	肉瘤、乳腺癌	白血病、脑肿瘤	P53
Wilms 瘤	肾母细胞瘤	WAGR 综合征	WT1
神经纤维瘤病 I 型	神经纤维瘤	恶性神经鞘瘤、脑肿瘤、急性粒细胞性白血病	NF1
神经纤维瘤病 II 型	听神经瘤、脑膜瘤	胶质细胞瘤、室管膜瘤	NF2
遗传性非腺瘤病性结直肠癌	结直肠癌	子宫内膜癌、输尿管癌	错配修复基因
家族性乳腺癌 1	乳腺癌	卵巢癌	BRCA1
家族性乳腺癌 2	乳腺癌	胰腺癌	BRCA2
家族性恶性黑色素瘤	黑色素瘤	胰腺癌	P16
多发性内分泌肿瘤 II 型	甲状腺癌	嗜铬细胞瘤、甲状旁腺腺瘤	RET

肿瘤的发生发展与癌基因、抑癌基因、DNA 修复基因均有密切关系。

1. 癌基因　癌基因（oncogene）是指病毒或细胞中存在的、能够诱导细胞转化，并使其获得更多肿瘤生物学特性的基因。存在于病毒内的癌基因称为病毒癌基因，存在于细胞内的癌基因称为细胞癌基因。细胞癌基因在正常情况下是以非激活状态存在，故又称原癌基因。细胞原癌基因普遍存在于各种细胞中，如酵母、果蝇、无脊椎动物和人类，在生物进化上呈高度保守性，表明其具有调节细胞生长、增殖、发育和分化的功能。癌基因所表达的蛋白质具有多种生物学功能，可以是生长因子、生长因子受体、蛋白激酶、非受体蛋白激酶、丝氨酸蛋白激酶、GTP 结合蛋白、DNA 结合蛋白等。癌基因与肿瘤发生关系密切。

2. 抑癌基因　在恶性肿瘤发病过程中，还涉及另一类基因，即肿瘤抑制基因（tumor suppressor gene）或称抑癌基因，属于一类对细胞增殖产生负调节作用的基因及其产物。抑癌基因在发生突变、缺失或失活时可引起细胞恶性转化导致肿瘤发生。

3. DNA 修复基因　错配修复基因对于保护整个基因组的稳定性和完整性至关重要。已发现的有 $hMLH_1$、$hMLH_3$、$hMSH_2$、$hMSH_3$、$hPMSH_2$ 等。DNA 修复基因表达异常或突变，可造成染色体基因组不稳定，甚至癌变的发生。

（二）精神因素

现代研究表明，精神心理因素与肿瘤发病存在相关性。如人体的内分泌系统可随精神和情绪变化而波动，在大多数情况下，这类波动处于一定范围内，而且人体作为一个有机的整体，其适应性相当强，完全能够通过自身调节，将机体维持在正常的状态。但如果精神和情绪刺激因素长期存在，超过机体本身调节适应的范围时，就会使内分泌系统发生紊乱，促使肿瘤的发生。当然，这类肿瘤发生的个体本身也可能存在着肿瘤的易感性，精神因素的刺激也许起到了进一步促发和促进的作用。除了内分泌系统以外，免疫系统也是受精神因素影响较大的系统之一。肾上腺皮质是人体适应应激反应的重要组织，当机体由于各种原因处于应激状态时，肾上腺皮质就会相应自动地释放肾上腺皮质激素，如果精神刺激长时间不能去除，机体反复或长时间地处于应激状态，使肾上腺皮质功能亢进，引起胸腺和淋巴组织萎缩，免疫功能下降，促使肿瘤的生成和发展。

（三）免疫因素

人类能够健康地生活，在很大程度上依靠了机体的免疫系统。人类的免疫系统经过长期的进化，已经发展成为一个极其复杂精细的调节网络系统。免疫系统的功能包括免疫防御、免疫稳定和免疫监视等，是抵抗各种致病因子侵袭人体的主要力量。当免疫功能正常时，会对外界侵入人体的致癌因子进行一系列的免疫反应，通过免疫监视，发现、杀伤和消灭各种已经进入癌启动阶段的异常细胞。由于各种原因，人体内部大约每天有 $10^7 \sim 10^9$ 个细胞发生突变，因此，免疫系统必须始终保持正常的监视状态，及时地发现和清除这些突变的异常细胞。如果免疫功能下降到较低水平，对异常细胞不能进行有效的监控和及时清除，进入癌启动阶段的异常细胞就可能逃避监视，进入癌变的促进阶段，继而导致肿瘤的发生。

第二节　肿瘤的发病机制

肿瘤是环境因素与遗传因素相互作用导致的一类复杂性疾病。其发病机制非常复杂，人类的认识还非常有限。一般认为，肿瘤发病是环境因素如饮食、化学物质、病毒感染、射线等通过基因起作用。目前研究的结果已表明，肿瘤是多种基因突变累积的结果，这些基因突变主要发生在具有代表性的几类基因，即癌基因、抑癌基因和 DNA 修复基因等。癌基因的激活使细胞生长、分化失控，增强了细胞瘤性转化的可能性；抑癌基因失活则加剧了瘤性转化，最终导致细胞癌变。

1. 原癌基因激活　原癌基因转化为癌基因的过程称为激活，激活后的癌基因具有恶性转化细胞的能力。常见的激活因素有病毒、化学物质、辐射等。原癌基因如 bcl-2 与 B 细胞淋巴瘤、L-myc 与肿瘤、K-ras 与结肠癌、肺癌、胰腺癌、卵巢癌、胆囊癌等多种癌相关。

2. 抑癌基因缺失或失活　抑癌基因是存在于正常细胞内抑制肿瘤发生的基因。抑癌基因只有当其基因座上的两个等位基因都发生缺失或失活时才能导致肿瘤的发生。如 p53、p16、p21 都与多种肿瘤发生有关，nm23 与多种肿瘤转移有关。

3. DNA 修复基因突变或失活　DNA 修复基因一旦突变或失活，将会导致整个基因组的不稳定，从而使某些原癌基因和抑癌基因的突变快速聚集，当累积到足以影响正常细胞的增殖调控程度，就会导致肿瘤的发生。

研究表明，基因的变异方式主要有点突变、DNA 扩增、染色体重排、甲基化改变、过量表达和抑癌基因缺失。

此外，近年来 microRNA 在多种肿瘤发生中的作用受到关注。

第三章 肿瘤的生物学行为和病理学 ▷▷▷▷

PPT

第一节 肿瘤的生物学行为

肿瘤的形成是多步骤发生、发展的过程，在此过程中肿瘤获得一系列的生物学功能，包括维持增殖信号、逃避生长抑制、抑制细胞死亡、复制不止、诱导血管生成、侵袭和转移、程序性重排能量代谢、逃避免疫等。

一、肿瘤细胞生长特性

（一）细胞周期与肿瘤

细胞周期是指细胞从一次分裂结束到下一次分裂完成所经历的整个过程。细胞周期分为间期和细胞分裂期。间期根据细胞内 DNA 合成的情况，分为 DNA 合成前期（G1期）、DNA 合成期（S 期）和 DNA 合成后期（G2 期）。细胞分裂期可根据细胞核的形态变化分为前期、中期、后期和末期 4 个时期。细胞在 G1 期完成必要的生长和物质准备，在 S 期完成其遗传物质（染色体 DNA）的复制，在 G2 期进行必要的检查及修复以保证 DNA 复制的准确性，然后在 M 期完成遗传物质到子细胞中的均等分配，并使细胞一分为二。细胞经过有丝分裂后可能出现下列 3 种情况：①进入细胞周期继续增殖，称为增殖细胞；②暂不增殖，如肝、肾细胞，需要适当刺激方可重新进入细胞周期，称为 G0 期细胞（休止细胞）；③不再增殖，又称终末分化细胞或永久细胞，如神经细胞、肌细胞等。

1. 细胞周期的调控机制 细胞周期的调控包括细胞周期驱动机制和监控机制。驱动机制负责细胞的生长和增殖，主要由细胞蛋白依赖性激酶（CDKs）、细胞周期蛋白（Cyclins）和各种癌蛋白组成；监控机制负责在细胞遭受损伤或接受生长阻滞信号时，使细胞周期停滞，启动细胞的修复机制，以确保复制和 DNA 有丝分裂保质保量地完成。细胞周期蛋白是一类呈细胞周期时相性起伏表达的蛋白质，有 Cyclin B1、Cyclin A、Cyclin E、Cyclin D1、Cyclin D2、Cyclin D3 等；CDKs 是一组蛋白激酶，在细胞周期内特定的时间激活，通过对相应底物的磷酸化，促使细胞完成细胞周期，有 CDK1、CDK2、CDK4、CDK5、CDK6、CDK7 等。CDKIs 有 INK4 家族和 CIP/KIP 家族成员。

2. 细胞周期与肿瘤发生 正常细胞的生长、分裂及死亡是在相关基因控制下进行的，依据一定的规律和节奏运行。如果细胞周期调控基因出现异常，导致细胞周期失调进而使细胞获得无限增殖的能力，细胞失控性生长而发生肿瘤。因此，肿瘤是一类细胞周期异常的疾病。肿瘤细胞群分为增殖细胞群和非增殖细胞群。非增殖细胞群主要是G0期细胞，它有增殖能力，但暂不进行分裂。当周期中细胞被大量杀灭时，G0期细胞又可进入增殖期，是肿瘤复发的根源。

3. 肿瘤细胞生长的倍增时间、生长分数以及生成与丢失

（1）倍增时间　肿瘤细胞的倍增时间是指从一个细胞分裂繁殖为两个子代细胞所需的时间。而肿瘤的倍增时间是指肿瘤细胞数目增加1倍所需的时间，临床上实际应用的倍增时间是指肿瘤体积增加1倍所需的时间。人类大多数肿瘤的体积倍增时间为2～3个月。儿童肿瘤、睾丸肿瘤和恶性淋巴细胞瘤倍增时间短，同一病人的转移瘤倍增时间比原发瘤短。在肿瘤早期，倍增时间短，随着肿瘤体积增大，倍增时间逐渐延长。

（2）生长分数　又称增殖比率，是指肿瘤细胞群体中处于增殖状态（S期和G2期）的细胞比率。肿瘤早期，绝大多数瘤细胞处于复制期，生长分数较高；肿瘤不断生长，瘤细胞离开增殖阶段进入G0期细胞越多，生长分数降低。生长分数高的肿瘤（如淋巴瘤）对化疗较为敏感，如果一个肿瘤生长分数低（常见于实体瘤，如结肠癌），其对化疗药物的敏感性比较低。对于这种肿瘤，临床上可以先进行放射治疗（放疗）或手术治疗，缩小或去除大部分瘤体，这时，残余的G0期瘤细胞可再进入增殖期，从而增加肿瘤对化疗的敏感性。

（3）肿瘤细胞生成与丢失　正常组织的细胞数增加与丢失保持动态平衡。瘤细胞由于丧失细胞之间的接触抑制，增生大于丢失，因而呈相对无限制生长。但也可由于坏死、营养供应不足以及机体抗肿瘤反应等原因，使瘤细胞丢失。生长分数相对较高的肿瘤，瘤细胞的生成远大于丢失，其生长速度比那些细胞生成稍超过丢失的肿瘤要快得多。

4. 细胞周期与肿瘤治疗　由于肿瘤发生细胞周期调控分子的异常，这些分子都可以成为肿瘤治疗的靶点。主要的研究和应用领域有两个方面，抑制CDKs活性和抑制细胞周期检查点功能。正常情况下DNA受损时，细胞周期不能通过G1/S期检查点进入下一时相，而停滞下来进行DNA修复。若修复成功，则继续完成细胞分裂。若修复失败，则细胞凋亡。离子辐射和许多化疗药物均可导致DNA损伤，肿瘤细胞对DNA损伤的反应是疗效的决定因素，而对DNA损伤反应的关键是细胞周期检查点功能。

（二）细胞死亡与肿瘤

细胞死亡是多细胞生物体发育和维持自稳的重要生理过程和调节方式。符合下述任何一条分子学或形态学标准即可定义为细胞死亡：①细胞丧失细胞膜完整性，体外活性染料如碘化丙啶能够渗入；②细胞（包括细胞核）彻底碎裂成为离散的小体（通常称为"凋亡小体"）；③在体内细胞残骸（或其一部分）被邻近细胞吞噬。细胞死亡根据形态学标准主要有3种形式：细胞凋亡（apoptosis）、细胞坏死（necrosis）和自噬性细胞死亡（autophagic cell death）。

1. 细胞凋亡　是指细胞在一定生理或病理条件下，遵循自身的程序，由基因调控的主动性死亡过程，是一种不同于坏死的死亡方式。细胞凋亡是多细胞生物维持自身稳定的重要生理机制，细胞凋亡异常是大多数恶性肿瘤的致病原因之一，如何诱导肿瘤细胞凋亡是肿瘤治疗的重要策略。

细胞凋亡具有特殊的形态学和生化特征。细胞凋亡在形态学上的特点首先是细胞缩小，细胞质浓缩，随后染色质逐渐凝集成新月状，附在核膜周边，嗜碱性增强；然后细胞核固缩成均一的致密物，进而细胞核碎裂，形成凋亡小体。

凋亡的发生和发展包括 3 个阶段，即信号传递、中央调控和结构改变阶段。诱导细胞凋亡的细胞外因素进入细胞内的过程即信号传递。诱导凋亡因子进入细胞内的途径多种多样，主要是通过受体介导。接受凋亡信号的受体位于细胞表面，称为死亡受体（DR），如肿瘤坏死因子受体基因家族。

2. 细胞自噬和自噬性细胞死亡　细胞自噬或自噬（autophagy）是一种细胞内溶酶体降解的通路，是将细胞内受损、变形、衰老或失去功能的蛋白质以及细胞器运输到溶酶体，并进行消化和降解的过程。细胞自噬的形态学特征是细胞内大量泡状结构形成，即双层膜自噬泡，但无染色质浓聚。正常生理状态下细胞自噬有以下作用：①能及时清除细胞中随时产生的"垃圾"（如破损或衰老的细胞器、长寿命蛋白质、合成错误或折叠错误的蛋白质等），维持细胞自稳状态；②在细胞应激、分化、存活和免疫应答等重要细胞进程中发挥多种功能；③自噬的产物，如氨基酸、脂肪酸等小分子物质，又可为细胞提供一定的能量及合成底物。

细胞自噬在肿瘤中的作用较为复杂，细胞自噬可以通过炎症、细胞死亡、免疫等很多方面影响肿瘤的发生和发展。目前认为细胞自噬对于肿瘤细胞具有双向效应。在肿瘤进展的不同阶段，自噬所扮演的角色不同。在肿瘤发生早期，自噬可抑制癌前细胞的持续生长，此时自噬发挥的是肿瘤抑制作用。当肿瘤细胞持续分裂增殖，癌症呈进展阶段时，肿瘤外周细胞因靠近微血管仍持续增殖，而位于实体肿瘤内部血供不良的癌细胞利用自噬机制对抗营养缺乏和缺氧，耐受应激，促进肿瘤细胞存活。

目前，将自噬作为主要抑瘤途径的抗肿瘤药物并不多，但很多药物的抑瘤作用或多或少与自噬存在一定联系。其主要机制包括：①抑制细胞自噬作用：肿瘤治疗通常会诱导细胞发生自噬，而使用自噬抑制剂恰恰可以增强这些治疗的细胞毒性效果；②促进细胞自噬作用：通过促进细胞自噬作用，预防肿瘤的发生、发展，或使肿瘤在过度的自噬作用下发生自噬性死亡，如酪氨酸激酶抑制剂伊马替尼、抗表皮生长因子西妥昔单抗等都可以增加肿瘤细胞中的自噬体数量，促进肿瘤细胞发生自噬性细胞死亡；③细胞自噬向细胞凋亡转化：细胞凋亡被认为是一种"良性"的细胞死亡方式，是抑制肿瘤的关键，当细胞自噬受到抑制时，会促进肿瘤细胞中细胞凋亡的发生。

（三）细胞分化与肿瘤

细胞分化（cell differentiation）是指同一来源的细胞逐渐发育成为在形态结构和生理功能上具有稳定性差异的另一类型细胞的过程，也就是一种类型的细胞在形态结构、生理功能和生物化学特性方面稳定地转变成另一类细胞的过程。细胞的形态结构、生理功能和生化特性通常被看作识别细胞分化的 3 项指标。细胞分化是一种持久性的变化，不仅发生在胚胎发育中，而且一生都进行着，以补充衰老和死亡的细胞，如多能造血干细胞分化为不同血细胞的细胞分化过程。

细胞分化与肿瘤发生密切相关。正常细胞中细胞分化的一个显著特点是分化状态一旦确立将十分稳定，也即细胞一旦分化为某一稳定类型后，就不能逆转到未分化状态。恶性肿瘤的基本特征之一是细胞异常分化，正常的分化过程被阻断。最典型的例子是血液系统恶性肿瘤，血细胞的生成是多能造血干细胞按一定方向序贯分化的过程，白血病的发生是多能干细胞在发育分化的某一阶段受阻，出现异常分化。与具有正常分化特征的细胞相比较，肿瘤细胞分化有以下 3 个特征：①分化特征趋于消失，不论发生在何种组织或器官的恶性肿瘤，均失去了原来分化成特异细胞的能力，而表现出一种共同的并且相当单纯化的分化特征；②出现新的分化特征，即恶性肿瘤细胞分化过程中出现原来的组织或器官中的正常细胞所没有的特征；③肿瘤细胞越相似于相应正常细胞，分化越高，反之就分化低。形态学上，细胞分化低常表现为异型性、失去极向、幼稚性、生长活跃性等特点。因此，肿瘤也是细胞异常分化的疾病，通常肿瘤分化程度越低，肿瘤的恶性程度越高。研究表明，肿瘤细胞的异常分化可以逆转。于是，诱导分化成为肿瘤治疗的一条新途径。

二、肿瘤微环境

肿瘤微环境是肿瘤细胞生长生存的内环境，不仅包括肿瘤细胞本身，还包括其周围的内皮细胞、成纤维细胞、免疫细胞、红细胞、巨核细胞、血小板、干细胞等各种细胞成分，同时还有无细胞的细胞外基质和液体环境。肿瘤细胞可诱导内环境平衡的破坏，导致持续的增殖信号、血管生成、药物抵抗、肿瘤侵袭和转移等一系列生物学行为的改变。

（一）肿瘤血管形成

肿瘤血管形成是指从已存在的微血管上芽生出新的毛细血管的过程。肿瘤微环境的改变能影响促血管和抗血管生成因子的生成和互相平衡，如细胞外基质分子能促进血管生成，大多数肿瘤相关成纤维细胞可能是生长因子和细胞因子的重要来源，血管内皮细胞、免疫细胞，特别是巨噬细胞和中性粒细胞是血管生成调节趋化因子、生长因子和蛋白酶的重要来源；另一方面细胞外基质和基底膜是内源性血管生成抑制剂的来源，如内皮抑素。

1. 肿瘤血管形成的过程及结构特征 肿瘤的血管形成与生理条件下的血管生成有相似之处，但也有显著的差异，主要表现为血管生成的失控性和未成熟性，通常包括以下 3 个步骤：①内皮细胞激活、血管生成表型形成，即内皮细胞血管生成的遗传信息进行表达过程；②血管局部细胞外基质、基膜降解后，内皮细胞芽生、增殖和迁移直至管腔形成；③新生血管腔的形成及连通，即肿瘤微血管的分化和成型。肿瘤血管在细胞组成、组织结构及功能特点上同正常血管均不同，表现为以下 4 个方面：①肿瘤血管结构紊乱，血管内腔仅部分有外膜细胞和平滑肌细胞覆盖，其收缩功能受损或缺失，难以调控肿瘤内部的血流分布；②血管内腔并非由均一的内皮细胞层构成，可能由肿瘤细胞所构成，即血管拟态，或肿瘤细胞间以内皮细胞构成，称为血管镶嵌；③肿瘤内及其周围血管分布杂乱无章、迂曲无序、粗细不均、分支过多，进一步导致血流的紊乱、缺氧及酸性物质堆积区的形成；④肿瘤血管具有高度的渗透性，主要原因是肿瘤血管壁的细胞间缝隙宽，有许多缺口，缺乏支持结构且基底膜不连续或缺失。

2. 肿瘤血管生成的分子机制　肿瘤血管生成是由于促血管生成因子和抑制血管生成因子间失去平衡所致，促进血管生成的因子有血管内皮生长因子（VEGF）、碱性成纤维细胞生长因子（bFGF）、酸性成纤维细胞生长因子（aFGF）、血小板衍生生长因子（PDGF）、血管生长素、促血管生成素，以及其他许多因子如转化生长因子 α、β（TGF-α、TGF-β）、内皮生长因子（EGF）、肿瘤坏死因子 α（TNF-α）、溶血磷脂酸（LPA）等也参与血管的生成过程。

3. 抗血管生成治疗肿瘤的策略　肿瘤的生长依赖于肿瘤血管生成，抑制肿瘤血管形成是肿瘤治疗的重要策略之一。根据血管生成的分子机制，抗血管生成药物主要有以下3 种类型。①单克隆抗体类，如抗 VEGF 抗体（贝伐珠单抗），是第一个获准进入临床的抗血管生成药物，可用于多种晚期肿瘤的治疗。②小分子靶向药物，酪氨酸激酶抑制剂，如多靶点酪氨酸酶抑制剂舒尼替尼。③血管生成抑制因子药物，如血管抑素和内皮抑素等。抗血管生成治疗与传统针对肿瘤细胞的治疗有以下优点：①抗血管生成药物作用广泛，可用于多种肿瘤；②不易产生耐药性，因为药物针对的是基因组稳定的血管内皮细胞，而不是有基因组高度不稳定的肿瘤细胞，因此可多次重复应用，不良反应少；③与其他抗肿瘤药物联合应用具有增效作用。

（二）淋巴管形成

肿瘤的淋巴途径转移是肿瘤转移的一个重要途径，是判断病人预后和确定治疗方案的重要依据。虽然目前没有发现有效促进淋巴管新生的细胞因子和特异的新生淋巴管的标志物，但淋巴管内皮细胞特异性标记的发现是肿瘤淋巴管研究的一个重要进展，它使研究毛细淋巴管新生成为可能。这些标记包括 podoplanin、prox-1、LYVE-1、VEGFR-3 等。

（三）肿瘤干细胞

干细胞（stem cell）是一类具有无限或永生的自我更新能力，并能产生至少一种类型高度分化子代细胞的细胞。干细胞可分为胚胎干细胞和成体干细胞。成体干细胞是指成体器官中能够分化为某种器官与组织的干细胞，如造血干细胞能够分化产生血细胞与免疫细胞，维持淋巴造血系统的再生。干细胞最主要特征是自我更新，具有分裂的不对称性、可塑性，能够被诱导分化。

肿瘤干细胞是一种异常的干细胞，指在肿瘤细胞群体中少量具有分化产生肿瘤细胞能力的细胞，与肿瘤的发生、治疗、预后、复发和转移关系极为密切。已发现的标志物有 CD34、CD44、CD133、CD30、CD117、Oct–3/4 等。肿瘤干细胞具有重要的生物学特性：①具有强大的克隆再生能力，能自我更新促进肿瘤细胞再生；②具有多重耐药性和放疗抵抗性；③能通过激活 DNA 修复能力而阻止其凋亡，维持肿瘤细胞的生命；④具有恶性肿瘤早期微转移能力，肿瘤组织中肿瘤干细胞的含量与肿瘤预后有关；⑤具有异质性，可表现为肿瘤干细胞分子表型、肿瘤转移、药物反应性、免疫原性等多个方面，从而导致患者的临床过程、预后与治疗转归不同。

三、肿瘤的播散

恶性肿瘤在生长和发展过程中可向邻近组织直接蔓延和向远处转移，称为肿瘤的播散，是恶性肿瘤最重要的生物学特征之一，也是恶性肿瘤难以根治的主要原因和常见的致死原因。肿瘤播散包括肿瘤的侵袭和转移。

（一）肿瘤的侵袭

侵袭是指恶性肿瘤细胞离开原发肿瘤，向周围组织直接蔓延、浸润和破坏邻近正常细胞和器官。侵袭的主要途径有沿组织间隙、沿淋巴管、沿血管、沿浆膜面或黏膜面。肿瘤侵袭的机制尚未完全明了。瘤细胞不断增殖，体积增大，肿瘤组织内部压力增高，有利于瘤细胞向压力低的方向运动。

（二）肿瘤的转移

转移是指恶性肿瘤细胞脱离原发肿瘤，通过各种转移方式，到达继发组织或器官后得以继续增殖生长，形成与原发肿瘤相同性质的继发肿瘤的全过程。转移是恶性肿瘤的基本生物学特征，是临床上绝大多数肿瘤病人的致死因素。

1. 肿瘤转移的途径

（1）血道转移 血道转移是指在周围间质中浸润的肿瘤细胞穿过血管内皮细胞间隙，在血管内形成瘤栓。肿瘤细胞穿透血管壁，经血液运行到远隔部位形成转移灶。根据原发肿瘤和瘤栓的部位决定肿瘤细胞扩散的途径，血道转移有以下几种类型：①肺静脉型：肺原发性或转移性肿瘤侵犯肺静脉分支，经肺静脉到达左心，然后经体循环到达全身；②腔静脉型：原发性肿瘤位于上、下腔静脉引流区，瘤细胞经腔静脉运行至右心，并由此进入两肺；③门静脉型：胃肠道肿瘤的癌细胞常经门静脉首先到达肝脏，由此经肝静脉或腔静脉到两肺；④椎静脉型：椎内静脉丛广泛交通，椎内静脉和椎间静脉又缺乏静脉瓣或瓣膜结构不全，故可成为人体上、下各处肿瘤转移的通路。

（2）淋巴道转移 是肿瘤尤其是癌的常见转移途径。肿瘤细胞穿透淋巴管壁，经淋巴液运行，最先到达引流的第一站淋巴结，以后依次到达较远的淋巴结。例如，乳腺癌首先转移到同侧腋窝淋巴结，继之转移到锁骨下和锁骨上淋巴结。有时可跳跃式到达较远的淋巴结，如乳腺癌首先出现锁骨上淋巴结或对侧腋窝淋巴结转移。受累淋巴结肿大，质地变硬，切面常呈灰白色。肿瘤引流区淋巴结在一定程度上对癌转移具有免疫屏障作用。

（3）种植性转移　是指体腔内器官的肿瘤蔓延至器官表面时，肿瘤细胞即可脱落下来，随体腔内的液体像播种一样种植于其他体腔器官的表面，在体腔内形成的转移灶。这是胸腔、腹腔和颅腔脏器恶性肿瘤的一种常见散播方式，最多见于腹腔器官，如胃肠道癌引起的卵巢转移瘤可早于原发癌而成为首发症状。种植性转移有浆膜面种植性转移、黏膜面种植性转移、接触性种植性转移 3 种形式。

2.肿瘤转移规律　肿瘤转移也有一定的规律可循，不同生物学特性的肿瘤也有转移途径的倾向性，比如癌易通过淋巴道转移，肉瘤易通过血道转移。转移概率及发生转移时间也有差别。从转移概率看，肺、肝、脑、肾上腺最易出现转移灶，相反，有的脏器尽管有丰富的淋巴、血管网络，却绝少接受转移，如肌肉、肾脏虽接受近 1/4 的全身血液，却很少成为转移部位。从转移的时间上分析，小细胞肺癌、绒毛膜上皮癌、成骨肉瘤等很早就可发生转移。而唾液腺癌、基底细胞癌却很少发生早期转移。某些肿瘤转移有其特异的亲和器官，如结肠癌易转移到肺和肝，乳腺癌易转移到肺、骨和脑，脑肿瘤极少发生颅外转移，而脑却是其他肿瘤转移的靶器官。肿瘤的器官转移倾向性机理尚不太清楚，有可能与肿瘤细胞本身的生物学特性，组织器官结构、血液回流途径、生化环境（氧化、营养）、受压及操作情况以及宿主局部防御功能有关。

多数肿瘤具有转移趋向的受累器官。骨转移部位中，脊柱多于四肢，腰椎、胸椎是常见转移部位。四肢长骨的转移多见于近端，而远端及肢体末端却很少转移。淋巴转移和血行转移不同，头颈部肿瘤常转移到颈部淋巴结，锁骨以下的任何部位肿瘤都可转移到锁骨上淋巴结，并以左侧为多。特别应强调的是腹腔脏器的恶性肿瘤如胃、肝、肠、胰腺等容易出现腹盆腔种植。

3.肿瘤转移的分子机制　肿瘤转移与肿瘤黏附分子表达的改变、基底膜蛋白的降解、肿瘤转移相关基因及其他相关的癌基因、抑癌基因密切相关。

（1）细胞黏附分子　正常细胞之间的连接通过细胞黏附分子稳定组织的完整性。肿瘤侵袭转移过程中，一方面由于某些黏附分子表达的减少使细胞间同质性黏附减弱，肿瘤细胞脱离与周围细胞的附着，这是肿瘤浸润及转移的第一步；另一方面，肿瘤细胞表达的某些黏附分子使已入血的肿瘤细胞与血管内皮细胞及内皮下的基底膜产生异质性黏附，穿出血管壁的肿瘤细胞与实质细胞产生异质性黏附，这些都是肿瘤转移的重要因素。黏附分子种类繁多，钙黏附蛋白和整合素是与肿瘤侵袭转移关系最为密切的两种。

（2）蛋白降解相关分子　细胞外基质（ECM）在上皮或内皮细胞的基底部以基底膜的形式存在，在细胞间黏附结构以间质结缔组织形式存在。肿瘤的侵袭与转移是一个包含蛋白合成与降解在内的主动动态过程。其中，基底膜胶原的降解是肿瘤侵袭的重要早期事件，它不但依赖于蛋白酶的种类和数量，还同蛋白酶与其抑制物之间的平衡有关。研究表明多种恶性肿瘤中基质金属蛋白酶的活性程度与肿瘤的侵袭转移潜能关系密切。

（3）肿瘤转移相关基因　凡是能抑制肿瘤转移形成的基因均可命名为转移抑制基因，如 nm23 基因、kall 基因、kiss1 基因。肿瘤转移基因是指某基因改变和表达能够促进或导致肿瘤转移的基因，如 MTA-1 基因、TIAM1 基因。

四、肿瘤免疫

（一）肿瘤抗原

肿瘤抗原是指细胞在癌变过程中新出现或过表达的抗原物质总称。根据肿瘤抗原特异性可将肿瘤抗原分为肿瘤特异性抗原和肿瘤相关抗原。肿瘤抗原不仅可作为肿瘤早期诊断的标志物及治疗的靶点，对疗效的评估、复发转移及预后判断都有重要价值。

1. 肿瘤特异性抗原　肿瘤特异性抗原是只存在于肿瘤组织中而不存在于正常组织中的肿瘤抗原。根据抗原产生的机制可分为：①理化因素诱发的肿瘤抗原；②病毒基因编码的抗原；③突变基因编码的抗原；④静止基因异常活化后表达的肿瘤抗原。根据不同个体和不同组织学类型肿瘤中的分布差异，肿瘤特异性抗原可分为以下 3 种类型：①只存在于某一个体的某一肿瘤而不存在于其他个体的同组织学类型肿瘤和正常组织，也不见于同一个体的其他肿瘤；②存在于同一组织学类型不同个体肿瘤中；③不同组织学类型的肿瘤所共有。

2. 肿瘤相关抗原　肿瘤相关抗原（TAA）是指非肿瘤细胞所特有、正常细胞也存在的抗原，只是其含量在有肿瘤时明显增加。根据抗原产生的机制可分为以下 3 种。

（1）胚胎抗原　是指在胚胎发育阶段由胚胎组织产生的正常成分，在胚胎后期减少，出生后消失或仅存留极微量。当细胞恶性变时，相应编码基因可被激活呈异常表达，此类抗原重新合成。人类肿瘤中已发现多种胚胎抗原，如在胚胎肝细胞和肝癌中出现的甲胎蛋白，胚胎组织和大肠癌中出现的癌胚抗原。

（2）组织特异性分化抗原　是细胞在分化成熟的不同阶段出现的抗原，不同来源、不同分化阶段的细胞可表达不同的分化抗原。此类抗原高表达于特定组织的肿瘤，相应正常组织仅低表达，在其他正常组织或其他肿瘤可以不表达。

（3）过量表达的抗原　为肿瘤细胞原癌基因活化过度表达产物，如乳腺癌中 HER-2 过表达。

（二）机体的免疫监视

人体每天有大量细胞在复制，其中有 $10^7 \sim 10^8$ 个细胞发生突变，机体的免疫系统能够识别和清除这些突变细胞，这一功能称为机体的免疫监视功能。当机体免疫监视功能不能清除突变细胞时则形成肿瘤，机体抗肿瘤免疫主要包括细胞免疫和体液免疫两大类。

1. 细胞免疫　主要包括 T 细胞、自然杀伤细胞（NK 细胞）和巨噬细胞等免疫细胞介导的特异或非特异性细胞免疫。

（1）T 细胞　是特异性细胞免疫的主要细胞，其中 CD8$^+$ 细胞毒性 T 细胞起主要作用，它由 MHC- I 类分子呈递的肿瘤抗原活化，能特异性地识别并杀伤相应的肿瘤细胞，通过释放细胞毒性蛋白如穿孔素、颗粒酶等使细胞裂解和自身表达的 FasL 诱导细胞凋亡途径，杀伤表达 Fas 分子的肿瘤细胞。另外，CD4$^+$ 的 T 细胞通过细胞膜表面分子和所分泌的细胞因子（如 IL-2、IFN-γ、TNF）对免疫应答起辅助和调节作用。

（2）NK 细胞　是一类对多种靶细胞有自发性细胞毒活性的效应细胞，其细胞毒作用不受 MHC 限制。NK 细胞识别并杀伤靶细胞有 3 种方式：①通过穿孔素 / 颗粒酶途径直接杀瘤作用；②通过表达细胞膜 TNF 家族分子的杀瘤作用；③通过细胞表面的 Fc 受体，以抗肿瘤抗体为桥梁，产生抗体依赖的细胞介导的细胞毒作用发挥杀瘤效应。

（3）巨噬细胞　是一种重要的免疫效应细胞，巨噬细胞需依赖 T 细胞产生的巨噬细胞激活因子（MAF）激活后发挥肿瘤免疫作用。巨噬细胞表面的 Fc 受体通过抗体介导细胞毒（ADCC）效应杀伤瘤细胞，巨噬细胞产生的肿瘤坏死因子和超氧化产物等参与溶解瘤细胞。此外，NK 细胞可加强巨噬细胞杀伤瘤细胞作用。

（4）树突状细胞（DC）　是一类具有抗原呈递功能的细胞，能识别肿瘤抗原诱导特异性免疫反应，发挥杀伤瘤细胞的作用。

2. 体液免疫　介导体液免疫的主要免疫细胞是 B 淋巴细胞，B 细胞识别抗原后活化，导致细胞分裂增殖，分化为浆细胞，合成并分泌抗原特异性抗体，在体液中发挥结合和清除抗原的作用。

（三）肿瘤的免疫逃逸

肿瘤细胞能逃避机体的免疫监视系统，使肿瘤免受宿主免疫系统的攻击从而得以在体内增殖和生长的现象称为免疫逃逸。免疫逃逸的原因有：①肿瘤细胞免疫原性减弱或缺失，如肿瘤细胞 MHC 分子表达降低或缺失、肿瘤细胞黏附分子和协同刺激分子的缺乏；②血清中封闭因子覆盖在肿瘤细胞表面，封闭肿瘤抗原决定簇而免遭效应细胞识别和攻击；③肿瘤细胞抗原加工、呈递途径缺陷或障碍；④肿瘤抗原诱导免疫耐受。与宿主有关的免疫逃逸主要由于宿主免疫防御功能缺乏或减弱所致。

（四）肿瘤的免疫治疗

肿瘤的免疫治疗是以激发和增强宿主的免疫功能为手段，以达到控制和杀灭肿瘤细胞的治疗方法。肿瘤细胞具有抗原性，并能引起抗体免疫应答，是肿瘤免疫治疗的理论基础。肿瘤免疫治疗方法包括以下几种：①非特异性主动免疫治疗：目前使用最多的包括卡介苗、短小棒状杆菌、香菇多糖等。②特异性主动免疫治疗：是用自体肿瘤或用异体同一组织学类型的肿瘤提取物，作为疫苗免疫肿瘤患者构成肿瘤的特异性免疫治疗。③免疫导向疗法：用某种特异性抗体为载体，将抗肿瘤物质带到肿瘤病灶处，这种抗肿瘤物质与抗体结合物被称为导向药物。④过继免疫治疗：是通过给荷瘤机体输注抗肿瘤免疫效应疫苗，如致敏或激活的淋巴细胞及其产物或武装的巨噬细胞治疗肿瘤。⑤细胞因子疗法：细胞因子是指由活化的免疫细胞和某些基质细胞分泌的，介导和调节免疫、炎症反应的小分子多肽，包括由淋巴细胞产生的淋巴因子和由单核 - 巨噬细胞产生的单核因子等。

五、肿瘤代谢

（一）代谢特征

肿瘤细胞会从微环境中摄取大量葡萄糖，但无论氧气是否充足，大多数肿瘤细胞都利用糖酵解对葡萄糖进行代谢，代谢产生的乳酸，和经谷氨酸代谢产生的丙氨酸以废物的形式分泌至细胞外。肿瘤细胞对葡萄糖及谷氨酸的利用非常不充分，同时无论脂肪酸是否充足，肿瘤细胞都有非常多的内源性脂肪酸的合成。

（二）代谢调控

近年来肿瘤代谢方面的研究逐渐揭示，肿瘤代谢与肿瘤增殖密切相关。肿瘤细胞的代谢调控很大程度上也是通过增殖相关信号通路来实现。细胞周期调控因子参与肿瘤代谢调控，如 E2F 转录因子家族。致癌相关信号通路参与肿瘤代谢调控，*丝氨酸/苏氨酸激酶 Akt（PKB）*是最典型的在增殖和代谢中发挥双重调控的激酶。抑癌相关信号通路也参与肿瘤代谢调控，抑癌基因不仅参与抵抗细胞内原癌基因激活导致的细胞增殖与细胞周期失控，同样它们也直接参与调控细胞内的葡萄糖代谢，如肿瘤抑制因子 p53。

（三）肿瘤的代谢治疗

抗肿瘤药物甲氨蝶呤能缓解白血病的进程。甲氨蝶呤能够抑制二氢叶酸还原酶的活性，在肿瘤细胞内二氢叶酸还原酶会被较高的氧化势和有氧糖酵解激活。靶向有氧糖酵解过程还有其他关键因子如 PK-M2。用于 2 型糖尿病治疗的药物如二甲双胍，与其他肿瘤治疗方式合用，具有很好的治疗效果。通过严格控制葡萄糖摄入和饮食中特殊添加营养物也是治疗肿瘤的潜在方式。

第二节 肿瘤病理学

肿瘤病理学是研究肿瘤的病因、发病机制、病理变化和疾病转归的学科。其首要任务是对肿瘤患者做出准确的病理学诊断和组织学分型，为临床治疗选择和预后提供客观依据。本节将介绍肿瘤的一般形态学特征、肿瘤的命名和分类、恶性肿瘤的病理分级和分期，以及肿瘤的病理学诊断。

一、肿瘤的一般形态学特征

除白血病外，绝大多数实体瘤都以形成肿块为其特点。肿瘤的形状、大小和数目、颜色、结构和质地、包膜和蒂等形态特点多种多样，但有规律可循，并在一定程度上可反映肿瘤的良性和恶性。

（一）肿瘤的大体形态

实体瘤的大体形态包括形状、大小、数目、颜色、结构、质地、包膜、蒂。肿瘤可呈结节状、圆球形、椭圆形、扁圆形、长梭形、哑铃状、葫芦状、分叶状、息肉状、蕈伞状、乳头状、斑块状、树枝状或溃疡状等。膨胀性生长的肿瘤边缘整齐或有包膜；浸润性生长的肿瘤边缘不规则，伸入周围正常组织，呈犬牙交错状、蟹足状或放射状。肿瘤大小不一，微小癌和隐匿癌的体积小，直径<1cm。心脏间皮瘤可能是人类最小的肿瘤，仅数毫米。良性或低度恶性肿瘤生长在非要害部位时体积巨大，如卵巢囊腺瘤、脂肪肉瘤，直径可达50cm，重量达100kg以上。肿瘤常为单个，有时可多发。复发的肿瘤可在局部形成数个病灶，转移性肿瘤可形成多个转移灶。肿瘤的颜色与其相应正常组织的颜色相近。多数肿瘤的颜色呈白色或灰白色，如大多数癌、平滑肌瘤等；脂肪瘤、神经鞘瘤呈黄色；大多数肉瘤呈灰红色；血管瘤和血管肉瘤、内分泌肿瘤呈红色或红褐色；恶性黑色素瘤呈灰黑色或黑色。海绵状血管瘤、囊性畸胎瘤、囊腺瘤和囊腺癌的结构呈囊状。乳腺叶状肿瘤、管内乳头状瘤呈裂隙状。平滑肌瘤、纤维瘤病呈漩涡状。高度恶性肉瘤、恶性淋巴瘤则均匀一致。包膜一般是良性肿瘤的特征，如脂肪瘤、神经鞘瘤、各种腺瘤和囊腺瘤等都有完整包膜。恶性肿瘤通常无包膜，或仅有不完整的包膜或假包膜。所谓假包膜是指大体上似有"包膜"，但镜下为增生的纤维组织，在这种"包膜"上或"包膜"外已有瘤细胞浸润。发生于真皮、皮下、黏膜下或浆膜下等部位的肿瘤有时有细长或粗短的蒂。

（二）肿瘤的组织形态

各种肿瘤的组织形态多样，但都由实质和间质两部分组成。构成肿瘤的瘤细胞和组织结构与其来源的正常组织相似，这是肿瘤组织学分型的基础。然而，肿瘤与其相应组织细胞的大小、形状以及组织结构存在差异，这种差异称为异型性。

1. 肿瘤的实质　瘤细胞是肿瘤的主要成分，又称主质。瘤细胞的排列方式与其分化程度和异型性有关。由上皮细胞组成的肿瘤可呈现腺管状、腺泡状、乳头状、栅状、小梁状、巢状、筛状、圆柱状和囊状等结构。由结缔组织、肌肉组织以及神经组织等成分组成的肿瘤可呈漩涡状、编织状、轮辐状、栅栏状、裂隙状、菊形团、假菊形团、洋葱皮样、花冠状和波纹状等结构。由淋巴造血组织组成的肿瘤多呈弥漫状排列。

2. 肿瘤的间质　肿瘤的间质由瘤细胞诱导产生，常介于瘤细胞之间和瘤细胞与正常细胞之间，对肿瘤的生长起重要作用。肿瘤的间质由结缔组织、血管和神经等构成。结缔组织含细胞、纤维及基质。肿瘤中的血管可为被侵犯组织的残留血管，也可为被肿瘤刺激诱发的新生血管。肿瘤中的神经纤维多为原有的，偶有再生。间质内还常存在数量不等的炎症细胞。

（三）良性肿瘤与恶性肿瘤的区别

根据肿瘤对人体危害轻重不同，可分为良性肿瘤和恶性肿瘤。良性和恶性肿瘤的区别主要依据肿瘤的分化程度和生物学行为。良性肿瘤肿瘤分化程度高，色泽和质地接近相应的正常组织，组织结构和细胞形态变异较小，核分裂象不易见到；通常生长缓慢，呈膨胀性扩展，边缘清楚，常有包膜；肿瘤完整切除后几乎都能治愈，一般不复发，也不转移，预后良好，对人体危害较小。恶性肿瘤肿瘤分化程度低，组织结构和细胞形态与相应的正常组织相差甚远，显示明显异型性，瘤细胞排列紊乱或极性丧失，细胞核不规则，深染或空淡，核仁显著，核分裂象增多，且可出现异常核分裂；通常生长迅速，呈浸润性扩展，破坏周围组织，无包膜或仅有假包膜，肿瘤切除后常复发转移，对人体危害大。交界性肿瘤是指生物学行为介于良性和恶性肿瘤之间的肿瘤，或称中间性肿瘤，也有人将主观上难以区分的良性和恶性肿瘤称为交界性肿瘤。如卵巢交界性浆液性或黏液性囊腺瘤、膀胱尿路上皮乳头状肿瘤、甲状腺非典型滤泡性腺瘤、非典型纤维黄色瘤、非典型脂肪瘤、炎性肌纤维母细胞瘤、侵袭性骨母细胞瘤等。

二、肿瘤的命名及分类

（一）一般命名法

一般命名法依据肿瘤组织来源和生物学行为命名，有时加上肿瘤的镜下或大体形态特征。组织来源表明肿瘤起源的细胞类型，而生物学行为则提供肿瘤的良性、交界性或恶性信息。

1. 良性肿瘤 命名原则为：组织来源＋（形态特征）＋瘤，如腺瘤、乳头状瘤、脂肪瘤。

2. 交界性肿瘤 命名原则与良性肿瘤相同，但常在肿瘤前加上"交界性""非典型性"或"侵袭性"等，如卵巢交界性浆液性囊腺瘤、甲状腺非典型滤泡状腺瘤、侵袭性骨母细胞瘤。

3. 恶性肿瘤 上皮细胞来源的恶性肿瘤称为癌。需注意上皮细胞来源的恶性肿瘤可起自所有3个胚层的任何一个胚层，如皮肤癌起自外胚层（鳞状细胞癌、基底细胞癌）；肾小管来源的癌起自中胚层（透明细胞肾细胞癌）；胃肠道衬覆上皮的癌起自内胚层（结直肠腺癌）。间叶组织来源的恶性肿瘤称为肉瘤。脂肪细胞或软骨来源的恶性肿瘤分别称为脂肪肉瘤或软骨肉瘤。有时在肿瘤前加"恶性"，如恶性纤维组织细胞瘤、恶性间叶瘤。

（二）特殊命名法

按传统习惯约定俗成或人名命名。例如白血病、蕈样肉芽肿、霍奇金淋巴瘤等。

由一种以上实质细胞构成的肿瘤，通常源于一个胚层，称为混合瘤；由癌和肉瘤两种成分构成的肿瘤，称为癌肉瘤；两种不同的肿瘤发生在同一部位，称为碰撞瘤；发生在性腺（卵巢、睾丸）和性腺外中线部位（纵隔、骶尾部、松果体等），源于一个胚层以上，常由外、中、内3个胚层的胚细胞所构成的肿瘤，称为畸胎瘤；组织学上相似于器官胚基组织所形成的恶性肿瘤称为母细胞瘤，少数情况下，母细胞瘤也可起自某些幼稚细胞的良性肿瘤，如脂肪母细胞瘤、软骨母细胞瘤。正常器官原有的两种或两种以上细胞增生且排列紊乱所形成的肿块，称为错构瘤；胚胎发育过程中，某些组织异位到其他部位增生形成的肿块，称为迷离瘤。

有些肿瘤的命名不遵守一般规律，一些恶性肿瘤如淋巴瘤、黑色素瘤、精原细胞瘤、间皮瘤易被误认为良性肿瘤。为避免误治，最好在这些命名前加上"恶性"两字，如恶性淋巴瘤、恶性黑色素瘤、恶性间皮瘤。

（三）肿瘤的分类

肿瘤的种类繁多，其分类法可按肿瘤的病因、组织发生、病理形态和发展阶段等方法进行分类。组织学分型是肿瘤分类的基础，恶性肿瘤还可按肿瘤的发展阶段进行分类。

1.肿瘤的组织学分类　肿瘤的本质是一种遗传性疾病，即绝大多数肿瘤是体细胞突变导致后天获得的遗传性疾病。自2000年，WHO肿瘤分类从以常规组织病理学为基础的组织学分型，引入了肿瘤的免疫组织化学、细胞和分子遗传学特征进行分型，并更加强调了临床资料在肿瘤分类中的重要性。

2.肿瘤的发展阶段分类

（1）癌前病变　是恶性肿瘤发生前（即浸润前）的一个特殊阶段。当去除致瘤因素，可以恢复到正常状态。如致瘤因素持续存在，可以转变成恶性肿瘤。

（2）异型增生　病理学上异型增生是指成熟细胞的大小、形状和结构改变。通常表现为上皮组织细胞学和结构异常。细胞学异常包括细胞核增大、不规则，核仁明显，核质比例增大，核分裂象多。结构异常包括细胞排列紊乱，极向丧失。

（3）原位癌　是指局限于皮肤和黏膜内，尚未突破基底膜，细胞学和结构上具有所有恶性特点的上皮性肿瘤，又称上皮内癌或浸润前癌。

（4）上皮内瘤变、上皮内瘤形成　上皮性恶性肿瘤浸润前的肿瘤性改变，包括细胞学和结构两方面的异常。上皮内瘤变与异型增生的含义非常近似，有时可以互用，但前者更强调肿瘤形成的过程，后者更强调形态学改变，而且前者涵盖的范围更广些，除异型增生外，还包括原位癌。

（5）早期浸润癌　癌细胞突破鳞状上皮或黏膜腺体的基膜，侵犯周围组织但局限在一定范围内，称为早期浸润癌。早期浸润癌的诊断标准一般以浸润深度为准，也有以浸润的范围（面积）来判断，不同器官或部位不完全一致。早期浸润癌转移危险小，绝大多数能完全治愈。

（6）瘤样病变　是指非肿瘤性增生所形成的肿块。有些瘤样病变，如瘢痕疙瘩、男性乳腺增生、结节性肝细胞增生、各种囊肿、组织异位、错构瘤、疣、肉芽肿和炎性假瘤等在临床上，甚至肉眼观察时类似肿瘤，但镜下通常应与真性肿瘤相鉴别。

三、恶性肿瘤的病理分级和分期

（一）恶性肿瘤的病理分级

恶性肿瘤病理分级主要依据恶性细胞的分化程度、异型性、核分裂象。由于肿瘤形态的复杂性，目前尚无统一的病理分级方法。肿瘤的病理分级能反映肿瘤的恶性程度，对临床治疗和预后判断提供依据。

1. Broders 分级法 将鳞状细胞癌按未分化间变细胞的多少分成 4 级，恶性程度由低到高。

Ⅰ级：未分化间变细胞在 25% 以下。

Ⅱ级：未分化间变细胞在 25%~50%。

Ⅲ级：未分化间变细胞在 50%~75%。

Ⅳ级：未分化间变细胞在 75% 以上。

2. 三级法 三级法是目前应用最普遍的分级方法，用高、中、低分化表示，也可用Ⅰ、Ⅱ、Ⅲ级表示。

（1）鳞状细胞癌 以皮肤鳞状细胞癌为例。

Ⅰ级：癌细胞排列仍显示与正常皮肤各层细胞的相似形态，可见到基底细胞、棘细胞和角化细胞，并有细胞间桥和角化珠。

Ⅱ级：癌细胞分化较差，各层细胞的区别不明显，仍可见到角化不良细胞。

Ⅲ级：癌细胞分化差，无细胞间桥和角化珠，少数细胞略具鳞状细胞的形态。

（2）腺癌 依据癌细胞形态和腺管结构分级。

Ⅰ级：癌细胞相似于正常腺上皮，异型性小，且有明显腺管形成。

Ⅱ级：癌细胞异型性中等，有少量腺管形成。

Ⅲ级：癌细胞异型性大，无明显腺管形成，常呈巢状或条索状生长。

3. 其他分级法 除了普遍使用的三级分级法，还有其他分级法，如美国国立癌症研究所制定的软组织肉瘤分级法、WHO 制定的中枢神经系统肿瘤分级法等。

（二）恶性肿瘤的病理分期

国际抗癌联盟（UICC）和美国癌症联合委员会（AJCC）建立了一套世界各国普遍接受的恶性肿瘤分期系统，即 TNM 分期系统。针对每个部位均设立两种分期方法：即临床分期（治疗前临床分期），又称为 TNM（或 cTNM）分期；病理分期（治疗后病理分期）又称为 pTNM 分期。

全身各个部位病理分期表示方法如下：

pT：原发性肿瘤。

pTx：组织学上无法评价的原发性肿瘤。

pT0：组织学上无原发性肿瘤的依据。

pTis：原位癌。

pT1、pT2、pT3、pT4：组织学上原发性肿瘤体积增大和（或）局部范围扩大。

pN：区域淋巴结。

pNx：组织学上无法评价的区域淋巴结。

pN0：组织学上无区域淋巴结转移。

pN1、pN2、pN3：组织学上区域淋巴结累及增多。

注：原发性肿瘤直接侵犯淋巴结，归入淋巴结转移；淋巴引流区域的结缔组织中肿瘤结节直径＞3mm 而无残留淋巴结的组织学证据时，归入 pN，作为区域淋巴结转移；肿瘤结节直径 ≤ 3mm 则归入 pT，即为不延续的浸润。

当肿瘤转移的大小作为 pN 分级中的一个标准，如乳腺癌中，应测量转移灶的大小，而不是整个淋巴结的大小。

pM：远处转移。

pMx：显微镜下无法评价的远处转移。

pM0：显微镜下无远处转移。

pM1：显微镜下有远处转移。

注：在许多部位应记录有无原发性肿瘤组织学分级的信息。

G：组织学分级。

Gx：无法评价分化程度。

G1：高分化。

G2：中分化。

G3：低分化。

G4：未分化。

注：G3 和 G4 有时可放在一起为 G3~4，呈低分化或未分化。

第四章　肿瘤的诊断 ▷▷▷▷

PPT

第一节　肿瘤的临床诊断

一、肿瘤的综合诊断

肿瘤临床表现千变万化，临床医师通过病史采集，体格检查，功能状态分级，然后依据病情的需要进行相应的临床检查，如影像、内镜、生化、免疫、病理检查等，通过多学科的参与，对各种检查结果进行综合分析判断，然后得出一个准确的临床诊断。另外，临床医师需要重视的还有肿瘤诊断过程中的鉴别诊断，如炎症、结核、增生等。当然最后诊断必须依靠病理检查，而病理诊断又必须与临床相结合。

（一）肿瘤的定性诊断

临床当中诊断肿瘤遇到的首要问题是定性诊断，即确定疾病的性质是不是肿瘤，如果是肿瘤需要进一步确定为良性肿瘤、恶性肿瘤或交界性肿瘤。对于确定为恶性肿瘤的患者还需确定其组织学来源、分化程度、浸润及转移情况等。

（二）肿瘤的定位诊断

即确定恶性肿瘤的原发部位及转移部位，大部分肿瘤通过内镜、影像学、肿瘤标志物等检查确定原发部位及转移部位。部分肿瘤早期原发灶很小，临床诊断较为困难。随着医学影像及内镜技术的快速发展，临床上已有可能发现长径为 0.5cm 甚至更小的癌。如通过内镜可以发现早期食管癌、胃癌、大肠癌、宫颈癌、肺癌等；采用乳腺钼靶摄片可以发现乳腺微小癌灶；通过甲胎蛋白检测、CT、MRI 等检查可以发现小肝癌等。部分以转移癌症状就诊的患者，寻找原发灶对治疗有重要意义，这就需要临床医生通过各种检查手段确定原发灶，还有少部分转移癌患者即使做了各种检查仍然无法确定原发部位。临床上常发现原发灶不明的颈淋巴结、腋淋巴结转移癌，原发灶不明的骨转移、卵巢转移性肿瘤等，常需从鼻咽部、消化道、呼吸道等处寻找原发灶。

（三）肿瘤的临床分期诊断

对肿瘤进行正确精准的临床分期是规范化诊疗的科学依据，医生依据临床查体、影像、内镜等手段确定肿瘤的体积大小、浸润程度和范围，包括区域淋巴结转移和远处转移的情况确定临床分期。大多数实体瘤目前采用的是国际抗癌联盟（UICC）和美国癌症联合委员会（AJCC）的 TNM 分类分期法：

T 表示原发肿瘤范围，用 T1～T4 表示浸润范围的递增，T0 表示未发现原发瘤，Tis 表示原位癌。

N 表示区域淋巴结情况，用 N1～N3 表示转移程度的递增，N0 表示无区域淋巴结转移。

M 表示远处转移，M0 表示无远处转移，M1 表示有远处转移。

临床依据 TNM 分类确定临床分期，指导临床治疗。由于有些肿瘤的治疗和预后与病理分级或浸润深浅密切相关，因此也有采用其他分期方法。例如恶性黑色素瘤用 Clark 分期方法表示肿瘤侵犯表皮、真皮、皮下组织的深度和层次。肠癌用 Duke 分期方法。软组织肿瘤采用 GTNM 分期法，标明肿瘤分级程度，G1 为高分化，G2 为中分化，G3 为低分化，G4 为未分化。妇科肿瘤目前习惯使用国际妇产科协会（FIGO）制订的分期标准。霍奇金淋巴瘤和非霍奇金淋巴瘤使用 Ann Arbor 分期法。

（四）肿瘤病人的功能状态诊断

恶性肿瘤确诊以后，患者的活动水平或者功能状态是制定诊疗方案最重要的参考因素之一。目前常用的功能状态量表有 Karnofsky 评分量表、ECOG 评分量表，具体见表4-1。

表 4-1　肿瘤患者功能状态分级

Karnofsky（KPS）		等级	Zubrod-ECOG-WHO（ZPS）
正常、无症状及体征	100	0	正常活动
能正常活动，有轻微症状及体征	90	1	症状轻，但几乎完全自由活动
勉强正常活动，有症状及体征	80		
生活可自理，但不能维持正常	70	2	能耐受的症状，生活自理，白天卧床时间＜50%
有时需人扶助，但大多数时间可自理	60		
常需人照顾	50	3	症状严重，需要卧床，白天卧床时间＞50%
生活不能自理，需特别照顾	40		
生活严重不能自理	30	4	病重，卧床不起
病重，需住院治疗	20		
病危，临近死亡	10	5	死亡
死亡	0		

二、肿瘤临床诊断方法

（一）采集病史

完整详细的病史采集是疾病诊断的重要依据。

1. 采集病史完整性 肿瘤患者的病史采集非常重要，临床医师要有良好的沟通能力，采集过程要求全面、准确、客观。还应特别注意年龄、职业、生活习惯、婚育史、家族史和既往史。

2. 掌握肿瘤好发年龄、性别 各类肿瘤有不同的好发年龄，来源于上皮组织的癌常发生在中老年人群，来源于间叶组织的肉瘤常发病在年龄较轻的人群。而急性淋巴细胞白血病和一些胚胎性肿瘤的发病高峰多在 10 岁以前。女性病人高发乳腺癌、宫颈癌、滋养叶细胞恶性肿瘤，老年男性易患肺癌及前列腺癌等。

3. 了解职业、生活习惯对肿瘤的影响 职业暴露是一些恶性肿瘤发病率增加的因素，如矿工易患肺癌、石棉工人易患胸膜间皮瘤和肺癌、苯胺印染工人易患膀胱癌、长期接触苯的人群易患白血病等。生活习惯与肿瘤的关系也很密切。吸烟与肺癌、高脂饮食与结肠癌和乳腺癌、咀嚼槟榔和烟草与口腔癌的关系都已得到证实。

4. 掌握肿瘤的家族聚集性 有些肿瘤有家族聚集倾向，如多发性内分泌腺肿瘤、视网膜母细胞瘤、先天性家族性结直肠多发性息肉症、一级亲属有双侧乳腺癌特别是绝经前发病的家族。

5. 熟悉患者的既往史 肿瘤病人的既往史是非常重要的，对非初治的病人应详细了解既往诊治情况，例如有无细胞学或病理学确诊，既往手术、放射治疗、化疗及其他治疗情况。例如有宫颈癌局部放疗史的病人诉有腹泻血便时应除外放射性直肠炎、第二原发的直肠癌以及宫颈癌复发浸润肠道。幼年时胸部接受过放射线者成年后乳腺癌发病增加；儿童时期颈部或胸腺部位曾行放疗的病人，可能引起甲状腺癌。

（二）体格检查

随着现代科学技术的飞速发展，医学诊疗技术也日新月异，各种医疗检查手段广泛应用于疾病的诊断和治疗，大大地提高了临床的诊疗水平，也使得临床医生对高精仪器的依赖日益严重从而忽略了最基本的体格检查，反而造成误诊或延误病情，从而导致严重后果。肿瘤的诊断同样需要临床医师认真地查体，从而获取完整的诊疗信息。

在体格检查中，除一般内科检查外，应特别注意皮肤、深浅部肿块和全身浅表淋巴结的情况。在检查中除了对局部肿块的大小、形状、质地、活动度、有无触痛、肿瘤表面温度加以注意外，特别应重视了解肿瘤局部浸润的范围，与周围组织、邻近器官的关系，有无区域淋巴结肿大及远处转移。

第二节 肿瘤的影像学诊断

一、X 线诊断

目前，常规 X 线检查主要用于健康普查，尤其是胸片和乳腺钼靶片应用较多。此外，胃肠道钡餐检查、泌尿道造影检查、腹部平片及骨骼摄片临床仍然普遍应用。

1. X 线透视检查（包括钡餐透视） 这种方法经济简便，当时即可得出结果。检查时还可以让病人转动体位，从不同方位进行检查，影像医师可直接观察器官运动的功能。常用于诊断肺、纵隔、食管、胃肠肿瘤等。目前均采用高分辨率电视透视，一定程度上可弥补摄片的不足。如胸片显示肺门肿块，透视下转动病人可区分肿块来源于肺，还是纵隔或为肺门血管，以及局限性肺气肿、膈肌的矛盾运动。常规透视设备简单，费用较低，适用于胸部肿瘤普查，以及了解肿瘤治疗前、后有无肺部转移，有利于临床合理制订治疗计划。但透视影像不甚清晰，细微病变易被忽略，厚而密的组织不能检查，长时间透视可使病人受到相当大的放射线照射量。此外，透视的描述和结论带有主观随意性，与检查者的经验有关，因此，如今普通透视在较大规模的医疗机构已不列为常规检查。

2. X 线摄片 常用于诊断肺、纵隔、胸膜、食管、骨骼与软组织肿瘤等。透视与摄片各有所长，两者相辅相成，使诊断更完全、更正确。人体常规摄片分为正位和侧位。但有些部位只需正位，如骨盆平片。某些部位需摄正斜位，如手部、足部、肋骨等。但摄片不能观察器官的运动，不能随意转动角度，必要时须结合透视。

（1）胸部摄片 胸部正侧位胸片是诊断肺癌的最基本检查方法，其优点是能观察胸部各种结构和全貌，但密度低的小病灶及隐蔽部位的病灶容易遗漏，须结合其他位置的摄影。侧位胸片观察病变在肺内和纵隔前后位置及分布情况，对肺肿瘤、肺不张和纵隔肿瘤的诊断很有帮助。

（2）骨骼摄片 骨骼是人体结构中密度最高的组织，它和周围组织自然对比良好，且骨皮质及骨松质间也存在较大的密度差异。因此，X 线平片对骨骼系统肿瘤显示清晰，并能显示某些肿瘤的特征性改变，为骨骼系统肿瘤的主要检查手段之一。全身骨骼除骨盆等少数部位外，摄片时应摄正、侧位，必要时辅以斜位片、轴位片和切线位片。摄片时胶片应包括有关骨和关节的软组织。四肢长管状骨摄片至少应包括邻近一个关节。脊柱摄片时，包括的上下范围应大些，以利于了解脊柱的解剖部位和肿瘤的定位。对一侧病变有疑问时，可摄对侧作比较。

（3）腹部摄片 一般摄卧位腹部前后位片。怀疑肠梗阻和胃肠道穿孔时加拍立位片，观察有无气液平面及膈下游离气体。腹部平片对腹盆腔肿瘤性病变的诊断意义不大。

3. 造影检查 造影检查能显示器官的轮廓和内部结构，也可显示肿瘤的部位、形态和大小。常用的造影剂分为两大类：①低密度的造影剂，如空气、氧气、二氧化碳等；②高密度的造影剂，常用的如钡和碘的化合物等。

（1）消化道造影检查 用于消化道肿瘤的检查，所用造影剂为医用硫酸钡。钡剂造影为一种安全、有效的检查方法，胃肠道肿瘤的检查均可使用。唯一的禁忌证是胃肠道穿孔，钡剂可以通过穿孔处逸入腹腔，加重腹膜炎，以后会引起肠粘连。上消化道使用口服法，即钡餐造影；结直肠则用灌肠法，即钡灌肠造影。消化道钡餐造影检查前须禁食及清洁灌肠。钡餐造影能整体而直观地显示出消化道轮廓和黏膜，从而显示肿瘤的部位、大小和良恶性特征。透视时要观察蠕动、动力和排空。摄片时需包括黏膜相、双重相、压迫相及充盈相。消化道造影检查可以进一步明确肿瘤的诊断，尤其是食管造影摄片可以明确食管癌的大体病理形态，故目前仍为首选诊断方法。

（2）泌尿道造影　用于泌尿系统肿瘤的检查，包括静脉尿路造影、逆行肾盂造影和膀胱造影、尿道造影等，是泌尿道肿瘤常用的检查方法，严重肝肾功能不全、碘过敏、多发性骨髓瘤、尿潴留者为禁忌证。泌尿道造影能清晰显示肾盂源性肿瘤和输尿管、膀胱肿瘤，而对尚未侵犯肾盂的肾实质肿瘤，检出率较低，且难以鉴别良、恶性。

（3）胆管造影　用于检查胆管肿瘤及胆管周围肿瘤（如胰头癌压迫胆管）是否引起胆管梗阻，包括胆囊、胆管造影和静脉胆管造影。在胆管梗阻时可采用经皮肝穿刺胆管造影（PTC）。以上方法现已被更先进、清晰、有效且无创的磁共振胆胰管造影（MRCP，即所谓的磁共振水成像）所替代。但术中胆管造影和术后"T"管胆管造影仍常使用。

（4）血管造影　血管造影可获得清晰、细致的血管图像，显示其他影像学方法难以显示的较小肿瘤，了解肿瘤的动脉血管和静脉引流，以及血管侵犯和癌栓形成情况。通过分析血管形态，可帮助鉴别良、恶性肿瘤。

二、CT 诊断

（一）CT 检查的优缺点

1. 优点　CT 检查为横断面成像，可以经过图像重建，从任意方位显示组织或器官，对病变显示更全面，具有高密度分辨率，对有密度改变的细微病变也能显示出来，CT增强可以进一步明确病变性质；此外，CT 检查还有无创、成像快等优势。

2. 缺点　CT 检查的不足是难以发现密度变化小或无的细小病变或局限于细胞水平的早期病变；运动及金属易产生伪影，影响诊断；另外 CT 检查对人体会产生一定的电离辐射。

（二）CT 检查技术

1. CT 平扫　即不使用静脉内造影剂的 CT 扫描，通常与增强扫描并用，也可单独使用，多用于肺部病变、骨骼系统、尿路结石和胆囊结石的检查，也可用于部分肿瘤病人治疗后的随访。平扫得到的信息量相对较少，应选择性使用。

2. CT 增强扫描　指静脉内使用造影剂后进行的 CT 扫描。增强扫描前一般应常规进行平扫，特别是实质性脏器。增强扫描的方式有：①常规增强扫描，滴注或团注造影剂后在合适的时间内进行的 CT 扫描，是目前应用最多的增强方法，可用于全身各个部位的检查；②多期扫描技术，包括双期、多期，指在一定的时间内，多次进行目标部位的 CT 扫描。增强扫描有利于提高 CT 的密度分辨率、对解剖结构的显示、肿瘤血供特点的观察、病变的定位和定性，特别是多期扫描技术更有利于小病灶的检出和病变的定位、定性。

3. CT 薄层扫描技术　一般指 ≤ 5mm 的扫描，该技术在常规 CT 或单排螺旋 CT 常规扫描方式下应用，可以提高小病灶的检出率和囊实性病变判断的准确性，可以提高

CT 对病灶内部细节和周围改变的显示。

4. CT 重建技术 螺旋 CT 的原始容积资料输入工作站后，可内插重建任意数量的重叠图像，然后按临床需要进行多种模式的图像重建。重建的图像对于显示肿瘤的部位、大小及与周围组织、器官的关系，显示表浅隆起或凹陷性病变有一定的价值。

5. CT 血管成像（CT angiography，CTA） 经静脉注射造影剂强化靶血管，通过螺旋 CT 容积扫描结合计算机三维重建多角度、多方位观察，显示血管技术。临床上主要应用于两个主要的方面：①血管性病变的检查，如动脉瘤、动脉狭窄、门静脉、下肢血管等。②评价肿瘤或病变与邻近血管的关系。高质量的 CTA 可以显示 2mm 以上的血管分支，多排螺旋 CT 及电子束 CT（EBCT）已经可以进行冠状动脉成像，进行血流量测定。

6. CT 仿真内镜（CT virtual endoscopy，CTVE） 螺旋 CT 容积扫描数据不但可形成横断图像，还可得到三维的图像。CT 仿真内镜是利用计算机软件功能，将螺旋 CT 容积扫描所得的图像数据进行后处理，重建出空腔器官表面的立体图像，类似纤维内镜所见，是计算机技术与三维图像相结合的结果。经过对此技术进行实验和临床应用的研究，已获得鼻腔、鼻旁窦、喉、气管、支气管、胃肠道、血管等空腔器官的 CT 仿真内镜图像。虽然此技术目前尚处于发展阶段，但已显示了其在临床的使用价值，可应用于内镜检查有禁忌的患者，可以了解肿瘤的发病部位、形态、大小等结构。

7. CT 灌注（CT perfusion，CTP）技术 常规的 CT 增强检查显示的是肿瘤血管结构特征，这对于判断肿瘤的性质、治疗后有无复发是不够的。CT 灌注技术可通过显示的各种参数更详细地反映肿瘤实质的结构特征，提高肿瘤诊断准确性与特异性。多排螺旋 CT 及 EBCT 在这方面显示了较好的优势。

（三）CT 检查在临床中的应用

CT 检查的最大特点是能直接检查出许多实质器官内部的肿瘤。CT 检查还能显示器官的轮廓、形态、病变范围、病灶与邻近器官的关系。CT 检查在肿瘤的诊断、分期、治疗后随诊、预后判断、放疗定位等方面占有重要地位。该检查主要是依据组织密度变化及解剖结构变化等情况做出判断。螺旋 CT 检查可减少扫描时体内器官移动所造成的影像误差，保持影像的连续性。

1. 颅内肿瘤 CT 扫描是脑瘤诊断的常用方法。多数脑瘤的密度与正常脑组织的密度有差异，CT 扫描可以观察肿瘤的部位、数目、大小、坏死、肿瘤周围组织水肿等情况。尤其是螺旋 CT，可发现颅内小的原发肿瘤或转移瘤，观察不同肿瘤的血供特点，特别是血管瘤、血管畸形等，增强扫描也可以使用多期扫描使颅内肿瘤的诊断更准确。

2. 头颈部肿瘤 CT 扫描检查在诊断眼、眼眶、鼻、鼻咽、鼻窦、喉肿瘤方面有较好的优势。高分辨力可以显示肿瘤的部位、大小、周围软组织及骨受侵犯的情况。增强扫描和动态增强扫描，以及多期扫描技术对于定位和协助定性很有帮助。为了解淋巴结情况，五官重点部位薄层扫描后，需要扩大扫描范围至胸腔入口处。

3. 胸部肿瘤 与普通 X 线胸片相比较，CT 扫描在诊断纵隔肿瘤方面有较好的优势，它可以显示纵隔的全貌。胸部 CT 扫描用于检查普通 X 线胸片难以观察到的肿瘤，如奇静脉食管旁、心后区、脊椎旁、气管腔内等部位的小肿瘤。CT 扫描检查可以观察到肿瘤的大小、肿瘤是否侵犯胸膜、肺门淋巴结、纵隔淋巴结等。常规的增强扫描，可以提高纵隔内血管结构、淋巴结的显示。动态增强或螺旋 CT 多期扫描可观察肿块的血供情况，有利于肺部孤立结节的诊断和鉴别诊断、肺部血管性病变的定性。对于纵隔肿瘤，特别是纵隔血管性病变的诊断等非常重要。

4. 腹部肿瘤　CT 扫描对于腹部空腔脏器的显示效果不佳，但对实质性脏器，如肝脏、脾脏、胰腺、肾脏、肾上腺、腹膜后淋巴结等的显示效果较好。对于肿瘤、感染及创伤能清晰显示解剖部位和病变程度，对病变分期等有较高价值，有助于临床制定治疗方案，尤其对于手术定位有重要意义。腹部 CT 扫描的优点是，可以在同一断面显示多个脏器，了解多病灶与周围组织的关系。

腹部检查常规禁食 4 小时，对于上腹部 CT 检查，目前多主张使用水作对比剂。检查前 30 分钟口服饮用水 800 ~ 1000mL。中、下腹部 CT 检查，口服 3% ~ 5% 泛影葡胺 1000 ~ 1500mL，以充盈胃肠道。下腹部 CT 检查，为了使胃肠道满意充盈对比剂，避免造成假象，需在口服阳性对比剂后 1.5 ~ 2 小时后进行 CT 扫描。

5. 盆腔肿瘤　盆腔内组织结构复杂，普通 CT 图像分析较困难。在膀胱、阴道、结肠、直肠内充填造影剂，能较清楚地显示盆腔内是否有肿瘤病变、病灶的部位、范围及与邻近器官的关系。盆腔器官之间有丰富的脂肪间隔，能准确地显示肿瘤对邻近组织的侵犯，因此 CT 已成为卵巢、宫颈和子宫、膀胱、精囊、前列腺和直肠肿瘤诊断和判断临床分期的重要手段。

6. 骨与关节肿瘤　骨肿瘤以其多样性、复杂性和易变性成为临床、影像甚至病理诊断的难题。随着 CT 设备的改进，以及扫描技术的提高，CT 在骨关节、肌肉系统的应用日益普及，使骨肿瘤诊断领域扩大，获得的信息量不断增加。CT 有利于明确肿瘤的大小和形态、骨髓腔内外的范围，肿瘤与肌间隙、筋膜、邻近关节的关系。对于恶性骨肿瘤，CT 在观察肿瘤纵向、横向侵犯范围，选择手术方案等方面有较高价值。借助增强造影还可以提高对软组织肿瘤的检出和定性。CT 对观察骨质破坏区内细小的钙化、骨化，破坏区周围骨质微细改变、软组织肿块，以及肿块向软组织浸润的程度、范围优于平片。

三、核磁共振诊断

核磁共振检查又称磁共振成像（简称 MRI），是继 CT 后医学影像学的又一重大进步。MRI 区别于 CT 的关键点是对比分辨率高，特别是软组织对比分辨率明显高于 CT，可以得到详尽的解剖学图像。目前，MRI 是中枢神经系统、头颈部肿瘤、脊柱、四肢、骨关节及盆腔病变的最佳影像学检测手段，对腹部实质性脏器肿瘤的诊断，如肝内占位性病变的诊断和鉴别诊断优于 CT 和 B 超。

（一）核磁共振的优缺点

1. 核磁共振的优点 ①对人体没有损伤；②能获得脑和脊髓的立体图像，不像 CT 那样一层一层地扫描而有可能漏掉病变部位；③能诊断心脏病变，无需对比剂可进行心脏和大血管成像，可测量流速和流量；④对膀胱、直肠、子宫、阴道、骨、关节、肌肉等部位的检查优于 CT。

2. 核磁共振的缺点 ① MRI 和 CT 一样，也是影像诊断，很多病变单凭 MRI 仍难以确诊，不像内窥镜可同时获得影像和病理两方面的诊断；②对肺部的检查不优于 X 线或 CT 检查，对肝脏、胰腺、肾上腺、前列腺的检查不比 CT 优越，但费用要高昂；③对胃肠道的病变不如内窥镜检查；④体内留有金属物品者不宜接受 MRI；⑤检查时间较长，危重病人不宜做；⑥妊娠 3 个月内不能做；⑦带有心脏起搏器者不能做。

（二）核磁共振成像技术的临床应用

MRI 光谱检查在提供组织生化信息时还可定位，从而表明信号是来自脑瘤或正常脑组织，有助于判断肿瘤的良恶性特性、恶性程度。鉴别软组织肉瘤的良性与恶性的灵敏性为 100%，特异性为 93%。

1. 核磁共振功能成像（function MR imaging，fMRI） 大多数情况下，fMRI 指脑功能的成像。肿瘤的灌注研究可以评价肿瘤的血管分布，了解肿瘤放射治疗和（或）化疗后的效果。

2. 核磁共振水成像技术 MRI 水成像包括许多部位的成像技术，其中以磁共振胰胆管造影（MR cholangiopan creatography，MRCP）、磁共振尿路造影（MR urography，MRU）、磁共振脊髓造影（MR myelography，MRM）在临床上应用较多。特别是MRCP，已成为胰胆系疾病，特别是梗阻性黄疸诊断与鉴别诊断的重要手段之一。

3. 核磁共振血管成像 磁共振血管成像（MR angiography，MRA）可显示肿瘤供血动脉、引流静脉以及肿瘤对邻近血管的影响，如压迫、侵犯、包裹以及血管内有无瘤栓等。

四、超声诊断

超声诊断目前在国内外已经广泛用于多种脏器疾病和肿瘤的诊断与鉴别诊断，成为临床首选的影像诊断方法之一。

（一）超声检查和诊断肿瘤的步骤与方法

1. 明确肿瘤来自何处脏器和组织，原来的正常脏器和组织有无被破坏或受挤压而移位。

2. 了解肿瘤与邻近组织器官的关系。

3. 测量肿瘤的左右径、上下径和前后径，肿瘤前缘离皮肤的距离和肿瘤壁的厚度，必要时测量其最大截面的周长和面积，估算其体积，以供治疗前后疗效的比较。

4.明确肿瘤的数目，确定肿瘤单发或多发或弥漫无法计数，最大及最小的面积或体积。

5.观察肿瘤的切面形状，描述肿瘤形态如圆形、椭圆形、扁圆形、梭形、哑铃形、分叶状、结节状、不规则形等。

6.肿瘤的表面是否平滑、整齐，有无高低不平、锯齿状等。

7.肿瘤的边界是否清晰，有无包膜存在及包膜的厚薄，是否有伪足样浸润或粘连等。

8.肿瘤的内壁是否毛糙，是否呈绒毛状、小块状、乳头状、菜花状或不规则形等。

9.分析肿瘤区的内部回声，并且仔细观察其内部有无水平线状或弧形线状分隔，回声分布情况属均匀、欠均匀或不均匀，回声密度为稀疏、致密或形成团块状。

10.注意肿瘤的其他表现，如在深呼吸时，侧动体位或推动肿瘤时，观察声像图上肿瘤图像有无移动；肿块是否呈牛眼征、假肾征、卫星征及肿瘤周围的图像改变情况等。

11.其他需要探测的内容，如对怀疑为恶性肿瘤患者，应探测胸、腹水的有无及量的多少，肝脏内有无转移灶，邻近淋巴结有无肿大及是否发生转移，其他部位有无转移灶，测定转移病变的大小和范围。

12.通过分析肿瘤的图像表现，鉴别其物理特性是含液性、实体性、含气性或混合性；并从肿瘤的物理特性、与周围组织和脏器的关系、胸腹水和肝脏等声像图的表现特征，推断其为良性或恶性，并最后提出诊断的意见。

超声诊断不是细胞学水平的诊断方法，而是物理学诊断的方法，属影像学诊断的一种，虽有其优点和特殊性，也有其局限性。

（三）超声波检查的临床应用

1. 超声波检查对各器官组织肿瘤的诊断价值

（1）颅内肿瘤　超声波检查可以了解大脑中线位置、天幕上的占位性病变、肿瘤与血流的关系。超声波检查颅内肿瘤的价值远不及 CT 或 MR 扫描。

（2）眼及眼眶肿瘤　超声波检查可以清晰显示眼球及眶内组织，了解肿瘤与视神经、眼肌及眶骨之间的关系。

（3）甲状腺肿瘤　超声波检查可以迅速鉴别甲状腺肿块是囊性还是实质性占位性病变。

（4）唾液腺肿瘤　超声波检查可以清晰地显示腮腺和颌下腺的形态轮廓，分辨肿块与腺体的关系。

（5）乳腺肿瘤　对于乳汁潴留性乳房肿块，超声波诊断较准确，但对慢性乳腺炎及早期乳腺癌的鉴别诊断尚有一定困难。

（6）纵隔肿瘤　超声波检查对前上纵隔的肿瘤的诊断有一定价值。

（7）肺部肿瘤　超声波对肺部肿瘤探测的价值不大。

（8）胸膜肿瘤 对胸腔积液及胸膜肿块的诊断及定位价值较高。

（9）肝脏肿瘤 超声波是检查肝脏占位性病变的首选方法。该方法能显示直径小于1cm大小的肝占位性病变，迅速鉴别囊肿、多囊肝、肝血管瘤、转移性肝癌等肝脏的占位性病变。

（10）脾脏肿瘤 超声波可探测脾脏的大小，检查有无占位性病变。

（11）胆囊肿瘤 超声波对早期胆囊癌的诊断价值高，检查可以显示胆囊的形态、大小及收缩功能。

（12）胰腺肿瘤 胰腺肿瘤检查常首选超声波检查。检查时应注意，肿块直径小于2cm时，经腹壁探查可能误诊。

（13）胃肠道肿瘤 B超探查对于胃肠道肿瘤的诊断价值不如钡餐及内镜检查，但腔内超声检查对胃肠道肿瘤的诊断有实用价值。

（14）肾脏肿瘤 超声波是肾脏肿瘤诊断的首选方法，它可以从肾脏的冠状面、矢状面、横切面三个切面检查，该检查对于鉴别肾占位性病变的性质有较高的准确性，但对较小的肾实质性肿瘤的诊断尚有一定的困难。

（15）肾上腺肿瘤 首选超声波检查。该检查可能发现直径小于1cm的肿瘤。

（16）膀胱肿瘤 超声波检查可以探测膀胱肿瘤的大小、部位、有无蒂等情况。但如果膀胱壁上的肿块呈扁平状，而且直径小于0.5cm，经腹壁探测就不容易准确诊断。

（17）男性生殖系统肿瘤 超声波经腹壁及会阴部探查，可以较好地了解前列腺情况。超声波检查睾丸肿块，可以鉴别睾丸肿大是积液还是实质性肿块，但对结核和癌症的鉴别较困难。

（18）女性生殖系统肿瘤 超声波检查是子宫、附件的首选检查项目。超声波检查可以显示子宫壁、子宫内膜、卵巢的占位性病变，并可了解肿块的密度。

（19）腹膜肿瘤 超声波可以探测腹膜有无占位性病变，诊断腹水的准确性高于其他检查项目。

（20）腹膜后肿瘤 超声波检查可用于探测腹膜后肿大淋巴结及腹膜后肿块，鉴别腹腔与腹膜后肿块。

2. 腔内超声探测 超声食管、胃肠、膀胱、阴道、宫腔、腹腔、血管、输尿管、输卵管内探头可以直接置于上述器官的内壁上进行探测，它不仅可以探测出经体外难以探出的早期癌症，而且还可能了解癌症浸润深度和范围，同时还可以引导直接活检，使内镜检查和活检一次完成。近年，腔内超声检查已逐渐开始广泛应用于配合内镜或手术中病变的探测检查。内镜超声检查技术将是空腔脏器病变诊断技术发展的方向。

3. 介入性超声 超声检查引导下，细针穿刺诊断早期小肝癌是介入性超声诊断技术成功的典范。

4. 术中超声 手术中进行超声波检查，主要用于术中肿瘤定位。探查手术直视下看不见，触摸不到的脏器深部肿瘤，了解肿瘤侵犯的范围、血管内有无瘤栓、周围淋巴结受累等情况，以利于手术穿刺活检或其他治疗的进行。

5. 彩色多普勒技术 该技术检查可以代替血管造影的一部分作用。彩色多普勒技术对肝脏占位性病变的诊断和鉴别诊断有较大的帮助。肝癌病人在肝动脉栓塞治疗后，定期行彩色多普勒检查，可以监测病情变化。例如，肝癌病人行栓塞治疗后，经彩色多普勒检查发现被栓塞后的肿瘤血管重新开放，则提示癌症复发。

6. 超声造影技术　超声造影在肝、肾、子宫、乳腺等脏器的临床应用中，已证实对肿瘤的检出和定性诊断有着重要意义。

五、放射性核素诊断

（一）肿瘤的放射性核素诊断技术

正电子发射断层显像（PET）和单光子发射计算机断层显像（SPECT）是核医学领域比较先进的临床检查影像技术，现已广泛用于多种疾病的诊断与鉴别诊断、病情判断、疗效评价、脏器功能研究和新药开发等方面。

PET 与 X 线、CT、MRI、超声成像原理有本质的区别，在肿瘤临床中有着较高的诊断价值，主要体现在以下几个方面：①灵敏度高。PET 是一种反映分子代谢的显像，当疾病早期处于分子水平变化阶段，病变区的形态结构尚未呈现异常，MRI、CT 检查还不能明确诊断时，PET 检查即可发现病灶所在，并可获得三维影像，还能进行定量分析，达到早期诊断，这是目前其他影像检查所无法比拟的。②特异性高。MRI、CT 检查发现脏器有肿瘤时，是良性还是恶性很难做出判断，但 PET 检查可以根据恶性肿瘤高代谢的特点而做出诊断。③全身显像。PET 一次性全身显像检查便可获得全身各个区域的图像。④安全性好。PET 检查需要的核素有一定的放射性，但所用核素量很少，而且半衰期很短（短的在 12 分钟左右，长的在 120 分钟左右），经过物理衰减和生物代谢两方面作用，在受检者体内存留时间很短。一次 PET 全身检查的放射线照射剂量远远小于一个部位的常规 CT 检查，因而安全可靠。PET-CT 是 PET 和 CT 两种技术的完美结合，可以大大提高临床诊断的准确性（如需要对体内单个孤立性小病灶进行良恶性鉴别诊断和手术前定位等），包括精确的定位和定性等，是其他检查不能比拟的。PET-CT 不仅能够解决同步扫描的问题，同时，通过 CT 扫描得到密度图，用于散射校正，可以极大地提高精度和诊断准确率。

（二）肿瘤的放射性核素诊断临床应用

1. PET-CT　PET-CT 在早期发现肿瘤病灶，良恶性肿瘤的鉴别诊断，寻找原发灶及转移癌，肿瘤疗效评估，鉴别肿瘤复发和坏死以及放疗生物靶区定位方面具有其他影像设备不可替代的优势。

（1）肿瘤的早期诊断和良恶性鉴别　肿瘤组织的重要特点之一就是生长迅速、代谢旺盛，特别是葡萄糖酵解速率增高。因此，代谢显像是早期诊断恶性肿瘤最灵敏的方法之一。如发现肺部单发结节，PET 显示代谢明显活跃，则提示为恶性病变可能。若无代谢增高表现，提示良性病变可能性大，手术的选择就要慎重。

（2）确定各类恶性肿瘤的分期和分级　PET 能一次进行全身断层显像，这也是其他显像设备所无法实现的。除了发现原发部位病变，还可以发现全身各部位软组织器官及骨骼有无转移病变，对肿瘤的分期非常有帮助，并提供准确的穿刺或组织活检的部位，协助临床医生制订最佳治疗方案。

（3）治疗效果评估和预后判断　对肿瘤各种治疗的疗效进行评估并进行预后判断，指导进一步的治疗。

（4）肿瘤治疗后的监测　PET 可以对治疗后肿瘤残留或复发进行早期诊断，并与治疗后纤维化、坏死进行鉴别，同时根据治疗后病灶分布情况进行再分期，CT 及 MRI 等结构信息为主的影像手段很难做到这一点。

（5）肿瘤原发病灶的寻找　通过快速的全身 PET–CT 扫描，为不明原因的转移性肿瘤寻找原发病灶。

（6）放疗生物靶区定位　帮助放疗科医生勾画生物靶区。例如在肺癌合并肺不张等情况下，放疗师很难判断肿瘤的实际边界，PET 将有助于确定代谢活跃的病灶范围，为放射治疗（尤其是精准放疗）提供更合理、准确的定位，降低治疗的副作用。

2. SPECT 的临床意义

（1）骨显像　全身骨显像是目前常用的核医学检查项目之一，可一次成像显示全身骨骼，可判断单骨病变或多骨病变，以及病灶的解剖分布，探测成骨病变灵敏度高，临床无绝对禁忌证，价格相对低廉。骨显像对肿瘤诊断的临床意义：①转移性骨肿瘤的检查。②评价原发性良性和恶性骨损害及有无远位转移。③骨膜病变（肺性骨膜肥厚、继发于软组织肿瘤或血管病的骨膜炎等）。

（2）甲状腺核素静态显像　甲状腺能摄取和浓聚 $^{99m}TcO_4^-$ 或 ^{131}I，通过显像显示甲状腺的位置、大小、形态及放射性分布的情况。甲状腺核素静态显像对肿瘤诊断的临床意义：①常用于鉴别甲状腺结节的功能：根据结节摄取核素能力的不同可分为热结节、温结节和冷结节，辅助临床判断甲状腺结节的性质。冷结节中约有 5% ~ 10% 为甲状腺癌。②了解甲状腺手术后剩余甲状腺组织多少和形态，诊断和查找异位甲状腺。③甲状腺亲肿瘤核素显像。对冷结节或凉结节疑为癌时，可用亲肿瘤显像剂显像，显像阳性提示该病变恶性的可能性较大。④ $^{99m}TcO_4^-$ 标记的 MIBI 甲状腺延迟显像可诊断甲状腺后方隐藏的甲状旁腺肿瘤。⑤甲状腺癌行甲状腺切除术后肿瘤复发和转移灶的查找。

第三节　肿瘤的内镜诊断

随着医疗技术的不断发展，临床各领域已广泛应用内镜下各种功能检测，以及各种微创手术。尤其是肿瘤的诊断、定位、治疗、治后随访。

一、内镜在肿瘤诊断中的作用

1. 形态的诊断　内镜检查最主要的是通过肉眼直接的形态学观察来诊断内腔病变，并经活组织检查明确病变的性质。通过目镜或屏幕仔细观察检查脏器黏膜的光整度、色泽及血管纹理改变、有否隆起或浸润性改变，溃疡边缘有否虫蚀状、有否杵状粗大黏膜、黏膜有否中断、溃疡表面苔的浊厚度、表面有否渗血现象、周围黏膜有否僵硬，以及动态观察内腔扩张是否正常，收缩和蠕动的情况。

2. 放大观察　电子内镜视频处理系统具有放大功能，能对微细结构和微小病变放大观察，有利于微小癌的早期诊断与鉴别。

3. 染色、荧光　应用染色剂亚甲蓝（美蓝）和刚果红对可疑部位喷洒染色，通过色素沉积的对比度（对比法）和色素吸收的深浅，观察黏膜表面的荧光显示，以判别病变良、恶性质，能对病变部位准确取材以及了解病灶浸润的范围。

4. 摄影录像　发现病变进行摄影和录像，对癌前期病变动态观察和追踪随访。

5. 病理组织活检　对可疑病变部位，不凭主观臆断，要通过活检明确病变性质。如炎症的程度和性质，良、恶性溃疡的鉴别，腺瘤早期癌变的诊断，癌的分化程度的确定均须通过活检后证实。内腔可取得活检标本。

6. 细胞刷涂片　狭窄部位取得活检标本有困难，可使用细胞刷涂片进行细胞学检查，有利于提高诊断的准确率。

7. 穿刺细胞学诊断　对黏膜下病变或黏膜下浸润性病变，活检很难取到黏膜下组织，通过内镜的注射针进行穿刺涂片细胞学诊断有利明确病变性质。

8. 介入超声诊断　经活检孔道伸入小探头超声镜，能诊断癌的浸润深度和范围，肿瘤周围淋巴结转移的情况。对黏膜下肿瘤的诊断能区分肿瘤的性质等。

9. 术前病灶准确定位　对于早期食管癌、胃肠道癌等病灶较小者，为避免术中摸检不到，需进行术前肿瘤定位。

二、常用内镜

（一）食管镜

食管镜为直（前）视型，长 60cm，可检查食管、贲门及一部分胃。目前已被胃镜所替代，已不再有单纯的食管镜。

1. 适应证

（1）有吞咽不畅、进食梗阻、胸骨后疼痛、呃逆、恶心、呕血，不明原因的消瘦等症状者，以及吞服异物、食管贲门癌手术后随访、食管癌放疗后复查。

（2）X 线钡餐检查怀疑食管、贲门有病变但性质未明；食管充盈缺损，食管静脉曲张或食管癌需进一步明确诊断者。

（3）食管拉网细胞学检查找到癌细胞，术前或放疗前需要定位者，锁骨区淋巴结穿刺为转移性鳞癌或腺癌需找原发灶。

（4）早期食管癌 X 线摄片无法显示病灶，需体外定位者。

2. 禁忌证

（1）张口困难，不能插入内镜。

（2）急性上呼吸道感染、坏死性食管炎。

（3）严重心血管病变，如主动脉瘤、心包炎、冠心病伴有心功能不全且发作者。

（4）有重度肺气管疾患伴有呼吸困难者、食管穿孔、食管明显的活动性出血。

（二）胃镜

胃镜检查能直接观察到被检查部位的真实情况，更可通过对可疑病变部位进行病理活检及细胞学检查，进一步明确诊断，是上消化道病变的首选检查方法。

1. 适应证

（1）上腹部不适或疼痛，上消化道出血（呕血、黑粪），上腹部触及肿块，消瘦，贫血，腹胀，锁骨区转移癌找原发灶，食管、贲门、胃切除术后随访检查，全身性疾患需了解胃肠道情况者，有食管镜适应证患者。

（2）X线钡餐发现怀疑以下情况：胃、十二指肠病变性质难定，胃、十二指肠壶腹部癌需病理证实，疑胃溃疡需明确诊断，幽门梗阻，疑有上消化道异物。

2. 禁忌证

病情危重不能耐受检查者，重度食管静脉曲张可能导致大出血而不具备应急止血措施，蜂窝组织性胃炎，有溃疡穿孔迹象者，病毒性肝炎活动期，有食管镜检查禁忌者。

（三）十二指肠镜

十二指肠镜为侧视型镜，长120cm，可送达十二指肠空肠曲，能进行十二指肠全段检查，尤其可清晰显示胃角，但对食管不能很好显示，故不能对食管病变，尤其是上中段食管做出诊断，因此以检查十二指肠和壶腹病变为主。

经内镜胰胆管造影（ERCP）于1968年由Mucunne首创，20世纪70年代以来成为诊断胰胆肿瘤和疾病新方法之一。ERCP能显示胰管、胆管及其分支，对管腔内和周围病变累及情况均有诊断价值。目前ERCP可结合腹腔镜、超声内镜，对胰、胆、肝脏进行进一步检查诊断。

（四）小肠镜

小肠是消化道中最长的一段，上端与胃相连，下端与大肠相连。成人小肠全长6~7m，占整个消化道全长的75%，可分为十二指肠、空肠及回肠3个部分。

1. 适应证

（1）消化道出血，已排除胃和大肠内病变的出血。

（2）X线钡餐检查有可疑病变。

（3）原因不明的腹痛，已行胃镜和大肠镜检查。

（4）吸收不良综合征。

（5）术中需要了解小肠内的情况。

2. 禁忌证

（1）一般内镜检查禁忌证者。

（2）急性胰腺炎发作者。

（3）急性胆囊炎发作者。

（4）腹部手术史伴有腹腔广泛粘连者。

（5）有活动性出血者。

（五）结肠镜

结肠镜主要用于大肠肿瘤、癌前期病变等的诊断和治疗。结肠镜的操作技术要求较高，熟练的操作技巧是预防并发症发生的关键。

1. 适应证

（1）腹块，尤其是左下或右下腹块。

（2）慢性腹泻或大便习惯改变者。

（3）进行性消瘦伴乏力。

（4）便血或黑便，已排除上消化道的病变。

（5）不明原因的贫血。

（6）转移性腺癌找原发灶。

（7）血清 CEA 升高。

（8）大肠癌术前的全结肠检查或术后的随访检查。

（9）钡灌肠或乙状结肠镜发现或疑有病变者。

（10）术中的全结肠检查，术前无法行全结肠检查者。

2. 禁忌证

（1）腹腔大动脉瘤。

（2）有腹膜炎或肠穿孔的症状者。

（3）严重的心、脑血管病变者。

（4）活动性出血性结肠病变。

（5）急性放射性结直肠炎。

（6）晚期癌肿伴盆腔转移或明显腹水者。

（7）腹或盆腔手术后有严重和广泛肠粘连者。

上述禁忌证为相对而言，应视病人的具体情况及术者操作技术熟练程度，检查设备优劣，必要时仍可进行检查。

（六）支气管镜

支气管镜检查是诊断肺癌最可靠的手段之一，通过支气管镜检查可观察肿瘤的部位和范围，取活组织做病理学检查，还可根据声带活动、气管有否受压和隆突是否活动，了解各叶段支气管浸润情况而推测手术切除的可能性。

1. 适应证

（1）咯血或咳血原因待查。

（2）反复出现刺激性咳嗽。

（3）胸片发现肺部阴影、肺部块影或肺不张。

（4）支气管肺癌或可疑，需进一步定性、定位。

（5）痰液涂片找到癌细胞需定位者。

2. 禁忌证

（1）心、肺功能严重障碍。

（2）支气管痉挛。

（3）出血性疾患。

（4）体衰、年迈，危重病例。

3. 活组织检查

（1）活检方法　当发现病变需要活检时，先插入活检钳伸出后，再把活检钳缩进钳道。然后，调节到要取组织的部位，伸出钳子张开就能准确取到病变部位。

（2）穿刺活检　有些斑块或浸润型癌根本无法行活组织检查，用内镜下的注射针进行穿刺活检加细胞刷涂片检查能提高病理诊断的准确率。

（3）细胞刷涂片　细胞刷可以到达较细的支气管或通过病变形成的狭窄部位，还可以取到活组织后再行细胞刷涂片检查，有利于提高病理学检查的准确率。

（七）腹腔镜

腹腔镜目前仍为硬镜结构，配合软性的导光纤维，用于临床腹、盆腔病变和肿瘤的诊断。腹腔镜下可施行胆囊、阑尾、肝脏、胃和肠段等切除术。

1. 适应证

（1）合并腹水的腹膜疾患，在鉴别恶性肿瘤、结核与多发性浆膜炎有诊断困难时。

（2）经检验、超声、X线血管造影、放射性核素扫描等检查仍不能确定肝病的诊断时。

（3）黄疸的鉴别诊断困难者，或胆道疾患胆囊造影模糊不清，疑为胆道疾患又未能确诊者；黄疸持续6周不能除外肝外梗阻的可能时。

（4）脾脏疾患特别是需要脾穿刺者，或为了要确定有无脾静脉栓塞时。

（5）胃、小肠、结肠疾患，需要确定有无病变转移和疾病的范围时。

（6）有待证实的胰腺、肾脏肿瘤或囊肿，及其大小、范围时。

（7）怀疑有腹部肿瘤，但其他各项检查不能确诊者。

（8）妇科疾患，包括宫外孕、卵巢囊肿、子宫肌瘤、外浸性子宫体癌等。

2. 禁忌证

（1）严重的心、脑血管或肺部疾患。

（2）严重的心肺功能不全。

（3）各种腹部手术后的严重粘连。

（4）腹腔的急性炎症。

（八）胶囊内镜

胶囊内镜全称为"智能胶囊消化道内镜系统"，又称"医用无线内镜"。原理是受检者通过口服内置摄像与信号传输装置的智能胶囊，借助消化道蠕动使之在消化道内运动并拍摄图像，医生利用体外图像记录仪和影像工作站，了解受检者整个消化道情况，从而对其病情做出诊断。胶囊内镜具有检查方便、无创伤、无导线、无痛苦、无交叉感染、不影响患者的正常工作等优点，扩展了消化道检查的视野，克服了传统的插入式内镜所具有的耐受性差、不适用于年老体弱和病情危重患者等缺陷，可作为消化道疾病，尤其是小肠疾病诊断的首选方法。但胶囊内镜不能提供完整的胃和大肠图像，无法获取活组织做病理检查。

第四节　肿瘤标志物和相关检验

肿瘤标志物又称肿瘤标记物，是指特征性存在于恶性肿瘤细胞，或由恶性肿瘤细胞产生的物质，或是宿主对肿瘤刺激反应而产生的物质。能反映肿瘤发生、发展，并用于监测肿瘤对治疗的反应。肿瘤标志物存在于肿瘤患者的组织、体液和排泄物中，能够用免疫学、生物学及化学方法检测。又因同一种肿瘤可含有一种或多种肿瘤标志物，而不同或同种肿瘤的不同组织类型，既可有相同的肿瘤标志物，也可有不同的肿瘤标志物。因此，可选择几种特异性高的肿瘤标志物联合测定某一肿瘤，有助于提高阳性率。

肿瘤标志物的分类和命名十分复杂，尚未统一。目前，常用的肿瘤标志物分为蛋白质类、糖类、酶类、激素类、病毒类等。

一、肿瘤标志物的分类

（一）蛋白质类

1. 甲胎蛋白（AFP）　正常参考值：0～15ng/mL。

AFP 是原发性肝细胞性肝癌最灵敏、最特异的肿瘤标志物，可用于原发性肝癌的鉴别诊断，70%～90% 患者的 AFP 升高，越是晚期，AFP 含量越高，但阴性并不能排除原发性肝癌。AFP 水平在一定程度上反映肿瘤的大小，其动态变化与病情有一定关系，是显示治疗效果和判断预后的一项敏感指标。AFP 值异常高者一般提示预后不佳，其含量上升则提示病情恶化。在转移性肝癌中，AFP 值一般低于 350～400ng/mL。睾丸、卵巢、腹膜后恶性畸胎瘤，消化道肿瘤，如胃癌，尤其是伴有肝转移时，AFP 亦有增高。卵巢内胚窦癌的 AFP 也明显升高。AFP 还可用于鉴别绒毛膜癌与妊娠。

2. 癌胚抗原（CEA）　正常参考值：0～5ng/mL。

CEA 属于非器官特异性肿瘤相关抗原，分泌 CEA 的大多为管腔脏器肿瘤细胞，如消化道、呼吸道、泌尿道等，血清 CEA 显著升高见于结肠癌、直肠癌、胃癌和肺癌。乳腺癌、膀胱癌和卵巢癌患者血清 CEA 含量亦可增高，但 70% 为转移性癌。CEA 测定主要用于指导各种肿瘤的治疗及随访，对肿瘤患者血液或其他体液中的 CEA 浓度进行连续观察，能对病情判断、预后及疗效观察提供重要的依据。

3. 前列腺特异性抗原（PSA）　正常参考值：0.01～4.0ng/mL。

PSA 是前列腺癌的特异性标志物，也是目前公认的唯一具有器官特异性的肿瘤标志物。血清 TPSA 升高一般提示前列腺存在病变（前列腺炎、良性增生或癌症）。血清 PSA 是检测和早期发现前列腺癌最重要的指标之一，血清 TPSA 定量的阳性临界值为大于 $10\mu g/L$，前列腺癌的诊断特异性达 90%～97%。TPSA 也可用于高危人群前列腺癌的筛选与早期诊断。

4. β_2- 微球蛋白（β_2-MG） 正常参考值：$1.58～3.55\mu g/mL$。

β_2-MG 是恶性肿瘤的辅助标志物，也是一些肿瘤细胞上的肿瘤相关抗原，在恶性血液病或其他实质性肿瘤中，突变细胞合成和分泌 β_2-MG，可使病人血清中浓度显著上升，尤其在各类白血病、霍奇金病、多发性骨髓瘤的诊断中是一项有价值的诊断指标。在肺癌、乳腺癌、消化道癌及子宫颈癌中也可见增高。血清 β_2-MG 还有助于鉴别良、恶性口腔肿瘤。脑脊液中 β_2-MG 的检测对脑膜性白血病的诊断具有特别的意义。

5. 细胞角蛋白 19 片段（CYFRA21-1） 正常参考值：$0.10～4ng/mL$。

CYFRA21-1 是非小细胞肺癌最有价值的血清肿瘤标志物，尤其对鳞状细胞癌患者的早期诊断、疗效观察、预后监测有重要意义。CYFRA21-1 含量在非小细胞肺癌病人血清中明显增高，对小细胞肺癌的检出率为 21%，而对鳞癌的阳性率可达 70%，腺癌阳性率为 63%，大细胞肺癌为 75%，特异性高于 CEA 和 SCC。CYFRA21-1 也可用来筛查膀胱癌，及鉴别乳腺癌和乳腺良性疾病。

6. 铁蛋白（SF） 正常参考值：男性 $30～400\mu g/L$，女性 $13～150\mu g/L$。

铁蛋白升高可见于急性白血病、霍奇金病、肺癌、结肠癌、肝癌和前列腺癌。检测铁蛋白对肝脏转移性肿瘤有诊断价值。76% 原发性肝癌病人 SF 明显升高，与 AFP 联合检测可明显提高阳性检出率，达 95.6%。血液疾病和恶性淋巴瘤等均可引起 SF 增高，胃癌、直肠癌、食管癌、乳腺癌等若转移至骨髓、肝、淋巴结、脾脏，SF 水平显著增高。

（二）糖类抗原

糖类抗原（carbohydrate antigen，CA）是从肿瘤组织或某些肿瘤细胞株中分离出的含糖复合物，糖类抗原的检测多用单克隆抗体法，有的还同时用两种不同位点的单抗做成双位点固相酶免疫试剂，以提高其特异性。

1. CA125 正常参考值：$0.1～35U/mL$。

CA125 是卵巢癌和子宫内膜癌的首选标志物，尤其对卵巢上皮腺癌有重要诊断价值，是卵巢癌最敏感的指标，且特异性高。当卵巢癌复发时，临床确诊前几个月便可呈现 CA125 增高，尤其是卵巢癌发生远处转移时血清 CA125 更明显升高。血清 CA125 在其他妇科恶性肿瘤、胃肠道恶性肿瘤、肺癌、乳腺癌患者中也可升高。

2. CA50 正常参考值：$0～20U/mL$。

CA50 是胰腺和结、直肠癌的标志物，是最常用的糖类抗原肿瘤标志物，因其广泛存在于胰腺、胆囊、肝、胃、结直肠、膀胱、子宫，它的肿瘤识别谱比 CA19-9 广，因此它又是一种普遍型肿瘤标志相关抗原，而不是特指某个器官的肿瘤标志物。当结直肠、胃、胰腺等组织发生癌变时，CA50 可发生不同程度的升高，其中阳性率较高的有胰腺、胆管癌，可达 90%，是判断预后、监测病情的有用指标。另外，恶性胸、腹水中有较高的阳性检出率。

3. CA19-9 测定　正常参考值：0.1 ~ 37U/mL。

CA19-9 是胰腺癌、胃癌、结直肠癌、胆囊癌的相关标志物，大约 85% 的胰腺癌、胆管癌病人 CA19-9 阳性，可用来鉴别胰腺癌和胰腺炎。胰腺癌根治性手术后，血清 CA19-9 水平迅速降至正常范围，如术后血清 CA19-9 降低后再升高，往往提示肿瘤复发或远处转移。部分胃癌、结直肠癌、胆囊癌、胆管癌、肝癌的阳性率也会很高。

4. CA72-4 测定　正常参考值：0.1 ~ 7U/mL。

CA72-4 是目前诊断胃癌的最佳肿瘤标志物之一，对胃癌具有较高的敏感性和很高特异性，若与 CA19-9 及 CEA 联合检测可以监测 70% 以上的胃癌。CA72-4 在卵巢癌、结肠癌、胰腺癌和非小细胞肺癌中也可增高。

5. 鳞状上皮癌抗原（SCC）　正常参考值：< 1.5ng/mL。

鳞状细胞癌抗原（SCC）是一种特异性很好而且是最早用于诊断鳞癌的肿瘤标志物。SCC 对子宫颈癌有较高的诊断价值，定期检测有助于监控宫颈癌病人的病情。在其他肿瘤，如非小细胞肺癌、头颈部癌、食管癌、鼻咽癌以及外阴部鳞状细胞癌等病人中均可增高。

（三）酶类

在正常细胞癌变过程中，与细胞分化或增殖有关的组织特异性酶或同工酶活性会降低或消失，并同时出现胚胎型同工酶或异位酶升高。恶性肿瘤病人的酶活力变化可能与下列因素有关：①肿瘤组织本身可产生异常含量的酶；②肿瘤存在使机体某些组织诱导并生成大量的酶；③肿瘤细胞通透性增高，导致肿瘤细胞内的酶类进入血流；④肿瘤组织压迫管腔而使某些酶反流入血；⑤因各器官功能不良导致各种酶的灭活和排泄障碍。

1. 神经元特异性烯醇化酶（NSE）　正常参考值：0 ~ 16ng/mL。

NSE 存在于神经组织和神经内分泌组织中，在与这些组织起源有关的肿瘤中，特别是小细胞肺癌（SCLC）中有过量表达，被认为是监测小细胞肺癌的首选标志物，其诊断灵敏度达 80%，特异性达 80% ~ 90%。NSE 也是神经母细胞瘤的标志物，灵敏度达 90% 以上。

2. 岩藻糖苷酶（AFU）　正常参考值：0 ~ 40U/L。

AFU 是对原发性肝细胞性肝癌检测的又一敏感、特异的新标志物。在原发性肝癌病人血清中 AFU 活性明显升高，但与 AFP 之间无相关性。在 AFP 检测结果正常的原发性肝癌病人中 AFU 阳性率为 90%，两者联合检测诊断率可达 93.4%。血清 AFU 活性动态曲线对判断肝癌治疗效果、估计预后和预报复发有着极其重要的意义，甚至优于 AFP。

3. γ-谷氨酰转肽酶（γ-GT）　正常参考值：男性 11 ~ 50U/L，女性 7 ~ 32U/L。

血清中 γ-GT 主要来自于肝脏，具有癌胚蛋白的性质，胎儿 γ-GT 活性高于成人 30 倍，随年龄增长，该酶活性下降。但是当肝癌或肿瘤肝转移时，肿瘤细胞逆向分化，

γ-GT 合成增多，又因肿瘤细胞本身因素和周围炎症刺激使肝细胞膜通透性增加，导致血清中 γ-GT 明显升高。血清 γ-GT 动态观察对判断疗效、癌术后有无复发以及预后情况有重要参考价值。胰腺癌、胆道肿瘤血清中 γ-GT 亦显著增加。

4. 乳酸脱氢酶（LDH）及其同工酶测定　正常参考值：100～240U/L。

恶性肿瘤病人血清 LDH 的活力明显上升。原发性卵巢癌病人血清 LDH 总活力及 LDH_1 和 LDH_2 增高，转移性卵巢癌常不增高。肝癌、胃癌时 LDH_5 增加，白血病时 LDH_3 增加。LDH 活性及同工酶检测对某些肿瘤的预后有参考价值，恶性淋巴瘤病人 LDH 明显升高者往往提示预后较差。此外，恶性肿瘤累及中枢神经系统时常可测出脑脊液 LDH 活力升高。转移到胸、腹膜者，胸水和腹水 LDH 的活力也有不同程度地升高。

（四）激素类

激素是一类由特异的内分泌腺体或散在的内分泌细胞所产生的生物活性物质。在恶性肿瘤病人中，发现原来在正常情况下不形成激素的非内分泌腺体或非内分泌细胞也分泌了一种分子结构与正常激素相似的激素，只不过是所分泌的部位、细胞不同，通常称之为"异位激素"或"异生性激素"。一般情况下，不同类型的恶性肿瘤可分泌不同种类的异生性激素，而同种肿瘤细胞可分泌一种或多种不同的异生性激素。一种异生性激素可由一种或多种肿瘤细胞所分泌，常见的可分泌异生性激素的恶性肿瘤有肺未分化小细胞癌、神经外胚层肿瘤及类癌等。

1. 绒毛膜促性腺激素（HCG）　一般非孕妇女 0～5mIU/mL，＞5mIU/mL 可能怀孕。

HCG 是由胎盘滋养层细胞所分泌的糖蛋白类激素，有 α、β 两个亚基。在葡萄胎、绒毛膜癌病人尿中 HCG 含量可急剧增高。绒毛膜癌在 1～5mm 大小时，通过 HCG 的放射免疫测定即可确诊。

2. 胃泌素前体释放肽（ProGRP）　正常参考值：0～50pg/mL

胃泌素前体释放肽是一种新的小细胞肺癌标志物。ProGRP 是脑肠激素的一种，是小细胞肺癌增殖因子胃泌素释放肽的前体。ProGRP 作为小细胞肺癌标志物有以下特点：①针对小细胞肺癌的特异性非常高；②较早期的病例有较高的阳性率；③健康者与患者血中浓度差异很大，因而检测的可靠性很高。

3. 儿茶酚类　包括肾上腺素（E）、去甲肾上腺素（NE）、多巴胺（DA）等，这些既是激素又是神经递质。香草扁桃酸（VMA）为肾上腺素、去甲肾上腺素的主要终末代谢产物，嗜铬细胞瘤患者能够分泌大量肾上腺素和去甲肾上腺素，其中大约 60% 将最终转化为 VMA，随尿液排出体外。尿中 VMA 含量的升高是临床诊断嗜铬细胞瘤的重要指标，约 70% 的神经母细胞瘤患者 VMA 增高。

4. 降钙素（CT）　由甲状腺滤泡旁细胞 C 细胞分泌的多肽类激素，甲状腺髓样癌患者 CT 升高。肺癌、乳腺癌、胃肠道癌及嗜铬细胞瘤患者可因异位分泌或高钙血症而有升高。

（五）病毒类

1. EB 病毒 是由 Epstein 和 Barr 从非洲儿童恶性淋巴瘤细胞中发现的一种人类疱疹病毒，与 EB 病毒相关的抗原有衣壳抗原（VCA）、膜抗原（MA）、早期抗原（EA）、核抗原（EBNA）等。VCA-IgA 抗体对鼻咽癌的诊断特异性最高，对鉴定头颈部原因不明的淋巴结肿块等有积极意义。EA-IgA 抗体对鼻咽癌具有早期诊断价值。EB 病毒与伯基特淋巴瘤也有密切关系，伯基特淋巴瘤病人在发病前 7~22 个月便可检出 EB 病毒抗体。

2. 人乳头瘤病毒（HPV） HPV 是一种小的 DNA 病毒，目前已检出 100 余种型别，能引起人类皮肤和黏膜的多种良性乳头状瘤或疣，高危型 HPV16、HPV18 等感染还具潜在的致癌性，与宫颈癌发生关系密切。

3. 乙型肝炎病毒 慢性乙型肝炎病毒感染与肝癌的发生有密切关系。肝癌患者血清中乙肝病毒的阳性率高达 70%~90%。

二、肿瘤标志物的临床意义

肿瘤标志物可用于：①肿瘤普查、筛选项目，能早期检测出肿瘤；②肿瘤诊断与鉴别诊断；③疗效与预后判断；④肿瘤生物特点和疾病阶段的判定；⑤手术、化疗、放疗及其他治疗后的监测；⑥确定不知来源的转移肿瘤的原发肿瘤。

理想的肿瘤标志物应特异性好，能准确鉴别肿瘤与非肿瘤患者；有器官特异性；血清中水平与肿瘤体积大小、临床分期相关；半衰期短，可反映肿瘤的动态变化，监测治疗效果、复发和转移；测定方法精密度和准确性高，操作方便。但值得注意的是单个标记物的敏感性或特异性往往偏低，不能满足临床要求，提倡一次同时测定多种标志物，以提高敏感性和特异性。肿瘤标志物不是肿瘤诊断的唯一依据，临床上需结合临床症状、影像学检查等综合考虑。肿瘤确诊仍要有组织病理或细胞学的诊断依据。某些肿瘤标志物在生理情况下或某些良性疾病时也可以异常升高，需注意鉴别。

三、肿瘤相关临床检验

1. 骨髓细胞学检查 骨髓是人体重要造血器官，各种血液病会导致血细胞量和质的改变，骨髓检查可确诊白血病和多发性骨髓瘤及其细胞类型。结合细胞分化程度，可在初诊时定出白血病属急性或慢性。

2. 本周蛋白（Bence-Johns）定性检查 又称凝溶蛋白，是一种免疫球蛋白的轻链或其聚合体。多发性骨髓瘤、巨球蛋白血症、恶性淋巴瘤等病人的尿液中可出现本周蛋白。

3. 细胞因子测定 细胞因子种类繁多，但仅少数在临床应用，主要有白细胞介素（IL）和肿瘤坏死因子（TNF）。IL-2 是 IL 中具有重要生物活性的细胞因子，对机体的免疫反应、炎症反应有重要作用，在肿瘤治疗中被广泛应用。TNF 是免疫调节系统中的重要组成部分，在免疫识别、补体效应，以及整个免疫反应的基因调节中起重要作用，不仅对肿瘤细胞具有细胞毒性和生长抑制作用，而且能够诱导 IL-1、IL-6、IL-8、γ-IFN 的产生。TNF 检测主要用于抗感染，对观察肿瘤和白血病治疗效果也有一定的参考价值。

4. 干扰素（IFN） IFN 是判断机体免疫功能的重要指标。有 3 种亚型，分别为 α、β、γ。IFN 是最早用于临床的生物制品，临床应用最多的是抗肿瘤和抗感染。

5. 自然杀伤（NK）细胞活性测定 NK 活性与机体免疫功能、抗肿瘤活性有关，能直接杀死多种肿瘤细胞，特别是造血系统以及受病毒感染的肿瘤细胞，是判断机体肿瘤水平的标志之一。

第五节 肿瘤病理学及分子生物学诊断

随着医学科学技术的进步，肿瘤临床诊疗水平不断提高，但肿瘤病理学诊断目前仍然是肿瘤诊断最有力的证据。病理诊断在肿瘤诊断中起决定性作用。

随着基因分子水平研究的不断深入，越来越多的肿瘤细胞信号通路被发现，大量临床研究表明，信号通路中的特定基因的扩增、突变、表达状态与靶向、化疗药物的有效性密切相关。因此，肿瘤分子诊断在肿瘤学的基础和临床研究中已经显示出强大的生命力。凭借分子诊断的技术优势和巨大潜能，将极大地推动肿瘤本质在更深层次的揭示，指导临床诊断和治疗。

一、肿瘤细胞病理学诊断

（一）肿瘤细胞病理学诊断的意义

在肿瘤的诊断中，细胞病理学诊断是最常采用的方法之一。细胞病理学是以组织学为基础，研究组织碎片、细胞群团、单个细胞的形态和结构，以及细胞间比邻关系并探讨组织来源的一门科学。肿瘤细胞病理学包括脱落细胞学和穿刺细胞学检查。细胞学检查取材方便，操作简单，创伤小，制片和检查过程时间短，易于推广和重复检查，是一种较理想的肿瘤诊断方法。但是，肿瘤的细胞学诊断有一定的局限性，阴性结果并不能否定肿瘤的存在。

（二）肿瘤细胞学的应用

1. 进行人群或癌症高发区普查 细胞学检查适用于宫颈癌和食管癌的普查；对于高危人定期进行普查可以早期发现恶性肿瘤，为早期治疗争取时间，大大改善病人的预后。

2. 肿瘤的定性诊断 肿瘤的细胞学诊断对宫颈癌、食管癌和淋巴结转移癌的诊断阳性率可高达 90% 以上，对乳腺癌、肺癌、肝癌和淋巴瘤的诊断阳性率也可高达 80%~90%。多数病例通过细胞学检查还可确定肿瘤的组织学类型。乳腺穿刺细胞学检查乳腺癌的诊断特异性高，但不能确定浸润性癌还是原位癌。甲状腺穿刺细胞学检查能用于诊断乳头状癌、髓样癌和间变性癌，但不能用于滤泡性癌的诊断。肺穿刺细胞学检查可确定原发性还是转移性癌，此外还可用于结核和真菌感染等的诊断。胸、腹腔脏器（肺、胰、肾等）穿刺对肿瘤性质的判断有帮助，如能明确为转移性癌或恶性淋巴瘤则可避免手术治疗。淋巴结穿刺细胞学检查价值有限，可用于恶性淋巴瘤或感染（如结核）的诊断，对已知原发性癌的患者，可确定有无淋巴结转移。

二、肿瘤组织病理学诊断

肿瘤组织学诊断是临床中最具有价值的诊断方法之一，也是临床医生确定诊疗方案的重要依据。诊断包括标本类型，大体表现，肿瘤的组织学类型、亚型、病理分级、浸润深度，脉管、神经和各组淋巴结等累及情况，切除标本的切缘有无肿瘤浸润等。诊断报告中还需包括特殊检查（免疫组织化学、电镜、细胞和分子遗传学等）的结果和解释。病理学报告还可提供恶性肿瘤的预后指标（癌基因、抑癌基因和增殖活性等），以及进一步治疗选择的指标（如雌、孕激素受体，CD20、CD117 和 HER-2 表达情况）。

（一）肿瘤组织病理标本获取方法

1. 针蕊穿刺活检（core needle biopsy） 又称针切活检（cutting-needle biopsy）或钻取活检（drill biopsy）。用带针蕊的粗针穿入病变部位，抽取所获得的组织比细针穿刺大，制成的病理切片组织结构完整，可供组织病理学诊断。

2. 切开活检（incisional biopsy） 切取小块病变组织供组织病理学诊断。此法用于病变太大，手术无法完全切除或手术切除可引起功能障碍或毁容时，为进一步治疗提供确切的依据。

3. 切除活检（excisional biopsy） 将整个病变全部切除后供组织病理学诊断。此法本身能达到对良性肿瘤或某些早期的恶性肿瘤（如乳腺癌）的外科治疗目的。切除活检可获得肿块或包括肿块边缘正常组织和区域淋巴结的各种类型手术标本。

（二）肿瘤组织病理学切片的分类

1. 常规石蜡切片 所有活组织标本均应送病理检查，绝对不允许将标本丢弃，以致延误病情而影响诊治。由于用于病理学诊断的组织学切片可以永久保存，同时能够让不同或相同，一个或多个病理医师在相同或不同时间进行评价，这为疑难或有争议的病例进行会诊提供了可能。

2. 冷冻切片 冷冻切片主要用于术中病理会诊，对手术治疗有重大帮助和指导意义，但由于冷冻切片诊断有一定的局限性，有较高的误诊率和延迟诊断率。因此，各科临床医师应正确使用这一诊断手段，严格掌握指征，正确选材，并提供必要的临床、影像、术中所见等信息。

三、肿瘤病理诊断的特殊技术

1. 病理组织染色技术 用于肿瘤病理学诊断的常规技术是切片采用甲醛固定、石蜡包埋、苏木精伊红（HE）染色。

2. 透射电子显微镜　不同组织起源或分化的肿瘤具有各自超微结构特征，电镜检查可对光镜下难以明确诊断的病例做出鉴别诊断，但在区别肿瘤的良、恶性上帮助不大。随着免疫组织化学技术以及其他技术的发展，电子显微镜在肿瘤诊断中的作用已明显降低。

3. 免疫组织化学　免疫组织化学技术依据抗原抗体特异性结合原理，用已知抗体检测组织和细胞中是否存在相应抗原的方法。随着免疫组织化学技术的发展和各种特异性抗体的出现，使许多疑难肿瘤得到了明确诊断。在常规肿瘤病理诊断中，5%～10% 的病例单靠 HE 染色难以做出明确的形态学诊断。免疫组化技术在低分化或未分化肿瘤的鉴别诊断时，准确率可达 50%～75%。

4. 流式细胞术　一种利用流式细胞仪（FCM）进行细胞定量分析和细胞分类研究的新技术。流式细胞术为细胞动力学、免疫学、血液学和肿瘤学的研究，以及肿瘤临床诊断和治疗等提供重要帮助。现已广泛应用于基础研究和临床实践各个方面，为肿瘤的诊断、疗效评价和预后提供了重要的参考指标。

5. 图像分析技术　近年来应用光学、电子学和计算机研制成的自动图像分析仪，能更精确计量和分析各种图像的参数。该技术可用于观察和测量肿瘤细胞的面积、周长、最大长径和横径、核的形态、核浆比例、实质细胞和血管的多少等参数，为进一步研究肿瘤浸润和转移等生物学行为提供精确的定量数据。

四、肿瘤分子生物学检验技术

临床上检测肿瘤细胞通路中特定基因的扩增、突变、表达情况主要应用于肿瘤的早期诊断及鉴别诊断；肿瘤的个体化精准治疗；肿瘤的分级、分期及预后判断；微小病灶、转移病灶及血中残留癌细胞的识别检测；判断手术中肿瘤切除是否彻底、有无周围淋巴结转移等。目前肿瘤分子生物学检验技术主要应用于以下几个方面。

1. 肿瘤的易感基因检测　是通过提取人体细胞内的遗传物质，通过测序、基因分型等技术检测人体内的肿瘤致病基因或易感基因，评估受检者罹患肿瘤的风险，在最早期阶段就可以鉴定出体内发生的可导致癌症的变化，用于肿瘤的早发现、早诊断、早治疗。目前已明确的肿瘤易感基因有 Rb1（视网膜母细胞瘤）、WT1（肾母细胞瘤）、p53（Li-Fraumeni 综合征）、APC（家族性腺瘤性息肉病）、HNPCC（遗传性非息肉病性结肠癌）、NF1（神经纤维瘤病）、VHL（Von Hippel-Lindau 综合征）、PTEN（Bannayan-Riley-Ruvalcaba 综合征）、BRCA（家族性乳腺癌、卵巢癌）、Ret 基因突变（Ⅱ型多发性内分泌肿瘤）和 GST 基因型（判断个体暴露于致癌物时的致癌危险性）等。

2. 肿瘤的鉴别诊断　在拥有可靠的分子诊断标志物和诊断技术后，我们可对一些临床上的良、恶性增生性疾病进行鉴别诊断。例如，对 Bcr 区基因重排的检测，可帮助对急、慢性粒细胞性白血病进行鉴别。N-myc 和 C-myc 的扩增和表达检测，对鉴别神经母细胞瘤和神经上皮瘤具有应用价值。

3. 肿瘤的预后评估和监测　肿瘤预后常常与肿瘤基因突变、扩增及过度表达密切相关，研究发现从分子水平上判断肿瘤的生物学行为及预后具有较高的准确性。例如，p53 基因突变与乳腺癌、肝癌、结肠癌等多种肿瘤预后有关；nm23 的状态与肿瘤转移相关，这些为临床上判断肿瘤预后和预后监测开辟了新的途径。

4.指导肿瘤的个体化治疗 近年来，随着肿瘤分子生物学的发展和人类基因组序列的破解，以及肿瘤靶向药物的问世，人们开始尝试通过患者基因及其表达状态来预测其治疗效果。如乳腺癌采用 HER-2 表达水平的分子病理或 FISH 分析，指导临床曲妥珠单抗的正确应用，已经成为个体化治疗的经典范例；非小细胞肺癌患者表皮生长因子受体（EGFR）特定部位的突变可以采用对应的靶向药物吉非替尼、厄洛替尼、埃克替尼、奥希替尼等。鉴于肿瘤的发生是一个多阶段、多步骤和多基因参与的过程，肿瘤敏感性和耐药性也可能由复杂的基因网络调控。基于多个基因或标志物的表达状态，以及相关节点蛋白质、代谢物的变化规律的个体化分子治疗方案和技术尚有待探索。

第五章　肿瘤的西医治疗 ▷▷▷▷

PPT

第一节　外科治疗

　　肿瘤外科学是肿瘤学与外科学有机结合而衍生发展的一门分支学科，它不是单纯利用外科手段切除肿瘤，而是应用现代外科学的基础知识和基本技术结合现代肿瘤学的基本理论，合理地对肿瘤疾病实施规范的外科治疗。使之既符合外科治疗原则，又符合肿瘤治疗原则。

一、肿瘤外科的历史

　　现代肿瘤外科治疗始于 1809 年，美国医生 Ephrain McDowell 成功地切除一例 22.5 磅的卵巢肿瘤。随后，麻醉技术及抗菌技术的建立及广泛使用，使手术能在"无痛"与"无菌"的保驾护航下更安全实施。19 世纪中后叶，奥地利 Billroth 首次报道远端胃癌胃部分切除术及胃、十二指肠吻合术。1890 年，美国的 Halsted 首创乳腺癌根治术，提出将原发肿瘤与转移淋巴结做广泛切除，即癌瘤整块切除，奠定了现代肿瘤外科规范手术的基础。1906 年美国的 Crile 行颈淋巴结根治性切除术，其后头颈外科在 20 世纪 40～50 年代迅速发展。之后，肿瘤外科蓬勃发展，1908 年 W.Ernest Miles 创立了直肠癌腹会阴联合根治术；1910 年 Cushing 首次进行脑瘤手术；1913 年 Franz Toret 进行首例胸段食管癌切除成功；1933 年 Graham 行肺癌全肺切除术；1935 年 Whipple 完成了复杂的胰十二指肠切除术。20 世纪 60 年代超根治手术兴起，只强调根治，忽略了对人体器官和机能的保存。实践证明由于手术创伤大，术后生活质量差，并未提高生存率，逐渐被放弃。1958 年 Bernard Fisher 创立 NSABP 组织，倡导前瞻性随机对照研究，使肿瘤的外科研究进入了一个新的阶段。20 世纪末，显微外科技术、微创外科技术、多学科合作观念，麻醉水平提高及抗菌药物的广泛应用，器官移植、重建和康复手术等均被引入肿瘤外科治疗领域。随着科学技术的迅猛发展，肿瘤外科学也有了长足的进步和新的内涵，成为肿瘤治疗中最重要的手段之一，现代肿瘤外科发展迅速，手术更加合理规范。

二、肿瘤外科的治疗原则

（一）良性肿瘤的外科治疗原则

良性肿瘤以局部膨胀性生长为主，其边界清楚，多数有完整的包膜，不会发生淋巴道和血道侵袭和转移，其治疗以手术为主，一般手术切除即可治愈。手术原则是包括肿瘤包膜的完整切除，必要时可切除包膜外的少量正常组织，禁忌做肿瘤挖出术。例如乳腺纤维腺瘤需做乳腺区段切除；甲状腺瘤要求做肿瘤所在的腺叶及峡部切除；卵巢囊肿则做单侧卵巢切除，并避免术中囊肿破裂。有些肿瘤部位特殊，不容大范围切除，如神经纤维瘤、神经鞘瘤、脑膜瘤、垂体瘤等，有时只能剥离肿瘤或大部分切除。必须强调，良性肿瘤切除后一定要做病理检查，除可明确病理诊断外，尚可避免将恶性肿瘤误认为良性肿瘤而切除，不再进一步治疗，给患者带来严重后果。一旦发现所切出的"良性肿瘤"实则是恶性肿瘤，则应按恶性肿瘤重新处理。对一些良性肿瘤有可能发生恶性变者，以及交界性肿瘤，切除范围亦应更广。

（二）恶性肿瘤的外科治疗原则

肿瘤外科手术前应根据患者的查体、影像学、内镜及病理学等来明确诊断和分期，结合手术目的（根治性、姑息性及诊断性等）来制定具体的手术方案。在力争根治的同时，尽量保护组织器官的功能和形态。恶性肿瘤的外科治疗除具有一般外科的基本特点外，还有其自身特点，如遵循"无瘤原则""两个最大原则"等。

1. 明确诊断　术前对病变做出正确的诊断和分期，以选择恰当的治疗方法。通过外科手术的冰冻切片、大体标本的观察、镜下病理检查等方法明确病理诊断。对于可能要进行重要器官切除或可能致残的手术，在术前一定要取得病理学依据，切忌凭主观臆断。另外，术前要充分估计手术切除的可能性，是根治性还是姑息性，手术与其他治疗方法的配合等。术后根据术中所见及病理诊断所做出的病理分期为最准确的分期，是术后辅助治疗及预后评价的根本依据。

2. 制定合理综合治疗　肿瘤的处理十分强调首次治疗，首次治疗是否正确，将直接影响预后。外科综合治疗一般的原则是：早期肿瘤，争取手术根治；局部晚期肿瘤，可考虑先辅助治疗，待肿瘤缩小后再手术；术后病理证实有癌残留或淋巴结转移者，做术后辅助治疗。

3. 全面合理选择术式　根据患者的生理状况、肿瘤的生物学特性和病理特征、肿瘤的部位与分级、肿瘤治愈和缓解的可能性等来选择手术方式。

（1）依据肿瘤的病理及生物学特征选择术式　不同组织来源的肿瘤生物学特性不一样，上皮癌常易淋巴道转移，应将其区域淋巴结清除干净（原位癌除外）；肉瘤易局部复发而很少发生淋巴道转，行扩大切除兼淋巴结清扫；食管癌、胃癌、大肠癌等有多中心起源的，切除的范围应尽量扩大；肌肉的肉瘤易沿肌间隙扩散，应将该肌肉连同筋膜从止点全部切除，保证足够的切除范围。

（2）依据患者年龄、全身状况和伴随疾病选择术式　一般来说，年龄过大、身体状况欠佳者不宜手术，恶液质的患者为手术禁忌。值得注意的是，有些患者看来全身状况很差（如严重失水、胃肠道癌合并大出血等），但通过积极的治疗得到改善仍可手术。慢性病（如结核、高血压、糖尿病等）会影响手术的实施，应做好术前治疗并依情况选择术式。

（3）手术切除范围应遵照"两个最大"　即最大限度地切除肿瘤和最大限度地保护正常组织，在达到根治的目的下，应尽量使外形和功能接近正常。当"两个最大"原则有矛盾时应服从前者。术式往往需在探查后做最后的抉择，因而要求术者不但要非常熟悉患者术前的各项资料，在术中详细了解肿瘤的浸润、转移情况，并根据转移情况（术中冰冻病理）来确定式式。

4. 防止肿瘤的医源性播散和无瘤原则　任何由于检查或治疗而引起的肿瘤播散称为医源性播散，而预防医源性播散的方法称为无瘤原则。在肿瘤外科中无瘤原则与无菌原则具有同等重要的地位。

（1）防止肿瘤细胞的播散　在各种检查和手术操作中应注意动作轻巧，做到稳、准、轻、快，防止肿瘤细胞播散。以下为经常注意的事项：①术前检查应轻柔，避免不必要的检查。②术前皮肤准备应轻巧，减少局部摩擦。③尽量避免局麻，防止局部压力升高所致的癌细胞播散。④能够进行切除活检者，应避免切取活检。⑤探查由远至近，动作轻柔。例如对上腹部肿瘤应先探查盆底，然后逐渐向上腹部延伸，最后探查肿瘤；下腹部的肿瘤探查顺序则相反，这样可尽量避免将肿瘤细胞带至远处。⑥手术暴露要清楚，避免挤压肿瘤。⑦尽量使用锐性分离，术中多采用电刀切割，不仅可以减少出血，同时由于小血管及淋巴管被封闭，且高频电刀有杀灭肿瘤的功能，因而可以减少血行播散和局部种植。⑧与其他外科不同，肿瘤外科手术应先结扎静脉，后结扎动脉，减少肿瘤血行播散。⑨先处理手术切除的周围部分，再处理肿瘤邻近部位，与原发灶一起做整块切除。

（2）防止肿瘤细胞的局部种植　为了防止肿瘤细胞的局部种植，手术时应注意：①手术切口应用纱布垫或塑料布保护；②肿瘤如果有破溃或侵出浆膜层时，应用纱布垫或塑料布包扎，与正常组织隔离；③手套或器械尽量避免直接接触肿瘤，一旦有肿瘤污染可能，应及时更换；④结直肠癌手术时，先用结扎带结扎肿瘤的上下端肠管，避免肿瘤种植；⑤肿瘤切除后，应用含有化疗药物的蒸馏水彻底冲洗。

三、肿瘤外科的应用

（一）肿瘤的预防

某些疾病或先天性病变在发展到一定程度时，可发生恶变，临床上称为癌前病变。对于这些有癌变可能的疾病进行预防性手术切除，可以有效预防肿瘤的发生。如幼年时隐睾复位术可减少睾丸癌的发生；切除足底、外阴等易受摩擦部位的黑痣，可以防止其转变为恶性黑色素瘤；包茎者及早做包皮环切可预防阴茎癌的发生；口腔黏膜白斑病的预防性切除等。

（二）肿瘤的诊断

为获得组织样品而进行的手术称为诊断性手术。常用的诊断性手术方法有细针吸取、针穿活检、切取活检、切除活检等。近年来腔镜技术逐渐应用于肿瘤的诊断。

1. 针吸、针穿活检术 对于被怀疑的体表肿块可通过细针穿刺吸取来获取组织细胞。方法简单，取材有限。对于较深的肿瘤组织或淋巴结，常通过 B 超或 CT 定位穿刺。目前，还有一些新技术的应用，如支气管镜针吸活检术（TBNA）、支气管镜超声引导下针吸活检术（EBUS–TBNA）等。

2. 切取活检 指在病变部位切取一块组织做组织学检查以明确诊断。可用于体表肿瘤，也可用于内脏肿瘤。

3. 切除活检 指将肿瘤完整切除进行组织学检查。适用于一些体积较小、位置较浅的肿块或淋巴结，既可达到活检的目的，也可达到切除肿瘤的治疗目的，是肿瘤活检的首选方式。

4. 探查手术 目的是明确诊断和了解肿瘤范围并争取切除肿瘤。

（三）肿瘤的治疗

1. 根治性手术 范围包括原发癌所在器官的部分或全部，连同周围正常组织和区域淋巴结。原发灶的切除主要是切除原发病灶及可能受累的周围组织，并且必须保证足够的切除范围，如胃癌侵及肝左叶需联合切除部分肝左叶。区域淋巴结的清扫范围一般依据其解剖和引流情况而定，如胃癌需清扫到第 2、3 站淋巴结，肺癌需清扫到第 6 站淋巴结。

2. 姑息性手术 对原发病灶或其转移性病灶的切除达不到根治目的，但由于该肿瘤有明显的症状，甚或有发生致死性并发症的可能，因此应考虑做姑息性切除，不但能减轻症状、预防并发症的发生，还可提高生活质量及延长生命。例如胃癌伴幽门梗阻者行胃空肠吻合术；胰头癌伴有阻塞性黄疸而肿瘤无法切除者，行胆总管空肠吻合，以解除胆道梗阻。

3. 减瘤性手术 对于某些肿瘤体积较大、外侵犯严重的肿瘤，手术已不能达到根治，肿瘤无法完全切除，手术切除部分原发病灶后便于应用其他方法控制残存的瘤细胞，称为减瘤性手术。临床上适合做减瘤手术的肿瘤有卵巢癌、Burkitt 淋巴瘤等。

（四）重建与康复

肿瘤外科医生在手术治疗肿瘤时，还要注意患者生存质量，设法为患者进行重建或康复治疗，使患者外形及功能有改善。因此，外科手术亦常应用于肿瘤患者手术后的重建与康复，这是新医学模式的要求。例如乳腺癌根治术后的乳房再造手术；喉癌根治术后的喉重建；全舌切除术后舌再造；上颌窦癌切除术后的面部整形；腹壁和胸壁巨大肿瘤切除术后的修补等等。有些由于以往手术或放疗后所致的功能丧失，特别是肢体切除，可以通过骨或肌肉的移位而使其功能改善。

四、肿瘤外科的展望

1. 新技术、新材料的发明和临床应用　各种先进的医疗设备不断进入临床使用，手术器械不断更新和发展，将使传统的手术操作和手术模式发生巨大改变，使手术更安全、更快捷，创伤更小，出血更少。一些过去受某些条件限制而不能进行的手术，随着设备的更新和技术的发展也开展起来，使更多的肿瘤患者得到手术治疗机会。

2. 外观的修复与器官功能的重建　各种人工器官，各种修补材料的发明和临床应用，将使手术的根治性得以提高，而把器官和人体机能的损失降到最低，如人工喉、人造气管、人工肛门、人造肾等器官的发明、改进；对那些毁容性手术的改进，应用新技术、使用新材料可以重塑眼、耳、鼻、面部、口腔、乳腺、胸廓、男女外生殖器部等部位，将极大地改善这类患者的术后生活质量，使更多的患者愿意接受这类手术。

3. 器官移植在肿瘤外科中的应用　肝癌肝切除术后肝移植，肾癌肾切除术后肾移植，肺癌肺切除术后肺移植已进入临床应用，但首先要解决由于器官移植术后使用免疫抑制剂而容易引起肿瘤播散的问题。

4. 微创外科的理念和在肿瘤外科中的应用　一些微创器械的临床应用，如腹腔镜、胸腔镜、膀胱镜等，改变了传统外科手术术式，减少了手术创伤，但应掌握好适应证。

第二节　放射治疗

放射治疗（radiation oncology）是应用放射性物质治疗肿瘤的方法，简称放疗。约70%的肿瘤患者在治疗过程中需要放射治疗。有些肿瘤单纯放射治疗能够治愈，如早期的鼻咽癌、喉癌、淋巴瘤、宫颈癌等。对多数中晚期肿瘤患者，通过术前放疗、术后放疗，或与化疗合理配合，可以明显降低肿瘤的局部复发机会，提高肿瘤的局部控制率，改善生存。

一、放射治疗的历史

自从1895年伦琴发现了X射线，1896年居里夫人、贝克勒尔发现了镭，从而为肿瘤放射治疗学的兴起和发展奠定了基础。1898年已有医师尝试利用镭射线治疗人体浅表肿瘤，但一直到1922才确定了放射治疗的临床地位。但早年由于医疗技术及设备的限制，多是利用深部X线来治疗人体肿瘤，尽管放疗对浅表肿瘤获得了较为满意的疗效，但对于深部肿瘤的疗效有限，而且并发症明显。20世纪50年代初随着^{60}Co治疗机的成功研制与开发，明显提高了肿瘤的放射治疗疗效，而且放疗的并发症明显减轻。以后各种不同能量的加速器问世，逐步成为放射治疗的主流设备。20世纪末，由于影像技术、放射物理，特别是电子计算机技术的发展，使得放射治疗有了空前飞跃，实现了早年日本放射治疗学家高桥提出的原体照射（适形放射治疗，three-dimensional conformal radiation therapy，3-DCRT）的设想，更进一步达到了调强适形放射治疗

（Intensity Modulated Radiation Therapy，IMRT）；再者立体定向放射技术（X 刀及 γ 刀）也得到了飞速发展。CT 模拟定位机及逆向治疗计划设计系统，保证了上述治疗的实施，从而达到精确定位、精确设计治疗计划及精确治疗。

二、放射物理学

（一）放射线的种类和物理特性

用于临床肿瘤放疗的射线有光子射线和粒子射线两大类。

1. 光子射线　如 X 线和 γ 射线。前者包括千伏 X 线发生器（千伏 X 线）或直线加速器产生（兆伏 X 线），后者在放射性同位素蜕变过程中产生，目前临床上常用的人工放射性核素有 ^{60}Co、^{125}I、^{192}Ir。

2. 粒子射线　包括电子、α 粒子、中子、负 π 介子、质子等重粒子，除去中子不带电外，所有其他粒子都带电。它们的物理特点之一就是在组织中具有一定的射程，即达到一定深度后，由于其能量骤然传递给所在物质而致深部剂量突然上升，形成 Bragg 峰。这一特点在临床治疗中有重要意义，位于射程以外的组织可以免受辐射的作用，认识这点有利于保护肿瘤周围的正常组织。

（二）放射剂量学概念

放射治疗中常用的放射剂量为吸收剂量，单位为戈瑞（Gy，Gray），即当 1kg 被照射物吸收 1J 电离辐射能量时的辐射剂量为 1Gy，1Gy=1J/kg，1Cy=100cGy。

（三）放疗方式

1. 外放射　又称为远距离放疗，放射线必须经过体表皮肤及体内正常组织，然后才能达到肿瘤组织，主要用于人体深部器官肿瘤，是肿瘤放疗的主要方式，主要设备有 ^{60}Co 治疗机、回旋或同步加速器以及医用直线加速器等。

2. 近距离放射　把密封的放射源置于需要治疗的组织内（组织间照射）或人体天然腔内（腔内照射）。按留置方式可分为暂时性留置或永久性置入两种。其特点是受距离平方反比定律的影响，随着与施源器距离的增加，剂量迅速降低。优点是可在肿瘤组织内给予高剂量照射，而周围正常组织的受量小，低剂量率持续照射还具有某些生物学上的优点；缺点是靶区内剂量分布不均匀，治疗的容积不宜太大，其应用也受到解剖部位的限制。临床上多用作体外照射间或体外照射后的补充手段。

（四）放疗技术

1. 常规放疗技术　如模拟定位机定位、二维模拟，常用于姑息性放疗患者的肿瘤定位。

2. 三维适形放疗（3DCRT）　通过计算机治疗计划系统使放射线高剂量区在三维立

体方向上与照射靶区形态一致。最大限度地减少对肿瘤周围正常组织和器官的照射，明显提高靶区的照射剂量，降低正常组织的近期或远期并发症。

3. 调强放疗（IMRT） IMRT 是在 3DCRT 的基础上，通过对放射野内剂量强度的调节，进行多线束共面或非共面照射，得到高剂量区分布形状与治疗靶区的立体形状相一致的适形剂量分布。不仅高剂量区的轮廓与靶区形状一致，而且靶区内在处的剂量分布高低与临床治疗要求各点剂量一致。

4. 立体定向放疗（SRT） 与立体定向外科（SRS）一道是 21 世纪放疗设备和技术的发展方向。SRS/SRT 适用于治疗直径 ≤ 3cm 的小体积球形病灶，主要用于颅内的肿瘤和病灶。近年来更扩展应用到全身各个部位病灶的治疗，称为立体定向体部放疗（SBRT），新的 SBRT 设备有赛博刀（cyber knife）。

5. 近距离照射技术 即后装治疗，先用施源器和假源放入需要照射区域，模拟放疗条件，进行剂量计算和优化，通过验证后，再将真的放射源导入实施放疗。

三、放射生物学

（一）射线和生物体的相互作用

放射线作用于生物体时，产生两种生物效应。

1. 直接效应 放射线可直接作用于 DNA，使其结构改变，由此产生生物效应，这种直接作用主要见于高 LET 射线。

2. 间接效应 是放射线与生物体内占主要组分的水分子作用，产生 H^+ 和 OH^+ 等自由基，后者可对 DNA 造成损伤，低 LET 射线以间接作用为主。这种作用可以进行修饰以达到增强或减弱放射效应的目的。氧是最有效的放射敏感性化学修饰剂，可与离子基结合生成过氧化物。后者比自由基更稳定，存在时间较自由基长，毒性亦更大，故能提高放射线杀伤作用。

（二）分割照射过程中的放射生物学基础

1. 放射敏感性和细胞周期 放射线的生物效应与细胞丧失无限增殖能力有关。因此，损伤显现的快慢，至少部分与组织的增殖活力有关。增殖活跃的组织，如消化道黏膜、骨髓和皮肤表皮等损伤显现得早，而由缓慢增殖细胞组成的组织，如中枢神经系统和周围神经系统、肾、真皮、软骨和骨显现损伤慢。

在细胞周期的不同时相中，细胞对射线的敏感性不一样。M 期和 G2 期的细胞放射敏感性比较高，S 期和 G1 期的细胞放射敏感性差。

2. 放射损伤出现的时间 不同的正常组织对放射的反应也不同，按其反应发生的情况可分为早反应组织和晚反应组织两大类。一般认为增殖活跃、更新快的组织属早反应组织，如表皮、骨髓、消化道黏膜等；而增殖缓慢、更新慢的组织，如中枢神经系统和周围神经系统，肾，软骨和骨等属晚反应组织。

早反应组织的放射损伤表现为急性反应。晚反应组织的放射损伤表现为晚期反应，产生的速率与剂量有关。照射剂量越高，放射损伤也越大，损伤出现得更快。

早、晚反应组织在分割照射中反应的不同有重要的临床意义。分割照射时，单次剂量大对晚反应组织的损害大。用两个不同的分割照射方案获得相同的急性反应时，单次剂量大的方案晚期反应严重。采用单次最小有效剂量治疗肿瘤时可提高晚反应组织的耐受量，从而提高治疗增益。为了达到最大的治疗增益，晚反应组织的亚致死损伤修复必需彻底。在每天多次分割照射时，两次照射的间隔时间至少需 6 小时；脊髓亚致死损伤的修复时间甚至更长。

绝大多数肿瘤均含有一定比例的增殖迅速的细胞。因此，它对分割照射中的反应与早反应正常组织相似。

3. 放射后组织和肿瘤的反应

（1）细胞损伤的修复　细胞受照射后可产生致死性放射损伤和非致死性放射损伤，后者分为潜在性致死放射性损伤（PLD）和亚致死性放射性损伤（SLD）。

PLD 是指在某些情况下可导致细胞死亡的损伤，如果照射后条件改变允许修复时，原本要死亡的细胞可得到挽救。总的来说，照射后细胞分裂受到抑制时最有利于潜在致死损伤的修复。

在较低剂量照射后，产生的损害为 SLD。在细胞实验中 SLD 在放射后 2~4 小时已被修复了绝大部分。而体内不同组织修复 SLD 的速度不一样。

（2）细胞的再增殖　在分割照射过程中，细胞损伤后会出现再增殖，即细胞的分裂及细胞数的增加。发生增殖的细胞为放射体积内、外的克隆源性细胞。由于在放疗过程中有肿瘤再增殖，因此，不必要的延长治疗时间是有害的。如果由于急性反应在疗程中需要暂时中断时，应尽可能短。非医疗原因造成的治疗中断（机器故障、假日）可通过一天治疗两次来补偿。生长快速的肿瘤一定要加快治疗，对有高增殖指数的肿瘤，不论其生长速率快慢，也应加快治疗，因为治疗后它们可能因细胞丢失率降低而加速增长。

（3）再氧化　射线照射后肿瘤细胞总数减少降低了氧的消耗，与血管距离加大而产生的氧分压降低的梯度变浅，使肿瘤内远离血管的部位成为缺氧区。目前已知，电离辐射生物效应最重要的修饰剂是氧分子。要获得相同的细胞杀伤，缺氧条件下所需的剂量比有氧条件下的剂量要高，缺氧细胞对射线的抵抗性是富氧细胞的 3 倍。由于富氧细胞最先被射线杀灭，使原来缺氧细胞较易得到营养和氧的供应而成为富氧细胞，这个过程称为再氧化。现已证明再氧化过程主要发生在肿瘤组织内。但人肿瘤再氧化出现的快慢尚无确切的资料。

（4）细胞周期的重新分布　细胞处于不同的增殖周期时相放射敏感性是不同的，M 期最敏感，G2 期也敏感，G1 后期及 S 期抗拒。单次剂量照射后，由于敏感时相的细胞优先被杀灭的结果，原来不同步的细胞群会同步处于比较抗拒的增殖时相。当这些较为抗拒的细胞重新进行增殖时会进入较为敏感的时相。这种细胞增殖周期的再分布产生了"自身增敏作用"。不产生增殖的细胞群内则无此作用。

（三）放射生物学的临床应用

常规分割放疗是指每天照射 1 次，每次 1.8～2.0Gy，每周照射 5 天，总剂量为 60～70Gy。20 世纪 80 年代后发现部分肿瘤采用非常规分割放疗优于常规分割放疗。

1. 超分割放疗　小于常规的分割剂量，每次 1.0～1.5Gy，每周照射 5 天，每天照射 2 次，2 次照射的时间间隔＞6 小时。例如，头颈部的超分割照射为每次 1.2Gy，每天 2 次，总剂量 69.6Gy。超分割放疗可增加细胞周期再分布机会，并降低细胞杀灭对氧的依赖性，从而提高了肿瘤的放射敏感性。

2. 超速超分割放疗　原理是缩短总疗程以克服疗程中肿瘤细胞加速再增殖，同时降低分割剂量以保护后期反应组织。

3. 大分割放疗　主要用于立体定向放疗，给予小体积肿瘤大分割，在短期内给予大剂量照射。例如早期周围型非小细胞肺癌每次 20Gy，照射 3 次。

四、临床放射治疗学

（一）根治性放疗

根治性治疗是希望通过放疗达到彻底消灭肿瘤，得到临床治愈的一种放疗。特点是照射范围较大，如同根治性手术一样，治疗时需要包括全部临床病灶、亚临床病灶及区域性引流病灶，并给予根治性剂量。应用此方法疗效较为满意的肿瘤有鼻咽癌、宫颈癌、早期喉癌、皮肤癌、前列腺癌、霍奇金淋巴瘤等。

（二）姑息性放疗

对于病期较晚、病变范围较广泛、肿瘤对放射线不敏感，患者症状明显如出血、疼痛，以及年老体弱者，采用放疗的目的主要是控制肿瘤的生长、有效地缓解肿瘤引起的症状，延长生存期，提高患者的生存质量。其特点为放疗技术较为简单、照射野较小，放疗剂量较低。

（三）综合性放疗

综合性放疗是肿瘤综合治疗中的一种重要治疗手段，放疗与手术、化疗等治疗手段综合应用，可明显提高肿瘤的局部控制率，改善预后。

1. 放疗和手术的综合治疗　两者联用能增加局部和区域性肿瘤的控制，进而提高生存疗效。

（1）术后放疗　主要用于手术切缘不净或安全界不够，或多发淋巴结转移，或术后局部复发率高的肿瘤。术后放疗的优点是可根据术中所见、手术切除情况、术后病理检查结果等，更精确地制定放疗的靶区；可针对靶区较术前给予更高剂量的放疗，从而有效地控制肿瘤；并不影响手术切口的愈合。

术后放疗的时间间隔由于肿瘤部位的不同而有不同的限定，在胸腹部肿瘤如乳腺癌、食管癌、肺癌、直肠癌等，术后放疗的时间可在术后化疗 3 周期（如果有化疗指征）后进行，一般不超过术后半年。但头颈部肿瘤术后放疗的时间间隔应尽可能地缩短，一般在术后 2~4 周开始，最迟不得超过 6 周。否则由于手术区域内纤维疤痕的形成造成局部血运变差，从而导致放射敏感性降低；另一方面随着时间的延长，残存的肿瘤细胞出现快速再增殖，引起肿瘤负荷增加，从而影响术后放疗的疗效。术后放疗开始时间的长短在头颈部肿瘤中显著影响肿瘤的局控率。

（2）术前放疗 主要用于非早期的肿瘤患者，患者有手术指征，但估计手术切除困难者。一般而言，术前放疗可以提高手术切除率，提高肿瘤局部控制率，从而可望提高生存率。合适剂量的术前放疗并不明显增加手术的困难，但术前高剂量放疗因造成放射区域内组织纤维化，粘连加重而可导致手术困难，而且术前高剂量放疗也可造成创口愈合时间延迟甚至难以愈合等，因此，一般在放射纤维化形成前行手术治疗，通常在放疗后 2~4 周手术为宜，放疗剂量一般控制在根治剂量的 2/3 左右，即 40~50Gy/4~5 周。

术前放疗的优点：①术前放疗可使瘤体缩小、粘连松解，减少手术困难、增加手术切除率，使原本不能手术的肿瘤变得可以手术切除，或使肿瘤瘤体缩小，进而改行较为保守的手术；②术前放疗可使肿瘤周围小的血管、淋巴管闭塞，从而减少术中医源性播散的机会；③合适的术前放疗剂量，如 40~50Gy，并不增加术后吻合口漏及手术切口不愈合等并发症的发生率。

（3）术中放疗 是在手术过程中通过体外照射或插植内照射给予一次大剂量照射，使肿瘤区域内有较高的放射剂量而又对正常组织的损伤降低到最低程度，一般用于肿瘤较大、手术切缘不净、术后估计容易出现局部复发的患者。但因技术的开展受到某些条件限制，故在多数医疗机构不能作为常规治疗技术。

2. 放疗和化疗的综合治疗 可提高肿瘤局部控制率、降低远处转移和器官及结构等保存。与化疗的配合主要有以下几种方式：①增强局部作用，即动脉插管化疗加区域性放疗，主要用于头颈部肿瘤和消化道肿瘤，该疗法不仅局部控制率高，而且在保留器官及功能方面更有优势。②全身化疗和局部放疗的综合治疗，化疗可在放疗前、放疗中或放疗后进行。其中放疗前进行 2~3 周期的化疗称为诱导化疗或新辅助化疗。③放疗过程中同时进行的化疗称为同步化疗，主要目的是提高放射治疗敏感性，如顺铂提高食管癌或头颈部鳞癌的放射敏感性。

五、放疗的不良反应

由于放射线对机体组织的作用有一定的选择性，对于越是生长旺盛、分化越差、越幼稚的细胞，放射线照射后受到的损伤就越大。正是由于正常组织和肿瘤细胞在分化程度、生长特性的不同，因此在放射线作用下，正常组织和肿瘤细胞所受损伤的程度不同，肿瘤细胞受放射的损伤破坏大，不易修复，而正常组织所受损伤较轻，并且容易修复，能继续生存并保持其功能。这种对放射线引起的损伤程度、修复程度的差别正是放疗治疗肿瘤的生物学依据。

放疗所引起的不良反应包括全身反应和局部的放射损伤。一般按发生的时间可分为急性反应和后期反应，在放疗开始 3 个月内发生的反应为急性反应，放疗开始 3 个月后发生的反应为后期反应。全身反应有乏力、恶心、呕吐、食欲下降、骨髓抑制和第二原发肿瘤等。局部放射损伤发生的潜伏期和严重程度与所应用射线种类、分割剂量、总剂量和照射总时间有关。急性皮肤放射损伤比较常见，表现为皮肤红斑、色素沉着和干性脱皮，严重者有湿性脱皮。口腔、口咽、鼻腔、食管、直肠黏膜可以发生放射性黏膜炎，如相对应部位的疼痛、溃疡、白膜反应甚至出血，比较严重的有放射性肺损伤、放射性脑损伤、放射性脊髓损伤等，因此要以预防为主，加强对症支持治疗。

六、放射治疗的实施过程

1. 治疗方针的确定　在肿瘤确诊后，根据患者肿瘤的类型、部位、临床分期以及患者的身体状况等因素确定治疗方针，即是否要做放射治疗。放疗的目的是根治性的、辅助性的，还是姑息性的。

2. 确定靶区　也即确定照射的部位和范围。体表肿瘤往往通过体格检查就能确定靶区，但体内的肿瘤都需要凭借多种影像诊断手段，如 X 线检查、B 超、CT 或 MRI 等检查来确定体内部位肿瘤的位置、体积及其周围器官的侵犯情况，局部和区域淋巴结转移情况等来确定靶区。肿瘤的病理类型、分化程度等对靶区确定也有重要意义，治疗方针不同，对靶区的确定也有影响。

3. 制定治疗计划　根据靶区的部位、大小、与周围重要器官的解剖关系等，利用计算机治疗计划系统制定治疗计划，确定照射野的大小、数目及其配置，放射源的选择，照射方式（垂直照射、成角照射，源皮距、等中心照射等），是否需用射线修饰装置，如楔形滤过板、个体化的挡块，甚或多叶光栅等。

4. 治疗计划的验证和定位　治疗计划经临床医生审核确定后必须在模拟机上复核、定位。

5. 治疗计划的执行　治疗计划经模拟机核对后就可以正式开始治疗。在有条件的单位，第一次治疗时应该在治疗机上摄取射野证实片，对治疗计划做进一步核实。

放射肿瘤学发展迅速，目前有很多新技术进入临床，例如图像引导放疗、剂量引导放疗、生物适形放疗、质子放疗、重粒子放疗等，使放疗更精确，疗效更好。

第三节　化学治疗

肿瘤的化学治疗（chemotherapy）主要是应用抗肿瘤化学药物治疗恶性肿瘤，是目前恶性肿瘤全身治疗的主要方法之一。

一、肿瘤化疗的发展历史

恶性肿瘤的化疗始于20世纪40年代。1946年耶鲁大学的Gilman将氮芥用于治疗恶性淋巴瘤，1948年Farber用抗叶酸剂甲氨蝶呤治疗急性淋巴细胞性白血病都取得了一定疗效，自此揭开了现代癌症化疗的序幕。此后，随着抗肿瘤药物的研究开发，化疗得到了快速发展。20世纪50年代发现的药物有氟尿嘧啶（5-Fu）、6-巯基嘌呤（6MP）、甲氨蝶呤（MTX）、环磷酰胺（CTX）、放线菌素D（ActD）等；20世纪60年代，大部分目前常用的化疗药物如长春碱（长春花碱，VLB）、多柔比星（ADM）、阿糖胞苷（Ara-C）、博来霉素（BLM）、顺铂（DDP）都已被发现；在霍奇金淋巴瘤的治疗中首先证明联合化疗优于单药，以后在儿童急性淋巴细胞性白血病、高度恶性淋巴瘤和睾丸癌的治疗中也得到了验证。儿童急性淋巴细胞性白血病、霍奇金淋巴瘤通过联合化疗已能治愈。至20世纪70年代，一些肿瘤的联合化疗方案更趋成熟；从植物中提取的抗癌药物长春瑞滨（异长春花碱）、紫杉醇，于20世纪80年代后期应用于临床。

化疗在综合治疗中的地位重要，已能治愈一部分化疗敏感肿瘤，如急性淋巴细胞性白血病、绒毛膜上皮细胞癌、睾丸癌等，并延长部分对化疗较敏感肿瘤，如乳腺癌等晚期患者的生存期。但仍有一些肿瘤对现有的化疗药物不敏感，因此化疗还不能延长这部分患者的生命。

二、肿瘤细胞增殖动力学

恶性肿瘤是一种细胞生长调节异常疾病，肿瘤细胞增殖动力学是研究肿瘤细胞增殖、分化、死亡的学科。研究肿瘤细胞增殖动力学有助于深入了解肿瘤细胞群的生物学特性，为设计化疗方案、合理用药等提供理论依据。

增值比例和倍增时间是两个经常用来表示肿瘤增殖状态的参数。快速增殖的肿瘤细胞倍增时间短，增殖比例高，对化疗较敏感。反之，增长缓慢的肿瘤有一部分细胞处于非增殖状态，对化疗不敏感，特别是G0期细胞可成为复发的根源。

抗肿瘤药物对肿瘤细胞的杀伤遵循"一级动力学"杀灭规律，即一定剂量的药物杀灭一定比例的肿瘤细胞，而不是相同数目的细胞。因此从理论上讲，即使肿瘤细胞全部对抗肿瘤药物敏感，并且化疗期间无耐药性发生，也需多疗程的化疗才能杀灭所有肿瘤细胞。

三、抗肿瘤药物的代谢动力学

抗肿瘤药物的药代动力学主要研究抗肿瘤药在人体内的吸收、分布、代谢和排泄，与抗肿瘤药到达肿瘤部位的浓度及治疗疗效均有密切关系。

（一）吸收

抗肿瘤药可通过口服、肌内注射与静脉注射途径给药，其中以静脉注射吸收最快。目前大部分抗肿瘤药物均为静脉给药途径。对一般刺激性药物可用直接推注法，刺激性较小的药物可在溶后直接推注，刺激性较大的药物因容易引起静脉炎，最好选用中心静脉或较大的静脉，在静脉流注通畅后由侧管注入，以后用生理盐水冲洗静脉。

口服吸收个体差异较大。有些化疗药在胃肠道吸收不完全，生物利用度低，也可能被消化酶破坏或肝脏代谢而失活。口服给药的方式比较方便，每日口服可以维持一定的血药浓度，同时方便患者门诊治疗。口服药物的血药浓度测定是了解药物吸收情况的最佳方法。

皮下或肌内注射后，一般 15 分钟完全吸收。但由于大部分抗肿瘤化学药物的毒性较大，局部刺激性大，很少采用皮下和肌内注射的方式。

为提高抗肿瘤药物在肿瘤局部的浓度，特别是剂量与疗效密切相关的药物，有时可用动脉给药。局部动脉给药的条件是：①肿瘤主要侵犯局部，而无远处转移；②给药动脉主要供应肿瘤而较少供应正常组织，特别是原发性肝癌；③所用的药物在室温下稳定，局部组织摄取快，全身灭活或排泄快，如氟尿嘧啶脱氧核苷（FUDR）第一次通过肿瘤时可被吸收 90%。

（二）分布

抗肿瘤药物在组织中分布广泛，但对肿瘤细胞选择性分布较差。为了使药物能够进入肿瘤局部，除了局部动脉给药，药学家们一直在寻找合适的载体，可以使抗肿瘤药物选择性进入肿瘤细胞，并在肿瘤细胞内积聚，提高抗肿瘤作用，同时减少药物对人体正常细胞的杀伤作用。目前已经成功地研制出包埋在脂质体或白蛋白包裹等的药物制剂。脂质体包裹的细胞毒性药物具有被动靶向性而向肿瘤细胞内富集的特点，进入肿瘤细胞后，药物在细胞内释放而发挥作用。

不同的给药途径也明显影响药物的体内分布。抗肿瘤药全身给药时在体腔内药物分布很少，可经胸、腹腔穿刺后腔内局部给药。过去认为，除了强脂溶性抗肿瘤药外，水溶性抗肿瘤药不易通过血 – 脑屏障进入中枢神经系统，必须鞘内注射。目前研究发现，脑或脊髓的肿瘤内血管供应十分丰富，肿瘤新生血管内皮细胞形成的毛细血管壁不完整，因此全身给药虽不能进入正常脑或脊髓组织，但仍能部分进入肿瘤组织。

（三）代谢

肝脏是药物的主要代谢器官，抗肿瘤药物可在肝脏经肝微粒体酶代谢而解毒或活化为活性物质，其中细胞色素 P450 酶（cytochrome P-450，CYP）在生物转化过程中起着重要作用。大多数抗肿瘤药物的代谢与 CYP3A 有关。在多种药物联合应用的过程中可能产生酶诱导而致药物作用减弱，或酶抑制引起药物代谢减少，药效作用延长，毒副反应增加。如甾体类激素、苯巴比妥、CTX 或 IFO 诱导 CYP3A 使长春新碱、足叶乙苷清除率增加；酮康唑、伊曲康唑、红霉素抑制 CYP3A4，使长春新碱、足叶乙苷清除率降低。

（四）排泄

抗肿瘤药主要排泄器官是肝脏的胆管系统和肾脏。在体内化学结构不改变的抗肿瘤药物主要由肾脏排泄，而在肝脏代谢的抗肿瘤药主要排泄器官为胆管，经肝脏代谢后由胆汁排泄的药物有 CTX、IFO、MTX、依托泊苷等。MTX 的排泄与尿液的 pH 值相关，pH 呈碱性时排泄增加，因此大剂量 MTX 化疗时应碱化尿液（静脉滴注碳酸氢钠）。当肝、肾功能有损害时，药物排泄受影响，使药物毒性增加，特别是有些抗肿瘤药物本身具有肝或肾毒性，此时应慎用或减少剂量。

四、抗肿瘤细胞毒药物的分类

常用抗肿瘤细胞毒性药物分类方法有 3 种，即传统分类法、作用机制分类法和细胞动力学分类法。

（一）传统分类法

1. 烷化剂 主要有氮芥（NH_2）、环磷酰胺（CTX）、异环磷酰胺（IFO）、洛莫司汀（CCNU）、卡莫司汀（卡氮芥，BCNU）、司莫司汀（Me-CCNU）、塞替哌（TSPA）等。

2. 抗代谢药物 主要有氟尿嘧啶（5-Fu），甲氨蝶呤（MTX）、阿糖胞苷（Ara-C）、6- 巯嘌呤（6-MP））、氟达拉滨、培美曲塞等。

3. 抗肿瘤抗生素 主要有放线菌素 D（ACTD，更生霉素）、多柔比星（ADM，阿霉素）、表柔比星（EPI，表阿霉素）、吡柔比星（THP，吡喃阿霉素）、丝裂霉素（MMC）、博来霉素（BLM）等。

4. 植物类药物 主要有紫杉醇（PTX）、多西他赛（DTX）、伊立替康（CP-11）、长春碱（VLB）、长春新碱（VCR）、长春酰碱（VDS）、长春瑞滨（NVB）、依托泊苷（VP-16）、替尼泊苷（VM-26）等。

5. 激素类 主要有泼尼松、地塞米松、己烯雌酚、他莫昔芬、来曲唑、甲地孕酮、三苯氧胺、来曲唑、阿那曲唑、依西美坦等。

6. 其他类 主要有顺铂（DDP）、卡铂（CBP）、奥沙利铂（L-OHP）、门冬酰胺酶（L-ASP）、达卡巴嗪（DTIC，氮烯咪胺）、替莫唑胺等。

（二）作用机制分类法

从抗肿瘤药物分子水平的作用机制来看，分为以下几类。

1. 阻断 DNA 复制 这类药物包括以 CTX 为代表的烷化剂和亚硝脲类药物，可破坏 DNA 结构。MMC、BLM 等抗生素与 DDP 等金属化合物也可直接破坏 DNA 结构。5-Fu 可与胸腺嘧啶核苷酸合成酶结合，抑制脱氧尿嘧啶核苷酸与酶结合，使之不能甲基化，影响 DNA 复制。

2. 影响 RNA 转录 如 ACTD 嵌入 DNA 双螺旋内，抑制 RNA 聚合酶的活性，抑制 RNA 的合成。ADM 嵌入 DNA 后，使 DNA 链裂解，阻碍 DNA 及 RNA 的合成。

3. 抑制蛋白质合成　门冬酰胺酶可将血清中门冬酰胺分解，使肿瘤细胞缺乏门冬酰胺，从而使蛋白质合成发生障碍。而正常细胞可自己合成门冬酰胺，受影响较小。

4. 阻滞细胞分裂　植物药长春碱类能抑制微管蛋白的聚合，使之不能形成纺锤丝，从而抑制细胞有丝分裂。紫杉醇使微管蛋白过度聚合成团状和束状，抑制纺锤丝形成而不能解聚，阻止细胞的有丝分裂。

5. 拓扑异构酶抑制剂　喜树碱类药物，如羟喜树碱、伊立替康等为拓扑异构酶 I 抑制剂。DNA 复制时，此类药物与拓扑异构酶 I 和 DNA 形成稳定复合物，而使 DNA 单链断裂无法重新连接，DNA 复制受阻，细胞死亡。鬼臼毒素类药物如 VP-16 作用于拓扑异构酶 II，使 DNA 双链断裂，阻碍 DNA 复制。

（三）细胞动力学分类法

根据抗肿瘤作用与细胞增殖周期的关系，传统地将直接抗肿瘤药物分成细胞周期非特异性药物和细胞周期特异性药物两大类。

1. 细胞周期非特异性药物　直接破坏 DNA 或影响其复制与功能，杀死处于增殖周期各期的细胞，甚至包括处于休眠期的 G0 期细胞。其作用强度随药物剂量增加而增加，一次给药剂量的大小与抗肿瘤效果成正比。这类药物包括烷化剂、大部分抗肿瘤抗生素和铂类药物。

2. 细胞周期特异性药物　仅对增殖周期的某些期敏感，对处于 G0 期的细胞不敏感。如作用于 M 期的各种植物类药，作用于 S 期的抗代谢药（5-Fu、MTX）。这些药物作用于细胞周期中某一阶段的肿瘤细胞，由于只有部分细胞处于这一阶段，药量过分增大并不能成正比地增加对细胞的杀伤。若能在有效药物浓度下维持一定时间，使所有细胞都有机会进入这一周期而被杀伤，疗效更好。

五、化疗的适应证和禁忌证

（一）化疗适应证

化疗的适应证包括：①对化疗敏感的全身性恶性肿瘤，化疗为首选治疗，且部分通过化疗可治愈，如白血病等。②化疗是综合治疗的重要组成部分，如恶性淋巴瘤、绒毛膜上皮细胞癌等。③在综合治疗中用化疗控制远处转移，提高局部缓解率，如肾母细胞瘤、恶性淋巴瘤等。④辅助化疗用于以手术为主要治疗方式的肿瘤，有利于降低术后复发率。而新辅助化疗可以达到降期目的，缩小手术和放疗范围，增加手术切除率，延长患者的生存时间。⑤无手术和放疗指征的播散性晚期肿瘤，或术后、放疗后复发转移的患者。⑥姑息性治疗，如用化疗缓解上腔静脉综合征。

（二）化疗禁忌证

化疗禁忌证包括：①明显衰竭或恶病质。②骨髓储备功能低下，治疗前白细胞 $\leq 3.5 \times 10^9$/L，血小板 $\leq 80 \times 10^9$/L。淋巴造血系统肿瘤因骨髓侵犯导致外周血象低下者，部分可给予小剂量诱导化疗。③心血管、肝肾功能损害者，禁用大剂量 MTX、DDP，肝功能明显障碍者禁用 MTX 和 ADM。如临床上必须使用，则根据原则做相应减量。器质性心脏病者禁用 ADM，肺功能明显减退者禁用 BLM。④严重感染、高热、水电解质及酸碱平衡失调者。⑤胃肠道梗阻者。

六、化学治疗的临床应用

（一）化疗的目的

1. 根治性化疗 根治性化疗的目的是要完全杀灭肿瘤细胞，使患者获得治愈。对化疗有望治愈的部分肿瘤，应予以积极地全身系统化疗，目标是争取近期完全缓解、远期无病生存，必要时应配合手术、放疗等方法进行综合治疗。如急性淋巴细胞性白血病、霍奇金淋巴瘤、非霍奇金淋巴瘤、绒毛膜上皮细胞癌、睾丸癌等。有效的根治性化疗应分为两个阶段，第一阶段诱导缓解，达临床完全缓解；第二阶段巩固与强化，继续杀灭肿瘤细胞直至完全治愈。根治性化疗要求：①应选择联合化疗；②足够的剂量强度；③足够的疗程。随化疗药物剂量增加及强度增加，毒副反应也较明显，此时，一方面为争取治愈，在患者能忍受的前提下尽可能给予足量化疗；另一方面，应积极预防及处理毒副作用，并给予积极的支持治疗。

2. 姑息性化疗 对于化疗无法达到根治的部分肿瘤，化疗的目的是延长患者的生存期、减轻痛苦、缓解某些压迫和梗阻症状，称为姑息性化疗。晚期乳腺癌、胃癌、小细胞肺癌等对化疗具有一定的敏感性，部分患者治疗后能够延长生存期，但不能治愈，对于这部分患者可适当给予积极的化疗，但与根治性化疗不同。如患者体力状况及对化疗的耐受性较差，应权衡治疗与毒副反应的利弊关系，避免因过分强烈的化疗使病人生活质量下降，加重病情的发展。对于化疗敏感性差的肿瘤，如晚期食管癌、胰腺癌、原发性肝癌等，化疗只能使部分患者获得短暂性缓解，生存期延长不明显，这些患者的治疗以改善生活质量为主，不必追求治疗的彻底性。

（二）化疗方法

1. 辅助化疗 辅助化疗（adjuvant chemotherapy）是指恶性肿瘤的局部有效治疗（手术或放疗）后所给予的化疗。它实质上是根治性治疗的一部分。目前辅助化疗主要应用于乳腺癌、结直肠癌、胃癌、非小细胞肺癌、骨肉瘤等。过去认为，肿瘤开始时仅是局部疾病，以后才向周围侵犯，并由淋巴道和血道向全身转移。因此，早期足够范围的手术是控制肿瘤的关键。研究证明，肿瘤早期就有肿瘤细胞从瘤体脱落形成微小病灶，局部治疗无法控制这些微小转移灶，会最终导致复发。辅助化疗的目的是杀灭这些微小转移病灶。术后化疗理论上的有利因素为：①肿瘤负荷小，药物易进入微小病灶的细胞内，且细胞周期时间缩短易发挥药效；②宿主免疫抑制轻微，机体对化疗的耐受性好。临床上是否需要辅助化疗及化疗方案的选择是根据疾病的复发概率、病理变化（浸润和细胞分化程度）、疾病分期（侵犯程度和淋巴结转移状态）等因素而定。

2. 新辅助化疗　新辅助化疗（neoadjuvant chemotherapy）是指局限性肿瘤在手术或放疗前给予的化疗。手术或放疗前先行化疗，以缩小局部肿瘤，降低病期，使局部晚期的肿瘤得以手术切除，也可以杀灭微小转移灶，改善预后。有些局限性癌症单用手术或放疗难以完全根除，可先行 2～3 个疗程的化疗，使肿瘤缩小、血液供应改善，有利于随后的手术和放疗的施行。目前认为新辅助化疗理论上有利因素为：①可避免体内潜伏的转移灶在原发灶切除后因体内肿瘤负荷的减少而加速生长；②肿瘤缩小有利于手术操作和获得完全切除的机会；③可降低因手术而出现转移的概率；④了解化疗方案敏感性，为后期化疗提供参考。目前，新辅助化疗已应用于多种肿瘤的治疗，如乳腺癌、头颈肿瘤等。

3. 腔内化疗　腔内化疗是将抗肿瘤药直接注入胸腔、腹腔、心包等体腔，脊髓腔及膀胱内的治疗方法，目的是提高局部药物浓度，增强抗肿瘤药对肿瘤的杀灭作用。对于胸膜腔还能产生局部化学性炎症，导致胸膜腔闭塞而起到控制胸腔积液的作用。腔内化疗既可给予单药，也可根据肿瘤类型联合几种药物应用。一般选择刺激性小的药物，以免引起剧烈胸痛或腹痛。

（1）胸腔内化疗　除恶性淋巴瘤、小细胞肺癌及乳腺癌等对化疗敏感的肿瘤外，其他恶性胸腔积液的全身化疗的疗效有限。应先通过胸腔闭式引流的方法尽量排尽胸腔积液，然后胸腔内注入抗肿瘤药。常用的抗肿瘤药有 BLM、DDP、MMC 等。另外，还可以注入生物制剂，如干扰素、白细胞介素 –2 等，不良反应轻，也有一定疗效。

（2）腹腔内化疗　适用于卵巢癌、恶性间皮瘤和消化道肿瘤等术后病灶残留、腹腔种植转移或恶性腹水的患者。其中卵巢癌的效果较好。常用的药物有 DDP、5–Fu、MMC、ADM、CBP 等。为使药物在腹腔内均匀分布，需将药物溶于大量液体（1500～2000mL 等渗温热液体）中注入腹腔。如有腹水，应尽量引流腹水，然后注入药物。腹腔化疗除与药物相关的全身不良反应外，还会并发腹腔感染、腹痛、肠粘连、肠梗阻。

（3）心包腔内化疗　适用于恶性心包积液患者，药物同胸腔内化疗的药物。

（4）鞘内注射　虽然血 – 脑屏障会因肿瘤的生长而有所破坏，但大部分化疗药（除替尼泊苷、亚硝脲类等）透过血 – 脑屏障仍有一定困难，所以脑实质或脑脊髓膜的隐匿病灶往往成为复发的根源。腰椎穿刺后将化疗药直接注入脊髓腔中，药物在脑脊液中的浓度明显提高。

鞘内注射适用于：①急性淋巴细胞白血病或高度恶性淋巴瘤的中枢神经系统并发症的预防；②恶性肿瘤脑脊髓膜转移的治疗。常用的药有 MTX、Ara–C，用生理盐水或脑脊液稀释后鞘内注射，同时给予地塞米松。5–Fu、VCR 禁用于鞘内注射。另外，鞘内注射药物不能含有防腐剂。不良反应有恶心呕吐、急性蛛网膜炎，反复鞘内注射化疗药物可引起脑白质病变。

（5）膀胱内灌注化疗　应用于膀胱癌术后辅助化疗、多灶复发的浅表性膀胱癌的治疗。常用的药物有塞替派、卡介苗、MMC、ADM。

（三）联合化疗

1. 联合化疗的原则　除极少数的肿瘤外，大部分恶性肿瘤在临床可耐受的剂量下很难被单一化疗药物所治愈，联合化疗可以达到单药无法达到的效果。首先，每种药物在人体允许的范围内可达最大细胞杀伤作用；其次，肿瘤细胞具有异质性，联合不同的药物可使药物对肿瘤细胞有更广泛的作用；另外，联合化疗可防止或减慢耐药性的产生。组成联合化疗方案应遵循以下几个原则：

（1）组成联合化疗方案中的各个单药均应对该肿瘤具有抗肿瘤活性，即单药对该肿瘤的疗效至少达到部分缓解。有几种药物可供选择时，应选择完全缓解率高的药物。

（2）联合应用不同作用机制的药物发挥协同作用。在同一系列药物中有几种药物疗效相等时，应根据毒性最小原则进行选择。

（3）所选药物的毒性反应在不同的器官、不同的时间，以免毒性增加。这种选择会使毒性种类增加，但是发生致命性毒性的概率最小，允许每种药物的剂量强度最大化。

（4）制定合适的给药剂量和方案，并在 2 个疗程间给予适当的间隔时间，允许最敏感的正常组织如骨髓功能得以恢复。大多数抗肿瘤药物骨髓抑制发生在给药后的 7 ~ 14 天，因此一般联合化疗方案 2 个疗程的间隔时间为 2~3 周。但有两种情况例外：①有延迟性骨髓抑制的药物，骨髓功能可能需 6 周才能恢复，化疗间隔时间应延长。②一些倍增时间短，发展快的肿瘤，间歇期肿瘤可能又有增长，此时，可在间歇期加用无骨髓毒性的药物，或缩短化疗间隔时间提高化疗的计量密度。

（5）对于联合化疗方案中各种药物间的生化、分子和药代机制的相互作用有清楚的了解，以达到最大疗效。

2.剂量强度 剂量强度是指不论给药途径、给药方案如何，单位时间内所给药物的剂量，可用每周 mg/m^2 表示。相对剂量强度是指实际给药剂量强度与人为标准剂量强度之比。联合化疗的几种药物可分别计算剂量强度，并可计算平均相对剂量强度。因剂量强度是单位时间内所给予的剂量，因此降低给药剂量或延长时间间隔都会导致剂量强度下降，反之，则使剂量强度增高。实验及临床研究显示，对抗肿瘤药物敏感的肿瘤，药物剂量与疗效呈正相关，在一定范围内增加剂量强度可增加疗效。化疗剂量提高后药物的毒性亦明显增加，对于目前尚无有效方法防治其不良反应的药物，不应盲目增加剂量。

3.剂量调整 在患者骨髓储备功能、肝肾功能、心功能等正常，并无其他严重伴随疾病时，一般按体表面积计算标准化疗剂量。若患者出现上述任何功能减退，应在治疗前或治疗中进行剂量调整。

七、化疗药物的毒副作用及处理

由于肿瘤细胞与正常细胞间缺少根本性的代谢差异，因此绝大多数的化疗药物不可避免地对正常组织造成损害。化疗药物的不良反应按部位可分为局部反应和全身反应；按发生的时间可分为近期反应和远期反应。

（一）局部反应

1.注射部位栓塞性静脉炎 早期可表现为注射部位红肿、疼痛，为药物的化学药物刺激所致。后期表现为静脉栓塞、变硬呈条索状，色素沉着，如 5-Fu 静脉注射常引起外周静脉炎。由于化疗药物大多需长期反复注射，宜及早保护静脉。局部热敷或中药外敷有助于减轻症状和恢复。

2. 局部药物渗漏后的组织反应 组织刺激性小的药物渗漏后仅引起局部红肿、疼痛，药物吸收后不引起严重后果。刺激性大的药物渗漏后则会引起组织坏死、溃疡，有时溃疡经久不愈或形成纤维化、瘢痕挛缩而影响四肢功能。万一药液漏至血管外，可用无菌生理盐水注射于局部皮下稀释药液，并用冰袋冷敷。严重而产生溃疡者，按皮肤溃疡处理。国内目前广泛使用 PICC 管，有效减少了皮下渗漏所引起的毒副作用。局部刺激性强的药物有长春碱类药物、蒽环类药物、丝裂霉素等。

（二）全身反应

1. 骨髓抑制 抗肿瘤药物对骨髓的抑制作用与血细胞的半衰期有关。白细胞、血小板的半衰期较短，分别为 6 小时和 5~7 天，红细胞的半衰期为 120 天，通常先出现白细胞减少，然后出现血小板降低，最后引起严重贫血。蒽环类、氮芥类、鬼臼毒素类、异长春碱、长春碱、长春酰胺、卡铂等药物骨髓抑制程度较重。平阳霉素（PYM）、长春新碱、博来霉素引起的骨髓抑制程度较轻。亚硝脲类、丝裂霉素等药物可出现延迟性骨髓抑制。草酸铂可引起较明显的血小板减少。应用粒细胞 – 巨噬细胞集落刺激因子和粒细胞集落刺激因子能促进骨髓干细胞的分化和粒细胞的增殖，减轻化疗引起的粒细胞降低程度及缩短粒细胞减少的持续时间。

2. 胃肠道反应 胃肠道反应是抗肿瘤药物引起的最常见毒副作用。临床表现为食欲不振、恶心、呕吐、口腔黏膜溃疡，腹痛、腹泻和便秘，严重者可因肠黏膜坏死脱落引起便血。大多数抗肿瘤药都能引起程度不等的恶心、呕吐。顺铂、达卡巴嗪、放线菌素 D、氮芥类可引起明显的恶心呕吐。环磷酰胺、亚硝脲类、蒽环类、异环磷酰胺、阿糖胞苷等的反应次之。博来霉素、氟尿嘧啶、长春碱和长春新碱等的反应较轻。一般情况下，化疗剂量大者呕吐重，既往化疗者呕吐重，女性患者呕吐重，年轻人呕吐重。5-羟色胺（5-HT）受体拮抗剂、甲氧氯普胺和地塞米松等均有止呕效果。其中 5-羟色胺受体拮抗剂昂丹司琼、格雷司琼、托烷司琼的疗效最好，不良反应最轻。化疗药物可影响增殖活跃的黏膜组织，容易引起口腔炎、舌炎、食管炎和口腔溃疡。最常引起黏膜炎的药物包括甲氨蝶呤、放线菌素 D 和氟尿嘧啶等，黏膜炎的治疗以局部对症为主。

3. 心脏毒性 引起心脏毒性的化疗药物有蒽环类抗肿瘤药、大剂量环磷酰胺。化疗药物诱发的心脏损害包括心肌病、严重的心律失常、心力衰竭、心肌缺血和心肌梗死等。蒽环类药物引起的心脏毒性不易恢复，故多柔比星单药使用的累积剂量不超过 550mg/m²，联合化疗不超过 450mg/m²。过去接受过放疗者，多柔比星的剂量不超过 350mg/m²。

4. 肺损害 肺损害分为过敏性及肺纤维化两类。临床较常见于博来霉素、亚硝脲类和丝裂霉素等。早期肺泡毛细管通透性增加，肺泡及间质水肿，形成间质性肺炎。临床表现为发热、干咳、呼吸困难、发绀、哮喘等过敏性肺炎的症状和体征。嗜酸粒细胞增多，X 线检查呈融合间质性浸润，晚期则出现肺纤维化。对年龄较大、有慢性肺疾病的患者以及放疗患者应慎用，博来霉素的总剂量应控制在 300mg 以下。一般停药后可以消退，应用皮质类固醇激素、吸氧、维生素可对减轻肺毒性有一定的帮助。

5. 肝损害 抗肿瘤药引起的肝脏反应可以是急性而短暂的肝损害，包括坏死、炎症，也可以是由于长期用药引起的肝慢性损伤，如纤维化、脂肪性变、肉芽肿形成、嗜酸粒细胞浸润，表现为肝细胞功能障碍、药物性肝炎、静脉闭塞性肝病和慢性肝纤维化。门冬酰胺酶、放线菌素 D 和环磷酰胺等，用药前后应定期复查肝功能，治疗过程中出现肝损害加重者应停止化疗。化疗药物引起的肝脏毒性应根据情况给予对症处理。

6. 泌尿系统反应 大剂量环磷酰胺、异环磷酰胺等可引起出血性膀胱炎，用美斯钠可以预防出血性膀胱炎。顺铂、甲氨蝶呤、丝裂霉素、亚硝脲类和异环磷酰胺等也有肾毒性。肾功能异常时应调整剂量或停药，并避免与头孢类及氨基苷类药物同用。

7. 过敏性反应 紫杉醇、博来霉素、替尼泊苷和平阳霉素可引起过敏反应。紫杉醇用药前应常规使用地塞米松和抗组胺药。博莱霉素有时可引起过敏反应，导致患者寒战、高热、休克，甚至死亡；可先用小剂量进行试验性注射，严密观察体温、血压，如有反应，及时应用退热剂、升压药及激素，以避免严重后果，或在用药前应用皮质类固醇激素亦可预防其过敏反应。

8. 神经毒性 长春碱类及鬼臼毒类药物常引起末梢神经病变。铂类、甲氨蝶呤和氟尿嘧啶也可引起神经损害。主要表现为肢体远端麻木，常呈对称性，而严重感觉减退不常见；也可出现肌无力，停药后恢复较慢；若影响自主神经系统时，可引起便秘、腹胀甚至麻痹性肠梗阻、阳痿、尿潴留和直立性低血压。一般指端麻木时减少用药剂量即可，如出现末梢感觉消失应停药，同时对症治疗。

9. 发热 博来霉素会引起与粒细胞减少无关的发热反应，一般发生于注射药物后 2~4 小时，有时伴寒战。偶尔出现高热，呼吸急促、血压下降，谵妄，甚至死亡。上述反应不同于一般的过敏反应，而是罕见的不寻常的个体直接释放致热原所致，特别是在恶性淋巴瘤患者中较易出现。应先给予博来霉素 1mg 做试验，同时给予地塞米松可减轻反应。一旦发生高热应密切监测血压，给予激素和退热药，及时补充血容量。

（三）远期毒性

化疗的远期不良反应主要是不育及第二原发性肿瘤。由于生殖细胞分裂较快，因此易受抗肿瘤药影响，特别是烷化剂类容易引起男性睾丸萎缩、精子减少，女性患者卵巢功能受损、子宫内膜增生低下及不育。相当多的抗肿瘤药还可影响染色体，引起畸胎或流产。由于抗肿瘤药本身也是致癌物质，并抑制体细胞免疫，因此化疗后可引起第二原发性肿瘤，特别是烷化剂、丙卡巴肼等药物与放疗合用后。第二原发肿瘤中以恶性淋巴瘤及白血病较常见。白血病常发生在化疗后 2 年左右，实体性肿瘤则可在化疗 10 年后发生。

八、抗肿瘤药物的耐药性

肿瘤的耐药性是指初次治疗或经过一段时间治疗，药物治疗效果降低。多数情况下，恶性肿瘤在初期化疗时对药物较敏感，但经过一段时间后，化疗效果降低，这是因为肿瘤细胞产生了耐药性。虽然肿瘤细胞都来自具有同一遗传基因的细胞，但经过数次分裂会出现基因不稳定性。当不同的肿瘤细胞暴露于化疗下，敏感的细胞会凋亡，而不敏感的细胞则继续生长，数个周期后，肿瘤中耐药的细胞数越来越多，化疗的效果就会越来越差，耐药性的产生是最终化疗失败的主要原因。多药耐药性指肿瘤细胞对一种抗肿瘤药产生耐药性后，不仅对同类型抗肿瘤药耐药，对许多非同类型抗肿瘤药也产生交叉耐药。多药耐药性往往针对天然来源的抗肿瘤药，如植物类及抗生素类抗肿瘤药。尽管目前已对抗药性的产生及克服方法有所研究，但很多仍停留在实验阶段。因此，逆转耐药性仍是今后抗肿瘤药物研究的目标之一。

第四节　生物治疗

生物治疗是指利用现代生物学技术获得的产品或方法，通过调动宿主的自然防御机制，调节机体的状态，从而起到抗肿瘤作用或减轻肿瘤治疗相关副作用。随着肿瘤分子生物学、遗传学、免疫学等领域的研究不断深入，以及肿瘤转化性和行为特征研究的兴起，临床研究的进步，生物治疗成为近 30 年来新兴的恶性肿瘤治疗方法，主要包括免疫治疗、基因治疗及靶向治疗。

一、免疫治疗

肿瘤的免疫治疗是指通过调动宿主自身免疫系统或者通过使用生物制剂来调控人体的免疫反应，达到杀灭或抑制肿瘤细胞作用方法。肿瘤免疫治疗主要包括特异性和非特异性两大方面。特异性免疫治疗是指针对肿瘤细胞产生的肿瘤抗原，诱导专一的免疫反应所进行的治疗；非特异性免疫治疗主要是指一些细胞因子、微生物或细菌的提取物，通过提高机体整体免疫状态而间接抗肿瘤作用的方法。

（一）细胞因子

细胞因子（cytokine）是由体内的免疫活性细胞或某些基质细胞产生的，能作用于自身细胞或其他细胞，具有调节细胞功能的生物活性物质，属小分子多肽或糖蛋白。其抗肿瘤机制主要包括以下几方面：控制肿瘤细胞的生长和促进分化；调节宿主的免疫应答；对肿瘤细胞的直接毒性作用；破坏肿瘤细胞血管和营养供应；刺激造血功能，促进骨髓恢复。

1. 白细胞介素 –2（IL–2）　白细胞介素是由多种细胞产生并作用于多种细胞的一类细胞因子。由于最初是由白细胞产生又在白细胞间发挥作用，并由此得名，现仍一直沿用。IL–2 主要由 CD4⁺T 细胞分泌，是活化的 T 细胞的细胞因子，最主要的功能是调节

T 细胞和自然杀伤细胞（NK）的存活、增殖及分化，并诱导淋巴细胞产生干扰素－γ 和肿瘤坏死因子－α。IL-2 生物学效应为剂量依赖性，全身性应用大剂量 IL-2 治疗恶性黑色素瘤和肾癌具有一定的疗效，但不良反应明显，因而限制了其临床的应用价值。除肾癌、恶性黑色素瘤以外，对其他恶性肿瘤的疗效不明显。局部应用 IL-2 有时可取得一定的疗效，例如，采用腹腔灌注 IL-2 治疗卵巢癌，不良反应轻微，且具有一定疗效。

2. 干扰素（IFN）　是一种由单核细胞和淋巴细胞产生的细胞因子。主要由 IFN-α、IFN-β、IFN-γ 三类分子及其亚型组成，具有广泛的免疫调节作用，对毛细胞白血病、肾癌、多发性骨髓瘤和淋巴瘤的治疗有效。是最早用于恶性肿瘤治疗的细胞因子。其主要作用机制有：①抑制肿瘤细胞增殖；②诱导肿瘤细胞表达主要组织相容性复合体（MHC）- I 类抗原和肿瘤相关抗原（TAA），增加对杀伤细胞的敏感性；③诱导自然杀伤细胞、细胞毒 T 细胞（CTL）等，并协同 IL-2 增强淋巴因子激活的杀伤细胞（LAK）的活性。目前临床上常见的有 IFN-2α 和 IFN-2β，与化疗联合应用可明显提高缓解率。

3. 肿瘤坏死因子（TNF）　包括由巨噬细胞分泌的 TNF-α 和由淋巴细胞分泌的 TNF-β。其作用是直接杀伤肿瘤细胞；诱导肿瘤细胞凋亡；介导巨噬细胞、CTL、NK 和 LAK 的细胞毒作用杀伤肿瘤细胞或抑制其增殖，使肿瘤坏死、体积缩小，甚至消退；引起肿瘤微血管损伤，进而引起肿瘤缺血坏死。用静脉或肌内注射 TNF 疗效欠佳，瘤体内注射或与 IL-2、INF 等其他细胞因子或者化疗药物联合应用可提高疗效，但其真正的临床应用价值还需进一步探索。

4. 集落刺激因子（CSF）　是一类调节血细胞生成的高度特异蛋白质，是影响造血及造血细胞的多功能调节剂，包括粒细胞集落刺激因子（G-CSF）、粒细胞-巨噬细胞集落刺激因子（GM-CSF）、红细胞生成素（erythropoietin，EPO）、白细胞介素-11（IL-11）和血小板生成素（thrombo-poietin，TPO）等。

GM-CSF 对多能干细胞具有显著的促增殖作用，可诱导巨噬细胞、单核细胞和粒细胞增殖，可用于促进化疗所致的白细胞恢复；G-CSF 亦可用于预防和治疗放化疗所致的白细胞降低，能降低细菌感染的危险，近年已有多种长效聚乙二醇（PEG）化的 G-CSF 上市，在应用上更方便。EPO 可促进红系祖细胞的增殖和分化，用于治疗放化疗相关的贫血，降低红细胞成分血的输注。IL-11 和 TPO 可促进降低的血小板恢复，主要用于放化疗引起的血小板减少症。

（二）过继性细胞免疫治疗

肿瘤发生后，机体免疫系统对抗肿瘤的过程分为免疫清除、免疫平衡和免疫逃逸三个阶段，到达免疫逃逸阶段的肿瘤细胞能够无限增殖，促进肿瘤的转移和恶化。过继性细胞免疫治疗（adoptive cellular immunotherapy，ACI）是免疫系统针对第一阶段的一种被动免疫治疗方式，通过将大量在体外扩增和激活的 T 细胞回输进入患者体内来增强肿瘤患者的免疫功能，以达到抗肿瘤效果的一种免疫治疗方法。其新型的治疗策略是利用细胞工程改造 T 细胞，在未来将备受瞩目。目前用于肿瘤过继免疫输注治疗的主要是淋巴因子激活的杀伤细胞、肿瘤浸润淋巴细胞和细胞因子诱导的杀伤细胞。

1. 淋巴因子激活的杀伤细胞（LAK） 是一种在体外经 IL-2 诱导激活的淋巴细胞。其前体细胞为存在于人淋巴组织、外周血、淋巴细胞中的 NK 细胞和具有类似 NK 活性的 T 细胞及其他具有抗肿瘤活性的细胞所组成的混合体。临床研究中应用体外活化和扩增的 LAK 输入患者体内，对黑色素瘤、肾癌等有一定的疗效，但大剂量 IL-2 的应用引起的严重不良反应也限制了其临床应用。

2. 肿瘤浸润淋巴细胞（TIL） 是直接从浸润在肿瘤组织中分离获得的具有抗肿瘤效应的淋巴细胞。其主要成分是 CD3$^+$细胞。在体外经 IL-2 激活后 TIL 可大量扩增，并对自身肿瘤细胞具有很强的特异杀伤活性。与 LAK 细胞相比，具有不同的抗肿瘤杀伤机制，且杀伤效率较 LAK 高。但因其非均一性增殖，疗效可重复性差、需要新鲜肿瘤组织和长时间培养，应用于临床还需积极探索。

3. 细胞因子诱导的杀伤细胞（CIK） 是由多种细胞因子从外周血单核细胞诱导生成的具有更强杀伤活性的淋巴细胞。不同组合的细胞因子可诱导出多种 CIK 细胞，由于多种细胞因子之间的协同作用，使激活的杀伤细胞呈现更好地抑制肿瘤增殖及杀伤活性。CIK 细胞的主要效应细胞为 CD3$^+$、CD56$^+$T 淋巴细胞，同时具有 T 细胞的抗肿瘤活性和 NK 细胞的 MHC 非限制性杀瘤特性，其抗肿瘤谱较 LAK 细胞更广，杀伤活性较 LAK 细胞更高，应用于肝癌等多种实体瘤的治疗。

4. 细胞毒性 T 淋巴细胞（CTL） 能够识别自身 MHC 类分子和肿瘤抗原复合物，具有一定的抗肿瘤活性，特异性较强，但由于仍依赖肿瘤细胞 MHC 复合物的抗原提呈作用，而 MHC 复合物在一些免疫原性较低的肿瘤中表达水平相对较低，且 CTL 的制备技术较复杂，细胞培养时间长，限制了其临床应用。

5. 嵌合抗原受体 T 细胞（CART） 将识别肿瘤相关抗原（TAA）序列和 T 细胞活化序列进行基因重组、体外转染技术转染，使患者 T 细胞表达肿瘤抗原受体，经纯化扩增后的 T 细胞称为 CART 细胞。CART 细胞具有抗原识别特异性强、亲和力高、非MHC 限制性及可在体外大量扩增等优点而受到较多关注。

（三）单克隆抗体

单克隆抗体（monoclonalantibodies）作为一种独特的生物学工具，在肿瘤的诊断和治疗中的应用取得了极大进展。在最开始一段时间，抗体一直作为一种多针对肿瘤细胞表面抗原的被动免疫治疗，其中最主要的一类抗体靶向有表皮生长因子受体（EGFR、HER-2）等生长因子受体，广泛应用于非血源性肿瘤的治疗。还有一类抗体，靶向造血细胞的分化标志位 CD20 等，则在血液系统肿瘤中发挥重要作用。1997 年，历史上第一种单克隆抗体被美国食品及药物管理局（FDA）批准用于恶性肿瘤的治疗——利妥昔单抗（Rituximab，美罗华），它是一种针对 B 细胞分化标志分子 CD20 的人 - 鼠嵌合型抗体，用于治疗 B 细胞非霍奇金淋巴瘤。1998 年，针对 HER-2 分子胞外段的人源化抗体——曲妥珠单抗（Herceptin，赫赛汀），被 FDA 批准用于转移性 HER-2 阳性的乳腺癌患者的治疗。转移性乳腺癌 HER-2/neu 受体表达的阳性率占 25% ～ 30%，这些受体一旦与 EGF 或 neu 分化因子连接即被激活，而自体磷酸化特异性酪氨酸残基形成细胞增殖。Cerb–B2 原癌基因的过度表达导致在细胞膜表面过度表达 HER–2/neu 受体而容易促进细胞增殖。曲妥珠单抗连接在该受体上后形成受体的内吞，抑制 EGF 或 neu 分化因子的连接，从而干扰磷酸化和信号转导旁路，阻碍细胞增殖。

2001 年，针对 CD52 的人源化抗体——阿仑单抗（Alemtuzumab）被批准用于抗药性慢性淋巴细胞白血病的治疗；2004 年，第一种针对 VEGF 的人源化抗体的抗血管生成药物——阿瓦斯汀（Avastin，Bevacizumab）被批准上市；同年，针对 EGFR 的嵌合型抗体——西妥昔单抗（Cetuximab，Erbitux）成为第一个被批准治疗结直肠癌的抗体药物。2013 年，利用抗体来增强免疫系统的抗肿瘤作用被 *SCIENCE* 杂志评为年度十大科技突破之首，其中主要代表成就之一的是针对表达于活化 T 细胞表面的共抑制分子 PD–1 的抗体在肿瘤治疗中取得的巨大成功。其作用机制是阻断 T 细胞表面的共抑制受体 PD–1 与肿瘤细胞及抗原提呈细胞表面的配体 PD–L1 的结合。2014 年，全人源抗 PD–1 抗体——帕姆单抗（Prembrolizumab）被批准用于黑色素瘤的治疗；2014 和 2015 年，另一抗 PD–1 抗体——纳武单抗（Nivolumab）先后被批准用于黑色素瘤和鳞状非小细胞肺癌的治疗。目前，已有多个 PD–1 及 PD–L1 阻断剂获得了 FDA 突破性药物资格认证，这些认证大大加速了 FDA 对 PD–1 及 PD–L1 阻断剂的评审和批准。毋庸置疑，PD–1 阻断剂已成为近年新型抗肿瘤药物的热点，或将成为未来最令人瞩目的新型抗肿瘤药物。

（四）肿瘤疫苗

肿瘤疫苗（tumor vaccine）是利用肿瘤细胞或肿瘤抗原物质诱导机体的特异性细胞免疫和体液免疫反应，激活患者自身免疫系统，增强机体的抗肿瘤能力，以阻止肿瘤的生长、扩散和复发。是特异性主动免疫治疗，是当今肿瘤免疫治疗的发展方向。其作用主要包括：提高免疫系统对肿瘤抗原的识别能力，介导特异性抗肿瘤抗体主动免疫；刺激特异性免疫攻击肿瘤细胞；将肿瘤产物造成的免疫抑制状态恢复正常；增强肿瘤相关抗原（TAA）的免疫原性。肿瘤疫苗可产生长时间的免疫记忆，抗肿瘤作用缓慢而持久，多适用于肿瘤负荷较小的患者。而对于负荷较大的患者，应在手术、放疗、化疗等方法减轻瘤负荷后应用。另外，对于某些已明确的感染性致病因素，如乙型肝炎病毒（hepatitis B virus，HBV）、人乳头瘤病毒（human papillomavirus，HPV）等可制备疫苗用于预防。乙肝疫苗能预防乙型肝炎病毒的感染，降低肝癌的发病率。同样 HPV 疫苗亦能减少宫颈癌的发生，且目前国内二价、四价、九价 HPV 疫苗已经上市。肿瘤疫苗的种类大致可分为以下几种：

1. 肿瘤细胞疫苗　早年多采用全细胞作为肿瘤疫苗。近年来，随着转基因技术的成熟，转基因肿瘤疫苗多采用转导 IL–2、CSF 的方式制备瘤苗，降低了肿瘤细胞的致癌性，增加了其免疫原性。

2. 分子疫苗　在细胞免疫中，T 细胞所识别的是蛋白一级结构中能与相应的 MHC 分子呈递抗原结合部位相匹配的小肽片段，因此可运用抗原多肽和免疫佐剂混合组成多肽疫苗，实现抗肿瘤作用。理论上，在免疫佐剂的辅助下，肿瘤抗原蛋白疫苗能有效地被抗原呈递细胞（APC）识别、捕获并提呈，进一步激活特异性 $CD8^+$ T 细胞对表达抗原蛋白的肿瘤细胞进行清除。根据灵长类动物试验研究，得出必须将肿瘤抗原蛋白与强免疫原性蛋白相交联才能达到最佳的免疫效果，虽然，与细菌或病毒抗原、毒素，如白喉毒素、假单胞菌毒素等的重组也可以明显提高肿瘤抗原的抗原性。但分子疫苗在临床上的有效性目前尚缺少足够证据。

3. 树突状细胞疫苗　树突状细胞（DC）来源于骨髓细胞，高度表达免疫刺激分子，是人体中最强大的抗原提呈细胞，其最显著的特点是能有效刺激 T 细胞，诱发初次免疫应答。肿瘤细胞表面缺乏 MHC 分子和共刺激分子，无法激活免疫系统，而 DC 细胞疫苗则可通过电转染或病毒转染将相应的肿瘤抗原表达在 DC 细胞表面，同时，抗原的捕获作为刺激信号进一步促进 DCs 成熟并向局部淋巴结迁移，并且，这些成熟的 DCs 表面还高度表达共刺激分子和黏附分子，共同激活 T 细胞，启动有效的 T 细胞介导的肿瘤免疫。DCs 疫苗临床研究主要集中在黑色素瘤和肾癌，总体有效率达到 30%～40%。Provenge 疫苗就是通过将 DC 细胞与前列腺癌抗原前列腺酸性磷酸酶（prostatic acid phosphatase，PAP）和 GM-CSF 融合蛋白共培养 24 小时制备而成，已于 2010 年被美国 FDA 批准用于晚期前列腺癌的治疗。

此外，还有 DNA、RNA 疫苗等，大多处于临床前研究阶段，尚未有成果出世。尽管肿瘤疫苗的研究方法不断改进，但其成果和效果尚不可知，且仍存在许多问题需要进一步研究，如肿瘤患者抗原特异免疫缺陷，对肿瘤抗原的免疫效应难以诱导；疫苗的肿瘤抗原免疫原性较弱；肿瘤疫苗需要进一步扩增；需要针对多种抗原的肿瘤疫苗，以期在大多数患者的免疫治疗中获得成效。

二、基因治疗

20 世纪 70～80 年代，因 DNA 重组技术、基因克隆技术等的成熟，基因治疗（genetherapy）随之崛起，它是以改变人的遗传物质为基础的生物医学治疗手段，在重大疾病的治疗方面显示出了独特的优势，是最具革命性的医疗技术之一。基因治疗是指将外源功能基因导入病人的细胞内，以纠正或补偿因基因缺陷或基因表达异常引起的疾病，从而达到治疗疾病的目的。肿瘤的基因治疗即是应用基因转移技术将外源基因导入人体，直接修复和纠正肿瘤相关基因的结构和功能缺陷，或间接通过增强宿主的防御机制和杀伤肿瘤能力，从而达到抑制和杀伤肿瘤细胞的目的。

（一）基因转移

基因转移的方法分为物理方法、化学方法和生物学方法三大类。生物学方法主要是指病毒介导的基因转移，基因转移效率较高，目前病毒介导的基因转移技术占绝大多数，其中反转录病毒载体的应用最为广泛，但安全性问题需引起重视。物理和化学方法则为非病毒方法，目的基因在细胞内不稳定，易受 DNA 酶降解，但这些方法比较安全。

（二）受体细胞

受体细胞是肿瘤基因治疗的靶细胞，目前人类基因治疗的受体仅限于体细胞。

1. 造血干细胞 能分化成各系血细胞，具有移植方便、繁殖能力强等特点，因此是基因治疗较合适的受体细胞。将多药耐药基因（MDRI）转入造血干细胞可以保护肿瘤患者抵抗大剂量化疗所致的造血功能损伤。将细胞因子 GM-CSF 转入造血干细胞中则可促进放、化疗后骨髓造血功能的恢复。提高造血干细胞的分离技术和基因转染效率是基因治疗的关键。

2. 淋巴细胞 主要为 T 细胞，是较理想的受体细胞。TIL 是人类肿瘤基因治疗首先选用受体细胞。应用细胞因子如 IL-2、TNF 基因转染 TIL 可使其细胞因子分泌量显著提高，并保留其在体内（特别是在肿瘤局部）的生长和抗肿瘤能力。LAK 细胞因子易于制备，局部应用可提高靶向性，亦可作为肿瘤基因治疗合适的受体细胞。

3. 成纤维细胞 具有长期自我更新能力，且符合基因治疗受体细胞的几乎所有条件，如容易得到原代皮肤成纤维细胞，易于在体外培养和扩增，易受外源基因的转染并能较稳定地表达，回植体内后仍能稳定表达目的基因，回植的成纤维细胞很容易重新取出等，因此具有良好的应用前景。

4. 肝细胞 终末分化细胞在体内不再分裂增殖，反转录病毒载体难以将外源性基因转染其中。通过肝部分切除诱导肝细胞的分裂增殖，然后在体外对肝细胞进行基因转染后灌注到肝脏并移植入人体才能有效表达。腺病毒载体的构建具有极高的感染效率，为肿瘤基因治疗以肝细胞作为受体细胞开辟了应用前景。

5. 肿瘤细胞 是外源目的基因直接攻击的对象。目前在以下肿瘤基因治疗方案中，常以肿瘤细胞作为受体细胞：①引入肿瘤抑制基因；②特异导入药物敏感基因激活自杀机制；③癌基因反义 RNA 表达载体抑制癌基因的表达；④免疫基因治疗中导入细胞因子等构建肿瘤疫苗。由于肿瘤细胞始终处于旺盛的分裂增殖状态，故对反转录病毒载体敏感并可高效转导。其关键在于离体培养时必须分离排除极易交错生长的成纤维细胞，并构建肿瘤细胞特异性定向高效表达的病毒载体。

（三）基因治疗

肿瘤的基因治疗在经历较短时期的实验研究后很快进入临床应用阶段，成为肿瘤生物治疗的一个重要组成部分。接近 70% 接受基因治疗的患者为恶性肿瘤，且绝大部分为黑色素瘤、结直肠癌、乳腺癌、脑胶质瘤、转移癌等实体瘤患者。

1. 免疫基因治疗 即利用基因进行免疫治疗指将具有免疫调节的基因或抗原基因导入肿瘤细胞或效应细胞，再将表达目的基因的细胞输入患者体内，提高人体免疫系统对肿瘤细胞的识别、抑制或杀伤能力，阻止肿瘤细胞的免疫逃逸，抑制肿瘤生长。包括细胞因子基因治疗、制备肿瘤 DNA 疫苗等。

2. 自杀基因治疗 又称为病毒介导的酶解药物前体疗法或药物敏感基因疗法，是利用转基因的方法将哺乳动物不含有的药物酶基因转入肿瘤细胞内，其表达产物可将无毒性的药物前体转化为有毒性的药物，影响细胞的 DNA 合成，从而引起细胞死亡。除了直接杀伤细胞外，还包括诱导机体免疫和旁观者效应的作用。其中，旁观者效应是指或由于转导自杀基因的肿瘤细胞前体药物代谢产物可直接传递到邻近细胞使其死亡，或由于转导自杀基因的肿瘤细胞的死亡是一种凋亡，其凋亡后凋亡小体能转移部分毒性产物和自杀基因表达酶进入邻近细胞，引起继发性凋亡而使周围未转染基因的细胞也被杀伤的现象。

3. 抑癌基因治疗 肿瘤的发生发展过程中癌基因的激活和（或）抑癌基因的失活占有较大比重，其中抑癌基因可因点突变、DNA 片段缺失、移位突变等原因而失活，而抑癌基因治疗就是通过野生型抑癌基因的转染以恢复机体的抑癌功能。抑癌基因包括 RB、p53、p21、APC 等，目前抑癌基因治疗中应用最多的是 p53 基因，约半数的人类肿瘤包括肝癌、胃癌、大肠癌、食管癌、乳腺癌等中可检测到 p53 基因突变。目前野生型 p53 的腺病毒 Ad-p53 的基因治疗和反转录病毒介导 BRCA1 的基因治疗均正在临床试验中。

4. 反义基因治疗 是指应用反义核酸与细胞内的核酸相互作用，在转录或翻译水平抑制或封闭癌基因表达，阻断肿瘤细胞的异常信号转导，使癌细胞进入正常分化或引起凋亡。目前反义基因治疗主要应用于肿瘤抑癌基因的过度表达和点突变癌基因的表达，以及阻断肿瘤细胞内自分泌或旁分泌细胞因子基因的表达，且已经在治疗慢性粒细胞白血病、神经胶质瘤、膀胱癌、乳腺癌等多种肿瘤方面取得一定的效果。

5. 耐药基因治疗 耐药基因治疗的方法主要有两种：一种是应用反义 RNA 技术，抑制化疗耐药相关基因如 MDRI 或多药耐药相关蛋白（MRP）基因，逆转肿瘤细胞对化疗的耐药；还有一种是将 MDRI 基因重组载体导入骨髓造血干细胞，其表达可防止大剂量化疗所致的骨髓抑制。这一方法选择性地保护对化疗药物敏感的正常组织，如骨髓。当转导耐药基因后，抗肿瘤药物剂量可加大，以克服耐药机制，杀伤肿瘤细胞。

6. 抗血管内皮生长因子的基因治疗 肿瘤组织具有丰富的血管网络以提供足够的营养物质，肿瘤血管基因治疗有以下两种方式能抗血管生成以抑制肿瘤生长。一种是诱导抗血管生成因子，将血管生成因子基因转染血管内皮细胞或肿瘤细胞，直接诱导产生抗血管生成因子；另一种是诱导促血管生成因子的可溶性受体形成。

7. 复制型病毒治疗 随着对基因工程学、病毒生物学、病毒与肿瘤之间的相关作用等知识的深入探索和了解后，应用病毒治疗肿瘤获得了一定的进步。肿瘤的病毒治疗方法是指通过利用经基因工程改造过的特异性病毒，使其选择性地在肿瘤细胞中增殖扩散并破坏肿瘤组织，同时不伤及肿瘤周围的正常组织。目前复制型病毒主要有单纯疱疹病毒和腺病毒。其中腺病毒更是目前研究最广泛的病毒，它的优点有：治疗所需病毒颗粒较少；作用范围较广，能扩展至邻近肿瘤细胞；可产生抗肿瘤免疫反应。

三、靶向治疗

近年来，随着科学家对肿瘤分子生物学行为和基因组测序技术的不断探索及进步，恶性肿瘤的靶向治疗（targeted therapy）得到了突飞猛进的发展，肿瘤患者的治疗进入了个体化治疗时代。靶向治疗是在细胞分子水平上，通过干扰肿瘤生长和进展涉及的特异性分子而阻断肿瘤生长和扩散的治疗手段。它是基于对特定靶点结构和功能的认识，合理设计药物或治疗方法。与传统细胞毒类化疗药物相比，靶向治疗药物的选择性更强、毒性谱相对较窄、毒性反应程度较轻。由于靶点分子在肿瘤细胞中的表达远高于正常细胞，因此表现出临床疗效显著而毒副反应小的特点。

（一）靶向药物

恶性肿瘤的靶向药物种类繁多，随着有效治疗靶点的不断发现，新结构、新机制的药物正在并还将不断出现，其中主要的两类药物是小分子和单克隆抗体。

1. 小分子靶向药物　是目前已经上市或在研的靶向药物的主要组成部分，一旦进入体内可以轻松地进行再分布，甚至穿透细胞膜进入细胞内，使其对细胞内外的分子、蛋白均能产生作用，进而影响肿瘤细胞依赖的酶活性并阻断其与其他相关分子的联系。伊马替尼（imatinib）是首个应用于临床的小分子靶向药物，用于治疗各期慢性粒细胞白血病（chronic myelocytic leukemia，CML），也用于治疗 CD117 阳性的胃肠道间质细胞瘤（gastrointestinal stromal tumors，GIST）。CML 患者具有一种突变的 abl 蛋白，称为Bcr-abl，这一蛋白通常处于过表达状态，通过激活某些信号通路（signaling pathway）刺激肿瘤细胞生长，而伊马替尼可以抑制多种不同的蛋白特别是 abl 和 c-kit，故能有效地抑制 Bcr-abl 进而达到阻断肿瘤细胞生长的目的。

2. 单克隆抗体靶向药物　肿瘤细胞表面也存在一些受体（receptors），且与相关信号分子（signaling molecules）结合即可激活细胞内的转导通路（transduction pathway）引起细胞异常增殖。其抗肿瘤机制主要是：通过活化补体，构成复合物与细胞膜接触产生补体依赖性细胞毒作用，引起靶细胞的溶解和破坏；激活抗体依赖细胞为效应细胞的抗体依赖性细胞毒作用，破坏肿瘤细胞；通过封闭肿瘤细胞表面的受体，阻断细胞生长因子与受体结合诱发的促细胞增殖作用。单克隆抗体靶向药物最具代表药物包括利妥昔单抗、曲妥珠单抗等。

（二）治疗靶点

所有细胞的生物学行为包括生长、死亡或分化依赖于某些信号分子或通路。与正常细胞相比，肿瘤细胞不受控制的生长主要与增强细胞生长信号（growth signaling）、逃避细胞凋亡（apoptosis）、增加血管生成（angiogenesis）、对周围组织的浸润及远处转移等机制有关。靶向治疗可以涉及肿瘤细胞的各个病理学行为，目前主要针对前 3 个机制发挥抗肿瘤作用。

1. 生长信号　某些信号分子（生长因子）能促进细胞分化，而某些信号分子则导致细胞停止生长。这些生长促进或抑制因子大多通过与细胞表面的受体相结合，而这些受体可以发生相互作用，达到完全激活状态。激活后，受体能够上调细胞内由一系列关联蛋白组成的信号通路，最终将信号传递至细胞核内的 DNA。单克隆抗体靶向药物通过与生长因子受体（growth factor receptor）结合，阻断信号转导，从而抑制肿瘤细胞生长。小分子靶向药物则可穿透细胞膜，通过抑制细胞内的某些关键蛋白发挥作用。表皮生长因子受体（epithelial growth factor receptor，EGFR）在许多恶性肿瘤中均有过表达，因此成为令人关注的治疗靶点。西妥昔单抗（cetuximab）是一种特异性阻断 EGFR 的单克隆抗体，目前已经在转移性结直肠癌和头颈部鳞癌中获得了治疗适应证。西妥昔单抗常与化疗药物联合应用，其与亚叶酸、氟尿嘧啶和伊立替康的联合用药极为明显地延长了 KARS 野生型转移性结直肠癌患者地存活时间。此外，吉非替尼（gefitinib）、厄罗替尼（erlotinib）、埃克替尼（icotinib）等作为 EGFR 的小分子抑制剂在 EGFR 突变的非小细胞肺癌治疗中取得了突破，药物与基因突变导致的 EGFR 细胞内结合域具有高度特异的结合能力，从而能够有效地阻断信号转导。

2. 细胞凋亡 任何细胞均存在促细胞生存（cell survival）和促细胞凋亡两条信号通路，这两条通路的平衡决定细胞是否发生凋亡。细胞凋亡的启动信号可以来自细胞外，也可以来自细胞内。肿瘤坏死因子相关的凋亡诱导配体（TNF related apoptosis-inducing ligand，TRAIL）是重要的细胞外促凋亡诱导因子，其与死亡受体（death receptor）的结合会导致细胞发生凋亡。细胞内的细胞凋亡则是在一系列相关蛋白的监视下完成的。目前针对细胞凋亡的治疗策略包括：①激活促凋亡通路直接杀伤肿瘤细胞；②中和肿瘤细胞中过度表达的抗凋亡蛋白（anti-apoptotic proteins）；③改善肿瘤细胞对化疗的敏感性，因为细胞凋亡同样是细胞毒药物的重要作用机制之一。

3. 血管生成 肿瘤细胞虽然具有无限增殖的特性，但瘤体一旦超过 $1mm^3$，就需要新生血管提供营养支持才能继续生长。许多肿瘤细胞能释放较高水平的分子如血管内皮生长因子（VEGF），进而激活周围血管内皮细胞，导致血管生成。此外，肿瘤细胞也可以产生基质金属蛋白酶参与新生血管的形成。因此，抑制新生血管的形成就成为较理想的靶向治疗策略。目前，抗血管生成靶向药物主要包括单克隆抗体和小分子药物两大类。前者主要通过阻断血管内皮因子受体（VEGFR）的功能发挥作用，代表药物为贝伐珠单抗（bevacizumab）；后者还可以抑制包括血小板衍生生长因子受体和基质金属蛋白酶在内的多种蛋白，代表药物包括舒尼替尼（sunitinib）和索拉非尼（sorafenib）。贝伐珠单抗不仅可以直接抑制新生血管，还能够使原本紊乱的肿瘤血管正常化，目前已经获批用于转移性结直肠癌、非小细胞肺癌、乳腺癌等多个肿瘤的治疗，取得了不错的疗效。随着血管生成在肾癌发生发展中关键作用的明确，以舒尼替尼和索拉非尼等多个小分子多靶点抑制剂为代表，肾癌的抗血管生成靶向治疗广泛应用于临床，对于晚期肾癌治疗亦取得了重大突破。

（三）注意事项

1. 应准确掌握药物适应证 靶向药物的治疗不单单是以病理类型为向导，更以作用靶点为指征。大多数靶向药物都明确规定了在使用前必须进行靶点检测，根据检测结果决定患者是否适合使用。如曲妥珠单抗适用于 HER-2 阳性的乳腺癌、HER-2 阳性晚期胃癌，克唑替尼适用于间变性淋巴瘤激酶（ALK）阳性的局部晚期或转移性非小细胞肺癌（NSCLC）等。并且，每个靶点都有标准的检测技术及方法，因此也应注意检测技术是否可靠，再分析检测结果。此外，EGFR-TKI 已经成为 EGFR 敏感突变阳性晚期非小细胞肺癌的标准治疗，但尚未获批用于术后辅助治疗。

2. 应充分关注药物的不良反应 相对化疗药物来说，靶向药物一般不良反应较轻，但当长期使用时，一些新的不良反应可能会显现出来。而且，靶向药物本身可能存在一些特殊的或者少见的但后果严重的不良反应。如贝伐珠单抗可能加重出血，延迟伤口愈合；EGFR-TKI 可能引起少见的间质性肺炎等。

3. 在应用过程中仔细观察积累经验 靶向治疗是新兴的治疗理念和方法，需要临床医师在工作中敏锐地发现新问题，不断总结，积累经验，并相互分享，共同进步。

尽管生物治疗取得了重大突破，但远没有解决恶性肿瘤的治疗问题。目前，化疗在许多情况下依旧有着不可替代的作用，各类生物治疗药物与细胞毒类药物的合理联合，比如药物组合的选择、联合用药时机的合理安排等，仍将是未来的重要研究领域。

第五节 介入治疗

介入治疗是在 DSA、CT、超声和 MRI 等影像设备的引导和监视下，利用穿刺针、导管及其他介入器材，通过人体自然孔道或微小的创口将特定的器械导入人体病变部位，进行微创治疗的一系列技术的总称。

肿瘤的介入治疗技术中，临床上分为血管性介入和非血管性介入，前者主要包括各类肿瘤的经动脉栓塞/灌注化疗术，后者则包括各类经皮穿刺活检/引流、局部注射药物、消融术（冷冻、射频、激光、高能聚焦超声等）、空腔脏器恶性狭窄的支架置入术等，但无论何种方法，都具有微创性、可重复性、定位准确、疗效高、见效快、并发症少、恢复快的特点。

尽管介入治疗可用于全身多个部位肿瘤的治疗，但是其中原发性肝癌的介入治疗疗效最为显著。经皮穿刺注射无水酒精及冷冻治疗、射频、微波、激光、高能聚焦超声等均取得了令人鼓舞的成就，与经血管介入治疗技术结合应用，效果更佳。另外，支气管肺癌、消化道肿瘤、泌尿系肿瘤、头颈部肿瘤、骨骼肌肉肿瘤都是介入治疗的适应证。

一、经动脉灌注化疗

经动脉灌注化疗（transarterial infusion，TAI）是指经导管于肿瘤供血动脉内注入化疗药物。由于首过效应在动脉给药途径中有明显特点，因此 TAI 具有肿瘤局部药物浓度高，而外周血药物浓度低的特点，从而使疗效提高，全身毒副作用减少。目前，TAI已成为治疗肝癌、胃癌、胆管癌、胰腺癌、肺癌、食管癌、头颈部肿瘤、妇科肿瘤等多种恶性肿瘤的重要方法之一。

（一）方法

采用 Seldinger 氏穿刺方法行动脉穿刺，并插管至靶动脉，常规血管造影后，确定灌注动脉后行动脉灌注化疗。穿刺途径的可选择股动脉、锁骨下动脉、腋动脉或肱动脉。一般灌注化疗的方式有一下几种：

1. 一次冲击性动脉灌注化疗 是指采用常规动脉插管技术，超选择性将导管置于肿瘤供血动脉后，一次性将化疗药物注入靶动脉。这一方法主要适用于支气管肺癌、头颈部恶性肿瘤、骨恶性肿瘤、盆腔恶性肿瘤等，也可与栓塞术结合广泛用于各种肿瘤的介入治疗，如肝脏恶性肿瘤、肾癌、胃癌、头颈部肿瘤等。注药时间一般为30分钟或数小时。多选用细胞周期非特异性化疗药物，联合用药为佳。最好采用注射泵将化疗药物缓慢、均匀注入，手推注射难以达到匀速注射和保证要求的注射时间，除非将介入治疗作为新辅助化疗的特殊形式应用，灌注化疗通常需间隔一定时间（通常间隔20～30天）重复进行，否则疗效十分不稳定。

2. 长期间断性动脉灌注化疗 是指将导管置于靶动脉内，按计划（如同化疗方案）长期间断性将化疗药物灌注的方法。这一方法适用于难以手术切除的大多数恶性实体瘤，特别是全身化疗效果不佳者。操作方法分为两种，一为一次性插管后将导管保留3～7天，二为将导管留置于靶动脉内，并与化疗药盒（经皮血管内药盒系统植入术，percutaneous intravascular port-catheter system implantation，PSPI）相连，持续性、有计划的灌注化疗药物。无论何种方法，均可选用细胞周期特异性或非特异性药物行灌注化疗。灌注时间应根据药物特点，如5-Fu，灌注时间应维持在12小时以上，通常选用持续灌注24小时，而阿霉素、丝裂霉素和铂类则可在一小时内灌注完成。这一方法较之一次性冲击灌注化疗在给药方法、注射时间等的计划性、可控性强，且更符合肿瘤化疗的原则，疗效和毒副作用也有所改善，故越来越多地被临床应用。

3. 其他动脉灌注方法 在上述基础之上还拓展了很多动脉灌注化疗方法，如动脉升压灌注化疗、动脉阻滞疗法等，均为提高局部药物浓度和药物在肿瘤局部的滞留时间的改良方法，以克服一次性冲击灌注化疗的不足。

（二）常用化疗药物

肿瘤介入治疗常用的化疗药物为蒽环类、铂类、羟基喜树碱、丝裂霉素、吉西他滨等，单药或联合用药，用量根据患者的一般情况、肝肾功能、血常规等决定。

（三）临床应用

1. 肺癌 选择性支气管动脉造影和动脉内化疗药物灌注，是目前临床肺癌介入治疗的常用方法。可选择的化疗药物有顺铂、丝裂霉素、表柔比星。

2. 肝癌 一般多采用动脉造影和动脉内化疗药物灌注加栓塞。

3. 胃癌 选择性胃左动脉和胃十二指肠动脉造影和动脉内化疗药物灌注，药物多选择多柔比星、5-Fu、丝裂霉素。

4. 盆腔肿瘤 如膀胱癌、子宫癌、卵巢癌，经皮股动脉穿刺进行髂内动脉超选择插管化疗药物灌注，对不能耐受手术、丧失手术机会或者其他治疗无效的晚期肿瘤患者也可以获得较好的疗效。

5. 其他部位恶性肿瘤 头颈部肿瘤、结直肠癌、胰腺癌、骨肿瘤、胆管癌等不能手术切除的晚期肿瘤患者采用动脉插管灌注化疗药物也是一种积极的治疗手段。

（四）并发症及处理原则

灌注化疗较少并发症，主要是与插管及药物相关的并发症。

1. 血管狭窄及闭塞　多发生于长期灌注化疗的靶动脉。由于导管和化疗药物对动脉内膜的刺激和内膜增生，致使靶动脉发生狭窄和闭塞。这种情况多见于肝动脉、支气管动脉等。留置导管时尽量不要将其置于管径较细的靶动脉，并尽量避免选用对动脉内膜刺激性较大的化疗药物如丝裂霉素，或减少用量，或将其稀释到较低浓度后再行灌注化疗。

2. 神经损伤　可发生在脊髓动脉、支气管动脉等。与化疗药物和造影剂对神经组织的直接损伤和刺激血管造成痉挛有关。脊髓动脉损伤是最严重的并发症，发生脊髓动脉损伤时，可表现为截瘫、节段性肢体感觉或运动障碍。采取以下措施可预防或避免出现此类并发症。①插管时尽量超选择，避开脊髓动脉，使药物直接进入靶动脉；②插管动作要轻柔，以避免动脉痉挛；③使用毒性相对小的非离子型造影剂；④缓慢注入充分稀释的化疗药物。但由于脊髓动脉可与支气管动脉共干，因此在行支气管动脉灌注化疗中，有时难免造成脊髓动脉的损伤，一旦发生，治疗措施包括：①立即给予地塞米松30mg 静脉滴注；②给予低分子右旋糖酐 500mL 快速静脉滴注，并配合血管扩张和神经营养药物；③必要时对症治疗，包括应用脱水剂、吸氧等治疗，一般经对症治疗多可痊愈，不可逆的神经损伤较少见。

3. 消化道反应　反复多量的化疗药物进入胃肠道供血动脉可造成胃肠道反应，主要为消化道黏膜苍白、水肿或点状糜烂，引起消化道出血、腹泻和呕吐等；肝动脉灌注可引起胆管硬化、狭窄和急性、亚急性药物性肝炎，表现为黄疸、食欲下降、腹胀和转氨酶升高。为避免消化道反应的出现，应尽量采用超选择性插管，防止大量化疗药物进入胃肠道供血动脉；术前、术后给予消化道黏膜保护药物以抑制胃酸分泌，应用止吐药物抑制恶心、呕吐；采取有力恰当的保肝措施，使肝脏功能损害尽快得到恢复。

二、经动脉栓塞术

经动脉栓塞术（transarterial embolization，TAE）与动脉灌注化疗药物的具体操作技术相似，是将导管置于靶动脉并注入栓塞剂，以达到治疗目的的较为主要的肿瘤介入治疗技术。可用于各种血供丰富实体瘤的术前治疗，以达到减少肿瘤血供，减少术中出血的目的。也可用于各种血供丰富实体瘤的姑息性治疗，可与 TAI 联合应用。

（一）栓塞方法

TAE 的技术要点为选择性将导管置于靶动脉，并以适当速度注入适量的栓塞剂使靶动脉达到不同程度的栓塞。应根据栓塞剂、栓塞目的、栓塞部位，及欲达到的栓塞程度和器官血流动力学改变，采用不同的栓塞方法。栓塞剂释放方法有低压流控法、阻控法、定位法。

一般恶性肿瘤的栓塞原则为尽可能完全彻底栓塞肿瘤血管床，以造成最大程度的肿瘤缺血坏死。但由于肿瘤血供的来源较为复杂，血液动力学改变不同，所在和邻近器官可能受影响的程度和超选择性插管的水平等影响，完全阻塞几乎难以达到，还应根据情况选择栓塞部位和程度。不论使用何种方法，都应根据病变情况严格掌握栓塞的方法及程度，才能达到提高疗效、减少并发症的目的。

（二）栓塞剂

目前用于临床的栓塞剂种类繁多，临床上主要根据病变的血流动力学变化、导管的位置、是否需要重复治疗和与化疗药物的亲和性等选择。主要的栓塞剂有明胶海绵，多用于良恶性肿瘤的术前栓塞、止血、脾动脉部分栓塞和需要多次栓塞的患者；微粒栓塞剂，是指直径为 50～200μm 的颗粒性栓塞剂，其制作材料多种多样，包括 GF、白蛋白、硅藻胶、淀粉、乙基纤维素和大分子右旋糖酐等；大型栓塞剂，主要用于直径 3～10mm 的动脉栓塞，有不锈钢圈和海螺状温度记忆合金弹簧圈等；液态栓塞剂主要是医用胶类、血管硬化剂（如无水乙醇）、碘化油、中药类（如鸦胆子油）等。

（三）临床应用

临床常将经动脉灌注化疗与栓塞术结合应用，以提高临床疗效。

1. 肝癌 由于肝癌的血供 90% 以上来自肝动脉，因此经动脉插管化疗栓塞是向肿瘤供血动脉直接给药，增加了肿瘤内药物浓度，同时使肝癌血供减少 90%，导致肿瘤坏死。肝癌动脉栓塞一般应将导管超选择地插入肝固有动脉或肝右、肝左动脉。栓塞剂选择明胶海绵、碘油。可选择的化疗药物如顺铂、5-Fu、丝裂霉素、表柔比星。

2. 其他肿瘤 头颈部肿瘤、肾脏肿瘤以及盆腔肿瘤如膀胱、子宫、卵巢、前列腺等肿瘤的治疗也有一定的疗效。

（四）并发症和栓塞后综合征

TAE 的并发症发生率与术者操作技术和临床经验有关。栓塞后综合征与栓塞程度和器官敏感性有关。

1. 误栓 主要发生于插管不到位的病例，栓塞剂的选择和释放方法不适当，操作者经验不足等。严重程度视误栓程度和具体器官而定。可发生神经、皮肤、肺、胆道、胃肠道、脾、肢体末端等部位的梗塞。一旦发生误栓，则需采用适当保护措施，如给予激素、吸氧、疏通和扩张血管等，以减少组织梗死的程度和范围。

2. 栓塞后综合征 与肿瘤和组织坏死有关，可见于大多数 TAE 术后的病例。主要表现为发热、局部疼痛、恶心、呕吐、腹胀、食欲下降等，处理措施包括吸氧、给予适当的镇痛剂和对症处理。

三、空腔脏器内支架置入术、介入性疏通术

空腔脏器内支架置入术是指在影像设备导引下，通过相关器材，将支架置于因良恶

性疾病所致的空腔脏器狭窄处，使之再通，重建管道，再成形，维持其功能的一系列技术。由不锈钢丝、镍钛合金丝制成的内支架，放在血管、胆管、尿道、气管及食管等管腔内，靠其膨胀力保持管腔的长期开通，主要用于缓解肿瘤对腔道的压迫所造成的梗阻症状。

目前临床常用的支架置入术有食管支架置入术、胆道支架置入术、上腔静脉综合征及气管狭窄的支架置入术、输尿管支架置入术等。

介入性疏通术包括经皮穿刺引流术、狭窄或闭塞空腔脏器的扩张术。目前临床常用造瘘术包括外引流和内外引流，经皮肾穿刺造瘘术、经皮胃造瘘术。

四、介入性消融术

介入性消融术是指在影像设备的引导下，经皮穿刺肿瘤组织，利用物理或化学方法，直接使肿瘤坏死，以达到原位灭活癌组织的目的。这些方法的共同特点是对正常组织损伤小，无明显毒副作用，对肿瘤组织灭活明显。目前，消融技术主要用于实质脏器肿瘤的治疗，如原发性和转移性肝癌、肺癌、肾癌、乳腺癌等。其适应证为：①不愿手术或年老体弱、器官功能损害不宜手术的肿瘤患者；②肿瘤直径小于3cm，最大不超过5cm，数目少于3个；③凝血机制无异常。

（一）物理消融技术

物理消融包括射频、微波或冷冻等利用高温或低温消灭肿瘤。

1. 经皮射频消融 将射频电极插入病变组织，利用460kHz频率的射频波，激发离子相互撞击产热，使肿瘤组织坏死。一次治疗的范围一般可以达到30~50mm，适用于直径3cm以下的肿瘤。该方法主要用于肝癌、肺癌、肾癌等的治疗。

2. 经皮微波凝固 是在影像设备的引导下，将微波电极插入病变组织，利用2450MHz的微波，使分子摩擦产热，通过热凝固组织而破坏肿瘤的方法。

3. 冷冻消融 近年出现了将冷冻与加热结合的新技术（氩氦刀）。该方法可在60秒内将病变组织迅速冷冻到-140℃，又快速解冻，急剧升温至45℃。冷冻区域细胞的死亡是细胞内外冰晶形成、细胞脱水破裂、小血管破坏造成缺氧的联合效应。冷冻探头的直径为2~8mm。应用范围较广，除肝癌外，还可用于肺癌、泌尿道肿瘤、脑瘤等。该疗法治疗时间较长，有一定的并发症，如治疗中患者出现体温过低、急性肌红蛋白血尿、胆瘘、血管瘘，肺部治疗时出现气胸、血胸等。

4. 超声聚焦刀治疗 超声聚焦刀（high intensity focused ultrasound，HIFU）属于物理治疗热疗技术的一种，将体外低能量超声聚焦于体内，在肿瘤靶区形成高强度、连续的超声能量，使温度瞬间达到65~100℃。应用于腹腔、盆腔、乳腺、甲状腺等实体恶性肿瘤。

（二）化学消融技术

化学消融通过各种方式进入肿瘤内注入化疗药物（多柔比星、顺铂、博来霉素等）、无水乙醇、冰醋酸等，直接作用于肿瘤细胞，使其变性、坏死。

五、热疗

热疗是利用特定的设备，如射频、电磁波、微波、超声波、红外线等方法产生的热效应，或通过体外循环将人体血液加热后回输，将肿瘤局部或全身加热至 41~45℃，并持续 30~60 分钟。其基本原理是利用正常组织和肿瘤细胞对温度耐受能力差异，使肿瘤细胞损伤、凋亡。目前临床常用的加温方式包括体外循环加温、微波加热舱、红外辐射舱加热、内生场全身热疗系统。应用于各种中晚期恶性肿瘤、癌性胸腹水、顽固性疼痛等，结合化疗和放疗，可增强疗效。

六、介入治疗在肿瘤综合治疗中的应用

随着介入治疗技术在肿瘤综合治疗中的应用越来越广泛，其优势和问题也不断显现出来。如血管介入治疗具有局部药物浓度高、全身毒副作用低的特点；化疗药物和碘化油混合成乳剂栓塞局部肿瘤新生血管和供养动脉，不但阻断了肿瘤的血供，还使化疗药物缓慢释放，持续作用于肿瘤组织，使化疗药物的抗肿瘤作用更为持久。但这对于远处转移和复发的控制并不理想，应当客观评价。TAE 常用于原发性肝细胞性肝癌、肾细胞癌、部分肝转移瘤、肾上腺恶性肿瘤、骨肿瘤等血供丰富肿瘤的治疗。以原发性肝癌为例，大多数原发性肝癌就诊时不能手术切除，由于解剖学、病理学特点，原发性肝癌介入治疗疗效较为突出。近年来，栓塞技术发展很快，同轴微导管的出现已使导管较容易进入肝亚段或亚亚段，并可在不损伤正常肝组织的情况下对肿瘤局部进行介入治疗，这对于慢性乙型肝炎、肝硬化、肝功能异常的患者具有重要意义。在肿瘤局部进行化疗栓塞治疗可使癌细胞灭活而达治疗目的。但是由于介入治疗后侧支循环的建立、门静脉供血、患者免疫力低下等因素，肝癌介入治疗后的复发和远处转移仍未得到很好的解决，远期疗效尚未得到十分明显的提高。对于原发性肝癌采用综合治疗仍然必要和重要。

肿瘤相关疾病的介入治疗应用也十分广泛，如门脉高压症、梗阻性黄疸的治疗等。胆道系统疾患中，尤以恶性梗阻性黄疸介入治疗发展最快，治疗手段较多，临床症状改善明显。

第六节　其他治疗

一、内分泌治疗

肿瘤的内分泌治疗已有 100 多年的历史，其中乳腺癌的历史最久。1896 年 Bentson 采用双侧卵巢切除术治疗 3 例晚期乳腺癌，其中 2 例肿瘤明显缩小，1 例患者获得 4 年的生存期，从此揭开了乳腺癌内分泌治疗的序幕。1967 年 Jensen 发现人类乳腺癌中含有雌激素受体（ER）。1971 年首个雌激素受体拮抗剂他莫昔芬出现，是乳腺癌内分泌治疗的新里程碑。20 世纪 90 年代第三代芳香化酶抑制剂和促性腺激素释放激素类似物等

药物的研制成功，使乳腺癌的治疗进入新的时代。

（一）内分泌治疗的分类

1. 根据治疗的性质分类

（1）去势治疗 采用黄体生成素释放类似物抑制下丘脑－垂体－性腺（肾上腺）轴的作用，达到降低体内性激素的目的。

（2）抗激素治疗 用雌激素对抗雄激素，或用雄激素对抗雌激素，或用激素拮抗药阻断该激素的生物学效应。

（3）全激素阻断治疗 是将去势治疗与抗激素治疗联合应用的治疗方法。

2. 根据治疗的目的分类

（1）姑息治疗 对晚期或已有转移的激素依赖性恶性肿瘤患者，可通过内分泌治疗延缓肿瘤生长，减轻临床症状，改善生存质量，延长生存期。

（2）辅助治疗 对已行根治术或放疗后的激素依赖性恶性肿瘤患者予以内分泌治疗，目的是杀灭残留的癌细胞、提高手术和放疗效果、有效地降低肿瘤复发率和提高患者生存率。

（3）新辅助治疗 对于部分激素依赖性恶性肿瘤患者，在手术或放疗前给予内分泌治疗，可以缩小肿瘤体积，使肿瘤降期，有利于患者接受治愈性治疗，如根治性手术或根治性放疗，从而改善患者预后和生存质量。

（二）常用内分泌治疗药物

1. 雌激素受体拮抗剂 适用于雌激素依赖的乳腺癌。

他莫昔芬（三苯氧胺）：是应用最早、最常用的雌激素受体拮抗剂，绝经前后各期乳腺癌雌激素受体阳性患者首选内分泌药物，推荐剂量每次 10mg，每天 2 次。

氟维司群（芙士得）：是一种新型雌激素受体拮抗剂，能够与雌激素受体结合、阻断雌激素受体信号通路并下调降解雌激素受体。适用于在雌激素辅助治疗后或治疗过程中复发的，或是在抗雌激素治疗中进展的绝经后（自然绝经或人工绝经）雌激素受体阳性的局部晚期或转移性乳腺癌。成年女性（包括老年妇女）推荐剂量为每月给药 1 次，每次 500mg，首次给药后两周时需再给予 500mg。

2. 芳香化酶抑制剂（AIs） 绝经后妇女雌激素主要来源于肾上腺分泌的雄激素的转化，芳香化酶是这种转化过程的限速酶。芳香化酶抑制剂通过抑制芳香化酶的作用而减少雌激素的产生，还通过抑制肿瘤细胞内芳香化酶活性而抑制肿瘤细胞的生长。

（1）甾体类芳香化酶抑制剂

福美司坦（兰他隆）：本药为甾体类芳香化酶抑制剂，它与芳香化酶底物位点结合后对芳香化酶产生不可逆性抑制，又称芳香化酶灭活剂。适用于绝经后，ER 和（或）PR 阳性的晚期乳腺癌。用法：250mg，以生理盐水 2mL 稀释后作深部肌肉注射，每 2 周一次。

依西美坦（阿诺新）：为一种不可逆的甾体类第三代芳香化酶灭活剂，结构与天然雄烯二酮底物相似。用于绝经后雌激素受体阳性的妇女的早期浸润性乳腺癌的辅助治疗，直至完成总共 5 年的辅助内分泌治疗；用于经他莫昔芬治疗后，其病情仍有进展的自然或人工绝经后妇女的晚期乳腺癌。推荐剂量为一次 25mg，1 日 1 次，宜饭后服用。

（2）非甾体类芳香化酶抑制剂

阿那曲唑（瑞宁得）：为第 3 代非甾体类选择性芳香化酶抑制剂，与第一代和第二代芳香化酶抑制剂比，阿那曲唑对芳香化酶的抑制作用更强，选择性更高，且对肾上腺皮质激素和醛固酮的合成无影响。适用于绝经后晚期乳腺癌；对雌激素受体阴性的患者，若其对他莫昔芬呈阳性临床反应，也可考虑本品；适用于绝经后激素受体阳性早期乳腺癌的辅助治疗；适用于曾接受 2～3 年他莫昔芬辅助治疗的绝经后激素受体阳性早期乳腺癌的辅助治疗。每次 1mg，每日 1 次。常见不良反应有潮热、关节痛或僵直、情绪异常、乏力、恶心、骨质疏松、骨折、高胆固醇血症、心绞痛等。

来曲唑（芙瑞）：为新一代芳香化酶抑制剂，为人工合成的苄三唑类衍生物。来曲唑通过抑制芳香化酶，使雌激素水平下降，从而消除雌激素对肿瘤生长的刺激作用。主要用于绝经后 ER 和（或）PR 受体阳性的早期和晚期乳腺癌。每次 2.5mg，口服，每日 1 次。晚期患者使用至疾病进展或出现无法耐受的毒性。术后辅助治疗连续服用 5 年，或来曲唑 / 他莫昔芬 2 年后序贯他莫昔芬 / 来曲唑 3 年，共 5 年，或他莫昔芬 5 年后来曲唑后续强化治疗 5 年。

3. 促黄体生成素释放激素类似物　促黄体生成素释放激素（LHRH）是由下丘脑分泌的肽类激素，与垂体的 LHRH 受体结合生成和释放促黄体生成素（LH），从而刺激男性血清睾丸酮和女性血清雌二醇的产生。戈舍瑞林是一种可在体内逐渐进行生物降解的多聚缓释植入剂，具有和 LHRH 类似的结构，长期使用可抑制垂体的促黄体生成素的分泌，从而引起男性血清睾酮和女性血清雌二醇的下降，停药后这一作用是可逆的。适用于可激素治疗的前列腺癌和绝经前期及绝经期妇女的乳腺癌。在腹部皮下注射戈舍瑞林 3.6mg，每 28 天一次。

4. 雌激素受体调节剂　托瑞米芬是选择性雌激素受体调节剂（SERMs）。抗肿瘤作用主要是抗雌激素效应（和雌激素竞争性与雌激素受体结合，抑制由雌激素诱导的癌细胞 DNA 的合成和分裂），其他抗肿瘤机制还包括改变肿瘤基因表达、分泌生长因子、诱导细胞凋亡及影响细胞动力学周期。适用于绝经后妇女雌激素受体阳性转移性乳腺癌。口服 60mg，每日一次，二线以上治疗用 200～240mg/d。

5. 孕酮类药物　孕激素有拮抗雌激素的功能，大剂量孕激素可使分化良好的子宫内膜癌细胞退变，适用于子宫内膜腺癌。

6. 雄激素拮抗剂　在靶器官受体水平拮抗雄激素的药物，抑制雄激素生物合成和代谢，分为甾体抗雄激素和非甾体抗雄激素。后者包括氟他胺和比卡鲁胺，适用于前列腺癌，与 LHRH 类似物联合可治疗转移性前列腺癌。氟他胺，口服 0.25g，每日三次，饭后服。比卡鲁胺，口服 50mg，每日一次。

7. 糖皮质激素类药物　由肾上腺皮质分泌，可用于治疗血液系统疾病。如地塞米松、泼尼松。

（三）内分泌耐药机制及药物

随着该类药物的使用而出现内分泌治疗耐药，包括原发性耐药和继发性耐药，前者可能与 ER 表观沉默、ER 基因突变以及 ER 基因多态性有关；后者的主要机制与相关信号通路的异常激活有关。这些异常的信号转导通路包括生长因子受体信号通路、磷脂酰肌醇 3- 激酶 / 蛋白激酶 B/ 哺乳动物雷帕霉素靶蛋白通路（PI3K–AKT–mTOR）、有丝分裂原活化蛋白激酶通路（Ras–Raf–MEK–MAPK）和细胞周期调控通路（cyclinD1–CDK4/6）等。对于上述通路靶点的研究促进了新靶向药物的诞生，例如 mTOR 抑制剂依维莫司、CDK4/6 抑制剂 Palbociclib、ER 下调剂氟维司群等，丰富了内分泌治疗方案。NCCN 指南中推荐 ER+ 晚期乳腺癌内分泌治疗方案逐渐增加，目前主要有非甾体 / 甾体芳香化酶抑制剂、依西美坦 + 依维莫司（适合于 BOLERO-2 试验入组条件的患者）、Palbociclib+ 来曲唑（适合于 ER+/HER–2– 绝经后乳腺癌的一线治疗）、氟维司群、他莫昔芬或者托瑞米芬、醋酸甲地孕酮、甲睾酮和炔雌醇。

二、心理治疗

1883 年 Snow 提出 "精神因素可能是癌症病因中最强烈的一个因素"。1966 年 Leshan 指出，肿瘤症状出现前最明显心理因素是对亲密人员的感情丧失。瑞典 Hagnell 将 "C 型性格" 称作 "癌前期性格"。1980 年 Grossarth 指出，不愿表达个人情感和情绪压抑是癌症发病的心理特点。在临床上，采用心理行为疗法可以改善患者情绪等心理状态、提高患者机体免疫功能、提高生活质量及延长生存期。

（一）心理行为干预的方式

1. 从干预的内容上分类

（1）教育性干预　通过向患者提供有关化验、诊断、治疗、不良反应、预后、医疗费用等信息；向患者解释疾病可能引起的强烈负性情绪反应；介绍不同的应对方式、不同的社会支持状况对癌症适应的影响等知识；澄清患者的一些错误认知。

（2）治疗性干预　是以心身互相作用理论为指导，使用一定的心理治疗技术对癌症患者进行的干预方法，主要有 3 类，即心理药物治疗、认知 – 行为干预和支持 – 表达式干预。

①心理药物治疗是通过使用抗焦虑药、抗抑郁药、抗精神病或麻醉药等以减轻因癌症诊断或治疗继发的适应障碍、严重焦虑障碍、严重抑郁障碍、谵妄、精神分裂、疼痛、恶心、呕吐、失眠等。

②认知 – 行为干预是通过帮助患者建立正确的认知方法及一定的行为训练，帮助患者改变癌症诊断、治疗、康复期间的不良认知和不良行为。

③支持 – 表达式干预是通过提供患者讨论的场所，使患者表达有关疾病的问题及与疾病相关的害怕、悲伤、愤怒等情绪。

2. 从干预切入的时间等方面分类

（1）预防性心理行为干预　常用于避免继发于治疗和（或）疾病本身并发症的发生和发展。

（2）早期心理行为干预　在明确癌症诊断和开始治疗时，对患者进行的早期干预。

（3）恢复期心理行为干预　当患者很可能治愈时，也就是在康复期进行心理行为干预，其目的是控制和减轻仍然存留的因癌症引起的心理和生理不适。

（4）支持性心理行为干预　是以减轻与慢性疾病有关的不适和乏力为目的干预。

（5）姑息性心理行为干预　主要使用于生物学治疗可能不再有效，以对症治疗来维持病情和改善不适为主要目的的患者。

3. 从干预的组织形式分类

（1）个别心理行为干预　是心理干预的最基本的干预，以1个治疗者和1个治疗对象组成1个治疗单位，一般不需要第三者参与。优点是可洞察到患者深层的心理内容，并随时依患者心理行为反应的变化灵活地采用各种心理行为干预手段，以达到较好的干预效果。

（2）集体心理行为干预　以1位或2位治疗者和多位治疗对象组成的一个治疗单位。优点是可通过集体内的相互帮助，树立患者战胜疾病的信心，迅速掌握行为治疗技术，并能在病友中充分表达、发泄内心的痛苦等。

（二）肿瘤患者心理行为干预的效能分析

心理行为干预对肿瘤患者的心理、行为、躯体方面均有一定的作用及影响。心理行为干预可改善患者的不良情绪；利用社会支持的应对策略可降低患者的情绪困惑；心理行为干预可帮助患者改变不合适的日常活动方式，促使日常活动增多；通过改善自我形象，对肿瘤患者的个别咨询或集体咨询能改善、增强自尊感和完善自我概念；对于妇科肿瘤和男性生殖器肿瘤患者，通过心理行为干预可改善性功能；通过寻求及获得更多的社会支持，营造良好的社会环境，较多地表达情感，共同讨论解决问题的方法；通过心理行为干预技术有效地减轻患者疼痛和治疗的不良反应，减轻躯体症状及心理困惑；可提高机体免疫力；延长生存时间。

三、姑息治疗

1987年，姑息医学首先在英国正式成为一门独立的临床医学专业，很快得到了肿瘤界的响应。我国于1994年成立了中国抗癌协会癌症康复与姑息治疗专业委员会。姑息医学的临床实践称为姑息治疗（palliative care，又称缓解性治疗、缓和医疗），WHO定义为改善那些伴有致命性疾病的患者及其亲属的生活质量的所有医学手段。通过早期发现、准确评估以及对疼痛和其他躯体、社会、心理及精神等各种问题的治疗，达到预防和缓解这些痛苦的目的。

姑息治疗包括：①镇痛及其他症状的控制；②承认生命和死亡是一个自然过程；③既不促使也不延迟患者的死亡；④姑息治疗应结合患者的心理和精神层面需求；⑤帮助

支持患者使患者在临终前尽可能积极地生活；⑥在病人患病期间和病故以后帮助支持其亲属；⑦建立团队以满足患者及其家属的需求；⑧尽早开展姑息治疗。治疗的目的可用康复一词来概括，即帮助患者达到和维持其躯体、情感、精神、职业和社会行为能力的最佳状态，从而使患者及其家庭得到最大的安慰，获得尽可能好的生活质量。大量证据表明 WHO 关于姑息治疗扩大的定义是正确的，即许多姑息治疗的措施及手段，可以与抗癌治疗联合应用于疾病的早期阶段。

（一）内容

1. 癌症疼痛

（1）定义　国际疼痛协会（IASP）所下的定义可作为研究癌痛的依据：疼痛是一种令人不快的感觉和情绪上的感受，伴随现存的或潜在的组织损伤。疼痛经常是主观的，每个人在生命的早期就通过损伤的经历学会了表达疼痛的准确词汇。总疼痛（total pain）是各种因素所致疼痛的总称，其中包括躯体因素、心理因素、精神因素、社会及经济因素等，这反映了疼痛的复杂性。

（2）评估　癌痛的临床评估是满意控制癌痛的最关键一步，包括以下主要步骤：①详细病史，要相信病人的疼痛主诉；②疼痛程度评估；③疼痛特性评估，包括疼痛定位、性质、发作方式等；④评估疼痛所带来的影响，包括功能活动情况、心理状态、社会影响、并发症等；⑤体格检查包括疼痛部位的检查、神经系统检查、其他相关检查；⑥诊断性检查，包括肿瘤学检查、神经生理检查等。

常用疼痛评价方法有口头叙述法、数字评估法、视觉模拟划线法。

（3）药物治疗　在应用镇痛药物时应遵循以下五个重要原则：尽量采用口服等无创性和低危险性方法，定时、按阶梯给药、个体化原则、注意细节及实际效果。

非阿片类镇痛药包括非甾体类抗炎药物（NSAIDs）及对乙酰氨基酚等。非阿片类药物多具有解热、镇痛、抗炎、抗风湿等作用，临床多用于治疗轻－中度疼痛；非阿片类药物是癌痛治疗的重要药物，在癌痛三阶梯治疗方案中，轻、中度疼痛首选非阿片类镇痛药物。

阿片类药物是指任何天然或合成的对机体产生类似吗啡效应的药物，其作用的部位主要在神经中枢，通过与体内各处的特异性阿片受体结合而产生中枢镇痛等多种药理效应。阿片类药物的药效学大致包括止痛，纯激动剂止痛无极限；抗焦急、镇痛和致安定作用；并因此而改善患者情绪，对失眠病人有利；口服控释吗啡片已被 WHO、NCCN 推荐为治疗慢性中、重度癌痛的首选药。常见的阿片类药物的不良反应：便秘、恶心／呕吐、尿潴留、精神错乱及中枢神经毒性反应、嗜睡／镇静、药物过量和中毒、药物滥用及成瘾问题。

2. 癌症患者其他躯体常见症状的处理　一个病人可以有多种症状。某个症状（即主要症状如疼痛）如果没有获得充分缓解，可能引起或加重其他症状（如呼吸困难、焦虑、厌食），这些症状反过来又会加重病人的主要症状，如此形成恶性循环。治疗上应着重消除病因，但对症处理也很必要。

3. 癌症患者的社会心理问题　社会心理障碍主要表现为恐惧、愤怒、焦虑、抑郁及孤独等。因此，患者的心理需求是大量的，如安全感、爱与被爱、理解、自尊等。如果这些需求得不到确认和较好的满足，就不可能获得疼痛及其他症状的满意缓解。心理康复在癌症病人康复过程中具有主导和关键作用。社会心理肿瘤学已成为一个发展十分迅速的学科。

4. 癌症患者的精神方面　每个人都有权力享有思想、道德观念及宗教上的自由。因此，姑息治疗必须首先承认、尊重、评价病人的精神要求，然后才能够提供充分的精神支持。

5. 癌症患者的营养及护理　改善晚期癌症患者的营养状况，并给予全面的人道主义的护理是姑息治疗的一项重要内容。

6. 对患者家庭和亲友的支持　姑息治疗的主要内容和目的之一就是在患者死亡前后对其亲属和朋友给予帮助。与患者关系最密切的人不一定就是其最亲近的亲属，甚至不一定有血缘关系，姑息治疗小组决定支持谁要根据治疗上的需要。

（二）姑息治疗的伦理学问题

临床治疗的两大基本原则是尽可能地给患者带来益处和尽可能地减少对患者的损害，其他三项原则包括：尊重患者生活；尊重患者自主权力；公平合理地应用有限的资源。据此，我们可得出这样的道德观念：应首先尊重及考虑病人的意愿，以病人意愿为准，患者拒绝接受延长生命的治疗不等于自杀（自决原则）；如果延长生命的治疗弊大于利，就应停止这种治疗（比例原则）；当延长生命的技术性努力可能干预更高的个人价值（如影响患者的人格及尊严）时，这种努力应让位于其他护理形式（相对原则）；在姑息治疗中，停止使用延长生命的医疗措施与从未使用该医疗措施没有什么不同（对等原则）。总之，根据这些原则，我们就比较容易处理在临终关怀过程中所遇到的许多问题与尴尬。

近年来，在伦理道德中一个令人日益关注的问题就是安乐死（用药物积极地加速势必死亡病人的死亡），对此，姑息性治疗给予了一个有力的现代的回答：减轻病人躯体上、心理上、社会上的痛苦理应成为取代安乐死的一条切实可行的途径。因此，应该下大力气去实施国家的姑息治疗计划，而不是去寻求安乐死的合法化（UICC 观点）。WHO 专家委员会的立场是：随着现代姑息治疗的发展，安乐死不应成为合法的规定。

（三）实施姑息治疗的主要障碍

主要障碍表现在：①缺乏有关缓解癌痛及姑息性治疗方面的政策。②缺乏对卫生健康工作者、政策制定者、行政管理人员及公众的教育。③限制有关缓解疼痛及其他症状的药物（尤其吗啡等阿片类药物）的供应、贮存、销售、处方等。④缺乏资金。

由于肿瘤发病率上升且治愈率不高，大多数癌症患者最终会成为姑息治疗的对象；又由于抗癌治疗的进步、患者生存期（包括带瘤生存）延长、使得癌症患者症状的控制成为癌症控制规划中的重点之一。总之，姑息性治疗是一个全球性的，但又容易被忽视的公共卫生问题。在姑息治疗中，WHO 首先把控制癌症疼痛提到重要和优先解决的地位。

第七节 肿瘤的多学科综合治疗

肿瘤的多学科综合治疗是指根据患者的机体状况，肿瘤发生的部位、病理类型、侵犯范围（病期）、基因表达及受体情况和发展趋向，有计划、合理地应用现有的治疗手段，并考虑经济成本，最大可能地提高治愈率和患者的生活质量。这一概念强调了机体和疾病两个方面，强调采用的治疗手段要合理、有计划，要充分估计患者最大的危险和可能带来的获益，目的是最大可能提高综合疗效。

一、基本原则

一个好的综合治疗方案，一定能够延长患者的生存期，一定能够明显提高患者的生存质量，一定能够尽量减少毒副反应，也一定符合成本效益原则。由此确立如下基本原则。

（一）局部与全身并重原则

肿瘤对于机体而言是局部与整体的关系，其发展过程也是由局部发展至全身。一般而言，早期肿瘤多限于局部，中晚期肿瘤考虑为全身性疾病。这里的早期与中晚期是相对概念。局部与全身并重的原则就是强调在确定恶性肿瘤的治疗策略和方案时，兼顾到肿瘤局部和全身的治疗，兼顾到目前治疗与未来的康复和生存。比如，可见的肿瘤已经切除，但未见的、正在恶变的肿瘤很可能存在，由于常常不能完全切除肿瘤引起的加速肿瘤转移也成为重要问题，因此，加用局部放疗和（或）全身化疗、免疫治疗、中医药治疗非常重要。

（二）个体化治疗原则

肿瘤的个体化治疗常以肿瘤分期、肿瘤药物敏感性、患者身体综合状况为依据。

目前的肿瘤分期主要采用 UICC 的 TNM 分期标准，TNM 的不同组合形成了不同的临床分期，分期越晚的反映病情越严重。同一恶性肿瘤不同的 TNM 分期，其综合治疗方案是不用的。这种分期的多样性决定了综合治疗方案的多样化。临床上也存在同一分期、同一病理类型、采用同一治疗方案的肿瘤患者，远期疗效却大不相同。这可能与不同个体的异质性导致的敏感性不同有关，也与患者的体质状况、心理状况、社会影响因素有关。

相比于按临床分期确定治疗方案，根据肿瘤的敏感性决定不同治疗方案的模式成为近年的研究热点。随着对不同细胞生物学特点及其机制的深入，人们发现了许多针对特异性靶点的新药，如生物靶向治疗药物和内分泌治疗药物，这些高选择性药物使肿瘤的个体化治疗真正成为可能。

对肿瘤患者治疗前后的综合状况评价日益受到重视，个体化治疗主要考虑 3 个因素：患者的年龄、伴随疾病、活动能力。常用的评价体系如行为状态（PS）、日常生活能力（ADL）、生存质量和伴随疾病等级等。此外，对患者心理状况评价也是重要的考虑因素。

（三）生存期与生活质量并重原则

随着医学模式向生物－心理－社会医学模式的转变，肿瘤的多学科综合治疗强调在注重瘤体变化的同时，注重生存期与生活质量、躯体状况与心理状况的共同改善。固然，瘤体的改变与生存期、生活质量、心理状态密切相关，但追求完全治愈和显著延长患者的生存期仍然是主要的目标。与此同时，生活质量的改善已经成为临床疗效的重要指标。对于无法完全治愈的慢性过程的患者来说，生存质量的改善更有意义；对于预期生存不久的患者，生存质量的改善可能成为主要疗效指标。因此，在制定方案时需要考虑的是：患者的预期寿命是否因肿瘤的治疗而得到明显延长；患者的生活质量是否因肿瘤的治疗而得到明显改善；患者的心境状态是否因肿瘤的治疗而得到明显改善。

（四）成本与效果并重原则

合理有效的使用卫生资源对社会、对患者家庭都是十分重要的，而这又恰恰容易被临床医生所忽略。如何用最少的钱取得最好的临床疗效是个值得高度重视的问题。一般应遵循：成本最低原则；成本效果原则，及单位时间内付出的成本应获得一定的健康效果；成本效用原则，即同时考虑生存时间和生存质量；成本效益原则，合理的成本支出获取最大的效益。

二、综合治疗模式

根据不同的治疗方法的不同组合，综合治疗的模式可有多种。对于某些局限性肿瘤，单纯外科手术切除可以达到治愈，但临床上大多数肿瘤手术切除是不能防止复发和转移的。单纯的放射治疗也能根治部分肿瘤，但也有一定的局限性。化疗对于很多肿瘤仍然是姑息治疗，且有明显的毒副反应，但对于某些肿瘤已经取得相当高的治愈率。祖国医学在辨证论治、减轻其他治疗的不良反应方面有独特的之处，但对肿瘤的局部控制相对较差。因此，取长补短，优势互补成为必然选择。需要说明的是，综合治疗不是几种治疗方法的简单组合，而是强调有计划、合理地安排不同治疗方法的顺序、范围以及剂量，最大限度地给患者带来益处。常用综合治疗模式有以下几种。

1. 术后辅助化疗、放疗　对于比较局限的肿瘤先手术切除，术后根据手术病理分期加用放疗和（或）化疗。例如乳腺癌淋巴结转移的患者，应进行预防性照射（如锁骨上和内乳区，同时也需要辅助化疗）。就是没有淋巴结转移的 T1、T2 患者，如果有播散趋向（如年轻、发展快，病理检查低分化，淋巴管或血管有瘤栓、癌周细胞反应不佳等），也都应给予术后化疗，以提高治愈率。辅助治疗已经成为很多常见肿瘤手术后的必要选择，包括大肠癌、胃癌、卵巢癌、肺癌、软组织肉瘤和脑胶质瘤等。

2. 术前化疗、放疗 又称为新辅助治疗，它的优点在于：①局部肿块较大或已有局部转移的患者通过术前化疗或（和）放疗，使肿瘤缩小、降低分期，然后再行肿物切除，使不能切除的得以手术切除、需要扩大切除的得以保留器官的功能；②可以明确肿瘤对所使用的化疗药物的敏感性，使术后化疗的药物选择更有针对性；③术前化疗可以清除体内远处存在的微量转移的肿瘤细胞，可以提高某些肿瘤治愈率；④化疗后再手术，切除了耐药的肿瘤细胞，减少复发的机会。

3. 通过化疗及（或）放疗使不能手术的患者变为可以手术 成功的例子已有很多，例如睾丸肿瘤、卵巢肿瘤、小细胞肺癌，国内外众多经验都说明在化疗后手术能够提高治愈率。这可能是由于：①切除那些耐药的肿瘤细胞，减少复发；②在混合癌切除可能存在的其他成分，降低复发机会；③降低放射治疗后放射性肺纤维变。随着其他治疗手段疗效的提高，肿瘤外科的基本原则（即对于能彻底切除的患者尽量作根治性切除，其他患者不要贸然手术）将会不断被打破，但会使手术的适应证扩大，手术范围缩小，治愈率提高。

有时，为了解除患者放疗后引起的并发症，如放疗后的肠狭窄梗阻，瘢痕挛缩导致的肢体运动障碍，化疗引起的肠麻痹等在必要时亦可施行手术。

4. 放疗和化疗联合 不能手术切除的肿瘤患者最好先做化疗，使肿瘤局部和全身同时得到控制，然后再行肿瘤局部的放疗。某些肿瘤的同步化放疗是近年来研究的方向，非小细胞肺癌的初步治疗结果显示，可以提高生存率。在某些特殊情况下，如上腔静脉压迫综合征，颅内或骨转移，为迅速缓解病情，也可先行放疗。

内分泌治疗对于乳腺癌的综合治疗中占有一定地位，特别是绝经后 ER/PR 阳性的患者目前已有作为术前治疗的研究。在局部晚期或已有转移的患者在综合治疗中可取得较好疗效。

5. 联合生物治疗 目前多作为辅助应用。这方面近年来已经有了一定成果。美国应用干扰素配合化疗治疗淋巴瘤。

6. 靶向治疗与放化疗的结合 靶向治疗是目前一个受到广泛重视的课题，1998 年美国发表了针对乳腺癌细胞核内 HER-2 基因过度表达而研制的单克隆抗体曲妥珠单抗与紫杉醇合用，可使晚期乳腺癌治疗有效率和生存时间提高一倍，同年 FDA 批准此药上市。2005 年多中心临床研究显示，对于 HER-2 过度表达的高危早期患者应用曲妥珠单抗加紫杉醇，能较大幅度降低复发率。

近年来靶向治疗在常见肿瘤综合治疗中已经占有越来越重要的地位，包括非小细胞肺癌、大肠癌、胰腺癌、肾癌和头颈部癌都有令人瞩目的结果。

7. 中西医结合治疗 中西医结合治疗可以提高疗效，改善患者的生活质量，延长生存期。在某些情况下，中医药成为肿瘤治疗的主体方法。中医药能促进肿瘤术后患者的康复和减少并发症，应用扶正中药辅助放疗、化疗，减少不良反应方面，有提高远期效果的作用。

8. 联合其他治疗技术 常用的如介入治疗、基因治疗技术。恶性肿瘤多学科综合治疗研究采用循证医学的基本原则，随着分子生物学对肿瘤本质的认识，临床新技术新方法的应用，多学科综合治疗也必将更加成熟。

第八节　肿瘤的疗效评价

一、疗效评价标准

判断实体肿瘤药物治疗后的疗效，国际上采用通用的疗效评价标准。

（一）WHO 标准

1979 年 WHO 确定了实体瘤疗效评价标准，并作为通用标准在全世界范围内沿用多年。内容如下：

1. 肿瘤病灶的分类

（1）可测量病灶　临床或影像学可测量双径的病灶，包括皮肤结节、浅表淋巴结、肺内病灶（X 线胸片 ≥ 10mm×10mm 或 CT ≥ 20mm×10mm）、肝内病灶（CT 或 B 超测量 ≥ 20mm×10mm）。

（2）单径可测量病灶　仅可测一个径者。

（3）可评价，不可测量的病灶　微小病灶无法测径者，如肺内粟粒状或点片状病灶、溶骨性病灶。

（4）不可评价病灶　腔隙积液、放射治疗后无进展的病灶、皮肤或肺内的癌性淋巴管炎等。

2. 疗效评价方法

（1）可测量病灶

完全缓解（complete remission，CR）：所有病灶完全消失，至少维持 4 周。

部分缓解（partial remission，PR）：双径可测病灶，各病灶最大垂径乘积之和（取病灶最大径，及与其相垂直的径线，二者长度相乘，得到最大垂径乘积，再将各病灶最大垂径乘积相加）缩小 50% 以上，至少维持 4 周；单径可测病灶，各病灶最大径之和减少 50% 以上，至少维持 4 周。

无变化（no change，NC）：双径可测病灶，各病灶最大垂径乘积之和缩小不足 50%，或增大未超过 25%，至少维持 4 周；单径可测病灶，各病灶最大径之和缩小不足 50%，或增大不超过 25%，至少维持 4 周。至少经两周期治疗（6 周）才能评价为 NC。

进展（progressive disease，PD）：一个或多个病灶增大超过 25%，或出现新病灶。新出现胸、腹水，若细胞学找到癌细胞，应判定为 PD。

（2）可评价，不可测量病灶

CR：所有病灶完全消失，至少维持 4 周。

PR：肿瘤大小估计缩小 50% 以上，至少维持 4 周。

NC：至少经 2 周期（6 周）治疗后，病灶无明显变化，估计肿瘤缩小不足 50%，或增大未超过 25%。

PD：出现新病灶，或估计肿瘤增加超过 25%。

（3）骨转移病灶

CR：溶骨性病灶消失，骨扫描恢复正常，至少维持 4 周。

PR：溶骨性病灶部分缩小、钙化或成骨性病灶密度减低，至少维持 4 周。

NC：病灶无明显变化，至少在治疗开始后 8 周以上方可评价为 NC。

PD：出现新病灶，或原有骨病灶明显增大，但出现骨压缩、病理性骨折或骨质愈合不作为疗效评定的唯一依据。

（4）不可评价病灶

CR：所有病灶完全消失，至少维持 4 周。

NC：病灶无明显变化，估计肿瘤减少不及 50%，或增大未超过 25%，至少维持 4 周。

PD：出现新病灶，或估计肿瘤增加超过 25%。而腔隙积液时，如不伴其他病灶进展，只是单纯积液增多，则不能评价为 PD。

（二）RECIST 评价方法

随着 WHO 标准被广泛采用，人们发现这一评价疗效的方法存在如下问题：① WHO 标准中将"可评价"和"可测量"的概念混为一谈，使得疗效评价出现差异。②缺乏对最小病灶的大小及最少病灶数量的明确规定。③单个病灶进展和肿瘤整体（所有病灶测量的总和）进展的概念界定不清。④目前，高质量 CT 和 MRI 及重建技术可以测量病灶的三维直径，使双径测量不再准确。因此，该标准越来越多地影响了不同医疗机构特别是国际性研究组之间对实体瘤疗效评价的统一性。针对以上问题，1994 年欧洲癌症研究与治疗组织（European Organization for Research and Treatment of Cancer，EORTC）、美国国立癌症研究所（National Cancer Institute，NCI）和加拿大 NCI 在回顾 WHO 疗效评价标准的基础上，进行了充分的交流和讨论，直至 1998 年 10 月取得了一致的意见，在 WHO 疗效评价标准的基础上进行了必要的修改和补充，采用简易精确的单径测量代替传统的双径测量方法，新的实体瘤疗效评价标准（Response Evaluation Criteria in Solid Tumors，RECIST）首次在 1999 年美国的 ASCO 会议上报告，并于次年在 *JNCI* 杂志上正式发表。针对靶病灶的数目、疗效确认的必要性及淋巴结的测量等方面做了更新，出现了 RECIST1.1 版。

1. 肿瘤病灶的测量

（1）肿瘤病灶的定义

可测量病灶：至少有一条可以精确测量的径线（记录为最大径），常规检测条件下病灶最大径≥ 20mm 或螺旋 CT 检测最大径 ≥ 10mm。

淋巴结的测量：淋巴结短径≥ 15mm 为靶病灶，淋巴结≥ 10mm 和＜ 15mm 为有病理意义的非靶病灶，淋巴结＜ 10mm 为非病理性正常淋巴结。

不可测量病灶：小病灶（常规检测条件下直径＜ 20mm 或螺旋 CT 检测最大径＜ 10mm）和其他真正不可测量的病灶，包括骨病变、脑膜病变、腹水、胸水、心包积液、炎性乳癌、皮肤/肺的癌性淋巴管炎、影像学不能确诊和随诊的腹部肿块、囊性病变等。

注：不再沿用"可评价病灶"概念。所有数据使用标尺或卡尺测量并记录，并以公制米制表示。所有基线测量应该尽可能在接近治疗开始前完成，至少要在治疗开始前4周内。

（2）测量方法　基线状态和随诊应用同样的技术和方法进行病灶评估。如果影像学方法和临床查体检查同时用来评价疗效时，应以前者为主。

临床查体：可触及的表浅病灶如浅表淋巴结或皮肤结节，皮肤病灶应用标尺标记大小，制成彩色照片存档。

X片胸片：肺实质内清晰明确的病灶可作为可测量病灶，但仍推荐CT扫描的方法。

CT和MRI：是目前最可靠、重复性最好的疗效评价方法。对于胸、腹和盆腔，常规CT和MRI用10mm或更薄的层厚连续扫描，螺旋CT用5mm层厚连续重建模式完成，而头颈部及特殊部位的扫描方案应个体化制定。

注：CT扫描原则上要求最小的病灶不应该小于2倍的扫描层厚。没有禁忌证的一般应给予静脉对比增强，以区别血管和软组织与邻近肿瘤组织。每次必须在相同的窗位进行病灶测量。建议使用螺旋CT扫描。

超声检查：当试验研究的终点目标为客观肿瘤疗效时，超声波不能用来作为评价手段。仅可用于测量表浅可扪及的淋巴结、皮下结节和甲状腺结节，亦可用于确认临床查体后浅表病灶的完全消失。

内窥镜和腹腔镜：作为客观肿瘤疗效评价至今尚未广泛应用。但这种方法取得的活检标本可证实病理组织上的CR。

肿瘤标志物：不能单独用来评价疗效。但治疗前肿瘤标志物高于正常水平时，治疗后评价CR时，所有的标志物需恢复正常。

细胞学和病理组织学：在少数病例，细胞学和病理组织学可用于鉴别CR和PR，区分治疗后的良性病变还是残存的恶性病变。若可测量病灶为缓解、稳定但伴有治疗中出现的任何渗出性液体，需细胞学证实有无肿瘤细胞，若找到肿瘤细胞，则应评价为进展。

2. 肿瘤疗效评价

（1）基线状态评价　为了评价客观疗效，对基线状态的肿瘤总负荷进行评估，以便与治疗后的结果进行比较。对于临床药物研究来说，只有在基线状态有可测量病灶的患者才能进入研究。如果可测量病灶为孤立性病灶需要组织或细胞病理学证实。

目标病灶：应代表所有累及的器官，每个脏器最多选择2个可测量的病灶，全身病灶数最多5个，作为目标病灶在基线状态评价时测量并记录。目标病灶应根据可测量病灶最大径和可准确重复测量性来选择。所有目标病灶的长度总和称为基线状态的最大径之和。

非目标病灶：所有其他病灶（或病变部位）作为非目标病灶并在基线状态时记录，不需测量的病灶在随诊期间要注意其存在或消失。

（2）疗效评价标准

①目标病灶的评价：

CR：所有目标病灶消失。

PR：基线病灶最大径之和至少减少 30%。

PD：基线病灶最大径之和至少增加 20%，或者绝对值增加 5mm，或者出现新病灶。

SD（stable disease，病变稳定）：基线病灶最大径之和有减少但未达 PR 或有增加但未达 PD。

②非目标病灶的评价

CR：所有非目标病灶消失和肿瘤标志物恢复正常。

IR（incomplete response，未完全缓解）/SD：一个或多个非目标病灶持续存在和（或）肿瘤标志物高于正常。

PD：出现新病灶和（或）非目标病灶明确进展。

③ WHO 与 RECIST 方法对于可测量病灶疗效评价标准的异同通过表 5-1 简示。

表 5-1 WHO 与 RECIST 方法对于可测量病灶疗效评价标准的比较

疗效	WHO（两个最大垂径乘积变化）	RECIST（最大径总和变化）
CR	全部病灶消失，至少维持 4 周	全部病灶消失，至少维持 4 周
PR	缩小至少 50%，至少维持 4 周	缩小至少 30%，至少维持 4 周
NC/SD	介于 PR 和 PD 之间	介于 PR 和 PD 之间
PD	增加超过 25%，或出现新病灶	增加超过 20%，或出现新病灶

3. 总疗效评价 见表 5-2。

表 5-2 总疗效评价

目标病灶	非目标病灶	新病灶	总疗效
CR	CR	No	CR
CR	IR/SD	No	PR
PR	Non-PD	No	PR
SD	Non-PD	No	SD
PD	Any	Yes/No	PD
Any	PD	Yes/No	PD
Any	Any	Yes	PD

（1）最佳疗效评价 最佳疗效评价是指治疗开始后到疾病进展/复发之间记录到的最小测量记录值（进展的确定是以研究中的最小值，可能是基线值，也可能是有效病例治疗后的最小值为基准）。通常，最佳疗效评价包括病灶测量和疗效确认。因全身情况恶化而停止治疗者，虽然没有 PD 证据，应归类为"症状性恶化"，即使在中断治疗后，也应该尽量记录客观的疾病进展情况。早期进展、早期死亡和不可避免事件的发生因各

研究而异，但应该在方案中有明确规定。在难以区分残存肿瘤或正常组织的情况下，评价为完全缓解时，应在确认疗效前进行组织或细胞学活检证实。

（2）肿瘤再评价的频率　肿瘤再评价的频率在治疗中因方案而定，应该采取与治疗时间相匹配的模式，但是在前后连贯的Ⅱ期临床试验中，当治疗带来的好处不明了时，每隔6~8周随访一次比较合适，或者通常为治疗时间的2倍，但没有严格规定。

（3）疗效评价的确认　对客观疗效进行确认的主要目的是避免高估有效率。这在以客观疗效为主要研究终点的试验研究中尤为重要。对于疗效评价为完全缓解或部分缓解的患者，必须在肿瘤首次达到标准后不少于4周后重新测量并得到证实。对于以治疗后生存时间为研究终点的研究并不需要反复的确认肿瘤大小的变化。

（4）总疗效持续时间　是指从评价为CR或PR之时到第一次明确记录疾病进展或复发的时间。完全缓解时间指从评价为CR之时到第一次明确记录疾病进展或复发的时间。

（5）疾病稳定时间　是从治疗开始到疾病进展的时间。临床相关疾病稳定时间因不同肿瘤的类型和分级而不同，因此推荐在研究方案中规定评价疾病稳定时间的最小时间间隔。这个时间间隔应该考虑疾病稳定状态给治疗人群带来的预期临床好处。

（6）疗效复阅　对于以有效率为主要研究终点的临床试验，强调应有本研究组以外的专家或专家组进行疗效复阅。最好同时复阅患者档案和影像学资料。

4. 结果报告　所有进入研究的患者，即使是违背主要治疗方案和不合条件而出组的，都应进行疗效评价。每一个患者均可归入以下一类：

- ·完全缓解 CR
- ·部分缓解 PR
- ·疾病进展 PD
- ·疾病稳定 SD
- ·因肿瘤致早期死亡
- ·因治疗毒性致早期死亡
- ·其他原因致早期死亡
- ·无法分类（不能评价或资料不完整）

所有符合入组标准的患者都应包括在有效率的主要分析中。疾病进展和各种原因致早期死亡及无法分类的患者视为治疗无效。无法分类的精确定义因方案不同而异。除外那些违背主要治疗方案的患者（如其他原因致早期死亡、早期中断治疗、未完成主要治疗等），可以对亚组患者进行分析。但是不能从亚组分析中得出治疗效果的结论，而且必须明确报告把患者排除在外的原因。要求提供95%的可信区间范围。

二、疗效评价指标

目前常用的抗肿瘤疗效观察和评价指标包括总生存期、无病生存期、无进展生存期、疾病进展时间、治疗失败时间、客观缓解率、生存质量、生物标志物等。

总生存期（overall survival，OS）　是指从随机化开始至因任何原因引起死亡的时间

（对于死亡之前就已经失访的受试者，通常将最后一次随访时间计算为死亡时间），是抗肿瘤药物最可靠的疗效评价指标。

无病生存期（disease free survival，DFS） 是指从随机化开始至肿瘤复发或由于任何原因导致受试者死亡的时间，常用于做根治性手术或放疗后的辅助治疗的主要疗效指标。

无进展生存期（progress free survival，PFS） 是指从随机化开始至肿瘤进展或死亡时间，该指标的优点是比 OS 观察所需时间短且样本量少，既反映肿瘤的生长，又可以在证实生存获益以前进行评价。

疾病进展时间（time to progress，TTP）是指从随机分组开始到肿瘤客观进展的时间。

客观缓解率（objective response rate，ORR） 是指肿瘤缩小达到一定量并保持一定时间的患者的比例，包含 CR 和 PR 的病例。

疾病控制率（disease control rate，DCR）是指对治疗有反应个体的比例，包含 CR、PR 和 SD 的病例。

治疗失败时间（time to failure，TTF） 是指从随机化开始至治疗中止 / 终止的时间，包括任何中止 / 终止原因，如疾病进展、死亡、由于不良事件退出、受试者拒绝继续进行研究或者使用了新治疗的时间。

肿瘤病人生存质量评估常采用 KPS 和 ZPS 评分标准。

第六章　肿瘤的预防与康复 ▷▷▷▷

PPT

第一节　肿瘤的三级预防

肿瘤的预防是以人群为对象、以降低肿瘤发生率和死亡率为目的的抗癌活动的组成部分。广义的预防包括有针对性的人群预防、肿瘤病人的筛查、全民范围的健康教育、肿瘤患者的康复治疗和姑息治疗等。我国肿瘤患者五年总生存期在30%左右，与欧美发达国家60%～80%有很大差距，这其中除了发病谱差异外，早期发现、早期诊断、早期治疗是重要的因素。因此在深入研究和应用新的诊断技术的同时，大力开展防癌宣传，进行防癌普查和咨询，尤其是高危人群的普查，开展肿瘤的三级防控体系，才能不断提高恶性肿瘤诊疗水平。WHO 在 1981 年提出的三级预防策略是指：一级预防是针对肿瘤的病因学预防；二级预防是通过对人群筛查和常规健康体检发现早期肿瘤，早期诊断、早期治疗以降低患者的病死率；三级预防是包括提高患者生存率、生活质量和促进患者康复的临床措施。

一、肿瘤的一级预防

肿瘤的发生是环境致癌因素与机体长期作用的结果，针对消除这些致癌因素所采取的措施均属于一级预防。WHO 癌症专业委员会认为："通过卫生教育计划，预防已知的致癌因素，1/3 的癌症是可以预防的。"

（一）加强环境保护，控制或消除致癌因素

肿瘤的发生是一个多因素长期作用、多基因损伤和多阶段的病理过程。环境中的化学致癌物进入机体后，除少数化合物直接损伤生物体内的 DNA，引起基因突变外，大部分化合物需要经过人体内的代谢活化，成为亲电子化合物，攻击人体靶细胞中的 DNA，导致基因突变，进而发生肿瘤。活化前的化合物称前致癌物，活化后的化合物称终致癌物。

世界上公认 80%～90% 的人类肿瘤是由化学、物理等环境因素所致。环境致癌物中约 90% 是化学物质，这些物质遍布于人们的日常生活中。对一些已知的职业致癌因素如石棉、橡胶、氯气、制革等和环境污染如粉尘、灰尘、重金属污染等，政府和主管部门要严格管理和限制，用立法手段进行严格管控，消除这些已知的致癌因素。

（二）改变不良生活方式和情绪

研究表明，在机体防御功能缺陷，如神经、精神、内分泌紊乱，代谢障碍，营养状况低下及不良生活习惯时易患肿瘤。

1. 合理的膳食结构　营养摄入过量、不足及比例失调均有增加罹患肿瘤的可能。过多摄入蛋白质、脂肪，甚至糖和盐均能增加癌症的发生；然而，营养不良及失调亦能促使癌症发生，尤其在长期缺乏维生素 A、维生素 C 及维生素 E 等时。动物实验亦证明，缺乏维生素能增加对化学致癌物的敏感性，其他如硒、镁、铝等也与癌症的发生有关。

膳食纤维在体内有吸水和膨胀作用、吸附和刺激肠蠕动的作用。肠道中的食物纤维可直接影响粪便量、粪便含水量及粪便在肠道内的存留时间，摄入适量的膳食纤维，可减少致癌物质在肠道内的存留及吸收，预防大肠癌等的发生。

增加每天的蔬菜和水果摄入量可降低人类肿瘤发生的危险。普通的水果和蔬菜含大量胡萝卜素、次胡萝卜素、叶酸、叶黄素和膳食纤维等，可以有效阻止潜在的致癌物对人体的影响，降低肺癌、胃癌等危险性。大葱、韭菜、卷心菜、甘蓝、西蓝花、菜花和大蒜等含有二硫化烯丙基和三硫化烯丙基化合物等活性物质，是有效的抗癌食物，有预防胃癌的作用。大豆类食品含大豆异黄酮，具有预防乳腺癌的作用。

2. 改变不良饮食习惯　注意以下几个方面：①避免进食过快、过烫；②避免食物过硬、过于刺激性；③避免真菌污染食物；④避免食物的反复煎炸及熏制。

3. 控烟酒　研究证明，吸烟是引起肺癌最重要的危险因素。肺癌病例中有 80%～90% 患者有吸烟史，烟草和纸烟的燃烧过程中可产生多种致癌物质，其中包括多环芳烃类化合物、一氧化碳、烟焦油、亚硝基化合物、砷、丙烯和尼古丁等，这些致癌物可通过不同机制导致肺癌发生。吸烟引起的肺癌与吸烟量、吸烟年限、初始吸烟年龄以及烟草的种类有关，一般而言吸烟量越大、吸烟时间越长，患肺癌的风险越高。吸烟还与喉癌、口腔癌、食道癌、膀胱癌、肾癌、胰腺癌等密切相关。研究表明，吸烟者戒烟时间越久获益越高。戒烟 10 年，肺癌的发生率可下降到和不吸烟者完全相同的水平。因此，控烟是降低肺癌发病率的重要途径。

吸烟不仅危害自身的健康，还对周围非吸烟者产生严重的危害。烟草或香烟在燃烧时产生大量烟草烟雾，侧流烟雾含致癌物水平比主流烟雾更高，危害更大，而侧流烟雾主要为周围人群被动吸入。

长期饮用烈性酒与口腔、咽喉、食管、胃等部位癌症有关，特别是饮酒同时吸烟者患癌风险明显增加。

4. 增强身体素质　体育锻炼是增强身体素质、预防肿瘤最简单有效的方法。运动有助于体内激素水平的维持，运动可强化机体的免疫系统，提高自身抗癌能力，运动能保持胃肠道功能的健康。世界癌症基金会提出建议，每天至少要有 30 分钟中等强度的运动，每周要有 2 次以上大于 1 小时的有氧锻炼，尽量避免久坐不动。

5. 注意个人卫生　一些癌症的发生与个人卫生有密切关系，如保持口腔卫生，戒除槟榔嗜好，及时治疗各种口腔疾病，对预防该部位癌症的发生有一定作用；早婚、早育、多产和不洁性生活与宫颈癌发生有关，提倡晚婚优生、性生活卫生，积极治疗宫颈糜烂对预防宫颈癌有积极意义。

6. 消除不良情绪，保持积极心境　心理因素在肿瘤的发生发展过程中具有很重要的作用。据统计，约近 70% 的癌症患者发病与不良心理情绪有关。常常压抑自己情绪的人更易罹患癌症。及时释放不良情绪，可减少心身损害和肿瘤的发生。

（三）针对生物学因素的预防措施

感染被认为是一类重要的肿瘤致病因素，预防感染是肿瘤一级预防的重要措施。感染因素对不同器官肿瘤的归因危险度差别较大。目前，人乳头瘤病毒（HPV）、乙型和丙型肝炎病毒（HBV/HCV）、幽门螺杆菌（HP）被确认分别与宫颈癌、肝细胞癌、胃癌密切相关，阻断这些感染可有效降低这三种癌症的发生率。

HPV 感染与宫颈癌是人类肿瘤致病因素中归因分数最高的一类，这一病因学的确定促进了 HPV 和宫颈癌的相关研究，特别是 HPV 疫苗的研制成功揭开了人类全面防治宫颈癌的新篇章。

肝癌是世界上常见肿瘤，我国肝癌死亡病例占世界肝癌死亡病例的一半以上。在亚洲多数国家和非洲，多数肝癌主要归因于 HBV，而在西欧、北美、日本、蒙古，大多数肝癌病例与 HCV 相关。HBV 是肝脱氧核糖核酸病毒属中的一类小型 DNA 病毒，人类是其唯一宿主，可通过污染的血液和血制品、性行为、亲密接触和母婴垂直传播而感染。HCV 是黄病毒属家族中的单链 RNA 病毒，传播通常发生在未经检查的输血或污染器械的侵入性医疗过程。目前，应用 DNA 重组技术研发的 HBV 疫苗已广泛用于临床，对于预防 HBV 病毒的传播及 HBV 相关的肝癌有很高的免疫原性和有效性。目前尚未有能使用的 HCV 疫苗。

相对于前两者，人类认识 HP 较晚，到目前为止，科学家一致认为 HP 感染能引起胃和十二指肠溃疡、功能性消化不良和 MALT 淋巴瘤，大多数科学家认同 HP 感染能引起胃癌和癌前病变，HP 是胃癌发生的启动因子。

（四）化学干预

化学干预是癌症预防的一个重要组成部分。1985 年美国学者首先提出癌症化学干预的概念，即在人类或动物的食物中加入微量化合物可以抑制某些癌症的发生。化学干预可以阻止癌变过程中的一个或多个阶段，目前研究较多的是从食物、蔬菜中筛选出较为有效的化学预防剂。

1. 维生素 A 和 β - 胡萝卜素　视黄醇类化合物是预防人类癌症的重要营养素。具有维护上皮组织完整和保持上皮组织正常生长和分化的作用。流行病学研究表明：癌症患者血清中的视黄醇含量比正常对照组为低；吸烟者中维生素 A 摄入量越少，肺癌发生率越高。有色蔬菜、水果中常含有的 β - 胡萝卜素除了可以在人体内转变为维生素 A 外，本身也是一种抗氧化剂，能够保护细胞避免受过氧化物的损害。β - 胡萝卜素对肺癌、宫颈癌、卵巢癌、食管癌、口腔癌等的发生有保护作用。

2. 维生素 C　是人体内最活跃的抗氧化物质，可捕获体内自由基和活性氧分子，阻止细胞脂质过氧化，并能在胃内分解亚硝酸盐，阻止致癌性 N- 亚硝胺的合成，防止致癌物攻击 DNA 等大分子，而亚硝胺是食管癌、胃癌的重要致癌因素。维生素 C 对肿瘤抑制作用的机制有：促进机体胶原蛋白合成，维持细胞间质的正常结构，增强正常组织对癌细胞侵袭的防御能力；增强细胞免疫和体液免疫；激活腺苷酸环化酶活性，增加细胞内 cAMP 浓度，抑制癌细胞增殖。

3. 维生素 E 与硒　维生素 E 和微量元素硒是细胞内抗氧化剂。维生素 E 能对抗氧自由基，保护 DNA 等大分子物质免受致突变物的攻击，抑制致癌性 N- 亚硝基化合物的体内合成；促进微粒体酶蛋白合成，加强混合功能氧化酶的活性，改变致癌物的代谢途径，维生素 E 与硒有协同作用，共同捕捉自由基，保护细胞膜免受损伤，维持细胞膜的正常结构。此外，维生素 E 还能提高机体的免疫功能。

二、肿瘤的二级预防

肿瘤的二级预防是指在特定的高风险人群筛查癌前病变或早期肿瘤患者，从而进行早期发现、早期诊断和早期治疗。主要措施包括筛查和干预。

人体大多数部位都可以发生癌症，但是有 75% 的癌症发生在身体的表浅部位或容易检查的部位，患者和医护人员只要掌握预防癌症的基本知识，增强防癌观念，发现异常情况及时检查，绝大多数癌症是可以早期发现的。

（一）及时治疗癌前病变

癌前病变就是指有些病变的本身不是癌，但在致癌因素的长期作用下，一部分可能发展为癌。及时、合理的治疗癌前病变可降低癌的发生。常见的癌前期病变如下：

1. 白斑　可发生于口腔（如唇、舌、颊、硬腭）、声带、宫颈、外阴等，恶变率可达 4% ~ 6%。

2. 皮肤角化症　多见于老年人的面部、手部，与日光长年照射有关，癌变率约为 25%。

3. 黑痣　对于生长在脚底、手掌、眼睑、颈部、腰部以及会阴部位的棕黑色略高于皮肤的黑痣，更应注意并及早手术切除。

4. 息肉　多发生于食管、胃、肠及子宫颈等部位，大肠腺瘤样息肉癌变率达 5% ~ 40%。

5. 上皮异型增生　以胃、食管、宫颈多见，异型增生的食管和宫颈的癌变率分别为 25.6% 和 10% ~ 40%。

6. 异常妊娠　与绒毛膜癌的关系密切，50% 绒毛膜上皮细胞癌来自葡萄胎，25% 来自流产。

7. 隐睾　癌变率为 2%。

（二）警惕癌症的早期信号

我国肿瘤防治办公室曾提出肿瘤"十大警告信号"，近年有学者根据长期的实践经验和资料积累，总结出 12 种癌症早期信号。虽然最终检查结果不一定是癌症的早期，但对于临床早期发现、早期诊断仍有一定的意义。

1. 肿块增大，不痛不痒　身体任何部位最近出现肿块，不痛不痒，增大较快时需引起警惕。常见慢性疾病有慢性淋巴结炎、淋巴结结核、乳头状瘤、脂肪瘤、甲状腺瘤等，但也要小心脂肪肉瘤、甲状腺癌、转移性肿瘤的可能。一般情况下，进行手术切除后要做病理组织学检查，明确或排除恶性肿瘤。

2. 慢性溃疡，久治不愈　身体任何部位，尤其是口腔和四肢，无外伤史而发生久治不愈的溃疡要特别注意，排除皮肤癌、颊黏膜癌。

3. 吞咽不畅，胸内胀痛　进食梗噎不畅或时有胸骨后闷胀、隐痛或有异物感时，应及时做食管脱落细胞检查、食管钡餐及纤维内镜检查。

4. 胃病频发，饱胀嘈杂　中上腹部嘈杂或饱胀不适，或多年胃病近来发作频繁，服药无效，要做 X 线钡餐或胃镜检查，以排除胃癌可能。

5. 肝区疼痛，反复发作　经常有右上腹疼痛或原有肝炎反复发作，疼痛加剧，要做甲胎蛋白（AFP）、B 超、CT 等检查，以排除肝癌。

6. 咳嗽伴有痰血，胸痛发热　尤其干咳，经久不愈，或伴有痰中带血、发热、胸痛，特别是年龄 40 岁以上男性吸烟者，应警惕肺癌的可能。

7. 鼻涕带血，鼻塞耳鸣　清晨经常有擤出血性鼻涕或伴有单侧鼻塞、耳鸣、头痛，或伴耳下淋巴结肿大，应排除鼻咽部肿瘤。

8. 大便带血，变细变形　大便变形、变细，伴有黏液、脓血，而又久治不愈，要特别警惕大肠癌的可能，应行肠镜、钡剂灌肠和纤维结肠镜检查。

9. 乳房肿块，乳头溢液　乳房肿块或乳头溢液，一般以纤维腺瘤、导管内乳头状瘤、小叶增生多见，但应排除乳腺癌。

10. 白带增多，阴道流血　应及早做阴道涂片检查，必要时做子宫颈活检或者诊断性刮宫检查。

11. 无痛血尿，间歇出现　排尿时发现有血性小便，特别是不感觉到疼痛，应及时做膀胱镜或肾盂造影等检查。

12. 贫血发热，淋巴结大　对不明原因的贫血、发热或伴有淋巴结大，应及时做血象、胸透及淋巴结穿刺检查，排除白血病、恶性淋巴瘤。

（三）高危人群筛查

肿瘤的发病原因尚不十分清楚，现代流行病学与病因学的研究结果表明，肿瘤的发生发展有可能是多种致癌因素协同作用的结果。随着肿瘤基础医学与临床流行病学研究的不断深入，人们逐渐明确认识到引起肿瘤发生发展的诸多有关因素，这些可能导致肿瘤发生发展的重要因素常被称之为高危因素（high risk factor），存在某一肿瘤危险因素的人群就称为这一肿瘤的高危人群。

肿瘤危险因素包括年龄、性别、种族、工作类型、生活习惯、特殊疾病史及家族史等。癌症患者年龄多在 40 岁以上；男性多于女性；白种人及有色人种各自有不同的好发癌症；工作类型为职业疾病史；不良嗜好及饮食习惯；特殊疾病史，如慢性肝炎史、血吸虫病感染史；家族史为家族中患某种恶性肿瘤，如乳腺癌、结肠癌等。根据以上诸因素确定高危险人群，并在这些人群中开展筛查称为高危险人群筛查。

1. 肿瘤常见高危人群

（1）家族有癌患者人群 研究发现，癌症是个体遗传基因变异和致癌物质相互作用导致的。其中有些肿瘤有家族聚集性和遗传易感性，家族中有一人患肿瘤的人群比一般人群患肿瘤的可能性要高。

（2）中老年人群 虽然癌症在各个年龄段都有发生，不过肿瘤发病高峰还是在 50 岁以上中老年人群中，也就是说肿瘤发病风险会随年龄增加而增大。据调查显示，60 岁的老年人患癌症的可能性是 25 岁左右的 50 多倍，要定期体检来早期发现肿瘤。

（3）常接触致癌物质人群 放射线工作者、铀矿及反应堆工作人员、化工厂职工、石棉工人等常接触致癌物质，如果这些人还有吸烟喝酒的习惯，就是肿瘤的高发人群。

（4）有癌前病变的患者 肿瘤发病之前，可能发生某种良性疾病，最终在致癌因素作用下变为恶性肿瘤。预防肿瘤在临床上应当重视这一组人群，因为这类患者有一部分可能会成为肿瘤患者。

（5）不良生活习惯人群 包括饮食（喜食油炸、烧烤食品等）、作息（熬夜、不规律睡眠）、运动（缺乏适当运动）、吸烟、工作压力大等都可能是致癌因素。

（6）治疗后的肿瘤患者 如果没有得到根治，肿瘤还会复发或转移，而且肿瘤患者身上还可能存在许多癌前病变，不断恶变出现新的病灶，所以肿瘤患者中还有部分人群患双重癌或多重癌。因此治疗后要定期复查随诊，以便早期发现新的病灶或另一种肿瘤。

2. 常见肿瘤的筛查对象与方法

（1）肺癌的高危人群筛查 筛查对象：①男性年龄 45 岁以上，女性年龄 40 岁以上；②吸烟大于 400 支/年；③长期接触有害、有毒物质（如砷、石棉、粉尘等）；④肺部在原部位有反复发作的病灶（如炎症、结核）；⑤痰血、持续呛咳、胸痛、发热者经 2～3 周抗感染治疗未能控制者。

目前肺癌的标记物检测较多，但缺乏特异性，难以依靠一种实验方法，需凭借综合手段。痰脱落细胞学检查是筛查肺癌最常用的方法，包括痰液、纤维支气管镜刷检物、支气管吸出液及灌洗液、各种穿刺物的细胞学检查。

（2）宫颈癌的高危人群筛查 筛查对象：① 21 岁以上有性生活史或性生活 3 年以上者；②年龄大于 30 岁，3 次筛查结果正常，可 2～3 年单独采用细胞学方法筛查一次，或每 3 年采用 HPV-DNA 检测联合细胞学方法筛查一次。

宫颈癌的筛查方法包括阴道及宫颈脱落细胞涂片（PAP）、薄层液基细胞学技术、醋酸染色后肉眼观察（VIA）和碘染色后肉眼观察（VILI），及 HPV 第二代杂交捕获技术（hc2）。最佳的筛查方案是高危型 hc2 检测联合薄层液基细胞学技术，一般筛查采用传统巴氏涂片联合 hc2 检测。

（3）乳腺癌的高危人群筛查　筛查对象：①30 岁以上的女性，特别是月经初潮小于 12 岁，绝经大于 55 岁（一生行经＞35 年），月经不规则者；②结婚后没有生育或 30 岁以后生育，生育不哺乳或很少哺乳者；③乳房摸到肿块或局限性增厚区，与月经无关；④反复乳头排液或有乳头糜烂；④本人曾患乳腺癌治疗后；⑤直系亲属中有乳腺癌家族史。

乳腺癌的筛查方法包括乳房自我检查（BSE）、临床乳房检查（CBE）、乳腺 X 线钼靶摄片（MAM）、MRI 和乳腺超声检查。对于 40 ~ 60 岁妇女，每年 1 次 MAM 和 CBE，60 ~ 69 岁妇女，每 1 ~ 2 年 1 次 MAM 和临床检查；40 岁以下者，每 1 ~ 3 年 1 次 CBE。建议女性每月 1 次 BSE。临床推荐乳腺 X 线和 B 超联合检查。对高危人群和有明显的乳腺癌遗传倾向者、BRCA1/2 基因突变携带者，以及曾有组织学诊断的乳腺不典型增生和小叶原位癌患者，不论年龄都应每半年 ~ 1 年进行 1 次 CBE 和每年进行 1 次 MAM 及乳腺超声，必要时缩短 MAM 筛查的间隔，增加乳腺 MRI 检查。

（4）食管癌和胃癌的高危险人群筛查　筛查对象：①40 岁以上；②胃癌、食管癌高发地区人群；③有上消化道癌家族史或上消化道症状。

食管癌的筛查方法：①直接应用内镜下碘染色加指示性活检技术组合进行筛查。灵敏度高，特异性强，效果好，但技术要求高，可同时完成筛查及诊断。可查出不同程度的癌前病变和早期食管癌、贲门癌；②采用细胞学初筛、内镜确诊相结合的方法。该方法灵敏度、特异性较低，但操作简单、费用低，对初筛阳性病例可再行内镜检查。

胃癌的筛查方法：X 线上消化道造影、气钡双重对比造影、血清学检查以及胃镜活检是胃癌早诊筛查常用的技术。目前，我国胃癌筛查主要采用序贯筛查、直接胃镜检查和血清胃蛋白酶原（PG）Ⅰ/Ⅱ-胃镜检查进行人群筛查，PGⅠ/Ⅱ-胃镜检查是国家胃癌早诊早治项目的推荐方案。

三、肿瘤的三级预防

包括提高肿瘤患者生存率、生活质量和促进康复的临床措施。临床治疗包括手术治疗、化学治疗、放射治疗、生物免疫治疗、中医药治疗和其他治疗方法等。对早、中期患者要尽量提高肿瘤的治愈率，对晚期患者要正确有效地实施康复治疗和姑息治疗。要采取综合治疗，尽量提高治愈率，防止复发和转移，延长患者的生存期，提高生活质量。

第二节　肿瘤患者的康复

康复医学是一门新的综合性学科，它包括心理康复和身体康复，还涉及伦理学、社会学等方面。肿瘤的康复治疗是康复医学与肿瘤学相结合的一个分支。

由于目前对肿瘤认识和诊疗技术水平的局限，在一个相当长的时期，肿瘤仍是人类难以攻克的痼疾。但随着科学技术的进步和对肿瘤研究的进展，肿瘤已不再是不治之症，许多肿瘤患者经过治疗脱离了死亡，但因肿瘤本身或治疗中、治疗后所造成的心理障碍、身体残疾和功能的恢复、职业的适应等成为他们回归社会的障碍，都需要康复医学解决。

康复医学的相关内容在中医古籍中早有论述，但没有形成系统的体系，有待发掘整理，形成有中国特色的康复医学。

一、心理康复

肿瘤患者的康复过程中，心理因素具有重要的作用。中医学重视"七情"所伤，认为七情是以脏腑功能活动为基础，脏腑功能失调可致情志异常，而七情异常也会导致气机紊乱。恰当应用七情间的互相制约可使紊乱的气机得以复常，在心理康复中有一定的参考价值。

（一）肿瘤患者的心理重塑

目前肿瘤仍是一种预后欠佳的痛苦的疾病，所以，在接受治疗的过程中多数病人会出现消极情绪，医务人员应根据患者的不同性格、心理承受能力，并结合具体的病情，做好心理疏导，帮助病人重塑正常的心理，使其对肿瘤治疗抱有信心，对未来的生活充满希望，与医务人员建立良好的信任感，共同战胜肿瘤。

1. 树立正确的人生观　人生观是指一个人对世界总的或根本的看法。人生观以观点、理想、信念、动机、兴趣等形式表现在个性的意识中。积极而稳定的人生观，对心理活动起调节和支配作用。通过与病人及家属交谈，了解患者的人生观，帮助患者克服消极因素，从而树立正确的人生观。

2. 调整积极的情绪　心理学中，情绪有积极情绪和消极情绪，消极情绪包括恐惧、焦虑、悲伤、愤怒、仇视等，积极情绪包括希望、乐观、信念、拼搏等。恐惧和焦虑是肿瘤患者最常见的一种心理反应，它可出现在病程的各个阶段，也可在病程中反复出现。这种情绪与社会上普遍存在的"恐癌心理"有关，也与患者个体的耐受力及外环境对其影响有关，不良的心理状态是加速肿瘤发展的因素之一。希望和乐观等积极的心理状态不仅会提高治疗效果，甚至被认为是某些癌症自愈的关键因素。信念和拼搏是肿瘤患者最佳的积极心理状态，这种心理状态的患者会顽强地同病魔做斗争。分析肿瘤患者的心理状态，就是要帮助其克服消极情绪，对怀疑者进行耐心的解释，对孤独与抑郁者进行疏导，对愤怒与仇视者进行劝解，促进他们保持良好的心理状态，以利于心理平衡。

3. 个体化原则　心理重塑要因人而异，注意个体化人格特征与行为方式。人的个性是在遗传、环境、学习等多因素相互作用下逐步形成的，具有一定的稳定性。所谓病态个性是指某种心理特征对外界刺激产生异乎寻常的、强烈而持久的反应，甚至危害自身健康。国内外关于"癌症易感个性"的研究认为，个性特征与癌症存在一定的关系，主要表现为性格内向和气质不稳定。具有这种个性的人不仅易患癌症，而且影响病情的发展与预后，在心理重塑中应注意。

（二）肿瘤患者的心理防卫

积极心理防卫的作用是消除不良心理因素所致的精神上的痛苦和不愉快，预防和缓解由于心理失衡而产生的心身疾病、神经病、精神病以及人格变态等疾患，使患者采取积极的心理防卫以维持心理平衡是心理护理和心理保健的重要措施。

1. 树立强烈的观念　肿瘤患者应树立"癌症不等同于死亡"的观念，使自己从癌症的恐惧中解脱出来。1981 年 WHO 明确指出：在全部癌症中，应用现代医学知识和医疗技术，有 1/3 可以预防，1/3 可以早期诊断而治愈，还有 1/3 可以减轻痛苦，延长生命。

2. 自我调节情绪　肿瘤患者要培养自我调节情绪的能力，用理智的力量控制自己的情绪，勿使情志活动过激。在生活中择其乐而从之，遇其忧而弃之，做到"恬惔虚无"，积极乐观的。

3. 主动参与治疗　由消极被动地接受治疗到积极主动地参与治疗是康复治疗中的重要内容。患者应克服消极情绪，以坚强的意志克服治疗中出现的一些副反应带来的不适，与主管医师共同商讨应对措施，参与治疗计划的修订，并在医师指导下坚持不懈地参加各种体能锻炼。

（三）肿瘤患者的心理康复疗法

1. 集体心理治疗　是针对具有共同问题的特殊人群同时进行的心理治疗方法，包括集体训练、集体教育、成立问题小组等。美国的一项研究表明，通过集体治疗而得到感情和社会支持的癌症患者，继续生存时间要比接受单独治疗者长 2 倍。我国也有很多成功的例子，如北京、上海等地，通过集体治疗增强了患者的抗癌信心，患者间互助、互勉，变消极被动的治疗为积极主动地参与治疗，可提高患者的生活质量。

2. 暗示疗法　是一种古老而确有一定效果的常用心理治疗方法，可以直接进行，也可以与其他治疗综合进行。暗示疗法分为他暗示，即"通过他人实施的暗示"和自我暗示，即"病人把某一种观念暗示给自己"的暗示。国外实行的想象疗法，即属"自我暗示"。暗示疗法可使患者增强战胜疾病的信心、减轻精神压力，对癌症患者康复是有益的，但应在医生指导下进行，避免乱用。

3. 生物反馈疗法　是一种安全有效的疗法，可以主动有效地防止社会及心理压力给身心健康带来的影响，是一项值得研究和逐步推广的新的行为心理疗法。

心理康复中还可以根据情况适当给予一些药物，如解郁、安神等药物，但勿使过之，且应防止单纯依赖药物的倾向。

二、身体康复

（一）饮食调理

1.肿瘤患者的营养原则　适当的营养治疗既可改善肿瘤患者的营养状况，增强患者的免疫力及抗肿瘤能力，提高生存质量，又能提高肿瘤患者对手术治疗、放射治疗、化学治疗的耐受性，减轻其毒副反应，减少或避免术后感染。

对于能够进食的患者，应根据其身体、营养状况，"辨证择食"，基本原则是合理膳食，富含营养，易于消化。一般将膳食分为蛋白质类、脂肪类、谷物类、蔬菜水果类和乳品类。WHO曾提出避免动物脂肪、增加粗纤维、减少肉食、增加新鲜水果和蔬菜、避免肥胖以预防肿瘤的五点建议。

对于放疗、化疗患者，在治疗期间常出现口干、咽痛、咽下困难等，可采用半流食，注意营养素的搭配。如患者出现恶心、呕吐、腹泻等消化道反应或肝肾功能损害时，可采用少渣半流食，也可配以营养丰富的副食，不吃甜食、油腻、脂肪及油煎食品。

手术后的患者可根据其胃肠功能恢复的具体情况，先采用流质食物，如牛奶、果汁等，逐步过渡到半流质、软食及普食，膳食中各类营养素的比例也要从简单逐步过渡到全面。

2.营养供给的途径

（1）经口膳食　是摄入营养的最佳途径，它能够经过消化液消化和小肠吸收，吸收营养全面并能促进食欲。应鼓励肿瘤患者从口进食，医师要根据患者的具体情况制订合适的平衡膳食计划。对口腔疾患、消化道肿瘤化疗后的患者给予流食或半流食，已经做消化器官部分切除术者可以少食多餐。

（2）鼻饲饮食　对意识障碍或不能咀嚼、吞咽困难、口腔下咽部手术的患者，应给予鼻饲饮食。鼻饲饮食要求营养全面而丰富，比例合理，温度适宜，兼顾维生素和微量元素的补充。

（3）胃肠外营养疗法　胃肠外营养也称"静脉营养"。它的特点是不受患者食欲及消化功能的影响，也不受输液途径的限制。采用中心静脉输液，能连续均匀地输入机体所需要的全部营养物质，使患者在不进食的情况下仍可维持机体内环境的稳定，促进康复，延长生命。

（4）要素饮食　是指人工合成的含有多种营养物质的可溶性粉剂。配方合理、营养全面，符合人体生理要求，是一种不需要消化或很少消化而易于吸收的膳食。但在应用过程中，应严格掌握适应证和禁忌证，避免滥用。

（二）功能锻炼与恢复

肿瘤患者在长期卧床后，要恢复原来的体力活动，一般需要经过一段时间。长期卧床后，关节变得僵硬、肌肉萎缩、骨质脱钙，只有缓慢而有序地进行锻炼，才能逐渐恢复原来的体能。医务人员应指导患者尽早锻炼，既可保持肌肉的力量，使关节灵活、减轻脱钙、防止血栓形成和褥疮，又可增强食欲、改善精神状态。适合肿瘤患者的运动的形式有气功、太极拳、舞蹈、体育锻炼等，但应注意运动量应循序渐进，适可而止。

（三）药物调理

肿瘤治疗中难以避免的对身体的某些损伤的恢复，还主要依赖药物调理。

1. 原则 康复治疗的目的主要在于防止并发症，减少心理障碍和身体疼痛，并帮助患者再适应社会，要根据具体情况"辨证论治"，其中康复治疗前及疾病过程中行之有效的利于康复的一些治疗措施还可延续应用，并应重视肿瘤的共性，区别其个性，针对患者身体状况科学施治。

2. 西医治疗 对接受手术治疗的病人，重点在于控制并发症，并尽量改善和恢复器官功能。如肺癌术后增强肺功能，消化道肿瘤术后恢复消化道功能等；对放疗特别是大剂量放疗的病人应积极处理并发症（如放射性食管炎、肺炎、肠炎等）；长期化疗可导致病人一般状况下降，应仔细监测血常规情况和器官功能，并给予支持疗法保护重要器官。

3. 中医治疗 应用中医药进行肿瘤的康复治疗是一个前景乐观的新领域，可发挥中医"整体观念"和"辨证论治"的特点，针对肿瘤患者康复中的各种心理的、躯体的、治疗过程的毒副作用等进行综合治疗，充分发挥中医药多途径、多靶点调节机体整体功能及调节自身免疫功能等作用，促进肿瘤患者早日康复。

第七章　中医药治疗肿瘤概论 ▷▷▷

PPT

中医药防治恶性肿瘤具有悠久的历史和独特的优势，现已发展成为一门独立的学科。中医肿瘤学是运用中医学理论和方法，研究并阐释肿瘤的病因病机、证候、诊断、辨证论治规律和预防、康复、调摄等问题的一门新兴学科。它涵盖了中医肿瘤病因学、发病学、病机学、辨证学、治疗学、预防学、康复医学等多学科领域。其核心内容是恶性肿瘤的中医诊断和治疗。

第一节　中医对肿瘤病因病机的认识

肿瘤是由于人体各部分、各因素或人与外界环境的协调平衡遭到破坏而引起脏腑、经络、气血、津液等功能和结构、形态发生异常改变并形成新生物的一类疾病。

一、中医对肿瘤常见病因的认识

恶性肿瘤是内外因综合作用的结果。外因有外邪因素和饮食劳伤等，内因包括精神因素和脏腑因素。

1. 外邪因素　外邪指四时不正之气，即风、寒、暑、湿、燥、火等六淫之邪。中医很早就认识到癌瘤的发生与外邪侵袭有关，认为人体被外邪所侵，即能积久成病。《素问·至真要大论》曰："夫百病之始生也，皆生于风、寒、暑、湿、燥、火，以气化之变也。"《灵枢·九针论》曰："四时八风之客于经脉之中，为瘤病者。"又如《灵枢·百病始生篇》曰："虚邪之中人也，始于皮肤……入则抵深……留而不去，传舍于肠胃之外，募原之间，留著于脉，稽留不去，息而成积。"指外感六淫之邪入侵，由表入里，停留于经络之中，使气血凝滞，痰凝毒聚，经络及脏腑功能失调，以致疾病产生。

中医所说的外邪因素，实际上包括了西医学的一些物理、化学、生物等环境因素。

2. 饮食劳伤　饮食不节、霉腐不净、嗜食重味、肥腻、酗酒无度，均可使脾胃受损。脾失运化，不能化生、输布水谷精微，从而酿生湿浊、聚生痰浊，困阻中焦；或湿浊日久郁而化热、食滞酿生湿热。湿浊、痰浊、湿热困遏肝脾，阻碍气机，气滞血瘀。各种因素胶结难解，肿瘤乃生。

（1）饮食不节　饮食过量，或暴饮暴食，或过食肥甘厚味，或嗜酒过度，都会造成脾胃损伤，传输运化失常，气血流通阻滞，产生诸病。《素问·生气通天论》中说："膏粱之变，足生大丁。"摄食过少，生化之源不足，气血虚弱，脏腑失养，致使外邪入侵，从而导致包括肿瘤在内的各种疾病的发生。

（2）饮食不洁　《金匮要略·禽兽鱼虫禁忌并治第二十四》指出："秽饭、馁肉、臭鱼，食之皆伤人……六畜自死，皆疫死，则有毒，不可食之。"由于食用腐败霉变的食品，或常食腌制熏烤之物，毒邪屡屡损伤肠胃，脾失健运，气机不利，邪滞不化，久伏体内，而致恶变。

（3）饮食偏嗜　如果长期偏嗜某种食物，就可能破坏五脏之间的协调平衡而出现病变。《素问·生气通天论》指出："味过于酸，肝气以津，脾气乃绝。味过于咸，大骨气劳，短肌，心气抑。味过于甘，心气喘满，色黑，肾气不衡。味过于苦，脾气不濡，胃气乃厚。味过于辛，筋脉沮弛，精神乃央。"《景岳全书·饮食》谓："素喜冷食者，内必多热；素食热食者，内必多寒。故内寒者不喜寒，内热者不喜热。然热者嗜寒，多生中寒；寒者嗜热，多生内热。"喻嘉言在《医门法律》中指出："过饮滚酒，多成膈症。"清代何梦瑶在《医碥》中说："酒客多噎膈，好热者尤多，以热伤津液，咽管干涩，食不得入也。""好热饮者，多患膈症。"提示饮食偏嗜，损伤脾胃，蓄毒体内，郁热伤津，导致气机不利，脉络不通，毒邪与痰瘀互结，引发肿瘤。

（4）过劳、过逸　《素问·宣明五气》曰："久视伤血，久卧伤气，久坐伤肉，久立伤骨，久行伤筋，谓五劳所伤。"过劳、过逸均可造成正气虚弱，脏腑经络气血功能障碍，亦是肿瘤形成的一个因素。

3. 情志内伤　情志即人的精神活动，中医概括为喜、怒、忧、思、悲、恐、惊，称为"七情"。一般情况下，属于正常生理活动范畴。但如果长期的精神刺激或突然受到剧烈的精神创伤，超出了生理活动所能调节的正常范围，造成人体内气血阴阳、脏腑经络功能失调，就会导致疾病的发生。《素问·阴阳应象大论》曰："怒伤肝……思伤脾。"说明情志不遂，七情太过或不及均可引起体内气血运行失常及脏腑功能失调，易于致病。《灵枢·百病始生》言："内伤于忧怒则气上逆，气上逆则六输不通，凝血蕴裹而不散，津液涩渗，着而不去，则积皆成矣。"《丹溪心法》云："气血冲和，万病不生，一有怫郁，诸病生焉，故人身诸病多生于郁。"情志抑郁，肝气不疏，脉络受阻，血行不畅，气滞血瘀，脏腑失和，日久而成积聚等病。

4. 素体禀赋不足　机体体质状况的好坏决定了疾病的发生、发展与变化。素体禀赋不足，年老体弱，或它病迁延，劳倦过度等均可导致气血不足，五脏虚弱，阴阳失调。金·张元素《治法机要》指出："壮人无积，虚人则有之，脾胃虚弱，气血两衰，四时有感，皆能成积。"明·张景岳《景岳全书》说："凡脾胃不足及虚弱失调之人，多有积聚之病。"受之于父母的先天易感体质或脏腑虚弱，均是肿瘤发病的基础。

二、中医对肿瘤病机的认识

肿瘤的发生乃多因所致，日久而成，即先天禀赋不足和脏腑虚弱、外邪侵袭、饮食劳伤、情志失调等内外因素综合作用的结果。恶性肿瘤的常见病机有如下几方面。

1. 气滞血瘀　气血是构成人体和维持人体生命活动的最基本物质，气血之间有相互依赖、相互为用的密切关系。病理上相互影响，气病及血，血病及气。若某些原因导致气机不畅，血运失调，或气血不足，则出现气滞血瘀、气血两虚等多种病理变化。《医宗金鉴·外科心法要诀》曰："乳房结核坚硬……由肝脾二经，气郁结滞而成……轻成乳劳，重成乳岩。"《医林改错》亦曰："肚腹结块者，必有形之血。"说明，气滞血瘀是肿瘤发生的基本病机之一。应注意的是，临床上不同的肿瘤、不同的病期，有偏于气滞和偏于血瘀之不同。

2.痰凝湿聚　饮食失节，湿邪浸淫，脏腑失调，导致水液代谢紊乱，形成湿聚痰凝。湿为阴邪，重浊而黏腻，留滞于机体，易阻遏气机运行而出现气滞、气郁、经络痹阻等证。湿蕴于内，可化热酿毒而成湿热、湿毒。痰既成之，随气流行，外而经络筋骨，内而脏腑，全身无处不至，从而导致多种病变。《丹溪心法·痰》曰："凡人身上、中、下有块者，多是痰。"指出了肿瘤与痰的关系。《外科正宗·失荣症》云："失荣者，先得后失，始富终贫，亦有虽居富贵，或因六欲不遂，损伤中气，郁火相凝，隧痰失道，停结而成。"说明失荣乃痰毒深瘤所为。

3.热毒内蕴　热毒内蕴，炼津灼液为痰，气血壅滞为瘀，塞阻经络脏腑，遂结成肿瘤。《医宗金鉴·外科心法要诀》论舌疳："此证皆由心、脾毒火所致，其证最恶。"

4.脏腑失调，正气虚弱　脏腑禀赋不足或功能失调，正气虚弱，成为肿瘤发生的内在因素。《诸病源候论·积聚候》曰："积聚者，由阴阳不和，脏腑虚弱，受之风邪，搏于脏腑之气所为也。"

总之，肿瘤的发生、发展与致病邪气的性质、人体禀赋的强弱有密切关系，"痰、瘀、毒、虚"相互胶结是恶性肿瘤的常见病机，贯穿于肿瘤发生、发展的各个阶段。

第二节　中医辨病辨证

中医对肿瘤的辨病论治历代就有论述，如肝积、肺积、噎膈、乳岩、肠蕈、癥积等都是古人针对不同病位、病机、表现特点所提出的病名诊断，并有很多治则、治法的记载。但这已远远不能适应现代肿瘤临床的需要。因此，借助现代诊疗技术对肿瘤的诊断和认识，结合中医辨证理论方法，从而形成新的辨病与辨证相结合的诊断模式，这已成为临床治疗肿瘤的共识。肿瘤是一类复杂性疾病，不同肿瘤或肿瘤的不同发展阶段，其临床表现和证候特点各不相同。中医证候诊断是中医治疗的前提和特色。辨病诊断可以判断病变的性质、程度和预后，但不能代替中医的辨证，而把辨病与辨证相结合则可提高对肿瘤诊疗的总体把握。

第三节　中医治则治法

肿瘤中医治疗原则是在中医整体观念和辨证论治思想指导下，经过反复实践检验而形成的。临床上必须通过对肿瘤患者的病因、病机、发病、病情、转归等进行全面分析和准确判断，才能正确地应用中医治则。中医治则决定治疗方法和手段。不同的治疗原则既有其独立的临床指导意义，也常互相配合，协同运用。

一、肿瘤的中医治则

常用的肿瘤中医治疗原则有综合治疗、扶正祛邪、标本缓急、因人因时因地制宜、形神合一、治未病等。

1. 综合治疗原则　肿瘤是一种全身性疾病的局部表现，其发生、发展是内、外多因素综合作用的结果。多数情况下，单一的治疗方法难以根治或疗效不彰，需要根据患者的具体情况给予综合治疗。因此临证须注意审察每一患者的个体差异，衡量治人、治瘤的主次轻重，先后缓急，避免只看瘤体，不顾整体。肿瘤中医综合治疗正是在中医整体观念指导下，根据患者的全身状况、脏腑功能、肿瘤发生部位和类型、疾病阶段、发展趋势，有计划、合理、适度地运用各种治疗手段，协同增效，尽可能提高肿瘤治愈率和生存质量，最大限度地延长生存时间。综合治疗的手段不仅包括中药、针灸、饮食、心理疗法，也包括西医各种有效的治疗方法，中西医结合。

2. 扶正祛邪原则　正邪相争的胜负决定疾病的进程与转化。因此，正确运用扶正与祛邪是肿瘤治疗取得疗效的关键。扶正与祛邪的共同目的都是为了祛除机体内的病邪，恢复健康。在运用这一原则时，要根据患者全身状况、脏腑功能、肿瘤大小、病程、病期、病势，判断正邪双方的情况，把握其辩证关系，决定祛邪和扶正的先后主次。一般而言，肿瘤早期，正盛邪实，可重在祛邪攻邪，兼以扶正；肿瘤中晚期常正虚邪盛，则扶正攻邪并重；肿瘤终末期或放化疗期间，或术后不久，人体脏腑功能、阴阳气血受损严重，则重在扶正，或兼以祛邪。因此，将扶正和祛邪有机结合应用，攻邪而不伤正，扶正而不助邪，达到消除或抑制肿瘤、改善症状、提高生活质量、长期生存的目的。在应用扶正与祛邪原则时，还要注意慢病缓图，欲速不达。

3. 标本缓急原则　标本是一个相对概念，恶性肿瘤患者常出现病证错综复杂的情况，应辨明标本主次的缓急，急则治其标，缓则治其本，若标本并重，则应标本兼顾。从人体的抗癌能力与致癌因素来说，抗癌能力为本，致癌因素为标；从机体与肿瘤来说，机体为本，肿瘤为标；当肿瘤发生转移时，则原发肿瘤为本，转移瘤为标。标本不仅具有相对性，而且在一定条件下可以转化。因此，标本缓急原则要动态辩证地应用。

（1）急则治其标　危急重症，痛苦难当，甚至危及生命，其虽为标，应当先治。如肺癌大咳血，不能及时止血则可能引起患者窒息死亡，故应先止血和保持呼吸道通畅，抗癌暂缓。

（2）缓则治其本　当病情没有急骤情况，则应根据患者全身状况、肿瘤情况、病势转归、病因机理而徐缓治之。

（3）标本兼治　当病情复杂，单治标或单治本都不适于病情时，应标本兼治，以期收到最好效果。如癌性胸腔积液，由于胸水压迫，出现呼吸困难时，应逐水利水或引流胸水与抗癌扶正并用，则取效更好。

4. 因人、因地、因时制宜原则　因人、因地、因时制宜也是整体观念和辨证论治精神的重要体现。由于肿瘤的发生、发展、转归不仅与个人体质和精神状况有关，也与时令、气候、地理环境有关。

（1）因人制宜 因人制宜是指根据患者年龄、性别、体质、生活习惯、精神状态等特点考虑治疗原则。

因年龄制宜：人在生、长、壮、老的不同阶段，其气血精神形质各有特点，其病理表现和治疗反应也各有不同，治疗用药应有区别。老年人脏腑渐衰，生机减退，攻邪用药应比青壮年者力缓量轻，而小儿虽生机旺盛，但脏腑娇嫩，易虚易实，故用药慎毒，用量宜轻。

因性别制宜：男女性别有异，男子以精气为主，女子以血为主，更有经、带、胎、产的生理特点。故其肿瘤不仅有特定或多发的脏腑组织的区别，更有不同的病因机理，治疗时应结合其生理病理特点实施。

因体质制宜：体质有强弱和阴阳寒热之偏，而人的体质是影响肿瘤发生、发展、转归的重要因素，有时甚至是决定性的因素。同一类型的肿瘤在临床上可表现出不同的证候，辨证用药时应考虑患者的体质差异。

因生活习惯制宜：饮食习惯、某些嗜好都能明显影响人的体质和肿瘤的发生、发展及转归。如长期嗜食酸菜易发食管癌，长期过量摄入动物脂肪与结肠癌、乳腺癌、前列腺癌发生有关，长期食用黄曲霉毒素含量高的食物易发肝癌，长期嗜烟者易患肺癌等等。治疗时应结合不同情况选择改变患者某些不良习惯和偏嗜，提高疗效。

心理压力过大，情绪失控，常会加重病情，甚至走向极端。而能够积极面对，乐观向上，主动调节情志的患者，则常会获得更好的疗效。

（2）因地制宜 不同地区由于地理环境及人们生活习惯的不同，会对人的生理活动和病理变化产生影响。如我国西北高原地区，气候寒冷，干燥少雨，而东南地区地势低洼，温湿多雨。人的体质不仅有相对强弱之异，肿瘤发病及其证候表现亦有所偏，在治疗上也存在一定差异。肿瘤"因地"不同而高发的现象尤为突出，如食管癌多发于华北、西北，尤其是太行山南段，肝癌则多发于东南沿海地区。治疗时，应全面考虑这些因素，施以不同的治疗，从而取得更好的疗效。

（3）因时制宜 人与自然界存在着密切联系，即如《灵枢·岁露》所谓："人与天地相参也。"时令变化对人体生理、病理、诊断、治疗、预防有一定影响，将这些影响考虑到临床防治和康复之中，制定出适宜的防治措施，对肿瘤的防治具有积极意义。

因时制宜的运用有两大方面：一是与年月日节律相结合，二是遣药用针时注意四时气血之浮沉。《素问·六元正纪大论》云："先立其年，以明其气。"认为治疗疾病先应确立纪年的干支，掌握该年的大运司天、在泉、主气、客气等变化情况，用作立法用药的参考，即所谓的"必先岁气"。而一年之中，更要注意人体春夏阳气多阴气少、秋冬阴气盛阳气衰的特点，以及"五脏各以其时受病"（《素问·咳论》）的规律，五脏补泻也应顺应四时五行规律，所谓"合人形以法四时五行而活"（《素问·脏气法时论》）。根据时气的寒热，用药尽量"用寒远寒""用热远热"。此外，人体气血盛衰与月亮的盈亏有关，故提出"月生无泻，月满无补，月郭空无治，是谓得时而调之"（《素问·八正神明论》），这在女性肿瘤防治时更有意义。人体阴阳盛衰消长有明显的昼夜节律，若能掌握选时择日规律用药或用针，能明显提高疗效，降低毒副作用。

5. 形神合一原则 中医心身医学是中医学的重要组成部分。其核心理念是"人与天地相参""形神合一",即人与自然社会、机体内各脏腑组织、精神心理与躯体之间均是平衡统一的整体。疾病的发生发展是这种平衡统一破坏的结果。治疗时要综合考虑疾病与躯体、精神心理、自然社会等因素的关系,全面施治,提高疗效。这与现代"生物 – 心理 – 社会医学模式"相吻合。

6. "治未病"原则 临床治疗要把握未病先防,既病防变。《素问·玉机真脏论》指出:"五脏受气于其所生,传之于其所胜;气舍于其所生,死于其所不胜。"《金匮要略·脏腑经络先后病脉证第一》:"夫治未病者,见肝之病,知肝传脾,当先实脾。"防治肿瘤时须考虑脏腑之间的生克乘侮关系,同时根据脏腑各自的生理特点,先安未病脏腑,以阻断疾病的传变途径,防止疾病的发展。

二、肿瘤的中医治法

中医治法是在治则的指导下确定的具体方法,是治则的具体化。临床上中医抗肿瘤常用治法主要有补益元气、健脾益气、养阴生津、滋阴养血、补益肝肾、温补脾肾等补法,亦有活血化瘀、清热解毒、化痰软坚、以毒攻毒、清热利湿、理气消滞、宣肺平喘、利水消肿、通利二便等攻法。多法有机结合,才能协同增效。现将属于补法类者合并简述,常用攻法类者选择简述。

1. 补法 是运用补养药物、食物或一定针灸手法,以补益人体气血阴阳和增强脏腑功能,从而达到强身健体、祛除病邪的目的,用于治疗虚证。《内经》记载"损者益之""虚则补之""劳者温之","形不足者,温之以气;精不足者,补之以味"。《内外伤辨惑论》提出的"温之、和之、调之、养之,皆补也",即此意。现代研究表明,补法能提高机体免疫功能,预防癌症的发生,抑制肿瘤的生长和转移,改善症状,保护骨髓并提高造血功能,对放化疗有减毒增效作用,从而达到抗癌效果。

临床运用补法,首先要固护元气和脾胃功能。元气为先天之精所化生,是人体最基本、最重要的气,藏之于肾,赖后天水谷之精濡养。脾胃为后天生化之源,运化功能正常,才能保证元气的充沛和机体所需养分的供给。李东垣在《脾胃论》中提出"内伤脾胃,百病由生","养正积自除",并创立补中益气汤、通幽汤等。临床上,肿瘤患者常有元气亏虚、脾胃气虚。补益元气首推人参,健脾益气常用党参、黄芪、白术、茯苓、甘草。

养阴生津法是针对肿瘤患者阴虚阴伤的治法。临床上常用方剂有沙参麦冬汤、生脉饮等。常用药如生地、北沙参、天冬、麦冬、百合、石斛、天花粉、玄参、玉竹等。

滋阴补血法是针对肿瘤患者血虚的治法。临床上常用方剂有四物汤、当归补血汤等。常用药如熟地、当归、阿胶、首乌、枸杞、女贞子、红枣、龙眼肉、紫河车等。

滋补肝肾法是针对肿瘤患者肝肾亏虚、精血不足的治法。肿瘤病久,耗精伤血,或放疗化疗损伤肝肾,精血亏虚,常以滋补肝肾法生精养血。常用左归丸加减。

温补脾肾法是针对肿瘤患者脾肾阳虚的治法。临床上常用方剂有右归饮、肾气丸、附桂理中汤等。常用药如附子、肉桂、杜仲、补骨脂、淫羊藿、巴戟天、仙茅、锁阳等。临床运用时注意"阴中求阳"，适当加补肾填精类中药。

2. 活血化瘀法　肿瘤的形成与瘀血密切相关。历代医家对此早有论述。如《灵枢·水胀》记载："石瘕生于胞中，寒气客于子门……气不得通，恶血当泻不泻，衃以留止，日以益大，状如怀子。"清·王清任《医林改错》指出："肚腹能结块者是何物？……结块者，必有形之血也。血受寒则凝结成块，血受热则煎熬成块。"由于血行不畅，瘀血凝滞，"不通则痛"，肿瘤患者常出现持续而顽固疼痛。因血行不畅或局部瘀血，故可见颜面暗晦、指甲及皮肤粗糙无光泽，舌质瘀暗、舌面瘀点或瘀斑、舌下静脉瘀血等，有血瘀征象当用活血化瘀法治疗。

临床上依据活血化瘀中药作用强弱可分为和血、行血、破血药，前者药性较平和，后者较为峻猛。常用活血化瘀类中药有莪术、三棱、石见穿、桃仁、土鳖虫、丹参、水红花子、苏木、红花、乳香、没药、水蛭、穿山甲、急性子、王不留行、泽兰、丹皮、五灵脂等。另外，血瘀患者常有气滞、正虚、痰湿、寒热之不同相关病机，临证时需灵活运用行气活血、补气活血、温通血脉、清热逐瘀等法。

3. 清热解毒法　热毒为恶性肿瘤主要致病因素之一。恶性肿瘤病情险恶，癌块溃破则流血渗液腥臭，溃而难收，历代医家称为"恶疮""疽"。多由内有邪毒留着，郁久化热所致。如《灵枢·痈疽》论述："热气淳盛，下陷肌肉，筋髓枯，内连五脏，血气竭，当其痈下，筋骨良肉皆无余，故名曰疽。"恶性肿瘤患者常有发热、局部灼热、疼痛、口渴、便秘、舌红、苔黄、脉数等症，皆属热毒蕴结之候，治之当以清热解毒为法。此法运用寒凉解毒药物以治疗各种热毒病证。金元四大家之一刘完素倡导寒凉用药治疗火热病，为后世运用清热解毒、清热泻火等法抗肿瘤治疗开辟了先河。常用的清热解毒药物有重楼、半枝莲、白花蛇舌草、半边莲、龙葵、冬凌草、白英、石上柏、天葵子、蛇莓、紫草根、野菊花根、水杨梅根、鱼腥草、黄芩、黄连、黄柏、蒲公英、败酱草、野菊花、连翘、金银花、板蓝根、紫花地丁、苦参、凤尾草、大黄、山豆根、土茯苓、仙人掌、鬼针草、紫草、穿心莲、三尖杉、牛黄、虎杖、藤黄、青黛等。临床上具体运用清热解毒法时，对于脾胃素虚、气血不足、阴液亏虚者当慎用，必要时与补气、养血、滋阴、健脾等法配合使用。

4. 软坚散结法　软坚散结法是抗肿瘤的常用治法，它可起到软化和消散肿块的作用。肿瘤形成后，聚结成块，有的坚硬如石，故称之"岩"。在治疗上《内经》提出"坚者消之……结者散之"的治法，以后逐渐形成软坚散结之法。软坚散结类中药多为咸味药，咸能软坚。常用药有夏枯草、猫爪草、山慈菇、海藻、昆布、半夏、天南星、皂角刺、土贝母、黄药子、天花粉、瓜蒌、鳖甲、龟板、生牡蛎、浙贝母、蛤蜊、穿山甲、僵蚕、八月札、瓦楞子等。软坚散结法在临床上常配伍运用，如因痰而结者，配以化痰药，以化痰散结；因气滞而结者，配以理气药，以理气散结；因瘀而结者，配化瘀药以化瘀散结；因热而结者，配伍清热药，以清热散结；因寒而结者，配用温阳药物，以温阳散结；因毒致结者，配用解毒药物，以解毒散结；因食滞而结者，配伍消导药以消导散结。

5. 以毒攻毒法　以毒攻毒法是抗肿瘤的常用方法之一。肿瘤乃痼恶之疾，癌毒结于体内为肿瘤的根本。《仁斋直指附遗方论》指出："癌者……颗颗累垂，毒根深藏，穿孔透里。"故历代不少医家认为，毒陷邪深，非攻不克，常用有毒之品，借其性峻力猛以攻邪，即临床上常用的以毒攻毒法，具有抗癌、消肿、止痛等作用。常用中药有，动物类药如全蝎、蜈蚣、蟾蜍、斑蝥、蛇毒、守宫（壁虎）、土鳖虫、水蛭、鼠妇、地龙、蜂房、红娘子、蝼蛄等；金石矿物类有砒石、雄黄、硇砂、轻粉；本草类药有藤黄、干漆、藜芦、常山、钩吻、狼毒、生南星、生半夏、蓖麻、马钱子、巴豆、洋金花、生附子、急性子、乌头、八角莲、独角莲、雷公藤、芫花、长春花、大戟、商陆等。其中动物类药乃血肉有形之品，以辛味和咸味居多，气温或平，且多有小毒。辛味能散能行，加之性温多能通，可消除壅滞，咸以入血软坚散结。动物类药性善走窜，剔邪搜络，攻坚破积。药效多强，药力多猛。以毒攻毒药物的特点是有效剂量和中毒剂量较为接近，故临床应用以毒攻毒药物时须慎重掌握其有效剂量，适可而止，继之使用无毒或小毒的药物以扶正祛邪。

6. 疏肝理气法　长期的情志刺激或突然的强烈的精神伤害，常常会诱发肿瘤。而肿瘤发生后，患者常出现情绪抑郁、焦虑、悲观、恐惧、失眠、纳少、进行性消瘦而致机体抗癌能力下降，从而促进了肿瘤的发展。肝郁气滞是肿瘤常见病机，常表现为情志抑郁，悲观消沉，胸闷，善太息，胸胁胀痛，纳食减少，烦躁失眠，月经不调等症。疏肝理气法能调畅气机，使气行则血行，气血调和而奏抗癌散结之功。常用疏肝理气方药有逍遥散、四逆散、川楝子散；药如柴胡、青皮、郁金、香附、八月札、川楝子、凌霄花、玫瑰花、绿萼梅、木香、沉香、乌药、大腹皮、槟榔、莪术、枳壳、枳实、九香虫等。临证时要灵活配伍应用。如肝郁阴虚者配合滋阴疏肝（一贯煎），肝郁化热者配合清肝泻火（泻肝丸、青黛散），气滞痰凝者配合半夏、天南星等化痰散结，气滞湿阻者配合白术、苍术、砂仁、藿香、白豆蔻、薏苡仁等化湿利浊，兼饮食停滞配合莱菔子、鸡内金等消积导滞，气滞血瘀者配合桃仁、红花、莪术、三棱等活血化瘀。

三、肿瘤的中医疗法

中医疗法即中医治疗方法手段，主要包括药物、针灸推拿、食疗、心理治疗、气功及手术疗法等。中医疗法独具特色，在现代综合防治肿瘤中发挥着积极作用，并占有一定地位。临床上，中医疗法的选择和运用，必须依据病情，在中医治疗原则指导下运用，同时，要结合西医治疗情况适当选择。

1. 中药治疗　中药治疗是临床最常用的一种治疗方法。中药剂型已非常丰富，除汤剂和丸、散、膏、丹、酒、露等传统剂型外，现代中药制剂如片剂、颗粒、胶囊、口服液、栓剂、注射剂等已在临床广泛应用。

中药的运用离不开中医理论的指导。通过准确辨病辨证，恰当运用中医治则治法，根据中药四气五味、升降浮沉、脏腑归经、相互配伍等组方遣药。在使用中成药，特别是现代中药制剂时，更要注意中医理论的指导，才能产生更好的疗效，避免不良反应的发生。

2. 针灸推拿治疗　针灸疗法在抑瘤、提高机体免疫功能、改善临床症状及减轻放、化疗毒副反应等方面有一定疗效，成为防治肿瘤的有效方法之一。

（1）针刺法　针刺治疗肿瘤，具有疏通经络、宣散气血、协调脏腑、平衡阴阳等作用，从而达到抑制肿瘤，改善临床症状，解除病痛的目的。常用于癌痛、呕吐、呃逆及肿瘤综合防治。

（2）灸法　灸法治疗肿瘤具有温阳益气，散寒温经，活血化痰，平衡脏腑阴阳作用。它不仅利用温热效应，艾绒等药物经穴位透射入皮肤经络，还能发挥药物功效。灸法治疗肿瘤时，须把握其适应证为阳气虚衰或阴阳两虚，寒滞络脉，气血瘀阻之证。常用灸法有艾炷灸、艾条灸、灯火灸、蜡灸。近年有专家探讨肿瘤局部热灸抗癌。

（3）推拿疗法　推拿治疗肿瘤，具有调节阴阳、疏通经络、解郁、活血散瘀、强壮筋骨等作用。推拿疗法临床运用广泛，但骨肿瘤或骨转移瘤患者慎用，避免造成骨折。

3. 饮食治疗　食疗可改善患者的体质，提高生存质量，减轻手术、放化疗的不良反应，对患者的全面康复具有不可替代的作用。中医最早的食疗原则可见于《素问·五常政大论》："药以祛之，食以随之。""大毒治病，十去其六；常毒治病，十去其七；小毒治病，十去其八；无毒治病，十去其九；谷肉果菜，食养尽之，无使过之，伤其正也。"唐代《黄帝内经太素》就有"空腹食之为食物，患者食之为药物。"说明对患者而言食物也是治疗的方法。对肿瘤患者进行食疗也应辨病辨证，不能一味滋补。如术后食疗以补益气血为主，放疗后以清热生津为主，化疗后出现食欲减退，或伴恶心呕吐，以和胃降逆为主，或腹痛、腹泻，以健脾和胃、消食导滞为法，出现骨髓抑制，白细胞、红细胞、血小板等下降，食疗以补气养血、生血填精为法，化疗后为避免肾功能损伤，可嘱患者多饮水，保持尿路通畅的同时给予清热利湿、滋阴解毒的绿豆汤、赤豆汤、玉米须汤。脱发以补肾养血的首乌、黑芝麻、枸杞子、当归、核桃。

还要注意多用蒸煮，少用煎烤；多用新鲜食品，忌用辛辣、油腻、霉腐之品；中医饮食禁忌有一定意义，如忌食公鸡、鲤鱼、母猪肉、狗肉、韭菜等发物；茯苓忌醋；地黄、何首乌忌葱、蒜、萝卜；鳖甲忌苋菜等，应尽量避免。

4. 心理治疗　许多恶性肿瘤是属于心身疾病，社会环境、心理应激、生活事件、个性特征、负性情绪、不良习惯等社会心理因素在肿瘤发病中的作用不容忽视。

中医学历来强调"形神合一""形神互动"的整体观，历代名家亦提倡"善医者，必先医其心，而后医其身"，这是治疗心身疾病的基本原则。中医学已形成了一套成熟的情志疗法，如"静志安神法""怡悦开怀法""以疑释疑法""转移注意法""说理开导法""导引行气法"以及"以情胜情法"等。近年来对于中医情志疗法对肿瘤患者负性情绪的研究受到越来越多人的关注，以中医的七情学说和五行相生相克理论为基础纠正患者的负性情绪状态，是提高疗效的有效途径之一。

5. 气功疗法　气功是练功者通过调身、调心、调息来发挥自身内在潜能，达到增强体质、祛病延年的一种保健方法。气功疗法历史悠久，在保健强身、防病治病等方面积累了丰富经验，研究和实践证明气功对于慢性病、疑难病，以及恶性肿瘤的治疗康复有一定疗效。

（1）气功疗法抗肿瘤的作用和机理　气功疗法是以中医学阴阳、气血、脏腑、经络、人与天地相参、形神合一等基本理论为基础，通过调身、调心、调息，借外气助内气，以达到疏通经络、通畅气血、调节脏腑功能、扶正祛邪的目的。中医学认为，肿瘤的形成是由于正气不足，脏腑功能失调，导致气血瘀滞，痰凝毒聚，蕴结日久而成。通过气功的锻炼，能激发内在潜能，使正气来复，脏腑经络功能恢复，痰凝瘀毒化解。气功在肿瘤辅助治疗方面的作用主要表现在以下几方面：①调养心神，使神、魂、魄、意、志得以安宁，则脏腑功能恢复平衡；②改善内环境，激活潜在抗癌能力，抑制肿瘤生长，抗复发和转移；③改善或消除临床症状，提高生活质量。

（2）练功要领及注意事项

练功要领：气功流派很多，各种不同功法都有其不同的特点和要求，但其基本内容不外乎三个方面：调身（姿势）、调息（呼吸）、调心（意念），即所谓气功的"三要素"。

练功者须结合自身实际选择功法，掌握要领，循序渐进，坚持练习。气功的要领主要有以下几个方面：

松静自然：在练功过程中，自始至终都要贯彻"松静"原则。"松"是指全身肌肉和精神意念的放松。"静"指排除杂念，思想活动相对单一化，使大脑处于安静状态。"自然"则是要求在练功过程中自然舒适，也就是要顺乎自然，意念活动不可过分集中，做到似有似无，绵绵若存。

意气合一：指以意领气或以气领意，以至意气合为一体。开始时用意诱导气的运行，而随着练功的深入，达到气到意到，使形、气、神俱练的程度。

上虚下实："上虚"指上元（脐以上）转虚；"下实"指下元充实，即"虚其胸，实其腹"，意思是指练功时重心放在脐下，使整个身体稳如泰山，舒适自然。

火候适度：在练功中，用力和用意的强度要适当，首先姿势做到放松、自然、舒适得力，既不能紧张，也不能松懈无力；呼吸时要深长细缓，不要勉强用力或刻意控制。意念的强度也要适中，做到"不可用心守，不可无意求，用意着相，无意落空，似守非守，绵绵若存"。练功时间也要适当，太短难以奏效，过久则容易疲劳。以求达到功时不勉强，功后头脑清，全身无不适，精神更愉快的境界。

练养相兼：指练功和合理休养结合起来。就是在练功过程中，密切配合休养。特别是癌症患者体力较差，在练功时稍现疲劳，即可放弃意守，单纯放松，静养待疲劳解除后，继续练习，这样相辅相成，收效更大。

循序渐进：练功时，应先打好基础，由简到繁，循序渐进，逐步掌握，坚持练习。切莫急于求成，或不从自身病情出发，任意选功盲目硬练，结果事与愿违。

第四节　中医药治疗肿瘤的特色和优势

中医药防治恶性肿瘤具有悠久的历史和独特的优势，已成为我国恶性肿瘤防治和康复的重要手段之一。

中医药在恶性肿瘤防治中的主要作用：①促进术后患者机体康复，减少并发症；②对放疗、化疗、生物靶向治疗发挥减毒增效作用；③防止复发和转移；④改善肿瘤患者临床症状，提高生活质量，延长生存期；⑤对不宜或拒绝伤害性较大治疗的患者，中医药承担主要治疗任务；⑥对高危人群、癌前病变、康复患者的预防治疗。其特色和优势主要有以下方面。

一、独特的医学理论体系和治疗理念

中医学是现代医学体系之外最系统全面独立的医学体系，它建立在唯物观、整体观、辩证法之上，在方法学上充分体现了实践论、系统论、辩证法。其突出特点是整体观和辨证论治。中医学把人体看成一个有机的整体，阴阳平衡，"形神合一"，"天人相应"。维系这种平衡协调则健康，反之则生病。中医治疗正是从调整人体阴阳平衡确立原则。这种揭示生命和疾病的宏观整体、系统规律和辨证论治有别于现代医学理论，并具有明显特色和优势。对于肿瘤，认为瘤体是全身病机状态的局部表现，治瘤治人，辩证而论。不能盲从现代医学之"无瘤生存"理念，继而过度放化疗和手术，这可能给病人带来更大痛苦甚至缩短寿命。中医基于理论特点和实践提出了"带瘤生存"的理念，其指导下的中晚期肿瘤治疗，常能明显改善症状，提高生存质量，显著延长生存期，具有一定优势，越来越受到重视。

二、独特的治法手段体现一定疗效优势

我们的祖先在与疾病长期斗争中发明了药物、针灸推拿、食疗、心理、气功及手术等治疗方法。除外科手术至今几乎被西医外科取代，其他诸法均独具特色和优势，在我国现代综合防治肿瘤中发挥着积极作用，有不可取代的地位。中医临床治疗肿瘤的特色优势主要体现在以下几方面：

1. 促进术后患者机体康复 术后患者大多出现元气大伤、脾胃虚弱、精血亏虚等现象，中医药具有良好的补益元气、健脾和胃、养血生精作用，并促进伤口愈合，减少并发症。可选用八珍汤加减等。

2. 减轻放化疗、靶向治疗毒副反应 放化疗毒副反应如恶心呕吐、厌食、疲劳、口腔溃疡、骨髓抑制、免疫损伤、肝肾功能损伤、心脏毒性、放射性肺炎、放射性皮炎等，部分靶向治疗也有较大毒副反应，中医药具有明显的防治作用，与西医药配合更能提高防治毒副反应效果。有些中医药还具有抗癌增效作用。

3. 抗复发转移 手术或放化疗后防治肿瘤复发和转移，是提高远期疗效的关键。对此中医药具有明显的特色和优势。肿瘤是慢性复杂性疾病，即使已经消除可见肿瘤，但其发病基础和残存余毒难以短期消除，应治病求本，持续治疗。中医可以通过药物、食疗、针灸、气功、情志调节等方法，调节机体脏腑功能和气血阴阳平衡，扶正祛邪，清除余毒，从而有效降低肿瘤的复发和转移率。

4. 有时承担主要治疗任务 临床上，常常因为患者年龄过大、机体状况不佳、疾病晚期或其他因素，不宜或拒绝实行手术、放化疗者，寻求中医药治疗。因此，中医常常承担主要治疗任务。中医辨病辨证相结合，可明显改善临床症状，提高生存质量，延长生存期。一些患者可长期带瘤生存，甚至出现肿瘤消退。

第八章　终末期肿瘤患者的医护 ▷▷▷▷

PPT

　　恶性肿瘤的难治性众所周知，即使医学科学取得许多进步，但至今对肿瘤的控制仍无特效办法，有些肿瘤经过一系列的治疗后仍然会发展到晚期，而有些患者一经发现已属晚期。晚期患者病情继续恶化，接近生命终止的阶段，称为肿瘤终末期。通常考虑将患者死亡前的 3 个月定为肿瘤终末期。但实际上终末期的时间判断较难把握。终末期患者对手术、放疗或者化疗等常规的抗肿瘤方法已不适宜，或造成更大伤害。因此，需要医护人员对患者给予一定的医疗照护外，还要投入必要的人文关怀，即临终关怀。以期让患者生命的最后阶段能够安详、满意地走到终点，也是对其亲人的安慰。

　　终末期患者医护问题涉及临床肿瘤学、护理学、药理学、心理学、社会学、伦理学等方面，同时受到经济、政治、文化、法律、宗教等诸多因素的影响和制约。

第一节　终末期肿瘤患者的特点与处理原则

一、终末期肿瘤患者的特点

终末期肿瘤患者与早期、中期患者有所不同，其特点如下。

（一）心理特点

心理变化是晚期患者最明显的临床特征。一般认为，从晚期到濒死患者的内心体验通常会经历以下几个过程。

1. 否定　当患者发现癌症有了转移、复发或重要脏器受到严重侵犯，面临死亡威胁时，首先的反应便是否定，此时的情景和患者初诊时相似，总希望是诊断错误，希望另请有名望的医生或去条件更好的医院就诊。有些患者要经历一段时间的适应和矛盾过程。有时患者会持完全否定的态度，回避并拒绝检查治疗等。

2. 愤怒　随着病情的发展，患者对死亡的否定将无法坚持下去，取而代之的是妒忌、愤怒。患者会以各种形式表达其愤怒，如莫名其妙地发脾气，对探望者报以冷漠的态度，不能容忍别人高兴。这些行为是患者的内心世界中与死亡抗争的外在表现。

3. 合作配合　患者经过前述过程已经对病情有了认识，希望减轻痛苦，延长生命。从而采用合作和友好的态度来配合治疗，推迟死亡。此期，对患者合理的要求应尽量满足。

4. 抑郁　此时患者躯体表现为更加虚弱和痛苦，其主导情绪是失望、沮丧，并意识到自己将不久于人世。恰当的做法是允许患者悲伤、痛哭和诉说他的伤痛，鼓励其表达自己的情感。

5. 接受死亡 在此阶段患者感觉死亡不可避免，常会表现出超脱现实的宁静，希望悄悄地离开世界。因此常不欢迎探视者，甚至以各种方式拒绝治疗。一般而言，老年人、有宗教背景的人相对容易接受死亡；病前比较富有、比较受人尊重、惯于发号施令者较难接受死亡。此时的策略是允许患者宁静、安详，与他人短暂的分开，减少不必要的交谈。但亲属或挚友的陪伴会有一定的支持作用。

（二）疾病特点

终末期肿瘤患者有以下疾病特点：

1. 症状复杂多变 常见的症状如疼痛、厌食、发热、乏力等相当普遍，使患者难以忍受，严重影响患者的生活质量。因此，对症治疗在晚期患者身上显得尤为重要。

2. 体能虚衰 终末期患者常有明显恶病质，生活质量差。属于中医学的元气虚衰，精血耗竭。因此，突出了支持治疗的重要性。

3. 情绪低落 终末期患者普遍存在情绪低落，严重的会出现自杀企图。医护人员要加倍关注和关心，强调精神心理支持。

二、终末期肿瘤患者的处理原则

对于终末期患者，医护的主要目的是减轻或消除患者的躯体不适和精神负担。处理原则有以下几点：

1. 让患者舒适 改善和提高生存质量是护理终末期患者最基本的目的。通常的诊疗技术采取无创或微创手段，积极的对症、支持治疗，尽可能调整患者的舒适度。

2. 精神安抚与鼓励 对疼痛与死亡的恐惧和无助感，常令患者情绪低落，患者及其家人在精神心理方面的需求明显，这需要联合心理、宗教文化的支持，并且认识到躯体痛苦与情绪之间的联系而适当处理。

3. 适当延长生存期 通过中西医结合改善生存质量和适当抗癌治疗，能延长患者的生命周期。

晚期患者的病情变化可能非常快，应使医护方案尽量完善，并与其家庭成员积极沟通，因为患者及其家属均可能面临着一定的心身痛苦。

第二节　终末期肿瘤患者的权益与医护

一、终末期肿瘤患者的权益

终末期患者的权利和肿瘤患者的权利是一致的，但也有其特殊性。

1. 享有适宜的医疗权利 包括有获得姑息治疗、安宁照护服务以及精神支持等权利；有获得尊重患者意愿的权利；有获得有尊严的临终关怀服务权利；有权自主医疗服务方式；有权出院、转诊到其他医疗机构治疗；有权拒绝任何指定药物、检查、处理和治疗；有权知道相应的后果或预后。

2. 享有知情同意权　包括对疾病信息与治疗的知情、同意或拒绝接受某种治疗以及临床研究的权利。

3. 享有隐私权和保密权　包括对患者身体方面、个人信息和自我决策等隐私保密的权利。

4. 得到尊重的权利　在接受服务时享有人格尊严、民族风俗、宗教信仰得到尊重的权利。

5. 享有获得有关患者权益保护方面知识的权利　实现和维护终末期患者的权益主要依靠社会的经济基础和文明程度，其次是建立和完善医学伦理道德法规体系。

二、终末期肿瘤患者的医护

终末期患者的医护问题应在社会教育、医学教育中引起重视。终末期患者的医护应注意以下问题。

1. 树立临终关怀的意识　面对终末期肿瘤患者，医护人员除了要具备专业知识和技术，也需要其他多方面的知识和一定的思想觉悟。对此期患者，在躯体和精神上需要给予更多关怀和调护，这是每个医护人员的神圣职责。不能冷漠放弃，要让患者感到告别人世和来到人世一样隆重和享有照顾。

2. 让患者坦然安排余生和后事　从维护患者权益出发，终末期患者有权知道自己的病情及治疗方案，有权选择余生安排并处理好遗嘱。这是最后履行对自己、对社会及家庭的职责。

3. 家属是终末期患者医护的重要组成者　终末期患者的医护不可能全部由社会承担，家属仍是这项工作的重要组成者和决策者，医护人员要与家属密切沟通合作，共同完成医护工作。终末期患者除了需要医护专业技术支持，更需要家人的关爱。要加强社会教育，使人们懂得晚期患者的生命质量比生命的长短更重要。

4. 尽量满足终末期患者的要求　人在生命的垂危阶段同样享有人的权益，他们会提出某些要求，也许是一生中最后一次要求，只要不违背社会道德、法律，应该尽量满足。

5. 对患者的生活质量进行评估　对于晚期患者的动态和静态评估是必要的。主要目的是最快速、最有效、科学地解决患者的疾苦。

各　论

第九章　头颈部肿瘤 ▷▷▷▷

PPT

第一节　脑瘤

脑瘤是指生长于颅内的新生物，又称颅内肿瘤或脑肿瘤。脑瘤包括原发性和继发性两大类。原发性颅内肿瘤指肿瘤原发于脑膜、脑实质、脑血管、脑神经、颅骨及脑的附件，很少转移到脑外组织。继发性颅内肿瘤指生长于身体其他部位的恶性肿瘤转移到颅内，即转移性颅内肿瘤。

脑瘤年发病率，国外约为 10/10 万，我国为 4～9/10 万。约 80% 发生在中青年人，以 20～50 岁发病者较多。男性多于女性，比例约 1.2～1.5∶1。成人恶性颅内肿瘤约占全身恶性肿瘤的 1.5%，居全身恶性肿瘤的第十一位，儿童脑肿瘤占儿童全身肿瘤的 20%～30%，是仅次于白血病，居第二位的恶性肿瘤。成人大多为大脑的胶质瘤、脑膜瘤、垂体腺瘤、转移瘤及听神经瘤等。儿童则为小脑星形细胞瘤、小脑中线髓母细胞瘤、室管膜瘤、脑干胶质瘤等。颅内肿瘤虽可分为良性与恶性，但由于颅腔内容积不允许扩大，不论何种肿瘤都可直接引起脑组织的局部损害，影响脑血液循环，阻塞脑脊液循环通路，造成颅内积水或脑水肿，以至于发生脑疝，威胁患者生命。

中医学无脑瘤病名，据其主要症状可归属于"中风""癫痫""头痛""头风"等病证范畴。

【病因病理】

（一）病因

1. 遗传因素　绝大多数脑肿瘤以散发为主，但某些原发性脑肿瘤有家族遗传倾向，在儿童和某些特殊肿瘤更为常见，如 40% 的视网膜母细胞瘤有家族性。

2. 化学损伤　氯代乙烯是目前认为最可能引起人脑肿瘤的化学制剂。生产聚氯乙烯的工厂，如橡胶厂、乳胶厂的工人脑瘤发病率略高于正常人。

3. 放射线诱发　许多学者认为放射线可诱发脑肿瘤，并与所接受射线的剂量呈正相关，特别是脑膜瘤和神经鞘瘤。

4. 病毒感染　如巨细胞病毒、疱疹病毒、反转录病毒和腺病毒等可诱发动物脑胶质瘤。但人类脑瘤与病毒的关系尚须进一步证实。

5. 其他　在胚胎发育过程中，有些细胞或组织可停止生长而残留于颅内，以后可发展成脑瘤，称为先天性脑瘤，它虽然具有胚胎组织残留的特点，但这些残留组织的增殖仍可能是由于其他因素影响的结果。

（二）分类

2016 年 WHO 对中枢神经系统肿瘤分类如下所示：

1. 弥漫性星形细胞和少突胶质细胞肿瘤

2. 其他星形细胞肿瘤

3. 室管膜肿瘤

4. 其他胶质瘤

5. 脉络丛肿瘤

6. 神经元和混合性神经元 – 胶质肿瘤

7. 松果体区肿瘤

8. 胚胎性肿瘤

9. 颅神经和椎旁神经肿瘤

10. 脑膜肿瘤

11. 间质性非脑膜上皮细胞来源肿瘤

12. 黑色素细胞肿瘤

13. 淋巴瘤

14. 组织细胞肿瘤

15. 生殖细胞肿瘤

16. 鞍区肿瘤

17. 转移性肿瘤

（三）生长特点

1. 扩张型　肿瘤生长活跃，瘤细胞容易集结在一起，形成块状。如不受空间限制的肿瘤往往可呈球状，如空间狭窄亦可呈灌注状生长。脑膜瘤及生长较快的胶质瘤常属这一类型。

2. 浸润型　瘤细胞活动性大，并能产生组织毒素或溶解性物质，使周围组织失去抵抗入侵的能力。肿瘤没有边界，与正常组织混杂在一起，常循神经纤维延伸浸润。大多数胶质瘤属这一类型。

3. 弥散或多灶型 瘤细胞可同时或先后从多处生长，形成彼此不相联系的独立病灶。颅内的继发性肿瘤及较少见的多发性脑膜瘤、多发性视网膜母细胞瘤、多发性神经纤维瘤病属这一类型。

【临床表现】

脑瘤的临床表现一般是缓慢起病，逐渐发展，病程可为数月、数年甚至更久，症状取决于肿瘤的组织学性质、生长速度、邻近组织的情况和患者年龄。

（一）颅内压增高的症状与体征

1. 颅内高压"三联征"（头痛、呕吐、视盘水肿） 是颅内压增高的主要表现。有逐渐加剧的间歇性头痛，以夜间及晨起头痛较多，也可有跳动性头痛、紧张性头痛。部位多数在两颞，可涉及枕后及眼眶部。咳嗽、使力、喷嚏、俯身、低头等活动时头痛加重。头痛剧烈时可伴有喷射性呕吐，严重者不能进食，可因此影响病人的营养状况。因颅内压增高，眼底静脉回流障碍可致视盘水肿。日久可导致视神经萎缩，视乳头呈灰白色，视力减退，视野向心性缩小，最后失明。颅内压增高还可引起眩晕、头晕、记忆力减退、情绪淡漠、反应迟钝、意识障碍甚至昏迷等。

2. 脑疝 颅内压不断增高可导致脑疝，严重危及生命。如小脑幕切迹疝、枕骨大孔疝、大脑镰疝等。

（二）局部定位症状与体征

脑组织或颅神经因受肿瘤的刺激、压迫或破坏可产生相应的症状体征。颅内肿瘤所引起的最早局灶症状大多提示脑组织直接受肿瘤影响的部位，具有较大的定位诊断价值。病变晚期，当出现颅内压增高、脑组织移位，重要血管和神经受到牵拉、移位，症状的定位诊断价值变小。

1. 运动障碍 因肿瘤引起大脑额叶中央前回皮质运动区损害常造成不全瘫痪，上下肢瘫痪程度常不一致，也可出现单瘫。肿瘤累及运动区前部时可见抓捏反射和摸索现象。脑干肿瘤可出现患侧颅神经麻痹和对侧偏瘫，即交叉性麻痹。当肿瘤累及内囊的大部时常有偏瘫、偏侧感觉障碍及同向偏盲的三偏症状。

2. 感觉障碍 在大脑顶叶皮质感觉区肿瘤，常出现皮质感觉障碍，包括体形觉、重量觉等。丘脑为感觉的集中部位，当肿瘤损害丘脑时常出现偏侧感觉障碍。

3. 精神症状 额叶及颞叶的肿瘤常伴有精神症状。额叶损害表现为淡漠，注意力不集中，记忆力和智力减退，性格改变，易激动，欣快以及稚气等。颞叶肿瘤表现为近期记忆障碍、情绪不稳定、易激怒，多伴有幻视、幻嗅等。

4. 癫痫发作 一般有先兆，起病急促，持续时间长，发作后有局部异常。靠近中央区肿瘤常表现为局限性癫痫，额叶前部肿瘤常表现为全身性大发作，顶叶肿瘤可出现感觉性发作，颞叶内侧肿瘤影响海马钩回时，常出现嗅觉先兆，称"钩回发作"。间脑部位肿瘤可产生自主神经发作。小脑幕下肿瘤可产生强直性发作。癫痫发作的先兆或发作后的暂时性肢体轻瘫，亦可有定位诊断的参考意义。

5. 失语症 额下回后部肿瘤引起运动性失语；感觉性失语肿瘤者位于额上回后部，两者同时并存称为混合性失语症；颞叶后部肿瘤引起命名性失语；顶叶后部靠近角回的肿瘤产生失读、失写及失算症。

6. 视野的改变 肿瘤导致一侧视神经损害时产生该侧视野全盲；视交叉部肿瘤引起双颞侧偏盲；视束以后损伤者表现为对侧同向性偏盲；枕叶肿瘤往往表现为对侧同向性偏盲、而中心视野保存。

【辅助检查】

（一）影像学检查

1. CT 扫描 是当前诊断脑肿瘤的必要手段，一般用于脑瘤患者的初查，或患者出现紧急情况、在决定初步治疗前的快速成像。各颅内肿瘤可产生不同的 X 线衰减度，从而在图像上出现不同密度的病灶区。密度减低区可见于脑水肿区、肿瘤囊变、软化或低密度的肿瘤；密度增高可见于肿瘤质地较密、出血、钙化等。另外，脑室系统的变形、移位亦可提示肿瘤的位置。注射造影剂后可使病灶区的对比度得到加强，对直径仅有 5mm 的脑肿瘤或伴发出血的情况均明确显示，增强 CT 更有利于脑肿瘤的定位诊断。

2. MRI 检查 MRI 不仅能显示 CT 所见的病灶，还能发现 CT 未显示的 5 mm 以下的病灶，尤其对颅底、脑干和小脑的病损区域，比 CT 具有更高的敏感性和特异性，能更好地显示肿瘤的部位、范围以及与邻近正常脑组织的关系。近年来静脉注射顺磁性物质，能增强图像的分辨力，对提高诊断效果有帮助。但如果体内有金属物质的患者不能行 MRI 检查，因检查时间较长，不能配合操作的患者同样不能行 MRI 检查。

3. 脑血管造影、脑室造影等 脑血管造影可显示肿瘤的中小血管、观察肿瘤的血供情况。根据血管移位、受压等可以判断脑瘤的位置，显示某些肿瘤的病态血管和形式，及肿瘤周围血管的改变，作为定性诊断的参考。脑室造影对了解脑室内或脑室附近的位于脑内深部的肿瘤有一定价值，颅后窝脑池造影可早期发现颅后窝脑池周围的肿瘤。脊髓造影可以提供蛛网膜下腔是否梗阻，并能确定梗阻平面及程度。

（二）实验室检查

1. 脑脊液检查 包括测颅压、常规检查、生化及肿瘤标志物检测、病原学检测、细胞学涂片等。一般不作为必要的常规检查，对鉴别颅内炎症、出血性脑血管疾病或明确有无脑脊液肿瘤播散有一定价值。脑瘤患者脑脊液显示蛋白含量高而细胞计数正常的分离现象。但腰穿可诱发脑疝，颅压增高时应慎用。

2. 血清学检查 对某些颅内肿瘤的诊断和观察治疗效果有一定帮助。如具内分泌功能的垂体腺瘤，可检查泌乳激素、生长激素、促肾上腺皮质激素等；测 AFP、HCG 有助于鉴别生殖细胞肿瘤类型，测 CEA、CA19-9、CA125、PSA 等上皮源肿瘤标志物排除转移癌，测儿茶酚胺对诊断神经母细胞瘤、神经节细胞瘤有帮助。

3. 组织病理学检查　脑肿瘤形态学复杂、组织来源各异，应用免疫组织化学技术有助于判断肿瘤的组织来源，更准确地做出病理诊断。多数脑肿瘤通过手术切除标本明确组织病理学来源。对于不适宜切除者，可行立体定向穿刺活检手术。

【诊断与鉴别诊断】

（一）诊断

1. 病史　注意患者的初发症状、病情演变过程、进展快慢以及年龄性别等，均有助于做出初步诊断。对诉有头痛、呕吐、视力障碍者应首先考虑颅内肿瘤的可能性。并应询问有无结核、寄生虫、头部外伤、慢性中耳炎以及其他器官恶性肿瘤病史，以利于鉴别诊断。

2. 临床表现　颅内肿瘤的主要表现有两大类：颅内压增高的症状（头痛、呕吐、视盘水肿）和局部定位症状。

3. 辅助检查　根据病史及临床表现，选用适当的一种或几种特殊辅助检查方法，确定肿瘤的部位，判定肿瘤的性质。首选 CT 扫描或 MRI 扫描检查，怀疑颅内转移肿瘤原发灶诊断不清者还可使用 PET-CT。

（二）鉴别诊断

1. 视神经乳头炎　起病迅速，多有眼球疼痛，转动时明显，视乳头充血比视乳头水肿明显，乳头的隆起一般不超过 3 个屈光度，早期就有视力障碍，一般无颅内压增高及脑损伤体征。

2. 脑血管意外　卒中型脑瘤常有突发偏瘫、失语等情况，易与脑血管意外混淆。但脑卒中发病年龄较大，有高血压病史，多无前驱症状，突然出现昏迷或偏瘫等症状，较少出现视乳头水肿现象。对疑难病例可做影像学检查来鉴别。

3. 癫痫　癫痫为颅内肿瘤的常见症状之一，故需与特发性癫痫鉴别。特发性癫痫起病较早，多在 20 岁之前发病，没有颅内压增高症状及局灶性体征，病情相对稳定，长期无明显进展，脑电图中可见痫性放电。但对不典型病例应做影像检查来鉴别。

4. 脑寄生虫　常见的有脑囊虫病、脑包虫病、脑血吸虫病及脑肺吸虫病等，可出现与脑肿瘤相似的颅内压增高和神经系统局灶症状。患者多有疫区居住史或寄生虫接触史。大便检查、痰液检查、血清及脑脊液检查可发现寄生虫卵或补体。

5. 脑积水　小儿颅内肿瘤常引起继发性脑积水，应与小儿先天性脑积水鉴别。先天性脑积水起病早，绝大多数在 2 岁以前，病程长，智力发育障碍明显，而一般营养状况良好。而颅内肿瘤 2 岁以下发病者少见。

6. 脑脓肿　发病急，病程短，常伴有感染症状及感染灶，可有颅内压增高表现，但局限性体征不明显。少数病例病程发展缓慢，无明显感染灶，与脑瘤不易鉴别，需依靠 CT、MRI 及实验室检查鉴别。

7. 慢性硬脑膜下血肿　慢性硬脑膜下血肿有颅内压增高症状、意识进行性障碍及偏瘫等，与颅内肿瘤症状相似。但病史中有外伤史，症状发展慢且轻。影像检查有助于鉴别。

（三）分期

采用 UICC（1997 年）TNM 分期标准和临床分期标准。

脑瘤分期

【中医病因病机】

中医学认为"脑为髓海"，脑瘤乃髓海病变，多因外感邪毒、饮食失宜、情志不调，先天不足，正气亏虚所致。

1. 外感邪毒 本病以外感六淫之邪，邪毒蓄于体内，气机不利，脉络不通，日久邪毒与痰瘀互结，发为脑瘤。

2. 饮食失宜 长期嗜食肥甘厚味，损伤脾胃，脾胃运化不及，致痰湿内生，或生冷不禁，损伤中阳，水谷不化，痰浊内生，痰湿久蕴生毒，致使清阳不升，浊阴不降，上扰清窍，阻于脑络，发为脑瘤。

3. 情志不调 大怒伤肝，气逆血瘀于上，或情志不遂，肝郁气滞，血行不畅，日久化火成毒，炼液成痰，痰瘀交阻，积于脑窍而成脑瘤。

4. 正气亏虚 先天不足、房劳过度、惊恐伤肾，致肾精亏虚，髓海不足，脑失所养，诸邪乘虚而入，上凑于虚空之髓海，胶结蕴毒，发为脑瘤。

脑瘤的病位在脑，与肝、脾、肾等脏腑密切相关，痰、瘀、毒、虚为其主要病理因素。病机主要为虚实夹杂，邪实在脑，以瘀血痰凝为主，正虚以肝肾阴虚多见。肿瘤形成后进一步耗伤正气，最终可使阴阳离绝。

【中医辨证】

1. 痰湿内阻证

主症：头痛昏蒙，恶心呕吐，喉中痰鸣，身重肢倦，纳呆食少，或便溏泄泻，舌淡胖，苔白腻，脉弦滑。

2. 瘀血内阻证

主症：头部刺痛，固定不移，面色晦暗，肢体麻木，半身不遂，舌强语謇，舌暗有瘀点、瘀斑，舌底脉络紫暗，苔薄白，脉细涩。

3. 肝热风动证

主症：头痛头胀，如锥如刺，严重时出现抽搐，情志刺激时疼痛加重，烦躁易怒，面赤口渴，小便短赤，大便干结，舌红苔黄而干，脉弦数。

4. 肝肾阴虚证

主症：头痛隐隐，时作时止，两目干涩，视物不清，耳鸣目眩，肢体麻木，虚烦不眠，腰膝酸软，大便偏干，舌红少苔，脉弦细。

【治疗】

（一）治疗原则

脑肿瘤治疗原则主要根据部位和临床分期，结合影响预后的各种因素及患者的耐受性综合考虑。早期并且病灶局限的肿瘤，首先考虑手术切除或放射治疗。中晚期患者，多学科综合治疗尤为重要。中医药治疗有一定疗效，还可以改善脑瘤患者术后体质及功能的恢复，还可增加放化疗的敏感度及减轻放化疗的毒副作用，从而提高生活质量。

（二）西医治疗

1.手术治疗　手术治疗是大多数原发脑瘤的首选治疗，因手术切除范围受限，术后易复发。

（1）治疗目的　切除肿瘤，获得长期的无病生存期，甚或治愈；减轻肿瘤负荷，缓解临床症状，为进一步治疗创造条件；获得组织学诊断，为综合治疗提供依据。

（2）手术指征　颅内压增高或局部脑神经受压。

（3）手术方法

①肿瘤切除手术：按手术切除的范围又可分为肿瘤全切除或根治手术和肿瘤部分切除或姑息手术。根治手术切除的范围除肿瘤外，还应包括周围一切可能受侵犯的组织，但后者有时很难达到。

②内减压手术：当肿瘤不能全切除时，可将肿瘤周围脑组织中的非功能区进行大块切除，以达到降低颅内压的目的。有时在手术过程中为暴露深部肿瘤，也需要首先切除大块脑组织。

③外减压手术：即切除颅骨并剪开硬脑膜，使颅腔容积扩大，以达到降低颅内压的目的。大块切除颅盖部骨骼，不仅严重影响病人的容貌，且因头皮与浅表肿瘤相接触有可能因血运增加而促进肿瘤的生长、恶化及转移。

④脑脊液分流术：为解除脑脊液梗阻而设计的一组手术。常用侧脑室－枕大池分流术、终板造口及第三脑室底部造口、侧脑室－心房或腹腔分流术。

2.放射治疗　控制肿瘤局部复发，延长患者生存期，同时最大限度减少正常组织受量是放疗的基本原则。适用于各种胶质瘤、垂体腺瘤、胚胎细胞瘤、脊索瘤及部分转移瘤的治疗。脑肿瘤放疗以外照射为主，目前临床常采用立体定向使用X刀、γ刀精确放疗。某些化疗药物如细胞毒药物可作为放疗增敏剂，与放疗同步应用可增强放疗的局部控制。

（1）首选治疗　因肿瘤部位深在或浸润重要功能区而不能手术切除者，首选放疗，特别是下丘脑、脑干等重要功能区肿瘤。放疗敏感或易播散肿瘤（如髓母细胞瘤、原发性恶性淋巴瘤、室管膜瘤等）应首选放疗。恶性肿瘤术后复发再难以手术者亦首选放疗。

（2）辅助治疗　高分级脑胶质瘤恶性程度高，呈浸润性生长，手术难以彻底切除，局部复发率高，必须进行术后放疗（一般术后 1~2 周即开始）。低分级脑胶质瘤完全切除术后一般不做放疗，对手术切除不彻底者，术后放疗仍是最主要的辅助治疗手段。

3. 化学治疗　对于无症状肿瘤负荷小的患者可采用单药化疗；对于无法行解救手术及再次放疗有症状复发转移的患者应考虑以亚硝脲类、替莫唑胺为基础化疗联合。

4. 其他治疗　酪氨酸酶抑制剂（TKIs），如吉非替尼、厄罗替尼、奥希替尼，对肺癌脑转移肿瘤有一定作用。此外，病毒疗法和免疫疗法也在探索中。

（三）中医治疗

脑瘤是一种全身属虚，局部属实的疾病，邪实以风、痰、瘀、毒为主，正虚以肝、脾、肾等脏腑虚损为多见。应采取扶正祛邪，攻补兼施的治疗原则，尤其注重补肾平肝。

1. 辨证论治

（1）痰湿内阻证

治法：化痰利湿，软坚散结。

方药：夏枯草膏（《六科准绳》）合涤痰汤加减。若兼血瘀者，加川芎、赤芍、水红花子；若头痛明显，加全蝎、僵蚕、钩藤；若脾虚便溏，加山药、薏苡仁、砂仁。

（2）瘀血内阻证

治法：活血通络，祛瘀化积。

方药：三棱煎丸（《三因极一病证方论》）加减。若呕吐者，加半夏、生姜、代赭石；若语言謇涩，肢体顽麻，半身不遂，加桑枝、威灵仙、鸡血藤；若夜寐不安，加夜交藤、龙骨、牡蛎。

（3）肝热风动证

治法：清肝泄热，解毒散结。

方药：龙胆泻肝汤（《医方集解》）加减。若气滞明显，胸胁作胀，加枳壳、香附、川楝子；若呕吐剧烈，加旋覆花、代赭石、竹茹；若午后身热，口干，加知母、玄参、花粉。

（4）肝肾阴虚证

治法：滋水涵木，祛风通窍。

方药：杞菊地黄丸（《麻疹全书》）加减。若头痛甚，加川芎、全蝎、钩藤；若虚烦不眠，加酸枣仁、知母、远志；若盗汗，加玄参、龙骨、牡蛎。

2. 辨病用药

（1）小金丹　祛痰通络，解毒散结。

（2）安宫牛黄丸　清热醒神，豁痰开窍。

（3）犀黄丸　清热化痰，化瘀通窍，散结止痛。

3. 针灸治疗　脑瘤出现偏瘫，取穴百会、足三里、内关、头维、合谷、三阴交、阳陵泉等，每次取 2~3 个主穴，3~4 个配穴，每日行针 1 次，留针 45~60 分钟，10 天一疗程。

【预防与调护】

（一）预防

防止颅脑外伤，消除可控致癌因素，保持心情舒畅，注意劳逸结合，合理调节饮食，提高机体免疫力。对脑瘤尽量做到早发现、早诊断、早治疗。

（二）调护

对头痛、恶心、呕吐者，要及时处理，防止颅内压过高引起脑疝。对有癫痫发作史者，要远离水火，禁止攀爬，做好防护。颅内压增高者限制液体入量，供给机体最低限度液体，及时行电解质检查，预防电解质紊乱。

第二节　鼻咽癌

PPT

鼻咽癌是原发于鼻咽部上皮组织的恶性肿瘤。常侵及腔窦、颅底及颅内，颈部淋巴结转移多见，血行转移亦不少见，多转移至骨骼、肺、肝等组织器官。鼻咽癌的临床症状复杂多变，以鼻塞、涕中带血、耳鸣、头疼、脑神经损害、颈部淋巴结肿大为主要表现，易误诊或被患者忽略。

鼻咽癌具有明显种族易感性、地区聚集性和家族倾向性。好发于黄种人，白种人少见。全球大部分地区发病率低于1/10万。在我国，鼻咽癌是高发区，尤其南方发病率较高，如广东、广西、湖南、福建等地。年发病率（10~25）/10万，其死亡率占全部恶性肿瘤死亡率的2.81%，居恶性肿瘤的第八位。本病发病随年龄的增长而上升，20~40岁开始上升，40~60岁为发病高峰。男性多于女性，男女发病率之比约为2~3∶1。

中医学文献中无鼻咽癌病名，但本病的临床症状和古籍中"鼻渊""控脑砂""耳鸣""上石疽""失荣""真头痛""瘰疬"等症的记载极为相似。

【病因病理】

（一）病因

1. EB病毒感染　应用分子杂交及多聚酶链反应（PCR）技术检测，证实EB病毒在鼻咽癌发生发展中起重要作用。由于EB病毒感染可使鼻咽癌细胞表达HLA-Ⅱ抗原增强，而使癌细胞逃脱免疫细胞监视或杀伤。目前EB病毒的研究已成为探索鼻咽癌病因学的一个重要方面。

2. 饮食、环境因素　大量流行病学调查证实环境污染物及职业性接触有害物质，如N-亚硝基化合物、多环芳烃、工业烟尘及厨房油烟、木尘、微量元素镍、氧自由基及脂质过氧化物等均可以诱发鼻咽癌。此外，过食盐腌食品、煎炸食品、烧烤食品及各类膨化食品等也都与鼻咽癌的发病有关。

3. 遗传因素 鼻咽癌病人有种族及家庭聚集现象。10%的鼻咽癌患者有家族史，其中父母、兄弟、姐妹患鼻咽癌明显多于患其他肿瘤。侨居国外的华人，鼻咽癌的患病率亦高于当地人，其后代仍保持着较高的鼻咽癌患病率。鼻咽癌的遗传易感性可能是发病的一个重要因素。

4. 其他 与地域和生活习惯有关，有调查显示，在我国北方黑龙江等地，慢性耳鼻咽喉疾病是鼻咽癌发病的一个重要的危险因素，其患病频率与鼻咽癌发病密切相关，但这一现象并不出现在我国南方鼻咽癌高发区。多项流行病学研究证实，吸烟与鼻咽癌显著相关。吸烟年龄越早，吸烟愈多，年限愈长，诱发鼻咽癌的风险就愈大，且长期被动吸烟者发生肿瘤的风险与主动吸烟者相当，甚至更高。

（二）病理

1. 形态学表现

（1）结节型 肿瘤呈结节或肿块状，临床多见。

（2）菜花型 肿瘤呈菜花状，血管丰富易出血。

（3）溃疡型 肿瘤边缘隆起，中央坏死凹陷，临床少见。

（4）黏膜下浸润型 肿瘤向腔内突起，左右不对称，肿瘤表面有正常膜组织覆盖。

2. 组织学分型

（1）角化性鳞癌 包括两类，分化好的和中等分化的角化性鳞癌（此型在高发区少见，仅占3%~5%）；分化差的鳞癌。

（2）非角化性癌 此型在高发区占95%以上，与EB病毒的关系更密切，绝大多数此类患者EB病毒抗体水平高。又可分为两类，即分化型非角化性癌，与EB病毒关系密切；未分化癌或鼻咽型未分化癌，泡状核细胞癌或大圆形细胞癌是其中的亚型之一。

【临床表现】

（一）原发癌肿引起的症状与体征

1. 回吸性血涕或鼻出血 是鼻咽癌早期症状之一，约23%的病人以其为首发症状，确诊时约73.7%的患者有此表现。常在早晨起床后从口中排出带血的鼻涕，血量不多，易被病人忽略。凡病灶位于鼻咽顶后壁者，在用力回吸鼻腔或鼻咽分泌物时软腭背面即与肿瘤摩擦，轻者引起回吸性血涕，严重者可致大量鼻出血。癌灶表面呈溃疡或菜花型者这一症状更为常见，而黏膜下型则血涕少见。

2. 耳鸣、听力减退、耳内闭塞感 单侧耳鸣或听力减退、耳内闭塞感是早期鼻咽癌症状之一，以此为首发症状者占12%~20%。发生在鼻咽侧壁、咽鼓管隆突或咽隐窝部的鼻咽癌，堵塞、压迫邻近的咽鼓管，可出现该侧耳鸣、耳闷胀堵塞感、听力下降、耳痛，还可有卡他性中耳炎。检查可见鼓膜内陷、鼓室积液等。

3. 头痛 头痛是最常见的初发症状，也是中、晚期患者必有症状之一，约占

26.9%。常为一侧性偏头痛，部位多在额部、颞部或顶部。早期多为病侧间歇性、部位不定的头痛，也可为阵发性单侧颞部头痛，晚期为持续性单侧剧痛，昼轻夜重，一般止痛药无效。

4. 鼻塞　初发症状约占 15.9%。发生于鼻咽顶前壁的肿瘤易引起鼻塞，原发癌侵犯鼻咽后部引起机械性堵塞。

（二）肿瘤局部扩展引起的症状及体征

1. 眼部症状及体征　鼻咽癌侵犯眼眶或眼球有关神经时已属较晚期，但仍有 7% 的患者以此为主诉就诊。大多数为一侧受累，而后再扩展至对侧。鼻咽癌侵犯眼部后可引发视力障碍、视野缺损、突眼、复视、眼球活动受限、神经麻痹性角膜炎，眼底检查可见视神经萎缩与水肿。

2. 颅神经损害　发生率在确诊时约为 34%。鼻咽癌在向周围浸润的过程中可使 12 对颅神经的任何一支受压迫而呈现不同的症状和体征。临床上可见多对颅神经相继或同时受累，其中以三叉神经、展神经、舌咽神经和舌下神经较多受累，而嗅神经、面神经和听神经则很少受累。

（1）嗅神经　嗅神经受累后可出现嗅觉障碍，鼻咽癌侵犯此神经少见，需与炎症或机械性堵塞引起的嗅觉障碍相鉴别。

（2）视神经　鼻咽癌组织常在视交叉与视神经孔之间压迫此神经引起单侧视力减退，甚至失明。体检可见瞳孔散大，对光反射消失，眼底则显示视乳头萎缩，有颅内压升高者可见视乳头水肿。如肿瘤累及视交叉区，则可产生双侧的视力障碍，甚至失明。临床上视神经损害不常见，受损率仅占 3.93%。

（3）动眼神经　鼻咽癌可在颅中窝或眶内压迫此神经，使各条支配眼球运动的肌肉瘫痪，眼球处于半固定状态（只能向外及外下方转动），同时上眼睑下垂，不能睁眼，瞳孔散大，对光及调节反应消失，受损率为 4.48%。

（4）滑车神经　临床上常与动眼神经同时受累，表现为眼球无法向外下方侧视，下楼梯常有困难。其受损率为 3.97%。

（5）三叉神经　临床常见：①感觉减退或丧失，角膜反射迟钝或消失；②疼痛，半月神经节或周围分支受侵可产生单侧剧烈的疼痛；③咀嚼肌萎缩与瘫痪，初时多为张口时下颌偏向患侧，继而可见咬肌和颞肌明显萎缩，当癌瘤侵入翼腭窝处时，可浸润翼内、外肌而出现张口障碍；④听力障碍，因鼓膜张肌麻痹所致。此神经常见受累，受损率高达 36.13%。

（6）外展神经　眼球不能外展，产生复视，并可呈明显的内斜视。由于外展神经的行程长，又恰位于鼻咽癌最常浸润的区域，故受损率达 17.88%。

（7）面神经　鼻咽癌引起的面神经侵犯绝大部分发生在茎乳孔周围，表现为单侧的面瘫、无法吹气、口角下垂或被牵拉至对侧，同时颜面深部感觉丧失，如鼻咽癌确实发生了茎乳孔以上的侵犯，则出现舌前 2/3 的味觉消失、听觉过敏等症状，但较为罕见。受损率为 1.42%。

（8）听神经　由于听神经位于岩骨内，故极少受累。

（9）舌咽神经　鼻咽癌病变扩展，常在茎突后间隙处压迫此神经，表现为软腭下塌、反射消失、悬雍垂偏向健侧，咽部和舌根感觉丧失，发"啊"音时软腭不收缩。受损率约11.11%。

（10）迷走神经　表现为吞咽困难、反呛、软腭瘫痪、咽反射消失、声音嘶哑，喉镜下可见患侧声带瘫痪，处于旁正中位。受损率为4.03%。

（11）副神经　表现为患侧斜方肌上部萎缩，耸肩无力，久之可见肩外形改变。同时伴有胸锁乳突肌无力、萎缩。受损率为1.46%。

（12）舌下神经　典型体征是伸舌时舌尖偏向患侧，病程较长者可出现患侧舌肌萎缩和肌纤维颤动。受损率为13.56%。

3. 局部侵犯所致的综合征

（1）岩蝶综合征　亦称海绵窦综合征，原发于咽鼓管区周围的肿瘤可沿咽旁筋膜扩展至"岩蝶区"，凡出现此综合征者最终会出现麻痹性失明。

（2）视神经－蝶骨综合征　肿瘤侵犯蝶骨，穿透蝶窦使蝶鞍受累，引起视力单侧或双侧减退，甚至完全丧失。头痛主要由蝶窦破坏引起，表现为钝痛或胀痛。

（3）Horner 综合征　肿瘤侵犯颈动脉管或咽旁淋巴结转移累及颈交感神经，引起同侧眼球内陷、眼裂变窄、瞳孔缩小及同侧面部少汗或无汗。

（4）Trotter 三联征　原发于鼻咽侧壁的肿瘤向前发展侵犯软腭，进入颌咽间隙压迫三叉神经下颌支，产生听力减退、软腭运动障碍、下颌支分布区内疼痛等表现。

（5）Jackson 综合征　指软腭、喉和舌的偏瘫。

（三）常见转移癌的临床表现

1. 颈淋巴结转移　约有45%～50%的患者以颈淋巴结肿大为首发症状前来就诊，治疗中的病人约60%～80%已有颈淋巴结转移。转移肿大的淋巴结常呈进行性增大，质硬固定，无压痛，始为单侧，继之发展为双侧。

2. 骨转移　骨转移灶多在局部，有固定的疼痛和压痛，大多为溶骨型。

3. 肺转移　转移多为双侧性，呈散在多结节状。患者可有咳嗽、痰中带血、胸痛等症状，如纵隔受累常压迫喉返神经致声音嘶哑，后期亦可出现胸腔积液和严重的呼吸困难。

4. 肝转移　肝转移主要表现为肝区压痛、肝肿大硬实或呈结节状。

【辅助检查】

（一）影像学检查

1. X 线检查　X线平片检查可以了解肿瘤范围和颅底骨破坏情况，有利于鼻咽癌的分期、制订放射治疗计划、随访病人和评价预后。包括鼻咽侧位、颅底片及鼻咽腔钡胶浆造影。

（1）鼻咽癌 X 线征象　有三种类型：①结节隆起型：肿瘤位于鼻咽顶壁、后壁及鼻中隔后缘时，在侧位片中呈结节状影，气道较模糊。肿瘤位于两侧壁时，X 线侧位片上显示在后壁前有一条软组织隆起皱壁影突入气道内。②鼻咽软组织增厚型：肿瘤向黏膜下浸润生长，在侧位片或颅底片上鼻咽各壁软组织增厚，表面平直，气道广泛狭窄。③巨大肿块型：肿块影向腔内突起，表面光滑，甚至阻塞气道，软腭向前隆起。

（2）颅底骨质破坏的 X 线征象　孔道扩大，孔道边缘骨质吸收不规则，两侧孔道不对称，以破裂孔、卵圆孔多见。骨质缺损、溶解，常见破裂孔、卵圆孔及岩骨尖、蝶骨大翼、斜坡、翼板等骨质溶解破坏。

2. CT 检查　有平扫及增强扫描，可以了解鼻咽腔内肿瘤的部位，管腔是否变形或不对称，咽隐窝是否变浅或闭塞。此外还可以显示鼻咽腔外侵犯，如鼻腔、口咽、咽旁间隙、颞下窝、颈动脉鞘区、翼腭窝、上颌窦、筛窦、眼眶、颅内海绵以及咽后、颈部淋巴结有无转移，是目前进行临床分期和设计放疗计划的必要检查。

3. 磁共振成像检查（MRI）　可以根据肿瘤和肌肉、血管、淋巴结、脂肪的信号不同显示上述组织，鉴别是鼻咽癌侵入鼻旁窦内还是鼻窦内炎症。咽后淋巴结转移、茎突后间隙淋巴结转移的检出率高于 CT 检查，且可区分放疗后鼻咽癌纤维化和黏膜下复发，尤其对鼻咽癌颅底骨破坏的检出率明显高于 CT 检查。目前已作为鼻咽癌首选的影像学检查方法。

4. 正电子发射计算机断层扫描检查（PET）　对鼻咽癌的诊断和鉴别诊断、治疗前的分期、疗效评估以及检测治疗后肿瘤复发情况具有较高的临床价值，但价格较贵。

5. 超声检查　B 超检查淋巴结情况无损伤，较经济，可重复，便于随诊动态观察。多普勒彩超更可依据淋巴结内有无血流等判断是否属转移淋巴结。

6. 内镜检查　鼻咽光导纤维镜检查已逐渐成为鼻咽部疾病的常规检查方法之一，能更好地观察鼻咽部各壁的改变，易发现微小及隐匿病灶，病检的阳性率高；能更清楚地观察到肿瘤的浸润范围；还可用于鼻咽癌大出血患者的抢救、止血治疗以及鼻咽部孤立小病灶的处理。

（二）实验室检查

1. 细胞学检查

（1）鼻咽涂片检查　此检查诊断鼻咽癌，检出率可达 90% 左右，但由于脱落细胞学诊断难以对鼻咽癌进行准确病理分型，因而目前仍未常规用于鼻咽癌的诊断。

（2）针吸细胞学检查　可做鼻咽部原发灶或颈部肿瘤穿刺，查找癌细胞。

（3）局部淋巴结切除活检　对已经鼻咽活检未能确诊的病例可进行颈部肿块活检。在局麻下进行，术时应选择最早出现的硬实淋巴结，争取连包膜完整摘出。如摘出有困难，可在肿块处做楔形切取活检或细针穿刺抽吸活检。

2. 组织学检查　有间接鼻咽镜和直接鼻咽镜两种方法取活检组织，前者简单、方便、经济、实用，操作容易。先用 2% 丁卡因进行口咽部表面麻醉，然后从口腔向上到鼻咽部，对准肿瘤钳取组织进行检查。后者适用于鼻咽腔太小或张口困难而无法行鼻咽部的检查者。

3. 血浆 EB 病毒游离 DNA 检测　近年来，定量 PCR 技术可直接定量检测血浆游离 EB 病毒 DNA，用于鼻咽癌的诊断及预后判断。荧光定量 PCR 法诊断鼻咽癌的敏感度、特异性可达 90%。特别是该指标可以较灵敏地反映治疗后残余瘤的负荷，较好地监测预后。

4. VCA-IgA 和 EA-IgA 检测　有报道，在鼻咽癌患者中 VCA-IgA 检出率达 96.5%，而对照组非鼻咽癌患者血清中 VCA-IgA 检出率只有 4%。鼻咽癌患者的血清中 EA-IgA 的检出率为 88.8%。诊断鼻咽癌，抗 VCA-IgA 的敏感性高于抗 EA-IgA，但后者的特异性高于前者。将两者联合检测，特异性和敏感性将提高。

【诊断与鉴别诊断】

（一）诊断

1. 病史　详细询问病史非常重要，目前认为鼻咽癌的发生与遗传因素、病毒感染及环境因素等有关。

2. 临床表现　不明原因的回缩性血涕或鼻出血、单侧鼻塞、头痛、耳鸣、耳闭、听力下降；颈部淋巴结肿大；面部麻木、复视、伸舌偏斜、舌肌萎缩等症状，应警惕鼻咽癌的可能，须进一步检查确诊。

3. 辅助检查　血浆 EB 病毒游离 DNA 检测、VCA-IgA 和 EA-IgA 检测可以作为鼻咽癌诊断的辅助指标；影像学检查包括 X 线片、CT 摄影、MRI、PET 及超声检查。鼻咽光导纤维镜检查已成为常规检查方法之一，病检的阳性率高。确诊需病理学结果。

（二）鉴别诊断

1. 鼻咽增生性结节　鼻咽顶前壁孤立性结节亦可有多个结节。结节直径一般为 0.5~1cm，表面覆盖一层淡红色黏膜组织，与周围的黏膜色泽相似。好发年龄为 20~40 岁。活检病理常提示鼻咽淋巴组织增生。当结节表面的黏膜出现粗糙、糜烂、溃疡或渗血时需考虑癌变可能。

2. 鼻炎　分为过敏性和萎缩性两种。前者鼻咽黏膜苍白光滑呈水肿样，后者鼻咽顶前黏膜有浅在性溃疡，周围有脓性分泌物。一般无回缩性血涕、颈部淋巴结肿大。

3. 鼻咽结核　鼻咽结核不多见，但目前有增多趋势。可形成浅表溃疡或肉芽状隆起，甚至累及整个鼻咽腔。除回缩性血涕外，还可以有低热、盗汗、消瘦等结核中毒症状。如患者同时伴有颈部淋巴结核时，与鼻咽癌颇相似，需活检才能做出诊断，特别要注意是否有癌与结核并存。

4. 鼻咽纤维血管瘤　青少年多见，男性多于女性，有反复鼻出血病史。鼻咽镜下可见肿物表面光滑，黏膜色泽接近正常组织，有时可见表面有扩张的血管，触之质韧实。主要症状为鼻塞和反复鼻出血。一般无颈淋巴结转移，少数情况下肿块可压迫周围骨质，引起破坏和颅神经损伤；可突入鼻腔或咽旁。

5. 鼻咽囊肿 鼻咽囊肿好发于鼻咽顶壁，大小如半粒黄豆隆起，表面光滑，半透明。用活检钳压迫时可有波动感。活检时可有白色液体流出。

（三）分期

采用 UICC（2010 年）TNM 分期标准和临床分期标准。

鼻咽癌分期

【中医病因病机】

鼻咽癌的病因与机体内外多种致病因素相关，外因多由感受时邪热毒、饮食不调所致，内因则多与先天禀赋不足、正气虚弱、情志不遂有关，内外相合，凝结而成癌肿。

1. 热毒壅盛 肺开窍于鼻，肺气通于鼻，鼻咽为呼吸之通道。外感风热邪毒侵袭经络，导致肺络不通，肺气郁闭，肺热痰火循太阴之经上入颃颡，蕴结而成肿块。

2. 肝郁痰凝 情志不遂，气机不畅，郁而化火，火毒炼液为痰，肝郁犯脾，脾失健运，水湿内停，痰浊内生，阻塞鼻之脉络，气血失畅，凝成肿块。

3. 瘀血阻络 怒则伤肝，肝失疏泄，气机不畅，气郁日久，血络受阻，气滞血瘀积结鼻窍，发为本病。

4. 正气亏虚 先天禀赋不足，或后天脾胃虚弱，饮食不调，或邪毒入侵机体，耗伤正气，以致肝肾不足，肺胃阴虚，阴虚火旺，炼津为痰，痰毒凝滞，结于鼻窍而成肿块。《医宗金鉴》云："积之成也，正气不足，而后邪气踞之。"

本病病机以热毒壅盛、肝郁痰凝、瘀血阻络、正气亏虚为主。病位在鼻，与肺、脾、肝、胆关系密切，多属本虚标实之证。本虚以阴虚、血虚、气虚为主，标实以热毒、痰浊、瘀血为患。

【中医辨证】

1. 热毒蕴肺证

主症：鼻塞流脓涕或涕中带血，头痛，耳鸣，发热，咳嗽痰黄，口苦咽干，小便短赤，大便干结，舌红苔薄黄或黄腻，脉滑数。

2. 肝郁痰凝证

主症：胸胁胀满，烦躁易怒，头晕目眩，口苦咽干，颈核肿大，鼻塞或涕血，舌淡红或舌边红，苔薄白，脉弦或滑。

3. 瘀血阻络证

主症：鼻塞，涕中带血色暗，头晕头痛，耳闭，面麻舌㖞，视一为二，颈部肿块坚硬，舌质暗红、青紫或有瘀斑，舌苔薄白或薄黄，脉弦涩。

4. 气阴两虚证

主症：时有鼻衄，鼻腔干燥，咽干舌燥，神疲乏力，头晕耳鸣，五心烦热，大便干结，舌红少苔或无苔，或有裂纹，脉细或细数。

【治疗】

（一）治疗原则

鼻咽癌由于部位隐蔽且腔道狭窄，四周结构复杂，故不易首选外科手术。由于鼻咽癌大部分癌细胞分化较差，对放射线比较敏感，故放疗是鼻咽癌最有效的治疗方法。只要没有多发远处转移的初治患者都应首选放疗，或放疗加化疗。

中医辨证施治有确切疗效。中医联合放化疗可以减轻放化疗毒副反应，增敏、增效，提高机体免疫力。在抗复发与转移方面也显示了较好的效果。

（二）西医治疗

1. 治疗原则 T1N0M0：鼻咽部根治性放疗（无化疗）+颈部预防性放疗。T1N1~3M0 或 T2~3 任何 N M0：同步放化疗后序贯化疗或不序贯化疗（2B 类）；诱导化疗 + 同步放化疗；以上治疗后颈部有残留的行颈部清扫，颈部肿瘤完全缓解则密切观察。任何 T、任何 N、M1：以铂类为基础的联合化疗 + 原发灶 + 颈部同步放化疗。

2. 放射治疗

（1）治疗原则 依据病理检查确立诊断，并完善相关检查，尤其是 CT 或（和）MRI 检查，明确病变大小范围后制订因人而异的放疗计划。根治性放疗：原发灶以及受侵淋巴结 > 70Gy（2.0Gy/d）；颈部未受侵淋巴结区域 ≥ 50Gy。

（2）适应证 ①根治性放射治疗：病变比较局限，无远处转移，颈部转移灶未达锁骨上区，淋巴结转移灶 < 8cm；②姑息性放射治疗：有单个远处转移或颈淋巴结转移灶 > 8cm。

（3）禁忌证 ①一般情况差，有严重的难以缓解的并发症。②多发远处转移所致的全血细胞下降、恶病质。③同一部位多程放疗后未控制、复发或再转移。④预期再放疗的部位组织已有明显放疗后遗症者。

（4）放射源的选择 ①原发灶照射：^{60}Coγ 射线、加速器产生的高能 X 射线或高能 γ 射线（电子线）作为体外照射源，均能达到穿透力大、深度量高、表面量低、骨吸收较低的要求，使深藏于头颅正中的肿瘤组织获得均匀照射；腔内后装治疗的放射源有 ^{60} 钴、^{137} 铯、^{192} 铱等。②颈部淋巴引流区照射：可选用 ^{60}Co 射线及常规 X 射线单纯及联合使用。因高能 X 射线表皮及皮下剂量较低，应常规用 γ 射线及深部 X 射线补充照射 20~30Gy，以补表面欠量区。

（5）照射剂量、时间和分割方法 ①鼻咽原发灶：66~76Gy/6~7.5 周；②颈部淋巴结转移灶：60~70Gy/6~7 周；③颈部淋巴结阴性及预防照射区域：50~56Gy/5~5.5 周；④分割照射方法：常规分割每次 1.9~2Gy，每天 1 次，每周 5 天，常规分割方法有多种类型和变化，如超分割、加速超分割等，临床可根据病情选择使用。

（6）照射方法

①常规体外放射治疗：鼻咽癌常规体外照射的方法是采用仰卧位等中心照射技术治

疗。a. 等中心定位，即在模拟机下进行体位固定和确定照射靶区；b. 采用 MLS 或低熔点铅制作不规则野的铅模挡块；c. 放疗时的体位应与等中心模拟定位时的体位一致。

②腔内后装近距离放射治疗　指在鼻咽腔内先放置好模型，然后置入放射源。优点是位置更准确，工作人员受照量低。适合于较早期肿瘤，以及足量外照射后鼻咽腔内残留的病变，或放疗后鼻咽腔内复发的患者。

③立体适形放射治疗　为肿瘤区提供了较好的剂量分布，精准度高，保护了正常组织器官，局部和全身反应轻，并发症减少。

2. 化学治疗　鼻咽癌的治疗以放疗为主，早期鼻咽癌通过单纯放疗即可达到根治效果。但是对于局部晚期鼻咽癌、复发或转移鼻咽癌患者，化疗、放疗结合治疗能够有效地提高控制率和减少远处转移，使患者的生存期延长。近年来，国内外广泛开展了鼻咽癌新辅助化疗、同期放化疗、辅助化疗、姑息化疗、化疗增敏等不同方式。

（1）姑息性化疗　目的是减轻已有症状和延缓新症状的出现，延长生存期。是转移性鼻咽癌患者最主要的治疗方法。一般采用多药联合的含铂方案，4~6 个疗程。

（2）新辅助化疗　或称诱导化疗。指放疗前的化疗，主要采用以 DDP 为主的联合化疗方案，适用于病情比较晚、肿瘤或淋巴结较大的患者。作为首次治疗，可有效减少远处转移的可能性，增加局部控制率、减少晚期复发率。

（3）辅助化疗　对局部晚期或高危患者放疗后辅助化疗，以期消灭微小残存肿瘤及减少远处转移。应选用高效低毒的药物，不应加重放疗引起的毒副损害。

（4）同期放化疗　放疗中加用化疗药物，可使肿瘤缩小，改善血液供应情况，提高放疗敏感性。注意避免同步放化疗的非特异性增敏引起的严重黏膜炎而中断放疗，故应选用安全有效药物。

附：首选化疗方案

PF 方案

顺铂（DDP），100mg/m²，静脉滴注，第 1 天（正规水化、利尿 3 天）。

氟尿嘧啶（5-Fu），1000mg/m²，静脉滴注连续 96 小时，第 1~4 天。

21 天为 1 周期，4 周期为 1 个疗程。

次选化疗方案

① PC 方案

紫杉醇（PTX），135mg/m²，静脉滴注，第 1 天。

顺铂（DDP），75mg/m²，静脉滴注，第 1 天。

21 天为 1 周期，4 周期为 1 个疗程。

② DC 方案

多西他赛（TXT）100mg/m²，静脉滴注，第 1 天。

顺铂（DDP），75mg/m²，静脉滴注，第 1 天。

21 天为 1 周期。

③ PBF 方案

顺铂（DDP），30mg/m²，静脉滴注，每日 1 次，第 2~4 天。

博来霉素（BLM），10mg，肌内注射，第1、8天。

氟尿嘧啶（5-Fu），500mg/m²，静脉滴注，第1、8天。

21天为1周期，4周期为1个疗程。

④EAP方案

依托泊苷（VP-16）60mg/m²，静脉滴注，每日1次，第2～5天。

多柔比星（ADM）20mg/m²，静脉滴注，第1、8天。

顺铂（DDP），30mg/m²，静脉滴注，每日1次，第3～5天。

21天为1周期，4周期为1个疗程。

3. 手术治疗　一般不首先采用手术治疗，但鼻咽癌根治性放疗后原发肿瘤和（或）颈转移淋巴结未控制时，手术作为一种安全、有效的挽救性治疗措施已得到肯定。

4. 生物治疗

（1）分子靶向药物治疗　尼妥珠单抗（h-R3）与放疗合用有协同作用，可提高放疗疗效，对晚期鼻咽癌患者安全有效；表皮生长因子受体抑制剂西妥昔单抗与DDP合用治疗比单用DDP的疗效好，与放疗联合可延长局部控制时间，降低病死率。

（2）基因治疗　目前鼻咽癌主要的治疗基因药物尚在临床研究阶段。

（三）中医治疗

本病初起以邪实为主，治疗祛邪为主，多用清热解毒、化痰软坚、凉血祛瘀等法。晚期以正虚为主，尤其放疗后大多表现为阴津亏损，常治以益气养阴生津。

1. 辨证论治

（1）热毒蕴肺证

治法：清热解毒，软坚散结。

方药：五味消毒饮（《医宗全鉴》）加减。若身热、口干烦躁者，加生石膏、知母；鼻衄色鲜红者，加白茅根、三七粉、茜草；若头痛明显者，加钩藤、僵蚕、川芎。

（2）肝郁痰凝证

治法：疏肝解郁，理气化痰。

方药：疏肝散结汤（《名医治验良方》）加减。若咽喉肿痛，加胖大海、射干、牛蒡子。

（3）瘀血阻络证

治法：理气化痰，通窍散结。

方药：通窍活血汤（《医林改错》）加减。若鼻塞明显，加鹅不食草、辛夷、薄荷；头痛明显，加白芷、僵蚕、全蝎；若血涕色黑暗，加茜草根、仙鹤草、白及；烦躁易怒者，加栀子、丹皮。

（4）气阴两虚证

治法：益气养阴，托毒散结。

方药：生脉散《医学启源》合增液汤（《温病条辨》）加减。若低热不退，加地骨皮、青蒿、白薇、炙鳖甲；若头晕耳鸣甚者，加女贞子、旱莲草、山萸肉；若大便干燥者，加瓜蒌仁、火麻仁、杏仁；若颈部肿块未控制者，加半夏、牡蛎、浙贝母。

2. 辨病用药

（1）辛夷散　祛风燥湿，清热利窍，散郁破结。

（2）犀黄丸　清热解毒，活血消肿。

（3）小金丹　化痰散结，活血解毒。

3. 其他治疗

（1）外治法

硼脑膏：用棉球蘸药膏塞鼻孔内，日3次，用于鼻咽癌鼻塞头痛者。

冰冻霜：生油、石灰水适量，制成混悬液，湿敷患处，用于放射性损伤致皮肤溃疡。

冰蚌油：冰片、蚌壳，1:2比例，麻油调敷患处，用于湿性放射性皮炎。

（2）针灸治疗　主穴取印堂、上星、通天、天鼎、足三里、合谷。肺热痰凝加太冲、三阴交；火毒内阻加内庭、液门；气阴亏虚加气海、照海；放化疗后呃逆加内关、膈俞。

【预防与调护】

（一）预防

对于我国南方高发病区进行追踪、筛查，及早发现；少食腌制霉变食物；戒烟限酒；提高自身免疫功能。

（二）调护

鼻咽癌患者要正确认识疾病，减少心理负担，放松心情；加强营养供给，合理饮食；适当进行体育锻炼，提高体质；出现放化疗局部及全身不良反应时，要在医生指导下及时对症处理，做好个人防护。

第三节　甲状腺癌

甲状腺癌是指发生在甲状腺滤泡上皮、滤泡细胞及间质的恶性肿瘤。甲状腺癌是由多种病理类型组成的恶性肿瘤，表现为不同生物学行为，它们的发病年龄、生长速度、转移途径和预后明显的不同，对不同治疗方式的反应也千差万别。常见的病理类型有乳头状癌、滤泡状癌、髓样癌和未分化癌，其中分化好的乳头状腺癌、滤泡状腺癌占所有甲状腺癌的90%以上。

甲状腺癌占全身恶性肿瘤的1%~2%，但在头颈部恶性肿瘤中却高居首位，约占30%。是近十年来上升最快的肿瘤之一。发病率女性多于男性，两者之间比例约为2~4:1，20~40岁是发病年龄高峰，50岁以后发病率明显下降。不同类型的甲状腺癌发病年龄高峰不同，乳头状多见于30~39岁，滤泡样癌多见于30~49岁，而未分化

癌多见于 > 65 岁老年患者。

甲状腺癌属中医学中"瘿瘤"病的范畴。

【病因病理】

（一）病因

1. 放射线损伤　放射线接触是目前唯一肯定与分化型甲状腺癌的发生密切相关的重要因素。放射线一方面可引起甲状腺细胞的异常分化，导致癌变；另一方面甲状腺破坏而不能产生内分泌素，由此引起的促甲状腺激素（TSH）大量分泌也能促发甲状腺细胞癌变。

2. 饮食因素　饮食中摄碘过量或缺碘均可使甲状腺的结构和功能发生改变。如瑞士地方性甲状腺肿流行区的甲状腺癌发病率为 2‰，较柏林等非流行区高出 20 倍。相反，高碘饮食也易诱发甲状腺癌，冰岛和日本是摄碘量最高的国家，其甲状腺癌的发病率较其他国家高。这可能与 TSH 刺激甲状腺增生的因素有关。实验证明，长期的 TSH 刺激能促使甲状腺增生，生成结节和癌变。

3. 内分泌因素　甲状腺癌发病与内分泌关系极为密切，主要为下丘脑 – 垂体 – 甲状腺轴系统失调和雌激素水平升高，最终导致甲状腺癌的发生率升高。有研究发现恶性甲状腺肿瘤中含有数量不等的激素受体，以乳头状癌组织中的雌激素受体和孕激素受体阳性率最高。

4. 遗传因素　5% ~ 10% 甲状腺髓样癌有明显的家族史，而且往往合并嗜铬细胞瘤等疾病，推测这类癌的发生可能与染色体遗传因素有关。研究表明，甲状腺癌的发生受不同癌基因和多种生长因子的影响。

5. 甲状腺良性病变　部分甲状腺增生性疾病，如腺瘤样甲状腺肿和功能亢进性甲状腺肿，分别有约 5% 和 2% 合并甲状腺癌。

（二）病理

甲状腺癌常见的临床病理分型主要为 4 类。

1. 乳头状癌　最常见，约占 60% ~ 70%，是一种显示滤泡细胞分化、以形成特征性乳头和（或）一组核改变的恶性上皮性肿瘤。恶性程度低，病程发展缓慢，病程最长者可达 20 年以上。肿瘤多为单发，原发灶可以很小。颈淋巴结转移灶发生率高、出现早、范围广、发展慢、可有囊性变。乳头状癌临床治愈率高，预后良好。

2. 滤泡状癌　约占 15% ~ 20%，是以滤泡结构为主要组织学特性的分化型甲状腺癌。恶性程度较高，易发生远处转移，以血行转移为主，常转移到肺和骨。原发癌一般较大，多为单侧。淋巴结转移一般较迟发生，多为较晚期的表现。

3. 髓样癌　是发生在甲状腺滤泡旁细胞（也称 C 细胞）的恶性肿瘤。临床较少见，约占 5% ~ 10%。来源于滤泡旁细胞，能产生降钙素（CT）、前列腺素（PG）、5- 羟色胺（5–HT）、肠血管活性肽（VIP）等。典型组织学形态表现为实质片状、岛状或小梁状排列的多边形或圆形细胞，肿瘤间质内可见大量淀粉样物质。血管和淋巴管转移多见。

4. 未分化癌 又称间变癌。是一种部分或全部由未分化细胞组成的高度恶性上皮性肿瘤。根据组织形态又可分为小细胞癌、巨细胞癌和梭形细胞癌。约占8%，其发病平均年龄在60岁以上，病情进展迅速为其最主要的临床特征。检查时可见甲状腺及颈部弥漫性巨大实性肿块，质硬、固定、边界不清，广泛侵犯周围组织。颈部淋巴结转移率高，常发生血道转移。

【临床表现】

由于甲状腺癌有多种不同的病理类型和生物学特性，其临床表现也各不相同。发病初期多数无症状，可与多发性甲状腺结节同时存在。有的肿块已存在数年而在近期才迅速增大、固定或发生转移，有的患者长期以来无不适主诉，到后期出现颈淋巴结转移、病理性骨折、声音嘶哑、呼吸障碍、吞咽困难甚至Hornor综合征时才引起注意。

1. 乳头状癌 是一种分化好的甲状腺癌，也是最常见的一种，女性和40岁以下患者较多。患者常无自觉不适，生长缓慢，肿瘤多单发，少数为多发或累及对侧，质地呈软胶性硬度或较硬，不规则，边界不清，无包膜感。一般活动度尚好。瘤体较小者，可小于1cm，多坚硬、难以触及，瘤体较大者常伴有囊性改变，易误诊为囊肿。晚期可累及气管软骨或周围软组织而使肿瘤固定，或出现声音嘶哑、呼吸困难、吞咽不适等症状。

2. 滤泡状癌 多发于中老年人，女性多于男性。一般病程较长，病期数月或数年，生长缓慢，少数近期生长较快，属中度恶性。肿块直径一般为数厘米或更大，有时合并甲状腺肿大，多为单发，少数为多发或双侧，实性，坚韧，边界不清，常缺乏明显的局部恶性表现，易误诊为腺瘤。较少发生淋巴结转移，多随血行转移至肺和骨骼。

3. 髓样癌 发病率低，多见于30~40岁，男女无明显差异，有家族倾向性。颈前肿物多数发展缓慢，质地较硬，可有轻度压痛，多为单发，偶见多发，恶性程度中等。约30%的患者有慢性顽固性腹泻史，并伴有面部潮红，颇似类癌综合征，可持续数年，与肿瘤细胞产物有关。癌灶切除后，腹泻即消失，复发或转移时，腹泻又出现。颈淋巴结转移多见，也可血行远处转移至肺、肝和骨骼。

4. 未分化癌 较少见，男性发病率高，老年者居多。生长迅速，往往早期侵犯周围组织，高度恶性。发病前常有甲状腺肿或甲状腺结节多年，巨细胞癌患者此种表现尤为明显。肿块可于短期内急骤增大，形成双侧弥漫性甲状腺巨大肿块，坚硬固定，广泛侵犯临近组织，患者常以呼吸困难急诊来院，每伴疼痛、声音嘶哑或吞咽不畅。易发生血行转移。

【辅助检查】

（一）影像学检查

1. X 线检查 颈部正侧位片 X 射线检查显示甲状腺肿瘤内钙化（砂粒体）灶、气管受压和移位情况。食管吞钡检查，有助于了解食管有无受压。胸部 X 片检查能发现上纵隔和肺的转移。

2. CT 检查 可以清楚地显示甲状腺肿瘤的位置、形态、大小及其与喉头、气管、食管的关系，还可看到癌肿侵犯的范围，为临床诊断、分期及制定治疗方案提供依据。能够检出直径＞1cm 的肿瘤。甲状腺癌 CT 上表现为不规则或分叶状软组织肿物，平扫为低密度灶，大多数密度不均匀，边界不清，可伴有钙化，增强后呈不规则强化。

3. PET 检查 是一项新的甲状腺定性检查，通过肿瘤 ^{18} 氟 - 脱氧葡萄糖的代谢情况，辨别肿瘤的良性和恶性。当标准摄取值（SUV 值）高于正常，要考虑恶性肿瘤的可能，对亚临床的转移灶也有较高的诊断价值。

4. 放射性核素检查 可以明确甲状腺的形态和位置以及甲状腺和甲状腺肿块的功能，是诊断甲状腺疾病的常规手段。目前常用的甲状腺显影剂有 ^{131}I 和 ^{99m}TcO$_4^-$。经同位素扫描，一般可将甲状腺结节分为四类：①热结节，多见于自主性毒性甲状腺肿；②温结节，表示结节部位摄取同位素功能与周围正常甲状腺组织大致相同；③凉结节，表示结节摄取同位素功能低于其邻近正常甲状腺组织；④冷结节，表示结节完全没有摄取同位素的功能。甲状腺癌的同位素扫描图像多为冷结节和凉结节，很少有温结节，热结节罕见。

近年来国内外学者应用 ^{99m}Tc（V）-DMSA 能被甲状腺髓样癌高度摄取而不被其他甲状腺良、恶性肿瘤摄取的特点诊断该类肿瘤。

5. 超声波检查 包括常规 B 超和超声弹性成像，临床诊断价值较高。可探测甲状腺肿块的形态、大小和数目，还可以了解肿瘤是否有包膜、内部与周围血流情况及有无钙化。甲状腺癌超声显示肿瘤不均质、无明显包膜、形态不规则，常有细小的钙化灶。甲状腺癌往往同时伴有颈淋巴结转移，因此在做甲状腺检查时应同时观察颈部淋巴结情况，如探测到颈部异常淋巴结则有助于甲状腺癌的诊断。

（二）实验室检查

1. 针吸活检细胞学检查 是术前定性诊断甲状腺结节最常用的方法。使用细针穿刺活检原发灶或颈淋巴结常可得到确诊，此法操作安全简单，无需局麻，准确性高，除组织内微量出血外，无癌细胞播散及种植的危险。对甲状腺乳头状癌诊断的准确率可达90% 以上，但在诊断滤泡型甲状腺癌时有一定困难，图像中只能判断为滤泡型肿瘤而不能鉴别它的良、恶性。

2. 组织病理学检查 通过手术切除甲状腺肿块作病理组织学检查，可切除的甲状腺肿块通常不行术前活检，必要时可行术中冷冻切片检查。

3. 甲状腺球蛋白（HTg）放射免疫测定 测定血清中 HTg 的含量，有助于诊断甲状腺疾病。此法不能作为特异性的肿瘤标志物用于定性诊断，作为监测残余甲状腺癌或复发的重要方法。

4. 甲状腺功能检查 包括血清 TSH、T3、T4 测定等，主要用于甲状腺激素抑制治疗后的疗效监测和指导治疗剂量调整。

【诊断与鉴别诊断】

（一）诊断

1. 病史 凡是原因不明的声嘶或咽喉部异物感，经对症治疗后症状不减，尤其患者在 40 岁以上，伴有刺激性干咳，痰中带血，喉部疼痛，头痛耳痛，呼吸困难，或有肿瘤家族史，某些职业如接触放射性物质和石棉尘、制造重铬酸盐等人员，应做重点检查，积极诊断。

2. 临床表现

（1）颈部胀满疼痛 甲状腺癌初期，可出现颈部胀满，或无症状；中晚期随着肿块的增大，局部压迫，侵犯邻近组织，可出现颈部疼痛。

（2）压迫症状 压迫气管可引起呼吸困难、咳嗽；压迫或侵犯食管可致吞咽困难；压迫声带或侵犯喉返神经可引起声音嘶哑。

（3）全身消瘦 全身消瘦多因饮食减少，营养摄入不足，肿瘤的慢性消耗所致。多数为中晚期患者，常出现形体消瘦，倦怠乏力。

3. 辅助检查

（1）影像学检查 X 线、CT、MRI、超声及放射性核素检查有助于甲状腺癌的诊断。

（2）细胞及病理学检查 细胞及病理学检查有助于甲状腺癌的定性诊断。

（3）实验室检查 实验室检查甲状腺球蛋白（Tg），有助于监测甲状腺癌术后有无复发或转移。

（二）鉴别诊断

1. 甲状腺腺瘤 多见于 20～30 岁的年轻人，女性较多。多数为生长缓慢的颈前肿块，肿块较小时，无自觉症状；当肿块较大时，可有呼吸困难或吞咽困难；有时肿块突然增大和疼痛，常为囊内出血所致。检查多为单结节，质地中等或囊性，表面光滑，边界清楚，活动度良好，无颈淋巴结转移和远处转移灶。B 超及 CT 均提示形态规则、边界清楚的实性均质或囊性占位，无周边侵犯，无不规则血流。

2. 结节性甲状腺肿 多见于中年以上妇女，病程较长，无自觉症状。病变累及双侧甲状腺，检查多见甲状腺弥漫性肿大，结节感，质地软或中等，结节表面光滑，大小不一，可随吞咽上下移动。B 超提示甲状腺弥漫性增生，可见大小不等的囊性或实质不均质结节，边界清楚，无异常不规则血流。

3. 亚急性甲状腺炎 常见于中年妇女。多由于病毒感染所引起，发病前常有呼吸道感染病史，伴有轻度发热和其他全身症状，约经数周或数月的病程，可自愈，服少量碘、强的松类药物或小剂量 X 射线治疗，效果良好。

4. 慢性淋巴细胞性甲状腺炎（桥本氏甲状腺炎）　多发生在 40 岁以上的妇女。慢性进行性双侧甲状腺肿大，羊皮样硬实，表面有结节，不粘连，可固定于甲状腺周围组织，临床上较易与甲状腺乳头状癌混淆。甲状腺功能检查可有甲状腺免疫指标的异常。B 超检查显示甲状腺肿大，内部回声降低或欠均匀，但无不规则不均质结节，无不规则血流。

（三）分期

采用 AICC（2010 年）TNM 分期标准和临床分期标准。

甲状腺癌分期

【中医病因病机】

本病发生不外乎情志内伤，肝失条达，气滞血瘀及饮食水土失宜，脾失健运，水湿内停，聚而成痰，痰浊内阻，导致气滞、血瘀、痰凝于颈部而成本病。

1. 水土失宜　《圣济总录》指出："石瘿与泥瘿则因山水饮食而得之。"可见对本病的环境因素早有认识。在瘿病的分类名称中也列有泥瘿、石瘿之名。

2. 饮食失调　饮食不当，影响脾胃功能，使脾失健运，不能运化水湿，聚湿生痰；痰浊阻络，气血运行不畅，痰凝、血瘀壅结于颈部而发为瘿病。

3. 情志因素　忧怨思虑或恼怒致肝失条达，气机郁滞，横逆犯脾，痰浊内生，气郁痰浊积久而成毒，结于颈前，发为本病。《圣济总录》云："（瘿病）妇女多有之，缘忧恚有甚于男子也。"《诸病源候论》则明确指出："瘿者，由忧恚气结所生。"

4. 体质因素　妇女的经孕产乳等生理特点与肝经气血有密切关系，遇有情志、饮食等致病因素，常引起气郁痰结，气滞血瘀等病理变化，故女性易患瘿病。此外，素体阴虚之人，痰气郁滞之后易于化火，火灼阴津，发为发病。

本病病位在颈，初起多实，气滞、痰凝、血瘀，病久则由实转虚，气血亏虚，脏腑功能失调，正衰邪盛，气阴两伤，为虚实夹杂之证，其病机与肝、脾、心、肾关系密切。

【中医辨证】

1. 肝郁痰结证

主症：颈前喉结两旁结块肿大，质软而柔韧，随吞咽上下移动，时有憋胀，伴胸闷胁胀，头晕目眩，舌质淡红，苔薄白或白腻，脉弦细滑。

2. 痰瘀交阻证

主症：颈部喉结两旁肿大，质硬，或有结节，边界尚清，伴有咽部不适，胸闷气憋，或月经不调，舌质偏暗，苔薄腻，脉弦细涩。

3. 毒热蕴结证

主症：颈部肿块凹凸不平，发展迅速，灼热作痛，面部烘热，口苦咽干，呼吸困难，吞咽不适，咳吐黄痰，小便短赤，大便干结，舌质红绛，苔黄燥，脉弦数。

4. 肝肾阴虚证

主症：颈部肿块坚硬，局部疼痛，形体消瘦，头晕目眩，口干舌燥，五心烦热，舌质红，苔少津，脉细数。

【治疗】

（一）治疗原则

甲状腺癌的治疗以外科手术治疗为主，包括根治性原发肿瘤切除术和颈部淋巴结清扫术，术后辅以内分泌治疗。但未分化癌生长快而固定，不宜切除。术后一般不做预防性放疗或化疗。对于手术切除不彻底或有骨等远处转移者，可采用内、外放射治疗，化学药物治疗等。

中医治疗以疏肝理气、健脾化痰、活血化瘀、软坚散结、养心滋肾等方法为主，病久则由实转虚，虚实夹杂，治以补虚为要。疏肝理气、调神怡志在本病的治疗中至关重要；在治疗的同时，须时时顾护胃气，加强饮食调摄。针对术后内分泌紊乱，放化疗后出现的毒副反应等，中医药结合西医治疗，可以有效提高治疗效果。

（二）西医治疗

1. 手术治疗

（1）手术治疗原则　手术治疗是甲状腺癌的首选治疗方法。除外未分化癌，甲状腺癌一旦确诊，只要条件许可，应彻底清除原发病灶和转移灶，以防转移和复发。要根据甲状腺癌的病理分期和临床分期以及病人的年龄、性别决定手术方式。

（2）手术适应证　通过病史、查体及各种影像学检查或细胞组织学检查确诊为甲状腺癌者；全身情况尚好，无明显手术禁忌证，无心、肺等重要脏器病变，无远处转移；有时虽然淋巴结转移灶很广泛，但癌肿仍局限在淋巴结包膜内，活动度尚好，也可用手术彻底清除。

（3）手术方法

①甲状腺乳头状癌或滤泡状癌：目前国内外对分化型甲状腺癌的术式已基本达成一致，主要有以下三种：甲状腺单侧腺叶加峡部切除、甲状腺全切除或次全切除、甲状腺一侧残叶扩大切除。依据分化型甲状腺癌的不同病理分期采用相应术式。乳头状癌易早期发生颈部淋巴结转移，颈淋巴结清扫术尤其必要。虽然对滤泡状癌一般不主张做预防性颈淋巴结清扫术，但有颈淋巴结转移时多同时有血行播散，故宜做甲状腺全切加颈部根治性清扫术，目的在于术后对可能发生的远端转移施行放射性碘治疗打下基础。

②髓样癌：甲状腺髓样癌的主要特点是淋巴结转移出现早，常伴有局部浸润。其对化疗和放疗均不敏感，彻底手术治疗仍是行之有效的方法，不少病人可因此治愈。

③未分化癌：甲状腺未分化癌恶性程度高，发展迅速，存活期短，一经确诊，有条件者应立即行全颈的大野放射治疗，待癌肿缩小或消退后，再做甲状腺全切除加同侧颈淋巴结清扫，手术后再补充放疗，同时配合化学药物治疗，可提高甲状腺未分化癌的生存率。

2. 放射治疗

放射治疗是甲状腺癌的一种重要辅助治疗手段。分外放射和内放射，各有其治疗的指征，根据病理类型和手术情况选择应用。

（1）放射性核素治疗　分化型甲状腺癌的肿瘤细胞和正常甲状腺细胞一样具有一定的吸碘功能，放射性核素 ^{131}I 可以产生一定杀伤程度（1~2cm）的 β 射线，浓集于肿瘤组织中，杀死甲状腺癌细胞，起到内放射作用，而对周围组织放射损害小。对那些复发或远处转移而又不能手术切除的病灶，只要肿瘤内含有的功能性滤泡能显示出吸碘功能，就可以用放射性 ^{131}I 治疗。治疗方法分两种：小剂量多次治疗和大剂量冲击治疗。现多采用小剂量多次治疗。内放射的适应证：①明显的甲状腺外转移；②原发肿瘤>4cm；③术后静息时 Tg > 5~10g/mL；其他，如高危病史，肿块 2~4cm，肉眼可见的多病灶（其中一个大于 1cm）。

（2）外放射　各种类型的甲状腺癌对放射线的敏感性差异很大，与甲状腺癌的分化程度密切相关，分化越差敏感性越高，分化越好敏感性越差，且甲状腺邻近器官如甲状软骨、气管、喉、脊髓等对放射性物质的耐受性较低，易发生放射损伤。所以甲状腺未分化癌不能手术患者首选放疗；甲状腺分化型癌和髓样癌，手术时原发肿瘤无法彻底切除，有小区域癌细胞残留，术后局部补充放疗；广泛淋巴结转移尤其是包膜受侵犯者，可选择行相应的区域淋巴结术后放疗；甲状腺癌骨和脑等远处转移可行姑息治疗。

3. 内分泌治疗　绝大多数甲状腺分化癌属于激素依赖性肿瘤，其发生发展与促甲状腺素（TSH）有关。当失去 TSH 刺激后，肿瘤生长可变慢或停止，一些微小病灶、癌前期细胞甚至完全消失。而一些促使 TSH 分泌增高的因素均可使病情恶化。应用甲状腺素制剂进行抑制治疗对分化型癌、髓样癌有一定效果。手术切除甲状腺后，需要口服药物维持甲状腺素水平以辅助治疗。临床上常用左甲状腺素钠片，100~300μg/d，顿服，每 2~4 周逐渐调整剂量，直至 TSH 值处于正常范围下限。

TSH 抑制原则：①通常而言，对于已知有残留结构的高复发风险的肿瘤，TSH 的水平应该低于 0.1mU/L；②对于生物化学证据认为的低风险但无结构学证据（如 Tg 阳性，影像学阴性）的患者，TSH 水平应该为 0.1~0.5mU/L；③对于几年内无复发疾病的患者，其 TSH 水平可控制在正常范围内。

4. 化学治疗　分化型甲状腺癌和髓样癌对化疗药物均不敏感，未分化癌有一定敏感性，故化疗主要用于甲状腺未分化癌的治疗，和不能手术或远处转移、术后局部复发迅速恶化的晚期患者的姑息性治疗。常用药物是多柔比星、氟尿嘧啶。

5. 靶向治疗　对于局部复发不可切除和转移性髓样甲状腺癌和放射性碘治疗无效的分化型甲状腺癌患者，可考虑索那菲尼等治疗，临床疗效尚待观察。

（三）中医治疗

中医治疗本病方法包括辨证论治、中成药、外治等。

1. 辨证论治

（1）肝郁痰结证

治法：理气舒郁，化痰散结。

方药：柴胡疏肝散（《医学统旨》）加减。若肿块较硬，加穿山甲、三棱、莪术、露蜂房；若咽部梗阻、声音嘶哑，加桔梗、牛蒡子、木蝴蝶；若年老体弱或服药后出现神倦乏力，面色少华等虚弱症状者，加炙黄芪、党参、当归、山药等。

（2）痰瘀交阻证

治法：化痰软坚，活血散结。

方药：二陈汤（《太平惠民和剂局方》）合西黄丸（《外科证治全生集》）加减。若肿块较硬，经久不消，加黄药子、露蜂房、三棱、莪术；若郁久化火，烦热，舌红者，加丹皮、栀子；若神疲乏力，便溏者，加白术、山药、砂仁。

（3）毒热蕴结证

治法：清热解毒，化痰散结。

方药：清肝芦荟丸（《中西医肿瘤诊疗大全》）加减。若毒热炽盛，大便干结不通者，加大黄、芒硝、枳实、桃仁；若火毒伤阴，口干多饮，加玄参、石斛、麦冬。

（4）肝肾阴虚证

治法：滋养肝肾，软坚散结。

方药：一贯煎（《柳州医话》）加减。若肿块坚硬，加黄药子；若五心烦热，口干舌燥，加知母、玄参、天花粉。

2. 辨病用药

（1）小金丹　活血止痛，解毒消肿，常用于甲状腺癌瘀血内结、肿块坚硬而痛者。

（2）西黄胶囊　清热解毒，活血散结，常用于甲状腺癌瘀毒内结、肿块坚硬者。

3. 外治法

独角莲外敷：鲜独角莲100g去皮，捣成糊状，敷于肿瘤部位，上盖玻璃纸，并固定。24小时更换一次。若为干独角莲，则研细末，温水调敷。

【预防与调护】

（一）预防

尽量避免儿童期头颈部X线照射。保持精神愉快，防止情志内伤。注意饮食均衡，勿摄碘过量及饮食缺碘。积极治疗甲状腺良性肿瘤。

（二）调护

手术后病人可根据病情予以扶正与祛邪兼顾的中西医治疗巩固疗效。锻炼身体，提高抗病能力。

第十章　胸部肿瘤 ▷▷▷▷

PPT

第一节　原发性支气管肺癌

原发性支气管肺癌（primary bronchogenic carcinoma），又称支气管肺癌，简称肺癌（lung cancer）。是起源于呼吸上皮细胞（支气管、细支气管和肺泡）最常见的肺部恶性肿瘤。肺癌的常见临床表现为咳嗽、咯血或痰中带血、胸痛、呼吸困难、发热、消瘦等，部分患者以肺外侵袭转移引起的症状求诊。

肺癌是当今世界上最常见的恶性肿瘤之一。近年来，全世界发病率和死亡率都有明显增高的趋势。WHO 报告，全球肺癌新发病例 1980 年为 66.05 万例，2012 年为 182.5 万例；全球肺癌死亡人数 2003 年 110 万人，2012 年为 159 万人，占恶性肿瘤死亡人数的 19.4%，居恶性肿瘤死因的第一位。国家癌症中心《2013 年中国恶性肿瘤发病和死亡分析》报告显示，我国肺癌每年新发病例约 73.3 万例，2015 年新发病例达 78.4 万例，每年因肺癌死亡病例约 59.1 万，其中男性约 40.2 万人。肺癌占我国全部癌症死亡的 22.7%，防治形势严峻。肺癌的预后取决于能否早期诊断和及时合理治疗。肺癌早期治疗可获痊愈。能够接受外科手术治疗的 I 期和 II 期的非小细胞肺癌患者，5 年生存率可达 40% ~ 50%。

中医学原无肺癌这一病名，属于"肺积""息贲"等病证范畴，也见于"咳嗽""咳血""胸痛"等描述中。

【病因病理】

（一）病因

肺癌病因目前尚未明确，多数学者认为与下列因素有关，且是多因素共同作用的结果。

1. 吸烟　目前已经公认吸烟是肺癌发生的重要危险因素。研究表明，吸烟者肺癌死亡率比不吸烟者高 10 ~ 13 倍。吸烟者发生肺癌的概率是不吸烟者的 4 ~ 10 倍，重度吸烟者（每天 20 支以上）可达 10 ~ 25 倍。被动吸烟也是肺癌的致病因素之一。

2. 空气污染　室内小环境和室外大环境都可能存在空气污染。室外大环境如工业废气、汽车尾气、公路沥青、空气或飘尘中含有的多种致癌物质、烹调产生的油烟雾等都是肺癌的危险因素。

3. 职业致癌因素 目前已被确认的肺癌职业因素主要有石棉、砷、铬、镍、铍、煤焦油、煤烟、芥子气、二氯甲醚、氯甲醚及烟草的加热产物等。铀、镭等衰变时产生的氡和氡子气、电离辐射、微波辐射也是肺癌危险因素。接触石棉的吸烟者肺癌死亡率为非接触石棉的吸烟者的 8 倍。

4. 遗传因素 遗传因素与肺癌的发生有一定关系。研究发现，许多基因与肺癌的易感性有关。肺癌患者常有第 3 号染色体短臂缺失。

5. 饮食与营养 食物中长期缺乏维生素 A 类、β 胡萝卜素和微量元素锌、硒等易发生肺癌。

6. 其他因素 肺结核、慢性支气管炎、肺间质纤维化等疾病与肺癌的发生有一定关系。结核病患者患肺癌的危险性是正常人群的 10 倍，主要是腺癌。此外，免疫功能低下、内分泌功能失调等在肺癌的发生中也有一定作用。

（二）病理

1. 按解剖学分类

（1）中央型肺癌 发生在段支气管至主支气管的肺癌称为中央型肺癌，约占 3/4，以鳞状细胞癌和小细胞肺癌较多见。

（2）周围型肺癌 发生在段支气管以下的癌肿称为周围型肺癌，约占 1/4，以腺癌较多见。

2. 按组织学分类

（1）小细胞肺癌（SCLC） 又称小细胞未分化癌，包括燕麦细胞型、中间细胞型、复合燕麦细胞型。恶性程度最高，约占原发性肺癌的 15%~20%。在发生发展的早期即可侵犯肺门和纵隔淋巴结及血管，很快出现肺外转移。SCLC 对放疗和化疗较敏感。

（2）非小细胞肺癌（NSCLC）

①鳞状上皮细胞癌：简称鳞癌。多见于老年吸烟男性，是肺癌中最常见的类型，约占原发性肺癌的 40%~50%。多数起源于段和亚段支气管黏膜，倾向于管腔内生长，常引起支气管狭窄，导致肺不张或阻塞性肺炎。鳞癌一般生长缓慢，转移晚，手术切除机会较多，但对放疗和化疗敏感性不如小细胞肺癌。

②腺癌：腺癌多见于女性，约占原发性肺癌的 25%。主要来自支气管腺体，倾向于管外生长，也可循泡壁蔓延，早期即可侵犯血管和淋巴管引起肝、脑、骨等远处转移，更易累及胸膜出现胸腔积液。肺泡细胞癌或称细支气管 - 肺泡癌，属于腺癌的一个亚型，其发病年龄较轻。

③大细胞癌：大细胞癌较小细胞癌转移晚，手术切除机会较大。

④其他：如鳞腺癌，具有明确的鳞癌和腺癌的组织结构，两种成分混杂或分别独立存在于同一瘤体中。其他还可见类癌、肉瘤样癌、唾液腺型癌等。

2015 年 WHO 肺癌新的组织学分类将肺癌分为上皮源性肿瘤、异位起源肿瘤、神经内分泌肿瘤、间叶源性肿瘤、淋巴瘤、转移性肿瘤。其中腺癌、鳞癌归属于上皮源性肿瘤，小细胞肺癌、大细胞肺癌、类癌归属于神经内分泌肿瘤。基于肿瘤细胞来源的分类更利于指导治疗。

【临床表现】

肺癌的临床表现与发生部位、类型、大小、有无转移及并发症等有关。有5%～15%的患者于发现肺癌时无症状。按部位分有以下四类表现。

（一）原发肿瘤引起的症状和体征

1. 咳嗽　常为肺癌的首发症状。主要与肿瘤生长的部位、方式和速度有关。可有干咳、咳痰、剧咳。肿瘤生长在大气道时，容易引起支气管狭窄，可引起高调持续性刺激性咳嗽，无痰或少许泡沫痰，继发感染时，痰量增多呈黏液性或脓性。细支气管－肺泡细胞癌可有大量黏液痰。

2. 血痰或咳血　间断反复咳痰带血或咳血，常早晨第一口痰中带血。以中央型肺癌多见，为癌组织侵犯黏膜，破坏血管所致。如侵犯大血管则可发生大咳血。

3. 气短或胸闷　肿瘤阻塞或压迫支气管，引起呼吸困难，气短喘促，胸闷不舒，偶可发生喘鸣，听诊可有哮鸣音。

4. 体重下降　消瘦是恶性肿瘤的常见症状之一。肿瘤晚期，由于毒素作用和慢性消耗等原因，并有感染、疼痛所致的食欲减退，可表现为消瘦甚或恶液质。

5. 发热　肿瘤引起的继发性肺炎是导致患者出现发热的主要原因，常间歇反复发生；肿瘤组织坏死也可引起发热，抗感染治疗效果不佳。

（二）肿瘤肺外胸内扩展引起的症状和体征

1. 胸痛　约有30%的肿瘤可因直接侵犯胸膜、肋骨和胸壁而引起胸痛，另有部分由于阻塞性炎症波及胸膜或胸壁引起。肿瘤位于胸膜附近时，有不规则的钝痛或隐痛，呼吸、咳嗽时疼痛加重。侵犯肋骨、脊椎时，可有压痛点。

2. 咽下困难　由肿瘤侵犯或压迫食管而引起，还可引起支气管－食管瘘，导致肺部感染。

3. 声音嘶哑　肿瘤直接压迫或纵隔淋巴结肿大后压迫喉返神经（多见于左侧），使声带麻痹，发生嘶哑。

4. 上腔静脉阻塞综合征　肿瘤或纵隔肿大淋巴结压迫上腔静脉时，或腔静脉内癌栓，致上腔静脉回流受阻，产生头面部、颈部和上肢水肿以及胸壁淤血和静脉曲张。严重者皮肤呈暗紫色，眼结膜充血，视力模糊，头晕头痛。

5. Horner 综合征　位于肺尖部的肺癌称肺上沟瘤（pancoast tumor），可压迫颈部交感神经，引起病侧眼睑下垂、瞳孔缩小、眼球内陷，同侧额部与胸壁无汗或少汗，感觉异常。肿瘤压迫臂丛神经可出现同侧自腋下向上肢内侧放射性、烧灼样疼痛，夜间尤甚。

（三）肿瘤胸外远处转移引起的症状和体征

1. 转移至淋巴结　常见为锁骨上淋巴结转移。淋巴结增大、增多，固定而坚硬，多无痛感。

2. 转移至中枢神经系统　有眩晕、复视、共济失调、脑神经麻痹、癫痫、一侧肢体无力甚至半身不遂等神经系统症状，引起颅内高压，可有头痛、呕吐、神志异常。

3. 转移至骨骼　大多为溶骨性病变，可引起骨痛和病理性骨折。50% ~ 90% 骨转移患者发生疼痛，其中 50% 为剧痛。多为持续性固定部位钝痛，夜间加重。转移至脊椎，可引起疼痛和脊髓受压迫症状。

4. 转移至腹部　可转移至肝、胰腺、肾上腺、腹腔、淋巴结；肝转移常见，可有厌食、肝区疼痛、肝大、黄疸和腹水等。

（四）肺癌的肺外表现

非肺癌转移引起的表现，称肺癌的肺外表现，又称副癌综合征。

1. 分泌抗利尿激素　患者体内水分增多，呈稀释性低钠血症，当血清钠浓度低于120mmol/L 时，可见厌食、恶心、呕吐、无力、嗜睡，甚至惊厥、昏迷。

2. 异位促肾上腺皮质激素综合征　有不典型的库欣（Cushing）综合征表现，如色素沉着、水肿、肌萎缩、低钾血症、代谢性碱中毒、高血糖或高血压等，可见血中促肾上腺皮质激素增高。常由小细胞肺癌或支气管类癌引起。

3. 异位促性腺激素　可引起男性乳房异常发育、增生性骨关节痛。

4. 神经肌肉综合征　最常见为多发性周围神经病变、重症肌无力和肌病、小脑皮质变性等，多见于小细胞癌。

5. 高钙血症　常见于鳞癌，表现为口渴和多尿，甚则有恶心、呕吐、便秘、嗜睡和昏迷等症状。多由骨转移或肿瘤分泌过多甲状旁腺激素相关蛋白引起。

6. 肥大性肺性骨关节病　表现为杵状指及肥大性骨关节病变，受累关节肿胀、压痛、长骨远端骨干的 X 线显示骨膜增厚，有新骨形成。

7. 类癌综合征　常表现为阵发性面部、躯干、上肢的潮红、水肿，腹泻，心动过速，喘息，皮肤感觉异常等，与肿瘤释放血管活性物质有关。

【辅助检查】

（一）影像内镜等检查

1. 胸部 X 线检查　通过胸部正侧位 X 线片、CT 可发现肺部块影，是发现肺癌最重要方法之一。

（1）中央型肺癌　多为一侧肺门类圆形阴影，边缘毛糙，可有分叶或切迹。肿块向腔内生长，可引起支气管阻塞征象。支气管被阻塞后，可继发阻塞性肺炎和肺脓肿；若肿块向管腔外生长，可产生单侧不规则的肺门部肿块，也可由肺癌本身与转移性肺门或纵隔淋巴结融合而成。

（2）周围型肺癌　早期常有局限性小斑片状阴影，也可呈结节状、球形、网状阴影，密度较淡，易误诊为炎症或结核。随肿块增大，阴影渐增大，高分辨 CT 可清晰显示肿块周边的毛刺、切迹和分叶。偏心性癌性空洞，内壁不规则，凹凸不平，易与肺脓肿和肺结核空洞相混淆。

（3）细支气管–肺泡癌 有结节型和弥漫型两种表现。结节型与周围型肺癌的影像学表现不易区别；弥漫型为肺部大小不等的结节状病灶。边界清，密度高，似血行播散型肺结核，应予鉴别。

CT 可明显提高分辨率，发现普通 X 线检查难以发现的病变，包括小病灶及位于心脏后、脊椎旁、肺尖、近膈面、肋骨头部位的病灶，更可显示早期肺门和纵隔肿大的淋巴结，以及识别肿瘤与邻近器官的关系。

2. 磁共振成像（MRI） MRI 在明确肿瘤与大血管之间关系，以及分辨肺门淋巴结或血管阴影方面优于 CT，但对肺门病灶分辨率不如 CT 高，也不容易发现较小的病灶。

3. 正电子发射计算机断层显像（PET） ^{18}F–FDG PET 显像可鉴别诊断肺部结节或肿块的良恶性、分期、评价复发和追踪治疗反应。对肺癌的敏感性可达 95%，特异性可达 90%，对发现转移灶也很敏感，但对肺泡细胞癌敏感性较差。

4. 骨核素扫描 采用的显像剂是 ^{99m}Tc–MDP，是发现骨转移的初筛方法，敏感性高而特异性低。对于核素扫描阳性且有骨骼疼痛或有临床症状而骨扫描阴性、骨扫描结果不确定的患者，应进一步行 X 线、CT、MRI 检查。

5. 纤维支气管镜检查 是诊断肺癌的主要方法，对确定病变性质、范围，明确手术指征与方式有一定帮助。镜下可见的支气管病变，活检诊断率可达 93%，刷检诊断率可达 92%。对于中心型肺癌检查的阳性率 95%，周围型肺癌阳性率可达 50% 左右。

6. 超声内镜引导下经支气管针吸活检（EBUS–TBNA） 超声支气管镜将支气管镜与超声结合，直接观察气管、支气管黏膜下的病灶，气管外病灶以及气管外肿大的淋巴结，结合吸引活检针进行活检，适用于纵隔 / 肺门淋巴结、纵隔 / 肺门肿物、气管旁肿物等诊断和评估。

7. 经皮肺穿刺活检 为确诊周围型肺癌的重要手段，属于损伤性检查方法之一，有并发症，应注意检查禁忌证。

8. 纵隔镜检查 为诊断肺癌纵隔淋巴结转移的手段，检查复杂且具有损伤性，使用上受到限制。

（二）实验室检查

1. 痰脱落细胞学检查 是诊断肺癌的重要方法之一。标本是否符合要求、病理医生的水平高低、肿瘤的类型以及送检标本的次数等因素决定该项检查的阳性率。3 次以上的系列痰标本检查，可使中央型肺癌的诊断率达 80%，周围型肺癌的诊断率达 50%。

2. 病理学检查 组织病理学仍是肺癌诊断的金标准。纤支镜、纵隔镜、胸腔镜、开胸或肿大淋巴结手术活检组织送病理学检查，病灶穿刺针吸细胞学检查等对肺癌的诊断具有决定性意义。也可采用形态学结合免疫组化诊断，小细胞肺癌标记物有 CD56、

Syn、CgA。腺癌鉴别指标有 TTF-1、Naspsin-A。鳞癌鉴别标志物有 P40、P63、CK5/6。

3. 肿瘤标志物检测　小细胞肺癌肿瘤标志物如神经元特异性烯醇化酶（NSE）、胃泌素释放肽前体（ProGRP），具有较高特异性和灵敏性；鳞状细胞癌抗原（SCC）对肺鳞癌有较高的特异性，细胞角蛋白片段 19（CYFRA21-1）鳞癌阳性率可高达 71.4%，腺癌 38.9%；肺腺癌肿瘤标志物的特异性不高。CEA 为广谱肿瘤标志物，对肺癌诊断和病情监测有一定意义，但缺乏特异性。

4. 分子检测　目前肺癌的分型进一步细分为驱动基因的分子亚型，亚裔人群和我国的肺腺癌患者 EGFR 基因敏感突变阳性率为 40%~50%。所有含腺癌成分的 NSCLC，常规进行 EGFR 突变 /ALK 融合分子检测。EGFR 突变检测涵盖 EGFR18、19、20、21 外显子，即外显子 19 缺失突变、外显子 21 点突变、外显子 18 点突变和外显子 20 插入突变。ALK 阳性 NSCLC 的发生率为 3%~7%，中国人群腺癌 ALK 阳性率为 5.1%。我国 EGFR 和 KRAS 均为野生型的腺癌患者中 ALK 融合基因的阳性率高达 30%~42%。非鳞癌行 EGFR 突变 ARMS 检测、ALK 融合 Ventana 免疫组化检查，对于 EGFR TKIs 耐药者建议二次活检进行继发耐药 EGFR T790M ARMS 检测，对于不能获取组织的患者，可行血液 ctDNA EGFR T790M 检测。

【诊断与鉴别诊断】

（一）诊断

病理学检查是确诊的依据。综合分析病史、临床表现、体格检查和相关的影像、支气管镜检查的证据，是发现和临床诊断肺癌的重要手段，特别是 CT、PET-CT、支气管镜的证据尤其重要，也是临床分期的重要依据。

肺癌的治疗效果与预后取决于能否早期诊断和合理治疗及肺癌的恶性程度。早期诊断有赖于高危人群的防癌检查和及时就诊，也需要医务人员高度警惕，避免误诊。高危人群或有下列情况者应提高警惕，及时进行排癌检查，早期发现、早期诊断和早期治疗。

1. 刺激性咳嗽 2~3 周而抗感染、镇咳治疗效果不佳者；

2. 原有慢性呼吸道疾病，近来咳嗽性质改变者；

3. 近期痰中带血而无其他原因可以解释者；

4. 同一部位、反复发作的肺炎；

5. 原因不明的肺脓肿，无毒性症状，无大量脓痰，无异物吸入史，且抗感染治疗疗效不佳者；

6. 原因不明的四肢关节疼痛及杵状指（趾）；

7. X 线显示局限性肺气肿或段、叶性肺不张；

8. 肺部孤立性圆形病灶和单侧性肺门阴影增大者；

9. 原有肺结核病灶已稳定，而其他部位又出现新增大的病灶者；

10.无中毒症状的血性、进行性增多的胸腔积液者等。

（二）鉴别诊断

1.肺结核

（1）结核球　需与周围型肺癌相鉴别。结核球多见于年轻患者，可有反复血痰史，病灶多位于上叶后段和下叶背段的结核好发部位。边界清楚，边缘光滑无毛刺，偶见分叶，可有包膜，密度高，可有钙化点，周围有纤维结节状病灶，多年不变。如有空洞形成，多为中心性薄壁空洞，洞壁规则，直径很少超过 3cm。

（2）肺门淋巴结结核　易与中央型肺癌相混淆。肺门淋巴结结核多见于儿童或青年，有结核中毒症状，结核菌素试验多呈强阳性，抗结核治疗有效。影像学检查有助于鉴别诊断。

（3）急性粟粒型肺结核　应与弥漫性细支气管 – 肺泡癌相鉴别。粟粒型肺结核 X 线表现为病灶细小相等、分布均匀的粟粒样结节，常伴有全身中毒症状，抗结核治疗有效。而肺泡癌 X 线表现多为大小不等、分布不均的结节状播散病灶，结节密度较高，一般无发热，可从痰中查找癌细胞。结核菌素试验有助于鉴别。

2.肺炎　
肺癌合并阻塞性肺炎的表现常与肺炎相似。肺炎起病急骤，先有寒战、高热等毒血症状，然后出现呼吸道症状，X 线为云絮影，不呈段叶分布，无支气管阻塞，少见肺不张，经抗感染治疗病灶吸收迅速而完全。而癌性阻塞性肺炎呈段或叶分布，常有肺不张，吸收缓慢，炎症吸收后可见块状影。同一部位反复发生肺炎时应考虑肺癌可能。慢性炎症形成的炎性假瘤常与肺癌混淆，可通过纤维支气管镜和痰脱落细胞等检查加以鉴别。

3.肺脓肿　
应与癌性空洞继发感染相鉴别。原发性肺脓肿起病急，伴高热，咳大量脓痰，中毒症状明显，胸片上表现为薄壁空洞，内有液平，周围有炎症改变，外周血白细胞明显增多。癌性空洞常先有咳嗽、咯血等肿瘤症状，后出现咳脓痰、发热等继发感染症状。胸片可见癌肿块影有偏心空洞，壁厚，内壁凸凹不平，鉴别应结合支气管镜检查和病理学检查。

4.肺部良性肿瘤　
支气管腺瘤、错构瘤等在影像学上与恶性肿瘤相似，但肿块影边界整齐清楚，多无分叶，多无临床症状，病程长。

5.纵隔淋巴瘤　
影像学检查似中央型肺癌，常为双侧性，可伴发热，但支气管刺激症状不明显，痰脱落细胞检查阴性，支气管镜检和穿刺活检有助于鉴别诊断。

（三）分期

1.非小细胞肺癌　
采用 AJCC/UICC 第 8 版（2017 年）TNM 分期标准和临床分期标准。

2.小细胞肺癌　
小细胞肺癌多采用美国退伍军人肺癌协会（VALG）的局限期（LD）和广泛期（ED）分期方法，对于接受外科手术的局限期 SCLC 患者也可采用 UICC 第 8 版（2017 年）分期标准。VALG 将局限期定义为病变局

肺癌分期

限于一侧胸腔、可被包括于单个可耐受的放射野里，广泛期为病变超出同一胸腔，包括恶性胸腔积液、心包积液及远处转移。目前国内常用的局限期定义为病变局限于一侧胸腔、纵隔、前斜角肌及锁骨上淋巴结，但不能有明显的上腔静脉压迫、声带麻痹和胸腔积液。超出局限期范围者即为广泛期。

【中医病因病机】

中医学认为，肺癌发生的基本原因是正气虚损与邪毒入侵相互作用的结果。

1. 正气内虚 年老体衰，久患肺疾，肺气虚羸，卫外不固，易招邪侵；或劳倦过度，肺气虚弱，肺阴亏损；或它脏失调，累及肺脏，外邪乘虚而入，留滞不去，气机不畅，致气滞血瘀痰聚，久凝成瘤。

2. 痰湿蕴肺 脾失运化，水湿痰浊内聚，贮于肺络，肺气宣降失常，痰阻气滞，进而与外邪凝结，形成肿瘤。

3. 烟毒内蕴 长期吸烟，热灼津液，阴液内耗，致肺阴不足，气随阴亏，加之烟毒内蕴，与痰湿瘀血凝结，形成肿瘤。

4. 邪毒侵肺 肺为娇脏，邪毒易侵，如工业废气、石棉、矿石粉尘、煤焦烟尘和放射性物质等，致使肺气失宣，郁滞不行，气不布津，聚液生痰或血瘀于内，邪毒、痰湿、血瘀、气郁交结于肺，日久成块而为癌肿。

总之，肺癌发生是由于脏腑气血阴阳失调，又染邪毒，肺失治节，宣降失司，气机不利，血行不畅，为痰为饮，瘀阻脉络，日久形成肺部积块。病变部位在肺，晚期可波及它脏组织。其发病是正虚与邪毒交互作用的结果，机体产生气虚、阴虚、阳虚、痰湿、瘀血、毒聚、气郁等病理改变，故本病是虚实夹杂的复杂性疾病，渐进性发生和发展的慢性病。

【中医辨证】

肺癌中医证候分型尚未统一，临床亦常为多证错杂，复合变化，临诊要据症舌脉，辨证立法。下为常见主证：

1. 痰湿蕴肺证

主症：咳嗽痰多，胸闷气短，肺中积块，可见胸胁疼痛，纳差便溏，神疲乏力，舌质淡暗，苔白滑腻，脉弦滑。

2. 气郁痰瘀证

主症：肺中积块，喘咳气促，痰黏不爽或痰中带血，胸闷唇绀，胸背疼痛，或口干便秘，舌紫暗或瘀斑瘀点，苔白，脉弦或涩。

3. 阴虚毒热证

主症：咳嗽，无痰或少痰，或有痰中带血、咳血，肺中积块，胸闷胸痛，发热汗出，心胸烦热，唇红口渴，便秘尿赤，舌红或红绛，薄黄或少苔，脉数。

4. 气阴两虚证

主症：咳嗽气短，痰少带血，唇红口干，神疲乏力，肺中积块，胸痛胸闷，或低热汗出，手足心热，纳呆消瘦，舌质偏红苔薄或花剥，脉细数无力。

5. 脾肾阳虚证

主症：咳喘气促，痰白量多或有血痰，胸闷胸痛，纳少便溏，四肢不温，消瘦畏寒，神疲倦怠，面㿠少华，舌淡苔薄滑，脉虚细。

【治疗】

（一）治疗原则

应当采取综合治疗与个体化治疗相结合的原则，即根据患者的机体状况、肺癌的病理组织学类型和分子分型、侵及范围、发展趋势、临床分期及前期治疗情况，采取中西医结合多学科综合治疗模式。有计划、合理地应用手术、化疗、放疗、靶向药物治疗、中医药治疗、心理治疗等手段，以期最大限度地消除肿瘤或控制肿瘤进展、改善患者生活质量、延长生存时间。

非小细胞肺癌的综合治疗：外科手术是可切除 NSCLC 最重要的治疗手段，完全切除的 Ⅱ 期和 Ⅲ A 期 NSCLC 患者推荐进行术后辅助化疗，ⅠA、ⅠB 期患者不推荐常规应用术后辅助化疗，但具有高危因素的 ⅠB 期患者可考虑选择进行术后辅助化疗，高危因素包括分化差、神经内分泌癌（除外分化好的神经内分泌癌）、脉管受侵、楔形切除、肿瘤直径大于 4cm、脏层胸膜受累以及淋巴结清扫不充分等。不可切除的局部晚期（Ⅲ B 期）患者可采取化疗、放疗或同步放化疗、靶向药物治疗。Ⅳ期患者以全身治疗为主的综合治疗。

小细胞肺癌的综合治疗：以化疗为主要和最基础治疗手段，放疗为重要角色，仅有少数早期患者首选手术治疗。化放疗联合是局限期 SCLC 患者的标准治疗，化疗是广泛期患者的标准治疗。

中医在肺癌的治疗中有独立良好的抗肿瘤疗效和抗复发、抗转移以及减轻手术、放疗、化疗、靶向药物治疗毒副反应的作用，是肿瘤综合治疗的重要组成部分。根据疾病的进程和患者状态、西医治疗情况，中西医恰当结合能明显提高疗效。

（二）西医治疗

1. 手术治疗　手术切除仍是最有可能完全治愈肺癌的方法。对非小细胞肺癌，Ⅰ期和Ⅱ期患者若没有手术禁忌证，首选根治性手术切除。如患者的肿瘤能手术切除并且无肿瘤学及手术原则的限制，可选择电视辅助胸腔镜外科手术（VATS）。对肺功能差的患者可以考虑行解剖性肺段或楔形切除术联合系统性肺门、纵隔淋巴结清扫或采样术。Ⅲ期患者分为可切除和不可切除两大类。Ⅲ A 期 T3N1 的患者首选手术治疗，N2 期患者手术切除有争议。Ⅱ、Ⅲ期患者术后需辅助化疗。术前化疗可使不能手术的患者降低TNM 分级而可以手术。约 90% 以上的小细胞肺癌患者就诊时已有胸内或远处转移，一般不推荐手术治疗。但小细胞肺癌 T1~2N0M0 患者，可选择外科手术切除，包括肺叶或全肺切除联合纵隔淋巴结清扫，术后联合化疗。

2. 化疗

（1）小细胞肺癌的化疗 小细胞肺癌完全切除术后无淋巴结转移患者进行 4~6 周期化疗。对局限期（Ⅱ、Ⅲ期）患者推荐放、化疗为主的综合治疗。广泛期小细胞肺癌患者全身化疗为一线标准治疗，推荐以化疗为主的综合治疗。小细胞肺癌化疗方案见表 10-1。

表 10-1 小细胞肺癌化疗方案

方案	药物	剂量	用法	用药时间	周期
EP	依托泊苷	$100mg/m^2$	i.v.	d1~3	q21d×4~6
	顺铂	$80mg/m^2$	i.v.	d1	
EC	依托泊苷	$100mg/m^2$	i.v.	d1~3	q21d×4~6
	卡铂	AUC=5~6	i.v.	d1	
IP	伊立替康	$60mg/m^2$	i.v.	d1、8、15	q28d×4~6
	顺铂	$60mg/m^2$	i.v.	d1	

（2）非小细胞肺癌的化疗 具有高危因素的ⅠB期术后患者可考虑选择术后辅助化疗。完全性切除的Ⅱ~ⅢA期患者推荐含铂两药方案术后辅助化疗。ⅢB、ⅢC期可推荐同步放化疗后维持化疗。Ⅳ期患者已不宜手术或放疗，可评估后通过化疗以期延长生存期或不予化疗而予对症支持治疗。非小细胞肺癌化疗方案见表 10-2。

表 10-2 非小细胞肺癌化疗方案

方案	药物	剂量	用法	用药时间	周期
NP	长春瑞滨	$25mg/m^2$	i.v.	d1、8	q21d×4
	顺铂	$80mg/m^2$	i.v.	d1	
TP	紫杉醇	$135~175mg/m^2$	i.v.	d1	q21d×4
	顺铂	$75mg/m^2$	i.v.	d1	
	或卡铂	AUC=5~6	i.v.	d1	
GP	吉西他滨	$1000mg/m^2$	i.v.	d1、8	q21d×4
	顺铂	$75mg/m^2$	i.v.	d1	
	或卡铂	AUC=5~6	i.v.	d1	
DP	多西他赛	$75mg/m^2$	i.v.	d1	q21d×4
	顺铂	$75mg/m^2$	i.v.	d1	
	或卡铂	AUC=5~6	i.v.	d1	
PC	培美曲塞	$500mg/m^2$	i.v.	d1	q21d×4
	顺铂	$75mg/m^2$	i.v.	d1	
	或卡铂	AUC=5~6	i.v.	d1	

3. 靶向药物治疗 晚期 NSCLC 的一线治疗根据病理类型及基因改变情况而定。推荐所有病理诊断为肺腺癌、含有腺癌成分和具有腺癌分化的 NSCLC 患者进行 EGFR 基因突变和 ALK 融合基因检测，对于 EGFR 基因敏感突变阳性的患者建议进行 EGFR-TKI（吉非替尼、厄洛替尼、埃克替尼、阿法替尼等）治疗，ALK 阳性的患者建议进行克唑替尼治疗。

4. 放疗　放疗是肺癌治疗的重要手段，利用放射线可缩小或消除病灶。常规放疗分为根治性和姑息性两种。对于生理原因不能接受手术或拒绝手术的 I 期非小细胞肺癌患者，如果没有放疗禁忌证，可选择放射治疗。可选择三维适形、立体定向、加速超分割等放疗技术。小细胞肺癌有淋巴结转移患者需进行化、放疗，术后有肿瘤残留者，应进行同步放、化疗。对于 T1~2N0M0 以外的小细胞肺癌患者，如果 PS 评分 0~2，首选同步化、放疗，若不能耐受同步化放疗，则先化疗后序贯放疗。

放疗对小细胞肺癌效果较好，其次为鳞癌和腺癌，其放射剂量以腺癌最大，小细胞癌最小。常用的放射线有 $^{60}Co\ \gamma$ 线、电子束 β 线和 X 线加速器等。一般 40~70Gy 为宜，分 5~7 周照射。放疗可损伤肺实质和胸内其他器官，因此，放疗时要精心制订方案，密切观察病情变化，控制照射剂量和疗程，以减少和防止白细胞减少、放射性肺炎、肺纤维化和食管炎等放射损伤。禁用于全身状态差和严重心、肺、肝、肾功能不全者。重症阻塞性肺气肿患者，易并发放射性肺炎，应慎用。

紫杉醇、卡铂和顺铂等药物还具有放射增敏的效果，可以在放疗的同时选择应用。

（1）根治性放疗　适用于病灶局限的 I 、II 期患者，因解剖原因不便手术或不愿手术者，辅以化疗可提高疗效。

（2）姑息性放疗　能够抑制肿瘤发展，延迟肿瘤扩散和缓解症状。对控制骨转移性疼痛、骨髓压迫、上腔静脉压迫综合征和支气管阻塞及脑转移引起的症状有肯定疗效。

5. 生物调节剂　近年来，生物免疫治疗已经成为肿瘤治疗的重要部分，如干扰素、白细胞介素 2（IL-2）、肿瘤坏死因子（TNF）、胸腺肽 α1、集落刺激因子（CSF）等在治疗中能增加机体免疫力及对化疗、放疗的耐受性，提高疗效。

6. 其他治疗方法　对于失去手术指征，全身化疗无效的晚期癌症患者，可通过支气管动脉灌注化疗（BAI）缓解症状，减轻患者痛苦。经纤维支气管镜介导，将抗肿瘤药物直接注入肿瘤，还可进行腔内放疗、激光切除，以减轻肿瘤引起的气道阻塞和控制出血。放射性粒子植入也是常用的方法。心理治疗有重要的临床意义，但心理治疗往往被忽略，而肿瘤合并抑郁、焦虑是广泛存在的。

（三）中医治疗

中医治疗本病方法包括辨证论治、辨病论治、针灸、心理、食疗、外治、验方等。

1. 辨证论治

（1）痰湿蕴肺证

治法：燥湿化痰，理气散结。

方药：二陈汤（《太平惠民和剂局方》）合瓜蒌薤白半夏汤（《金匮要略》）加减。若胸闷、咳喘较甚者，可加用葶苈大枣泻肺汤以泻肺行水；痰黄黏稠难咳者，加海蛤壳、鱼腥草、黄芩清热化痰；胸痛甚，加郁金、乳香、延胡索行瘀止痛；纳呆食少者，加鸡内金、炒谷芽等健脾开胃。

（2）气郁痰瘀证

治法：宣肺理气，化痰逐瘀。

方药：星夏涤痰饮（周岱翰《中医肿瘤学》）。生天南星、生半夏、守宫、薏苡仁、鱼腥草、仙鹤草、桔梗、夏枯草、苦杏仁、全瓜蒌、三七、浙贝母。

（3）阴虚毒热证

治法：养阴清热，解毒散结。

方药：沙参麦冬汤（《温病条辨》）合麻杏石甘汤（《伤寒论》）加减。咳血加白茅根、仙鹤草，大便干结加瓜蒌仁、大黄。

（4）气阴两虚证

治法：益气养阴，化痰散结。

方药：生脉散（《医学启源》）合贝母瓜蒌散（《医学心悟》）加减。若兼有瘀血者，可加郁金、丹参、莪术等活血化瘀。

（5）脾肾阳虚证

治法：益气温阳，化痰散结。

方药：保元汤（《博爱心鉴》）合二陈汤加减。

2. 辨病用药

（1）复方斑蝥胶囊　破血消癥，攻毒蚀疮。

（2）艾迪注射液　清热解毒，消癥散结。

（3）康莱特注射液　益气养阴，消癥散结。

3. 针灸治疗　癌痛可选用肺俞、风门、尺泽、足三里、合谷等穴。咳嗽可选用列缺、合谷、太渊、丰隆等穴，伴有咯血者加刺鱼际、尺泽、膈俞、大钟。发热可选用大椎、风池、列缺、合谷、曲池等穴。

【预防与调护】

（一）预防

加强劳动保护，减少或避免在生产和生活环境中吸入含有致癌物质污染的空气和粉尘。宣传吸烟的危害，大力提倡戒烟，公共场所禁止吸烟。

（二）调护

重视摄生，固护正气。注意饮食卫生，多食易于消化富有营养之品，忌食过热、煎炒、生冷、油腻以及服用矿石类药物。帮助患者树立战胜疾病的信心，发挥其主观能动性，积极配合治疗，以期控制病情发展。中央型肺癌易发生大咯血，应避免较大活动。骨转移患者应注意防范病理性骨折。

第二节　乳腺癌

PPT

乳腺癌是指乳腺导管和乳腺小叶上皮细胞在各种致癌因素的作用下发生癌变，以乳房肿块为主要临床表现的疾病。

乳腺癌是常见恶性肿瘤之一，在欧美国家，乳腺癌的发病率及死亡率均呈下降趋势，而在我国呈逐年上升趋势。与发达国家相比，我国乳腺癌发病的特点是发病年龄早，地区差异大，筛查普及率低，民众缺乏乳腺癌相关知识，导致延误诊断，晚期患者所占比例较大。据国家肿瘤登记中心 2012 年的数据显示，城市女性乳腺癌的发病率及死亡率均高于农村，城市地区发病率为 51.82 例 /10 万女性，是农村地区的 1.5 倍（34.17/10 万女性）。据国家癌症中心发布的 2017 年最新中国肿瘤现状和趋势资料显示，我国女性肿瘤患者乳腺癌处于发病首位。

乳腺癌属中医"乳岩"的范畴，中医文献中的"石痈"也包括乳腺癌。

【病因病理】

（一）病因

乳腺癌病因尚未明了，与下列因素有关。

1. 家族史与乳腺癌相关基因　1974 年，Anderson 等注意到有一级亲属患乳腺癌的美国妇女其发生乳腺癌的概率较无家族史者高 2~3 倍，若一级亲属在绝经前患双侧乳腺癌相对危险度更高达 9 倍。典型的遗传风险因素为家族性 BRCA–1 和 BRCA–2 基因突变，导致乳腺癌和卵巢癌的发生风险增加，终身风险达 40%~80%，已得到业界认可。另外，抑癌基因 p53 突变也被认为与部分乳腺癌的发病有关。

2. 激素　内源性雌激素、催乳素以及胰岛素样生长因子 –1（IGF–1）水平增高与绝经后乳腺癌发病有关；用雌激素替代疗法可以降低更年期综合征患者以及长期口服避孕药者发生乳腺癌的风险。

3. 生殖因素　乳腺癌的发生与多种生殖因素有着密切的关系，如初潮年龄小，停经年龄晚，月经周期短，未生育或第一胎足月妊娠年龄大，产次少，未母乳喂养等。

4. 饮食因素　高脂肪、高热量、低纤维素、酗酒等饮食习惯也能显著增加乳腺癌的患病风险。高脂饮食可使外周组织来源的雌激素合成增多而加大患乳腺癌的危险。

5. 其他环境因素

（1）电离辐射　胸部多次小剂量或一次大剂量暴露于放射线下，患乳腺癌的危险性升高。日本广岛遭受原子弹袭击后，乳腺癌发病率增加，发病年龄也提前。

（2）药物　治疗肿瘤的化疗药物本身也有致癌作用；其中烷化剂可诱导多种实体瘤，包括乳腺癌的发生。

（3）体育锻炼　40 岁以前适当运动可减少乳腺癌的危险性，1994 年 Bernstern 等估计育龄妇女每周平均 4 小时的体育锻炼较不锻炼的妇女危险性减少 60%。

（4）职业　1971~1994 年共有 115 个有关妇女职业与乳腺癌关系的研究，显示从事美容、药物制造等职业的妇女乳腺癌危险性升高。

6. 其他系统的疾病　一些疾病会增加乳腺癌的危险性，其中最有代表性的是 2 型糖尿病。另一些疾病如子痫、先兆子痫或妊娠高血压综合征的妇女乳腺癌的发病率低于正常人群。

（二）病理

乳腺肿瘤的组织学分类方法较多，目前普遍采用的是 WHO 于 2012 年制定的第 4 版组织学分类标准，乳腺肿瘤分为上皮性肿瘤、肌上皮病变、间叶性肿瘤、纤维上皮性肿瘤、乳头部肿瘤、恶性淋巴瘤、转移性肿瘤和男性乳腺肿瘤等，乳腺癌属于上皮性肿瘤，上皮性肿瘤分为如下几个主要类别：

1. 浸润性导管癌，非特殊类型：①混合型癌；②多形性癌；③伴破骨巨细胞癌；④伴绒癌特征的癌；⑤伴黑色素细胞特征的癌。

2. 浸润性小叶癌。

3. 髓样癌。

4. 小叶瘤变（小叶原位癌）。

5. 导管内增生性病变：①导管原位癌；②普通型导管增生；③平坦型上皮非典型增生；④非典型性导管增生。

6. 微小浸润癌。

7. 导管内乳头状肿瘤。

8. 良性上皮增生：①腺病；②腺瘤。

9. 其他少见类型：①小管癌；②化生性癌；③大汗腺癌；④腺样囊性癌；⑤分泌性癌；⑥黏液癌；⑦腺泡细胞癌；⑧神经内分泌肿瘤；⑨浸润性乳头状癌。

【临床表现】

早期乳腺癌往往不具备典型症状和体征，不容易引起重视，通常是由体检或筛查发现并诊断。具有典型症状的乳腺癌通常已经不属于早期，典型症状包括：

1. 乳房肿块 乳房肿块是乳腺癌患者的首发症状，占就诊总数的 80% 以上，多半是患者无意中发现乳房无痛性单发肿物。

（1）部位 多发生于乳房的上半部，且以外上象限最多。

（2）大小与数目 肿块大小不一，以往因就诊较晚，肿块多较大。近年来随着肿瘤预防宣传的普及，早期就诊者增多，肿块较小者比例增大。乳腺癌多为一侧单发，偶见多发或双侧乳房同时发生原发癌。

（3）形态和边界 多为不规则结节状肿块，表面不光滑呈颗粒感，与周围组织分界不清，肿瘤与腺体有索状牵连。有些特殊类型癌因浸润较轻，即使较大的肿块，也可表现为边界清楚及活动度较好，如髓样癌、黏液癌、高分化腺癌等。

（4）质地 肿块质地不完全相同，大多为实性，较硬，似石头硬或有软橡皮样韧感，但富含细胞的髓样癌及小叶癌常较软，黏液癌质地韧，囊性乳头状癌则呈囊状、有波动感。

（5）活动度 与良性肿块相比，活动度较差，在乳房内不易被推动。癌瘤位于腺体实质内，位置越深在，活动度越差。如癌瘤向深侵及胸肌筋膜或肌肉，当肌肉收缩时，如双手用力叉腰挺胸，则癌瘤活动度减小或不能移动。晚期癌瘤累及胸壁时，则完全固定。癌瘤较小时，活动度较大，常能与周围组织一起活动。

2. 乳房疼痛 大多数乳腺癌患者无疼痛，仅少数病人表现为轻微的乳房疼痛，性质多为隐痛或钝痛，少数为针刺样痛，疼痛不随月经来潮而变化。晚期癌瘤出现转移侵犯胸壁、骨骼可出现疼痛。

3. 乳头溢液 乳腺癌的乳头溢液发生率约为 5%~10%，其性质多为血性浆液样、乳汁样、水样等。50 岁以上女性乳头血性溢液者，半数以上为乳腺癌。仅有溢液，而触不到肿块，可能是导管内早期癌或大导管内乳头状瘤。乳腺癌以乳头溢液为唯一症状者少见，多数伴有乳腺肿块。

4. 乳头乳晕改变 当癌瘤位于乳晕下方及其附近时，乳腺的纤维组织和导管系统可因肿瘤侵犯而挛缩，牵拉乳头，使乳头偏向肿瘤一侧；病变进一步发展可使乳头扁平、回缩、凹陷，直至乳头完全回缩入乳晕下。乳头内陷是乳房中心区肿瘤的重要体征，乳头处于固定回缩状态，难以用手指牵出。乳头瘙痒、糜烂、溃破、结痂，伴灼痛，有时兼见乳头回缩，甚至乳头缺如，偶见乳头溢液，是乳房 Paget's 病的表现。

5. 乳房皮肤改变 体积小或位置深的肿块较少累及乳房皮肤，皮肤多无变化；肿块大、部位浅，侵及乳房悬韧带（Cooper 韧带）、皮下淋巴管等时可出现相应体征。

（1）酒窝征 乳腺位于浅筋膜和深筋膜之间，肿瘤侵犯了连接深浅筋膜的 Cooper 韧带，使其挛缩变硬，导致肿瘤表面皮肤凹陷，即所谓的"酒窝征"。

（2）橘皮征 癌细胞阻塞了皮下淋巴管网引起乳腺浅淋巴回流障碍，出现局部皮肤水肿、增粗变厚，毛囊开口扩大、深陷，状似橘皮，故称"橘皮征"，为晚期乳腺癌的表现。

（3）皮肤受侵表现

①卫星结节 癌细胞沿皮下淋巴管向四周扩散，则在肿瘤周围皮肤形成大小不等的卫星状结节，发生在中晚期。

②铠甲样变 如多数卫星结节相互融合成片，严重时呼吸动度受限，则形成"铠甲样变"或铠甲胸。

③菜花样变 晚期肿瘤侵犯皮肤后，在皮肤表面发生溃破并坏死感染，流出血水，臭而难闻，溃口难愈合，癌瘤形状如菜花样，向外突出生长。

④局部发红、温度升高 常见于急性或亚急性乳腺炎，也可见于乳腺癌，典型的是炎性乳腺癌。其恶性程度高，发展快，皮下淋巴管充满了癌栓，皮肤呈炎性改变，同时伴有皮肤水肿。

6. 区域淋巴结肿大 因乳房 75% 的淋巴液引流到腋下，所以乳腺癌如果发生淋巴转移，首先到腋下。肿大淋巴结质硬、无痛、可推动，随着病情发展，淋巴结可逐渐融合，并与皮肤和周围组织粘连、固定，晚期可在锁骨上和对侧腋窝触到转移的淋巴结。

7. 转移灶引起症状 癌细胞通过血液循环转移到肺、骨、肝、脑等部位时，可出现相应症状。肺转移多为大小不等的结节，可出现胸痛、气急、咳嗽、咯血等；骨转移以胸、腰椎和盆骨较多，其次为肋骨、股骨等，可见局部疼痛、运动障碍，或出现病理性骨折，甚至脊髓受压而导致截瘫；肝转移可出现肝肿大、腹胀、黄疸、腹水等；脑转移可造成头痛、抽搐、呕吐、头晕、肢体偏瘫麻木、复视等颅内压升高及神经功能缺失症状。

【辅助检查】

（一）影像检查

1. X 线检查

（1）乳腺钼靶 X 线摄影 是诊断乳腺癌常用的方法之一，对微小病灶和微小钙化灶等临床上难以触及的病灶检出率较高，提高了乳腺癌的早期诊断率。

（2）干板摄影（静电摄影） 对微小钙化点的分辨率较高。

（3）乳腺导管造影 可清晰显示乳腺导管内病变，了解病变部位及范围，早期发现微小病灶，对乳头溢液的良恶性乳腺疾病有一定的诊断价值。多用于不伴乳房肿块的单个乳管呈血性、浆液性、水样乳头溢液者，或乳头溢液伴相应区域乳房包块诊断不明确者。

（4）乳腺囊肿内充气造影 适用于确定乳腺囊性病变的性质。恶性表现为部分囊壁增厚、边缘不光整，甚至出现分叶状或毛刺状肿块等。

2. 超声检查 乳腺癌的超声显像表现为边界不清、无包膜、形态不规则的肿物，其内回声不均匀，后壁回声也有不同程度的衰减。相对于 X 线检查，超声显像的优点是无放射损害，对年轻女性，尤其是妊娠期、哺乳期妇女更适宜，且能多次重复检查，便于筛查及随访；对囊性及实性肿块鉴别意义大；超声对乳腺的层次显示清楚，病灶的定位较准确；对致密型乳腺，X 线检查不满意，超声可以帮助排除肿瘤。缺点是 < 10mm 的肿瘤常显示不清或无法鉴别其良恶性；超声的分辨率不及 X 线检查；超声检查需要一定的经验和操作技巧。

3. MRI 检查 乳腺 MRI 是一种无 X 线损伤的检查，软组织分辨率较高，MRI 鉴别乳腺良恶性病变，不仅可以根据病灶的形态、轮廓加以识别，还可结合病灶与正常乳腺的信号差异及其动态增强方式来区分。

4. CT 检查 乳腺 MRI 扫描必须在俯卧位状态下进行。多排螺旋 CT 与 MRI 相比，优势在于：扫描速度非常快，可以在仰卧或斜仰卧状态下一次屏气完成薄层高分辨率扫描，与手术或放疗时的实际情况更加吻合；CT 扫描视野更大，还可观察到胸壁、肺、腋窝、锁骨上、乳内动脉组淋巴结情况。乳腺癌灶在增强 CT 上的表现形式主要有：实质性强化团块或结节影、形态不规则或呈分叶状，多数伴有毛刺、部分可见沿乳腺导管分布的导管内播散癌灶；节段性分布的片状强化区；弥散分布的斑点或小斑片强化灶，多见于导管原位癌。

5. 乳腺导管内镜检查 适应证为自发性乳头血性或浆液性溢液而无肿块显示的微小病变患者。正常的乳腺导管腔壁光滑，毛细血管清晰可见。导管原位癌为沿着导管壁纵向伸展的灰白色不规则隆起，瘤体扁平，有时可见质脆的桥式结构，或有轻度出血。

6. PET-CT 检查 乳腺癌的原发灶和转移灶吸收 ^{18}FDG 很好，并且在 PET 上显示良好，因此 PET-CT 检查可应用于乳腺癌的诊断、分期、疗效评估等方面，但由于费用高，临床应用受到局限。

（二）实验室检查

1. 细胞学检查

（1）乳头溢液涂片　将溢液涂在玻片上供细胞学检查，此检查能找到癌细胞的概率不高，所以未查到癌细胞的病例，也不能排除乳腺癌。

（2）乳头刮片　利用癌细胞之间黏附力差的特点，用较细的针头（直径 0.7～0.9mm）吸取肿瘤细胞做涂片检查，准确率达 80% 以上。此方法操作简便、迅速、损伤小，无针道转移之虑，已被临床广泛采用。

2. 组织学检查

（1）切除活检　将肿瘤连同周围少许正常组织一并切除，做常规病理检查或快速冷冻切片检查。

（2）穿刺活检　用较粗的针头吸出小块组织做病理切片检查。

（3）溃疡病灶咬取活检　适用于已破溃的肿瘤，取材时在肿瘤破溃的边缘处咬取或切取部分组织进行病理切片检查，避开坏死区，以免影响诊断，同时忌挤压肿瘤组织。

3. 血清学、免疫学检查

（1）激素受体　目前用于临床的有雌激素受体（ER）、孕激素受体（PR）检查，此检查主要用于制定乳腺癌术后辅助治疗方案及判断预后。

（2）肿瘤标记物　CA15-3 和 CEA 增高与乳腺癌有一定相关性。

（3）癌基因和抑癌基因　cerbB-2（HER-2）原癌基因的过度表达导致在细胞膜表面过度表达 cerbB-2（HER-2）受体而容易促进细胞增殖，是乳腺癌复发、转移的高危指标。BRCA1、BRCA2、p53 等抑癌基因的突变可导致乳腺癌的危险性显著增加。

【诊断与鉴别诊断】

（一）诊断

典型乳腺癌根据病史、体格检查及必要的辅助检查，诊断并不困难，而不典型和早期乳腺癌病例，需详细询问病史，认真进行乳房检查，结合临床表现，依据各种相关检查才能做出诊断。乳腺癌诊断依据可归纳为三个方面：

1. 主诉　无痛性肿块，个别可有轻微隐痛或钝痛，但与月经周期无明显关系。

2. 查体　肿块质硬、结节状、与周围组织界限不甚清楚、无压痛、单发或多发。乳房可出现酒窝征、橘皮样变、卫星状结节等。局部破溃，流出的血水臭而难闻，溃口难愈合。区域淋巴结肿大。

3. 辅助检查　有钼靶 X 线摄影、超声检查、病理学检查等。其中，以组织学病理检查结果为确诊依据。

（二）鉴别诊断

1. 乳腺囊性增生病 本病多见于中年妇女，系因内分泌功能紊乱而引起的乳腺组织正常结构的错乱。表现为乳房疼痛，肿块常于月经前或生气时变大变硬、疼痛加重，月经来潮后或心情舒畅时缩小变软、疼痛减轻；肿块或局部乳腺增厚与周围乳腺组织分界不明显，不与皮肤或胸壁粘连；无乳头回缩，腋下淋巴结不肿大。应观察数个月经周期，行经后若肿块缩小、变软，可继续观察；必要时可考虑手术切除并活检。

2. 纤维腺瘤 多见于青年女性，肿瘤多为圆形或椭圆形，边界清楚，活动度大，质硬韧而有弹性，表面光滑，不与皮肤粘连，增长缓慢，一般易于诊断。但 40 岁以后女性诊断纤维腺瘤须排除恶性肿瘤。

3. 浆细胞性乳腺炎 系由各种原因引起乳腺导管阻塞，导致乳管内脂性物质溢出，进入管周组织而造成的无菌性炎症，炎性细胞中以浆细胞为主。临床上 60% 呈急性炎症，表现为突然乳痛、红肿，乳头内陷，腋下淋巴结可肿大。40% 的病人开始即为慢性炎症，表现为乳晕旁肿块，边界不清，可与皮肤粘连和乳头凹陷，易误诊为乳腺癌。

4. 乳腺脂肪坏死 本病多发于中老年妇女，尤以乳房较大或下垂、体型肥胖、皮下脂肪丰厚者多见，多因外伤后脂肪组织坏死所致，近半数病人有乳腺外伤、手术及乳腺穿刺史等。病变位于乳房浅表脂肪层，外伤初期见皮下瘀血、发红等，以后逐渐形成肿块，肿块无痛、无增长、无转移、位置表浅、质硬，与表面粘连而致皮肤凹陷。

5. 导管内乳头状瘤 多见于 40～50 岁的经产妇，是发生在乳管壶腹部的乳头状瘤，常见症状为乳头分泌血性液体，临床上伴有乳头血性溢液的乳房肿块多为此病。肿瘤体积小、难触及，可挤压乳晕区观察乳头溢液的情况以便确定病变导管部位。多发性乳头状瘤常发生于中小导管，临床上可在乳腺周围触及实质、不均质肿块，乳头溢液少见，其癌变率高于大导管乳头状瘤，故被视为癌前病变，应积极手术治疗。

6. 乳房湿疹与湿疹样乳腺癌 湿疹样乳腺癌即乳腺 Paget's 病，约占乳腺癌发病的 3% 左右。一般表现为乳头乳晕区瘙痒或烧灼感，乳头及其周围皮肤增厚粗糙、渗出、糜烂、结痂、鳞屑，如湿疹样改变，于乳头任何部位呈裂隙状，可见红色肉芽组织。乳腺 Paget's 病与乳房湿疹的鉴别要点是，乳房湿疹一般乳头不会变形或破坏，常双乳发生，即使较长时间后，乳头下方也不会扪及肿块，乳头无缺损。

7. 乳腺囊肿 分为积乳和积血。积乳多见于哺乳期或妊娠期妇女；积血多见于外伤，因积血堵塞，未被吸收而形成炎性肿块。

8. 乳腺结核 较少见，系由结核杆菌所致的乳腺炎症。多见于中、青年女性，病程较长，发展缓慢，乳房内肿块质硬偏韧，活动度可受限，或有疼痛，但无周期性。多数病人有结核病史及结核症状，抗结核治疗有效，活检可明确诊断。

（三）分期

采用 AJCC/UICC 第 8 版（2017 年）TNM 分期标准和临床分期标准。

乳腺癌分期

（四）分子分型

1. Luminal A 型 ER/PR 阳性且 PR 高表达，HER-2 阴性，Ki67 低表达。

2. Luminal B 型 ①HER-2 阴性型：ER/PR 阳性，HER-2 阴性，且 Ki67 高表达或 PR 低表达；②HER-2 阳性型：ER/PR 阳性，HER-2 阳性（蛋白过表达或基因扩增），任何状态的 Ki67。

3. HER-2 过表达型 HER-2 阳性（蛋白过表达或基因扩增），ER 阴性，PR 阴性。

4. Basal-like 型三阴性（非特殊型浸润性导管癌） ER、PR、HER-2 均为阴性。

三阴性乳腺癌和 Basal-like 型乳腺癌之间的重合度约 80%；但是三阴性乳腺癌也包括一些特殊类型乳腺癌，如髓样癌（典型性）和腺样囊性癌，此类癌的复发转移风险较低。

【中医病因病机】

中医认为，乳腺癌的成因包括外因和内因两方面。本病的发生与肝、脾、冲脉、任脉关系最为密切。正虚为乳腺癌致病之本，气滞、血瘀、痰湿为本病之标。

1. 正虚邪犯 乳络空虚，风寒之邪乘虚而入，经络阻滞，致气滞血瘀，结于乳中而结块。《诸病源候论》曰："有下于乳者，其经虚，为风寒气客之，则血涩结成痈肿，但结核如石，谓之石痈。"本虚是发病之根本。

2. 冲任失调 中医认为"冲为血海，任主胞胎"，冲任之脉起于气街（胞内），与胃经相连，循经上入乳房，隶属于肝肾。清代《张氏医通》谓："乳岩属肝脾二经久郁，气血亏损。"冲任失调，气滞血凝，结聚于乳。

3. 情志内伤 七情内伤，气血紊乱，经络涩滞，结于乳中。元代《格致余论》谓："忧怒抑郁，朝夕积累，脾气消阻，肝气积逆，遂成隐核……名曰乳岩。"

4. 邪毒蕴结 风寒湿邪、气郁痰浊，积久化火，成毒生瘀，结于乳中坚核。《诸病源候论》谓："有下于乳者，其经虚，为风寒气客之，则血涩结……无大热，但结核结石。"明《景岳全书》曰："乳岩，肿痛热甚热毒有余者，宜以连翘金贝煎先治之。"

中医经络学说认为乳头属足厥阴肝经，乳房属足阳明胃经，外属足少阳胆经。乳癌的病位在乳房，病根在肝肾，病机与肝、胆、脾、胃、肾关系密切。

【中医辨证】

1. 冲任失调证

主症：乳房内肿块，质地硬韧，粘连，表面不光滑，五心烦热，午后潮热，盗汗，口干，腰膝酸软，兼有月经不调，舌质红，苔少有裂纹，脉细或细数无力。

2. 肝郁气滞证

主症：乳房结块，皮色不变，两胁胀痛，或经前乳房作胀，经来不畅，郁闷寡言，心烦易怒，口苦咽干，舌苔薄白或微黄，或舌边瘀点，脉弦或弦滑。

3. 热毒蕴结证

主症：乳房结块迅速肿大，隐隐作痛，或结肿溃破，甚则溃烂翻花，流水臭秽，痛引胸胁，烦热眠差，口干苦，大便干结，苔黄白或厚腻，舌质红，脉弦数或滑数。

4.气血两虚证

主症：乳中结块，与胸壁粘连，推之不动，乳房遍生疙瘩，头晕目眩，面色㿠白，神疲气短。舌苔少，舌质淡或淡胖，脉虚弱。

5.寒凝痰结证

主症：乳中肿块，皮色不变，口中不渴，舌淡苔白，脉沉细。

6.痰瘀互结证

主症：乳房肿块，质硬或痛，皮色晦黯或紫，时而有痰，肢体酸沉，口唇爪甲紫黯，痛经或闭经、经色黯或有血块，舌淡黯或紫、有瘀点瘀斑，苔白滑或白腻，脉弦、滑或细涩。

【治疗】

（一）治疗原则

乳腺癌的治疗根据肿瘤的分期、生物学特性、分子分型而选择不同的治疗方法，是一个综合治疗过程，包括手术、化疗、放疗、内分泌治疗、分子靶向治疗、中医药治疗等，需要多学科协作。

1.西医综合治疗

（1）Ⅰ期　手术治疗为主，目前趋向于保乳术加术后根治性放疗。有高危复发倾向的患者可考虑术后辅助化疗。

（2）Ⅱ期　先手术治疗，术后再根据病理和临床情况进行辅助化疗。对肿块较大、有保乳倾向的患者，可考虑新辅助化疗。对部分肿块大、淋巴结转移数目多的病例可选择性做放疗。

（3）Ⅲ期　新辅助化疗后再做根治术或改良根治术，术后再根据临床和病理情况做辅助化疗和放疗。

以上各期患者，如果激素受体阳性，应该在化、放疗结束后给予内分泌治疗；如果HER-2阳性，应予靶向治疗。

（4）Ⅳ期　以化疗、内分泌治疗为主的综合治疗，若HER-2阳性，应予靶向治疗联合化疗。

2.中西医结合治疗　运用辨证论治原则，处理好扶正与祛邪的关系，做到中西医优势互补。

（二）西医治疗

1.手术治疗　手术切除是治疗乳腺癌的主要方法，手术的目的是切除原发灶，控制区域淋巴结转移，同时获得原发病灶的病理类型、分化程度、激素受体情况、淋巴结转移程度等资料，为术后综合治疗做准备。

（1）适应证　符合国际临床分期0期、Ⅰ期、Ⅱ期及部分Ⅲ期且能耐受手术者。病灶限于局部和区域淋巴结者，首选手术切除。

（2）禁忌证　①肿瘤远处转移者；②年老体弱不能耐受手术者；③重要脏器功能障碍不能耐受手术者；④Ⅲ期患者出现下列情况之一者：乳房皮肤橘皮样水肿范围超过乳房面积的一半；乳房皮肤出现卫星状结节；乳腺癌侵犯胸壁；临床检查胸骨旁淋巴结肿大，且证实为转移；患侧上肢水肿；炎性乳腺癌。

（3）临床常见的手术方式

手术方式的选择应根据病理分型、疾病分期、辅助治疗条件而定。对于可切除者，手术应将局部和区域淋巴结最大程度地清除，然后再考虑外观及功能。对Ⅰ、Ⅱ期乳腺癌可用改良根治术和保留乳房的切除术。对位于内侧或中央区的肿瘤，争取行扩大根治术。综合辅助治疗条件差的地区，应选根治术。胸骨旁淋巴结有转移者如术后无放疗条件可选扩大根治术。

①乳腺癌根治术（radical mastectomy）：用于浸润性癌临床Ⅰ期、Ⅱ期和部分Ⅲ期患者。手术范围包括患侧整个乳房、胸大肌、胸小肌、腋窝及锁骨下淋巴结，上至锁骨，下至腹直肌上段，外至背阔肌前缘，内至胸骨旁或中线。

②乳腺癌扩大根治术（extensive radical mastectomy）：在上述清除腋下、腋中、腋上三组淋巴结的基础上，将胸廓内动、静脉及其周围的淋巴结（胸骨旁淋巴结）切除。

③乳腺癌改良根治术（modified radical mastectomy）：适用于Ⅰ、Ⅱ期乳腺癌。手术方式有两种：保留胸大肌，切除胸小肌，全腋下淋巴组织整块切除；保留胸大、小肌，不清除腋上组淋巴结，该方式保留了胸肌，术后外观效果好，且术后生存率与根治术无明显差异。

④全乳房切除术（total mastectomy）：适用于原位癌、微小癌和年迈体弱不宜行根治术的乳腺癌患者。手术切除整个乳腺，包括腋尾部和胸大肌筋膜。

⑤保留乳房的乳腺癌切除术（lumpectomy and axillary dissection）：手术取弧形切口，完整切除肿块，即肿块周围由足够的正常脂肪组织和乳腺组织包裹，确保切除标本的边缘无肿瘤细胞，全腋淋巴结清扫，术后辅以放疗、化疗。

2. 早期乳腺癌的术后辅助治疗

（1）辅助化疗　早期乳腺癌辅助化疗的目的是争取治愈，所以要强调标准、规范的化疗，包括标准的药物、剂量、治疗间隙和治疗疗程。辅助化疗的决定应综合考虑肿瘤的临床病理学特征、患者生理条件和基础疾病、患者的意愿以及化疗可能获益与由之带来的不良反应等。辅助化疗适应证包括（具备以下之一者）：①腋窝淋巴结阳性；②激素受体阴性；③HER-2 阳性乳腺癌（T1b 以上）；④浸润型肿瘤大小＞2cm；⑤组织学分组为 3 级。辅助化疗的相对禁忌证包括：①妊娠期患者应慎重选择化疗；②年老体弱且伴有严重内脏器质性病变患者。化疗的注意事项：①辅助化疗一般不与内分泌治疗或放疗同时进行，化疗结束后再开始内分泌治疗，放疗与内分泌治疗可先后或同时进行。②对于三阴性乳腺癌，除部分肿瘤负荷较小的患者外（如 T1、N0），一般推荐 AC-T 化疗方案。剂量密集型 AC-T 可用于部分可耐受的三阴性乳腺癌患者。③对于 Luminal 型患者，其化疗方案的制定取决于疾病对化疗反应性与疾病复发风险。大部分专家认为

Luminal A 型乳腺癌"对化疗反应较差"，若存在需要化疗的指标（如淋巴结 1~3 个阳性），则可推荐 AC 或 TC 方案；但对于淋巴结 ≥ 4 个的高危患者，可推荐 AC 序贯紫杉类的方案。④ Ki67 表达水平是选择化疗的重要因素之一，对于其他危险因素较低的患者（HR 阳性，T1N0），若 Ki67 > 30%，推荐进行辅助化疗；若 Ki67 < 15%，由于获益不明确，目前并不推荐辅助化疗；若 Ki67 为 15%~30%，需要综合考虑患者的意愿、对化疗的耐受程度及化疗可能带来的获益及风险，充分与患者沟通后决定是否需要进行辅助化疗。⑤对于 HER-2 阳性乳腺癌患者，建议术后尽量早期使用曲妥珠单抗辅助治疗，对于辅助化疗时没有及时联合曲妥珠单抗的患者，化疗后应尽早开始使用曲妥珠单抗治疗；即使辅助化疗已经结束，但尚未出现复发转移的患者，仍可以考虑使用曲妥珠单抗；HER-2 阳性乳腺癌曲妥珠单抗辅助治疗标准的用药时间为 1 年。辅助化疗常用方案见表 10-3。

表 10-3 辅助化疗常用方案药物、用法与用量

方案	剂量	用药时间	周期
AC（蒽环类联合环磷酰胺）–T（序贯紫杉类）			
AC–D			
多柔比星（A）	60mg/m²	d1	1/21d×4
环磷酰胺（C）	600mg/m²	d1	
序贯			
多西他赛（D）	80~100mg/m²	d1	1/21d×4
EC–D			
表柔比星（E）	90mg/m²	d1	1/21d×4
环磷酰胺（C）	600mg/m²	d1	
序贯			
多西他赛（D）	80~100mg/m²	d1	1/21d×4
AC–wP			
多柔比星（A）	60mg/m²	d1	1/21d×4
环磷酰胺（C）	600mg/m²	d1	
序贯			
紫杉醇（P）	80mg/m²	d1	1/7d×12
EC–wP			
表柔比星（E）	90mg/m²	d1	1/21d×4
环磷酰胺（C）	600mg/m²	d1	
序贯			
紫杉醇（P）	80mg/m²	d1	1/7d×12

方案	剂量	用药时间	周期
剂量密集型 EC-P(所有周期均预防性应用 CSF)			
表柔比星（E）	90mg/m²	d1	1/14d×4
环磷酰胺（C）	600mg/m²	d1	
序贯			
紫杉醇（P）	175mg/m²	d1	1/14d×4
剂量密集型 AC-P(所有周期均预防性应用 CSF)			
多柔比星（A）	60mg/m²	d1	1/14d×4
环磷酰胺（C）	600mg/m²	d1	
序贯			
紫杉醇（P）	175mg/m²	d1	1/14d×4
AC			
多柔比星（A）	60mg/m²	d1	1/21d×4
环磷酰胺（C）	600mg/m²	d1	
EC			
表柔比星（E）	60mg/m²	d1	1/21d×4
环磷酰胺（C）	600mg/m²	d1	
TC			
多西他赛（T）	75mg/m²	d1	1/21d×4
环磷酰胺（C）	600mg/m²	d1	
TAC (所有周期均预防性应用 CSF)			
多西他赛（T）	75mg/m²	d1	1/21d×6
多柔比星（A）	50mg/m²	d1	
环磷酰胺（C）	500mg/m²	d1	
FEC-T			
5-Fu（F）	500mg/m²	d1	1/21d×3
表柔比星（E）	100mg/m²	d1	
环磷酰胺（C）	500mg/m²	d1	
序贯			
多西他赛（T）	80～100mg/m²	d1	1/21d×3

（2）辅助内分泌治疗　乳腺癌属于激素依赖型肿瘤，约60%～70%乳腺癌患者激素受体呈阳性。内分泌治疗是早期乳腺癌激素受体阳性患者的重要治疗手段。

无论患者是否化疗，均应于手术前后、化疗之前判断患者的月经状态。绝经一般是指月经永久性终止，提示卵巢合成的雌激素持续性减少。满足以下任意一条者，都可认为达到绝经状态：①双侧卵巢切除术后。②年龄≥60岁。③年龄<60岁，自然停经

≥ 12 个月，在近 1 年未接受化疗、三苯氧胺、托瑞米芬或卵巢去势的情况下，FSH 和雌二醇水平在绝经后范围内。④年龄 < 60 岁，正在服用三苯氧胺或托瑞米芬的患者，FSH 和雌二醇水平在绝经后范围内。

内分泌治疗包括抗雌激素药物及卵巢功能抑制（OFS），前者包括 ER 阻断剂，如三苯氧胺（TAM，他莫昔芬）、托瑞米芬；芳香化酶抑制剂（AI），目前临床常用第三代 AI，如阿那曲唑（Anastrozole，瑞宁得）、来曲唑（Letrozole，弗隆）、依西美坦，第一、二代 AI 氨鲁米特、福美司坦临床已较少使用。卵巢功能抑制包括药物性卵巢功能抑制、手术去势、卵巢放疗去势等治疗手段。卵巢功能抑制剂采用促性腺激素释放激素类似物（GnRH-a），如戈舍瑞林、亮丙瑞林等，这类药物与垂体促性腺激素受体竞争性结合后下调受体表达水平，从而使垂体促性腺激素水平下降，继而抑制性腺激素的分泌，男性血清睾酮、女性血清雌二醇水平下降。对于绝经后乳腺癌患者，内分泌治疗采用第三代芳香化酶抑制剂 5 年；初始使用 TAM 的患者，治疗期内可换用 5 年 AI 治疗。绝经前患者内分泌治疗，在使用抗雌激素药物的同时应酌情采取卵巢功能抑制治疗，大部分患者的内分泌治疗需要维持 5 ~ 10 年。

3. 晚期乳腺癌的内科治疗　晚期乳腺癌是指初治Ⅳ期或经治疗后复发、转移的患者。这一类患者治疗较为困难，中位生存期为 18 ~ 24 个月，5 年生存率为 20%，治疗主要以缓解症状、提高生存质量、延长生存时间、最大限度减少治疗相关毒性为目的。

在常规治疗前，应进行全面的病情评估，包括病史采集、体格检查和实验室检查，内脏转移情况的判断，既往药物治疗的情况，对初治复发病灶尽可能活检，明确病理状态，特别是 ER/PR 和 HER-2 的检测。同时，应进行全面规划，全程管理。根据患者病情，采用不同的综合治疗方案。对雌激素受体和（或）孕激素受体阳性患者实施内分泌治疗；对 HER-2 阳性患者给予分子靶向治疗联合化疗；对于病情发展迅速、内脏转移或三阴性晚期乳腺癌患者，应及时迅速给予化疗解救治疗，方案见表 10-4、10-5、10-6。

表 10-4　晚期乳腺癌一线解救化疗策略（紫杉类药物为基础的方案）

分层	基本策略	可选策略
既往蒽环类治疗失败	1. 紫杉类药物单药	1. 卡培他滨
	2. TX 方案：紫杉类药物联合卡培他滨	2. 长春瑞滨
	3. GT 方案：吉西他滨联合紫杉类药物	3. 吉西他滨
既往蒽环类和紫杉类治疗失败	1. 单药方案：卡培他滨、长春瑞滨、吉西他滨、铂类	
	2. NX 方案：长春瑞滨联合卡培他滨	
	3. NP 方案：长春瑞滨联合顺铂	
	4. GP 方案：吉西他滨联合顺铂 / 卡铂	

表 10-5　HER-2 阳性复发转移乳腺癌治疗

	基本策略	可选策略
抗 HER-2 一线治疗	1. 曲妥珠单抗 + 多西他赛（1A）	1. 曲妥珠单抗 + 卡培他滨
	2. 曲妥珠单抗 + 紫杉醇（1A）	2. 曲妥珠单抗 + 紫杉醇 + 卡铂
	3. 曲妥珠单抗 + 长春瑞滨	3. 帕妥珠单抗 + 曲妥珠单抗 + 多西他赛（1A）
	4. 曲妥珠单抗 + 卡培他滨 + 多西他赛	4. 帕妥珠单抗 + 曲妥珠单抗 + 紫杉醇
抗 HER-2 二线治疗	1. 卡培他滨 + 拉帕替尼	1. 曲妥珠单抗 + 拉帕替尼
	2. 曲妥珠单抗 + 更换其他化疗药	2. T-DM1（1A）（曲妥珠 -DM1 偶联物）

表 10-6　ER（+）的绝经后患者晚期内分泌治疗

分层	基本策略	可选策略
未经内分泌治疗	第三代 AI	氟维司群
TAM 治疗失败	第三代 AI	氟维司群
AI 治疗失败	氟维司群	1. 甾体类 AI 联合依维莫司（限非甾体 AI 治疗失败患者）
		2. 氟维司群联合靶向药物（CDK4/6 抑制剂依维莫司）
		3. 孕激素（2B）
		4. 另一作用机制 AI（2B）
		5. TAM 或托瑞米芬（2B）

4. 放射治疗　放射治疗分为根治性放疗、姑息性放疗、放射去势、与手术和（或）化疗联合的综合治疗。根治性放疗是用能够彻底消灭肿瘤的剂量放疗，多用于对放射线敏感的早期、中期癌；姑息性放疗是对无治愈希望的乳腺癌的原发灶、复发灶、转移灶进行限量放疗，以控制肿瘤生长，减轻临床症状；放射去势是杀伤卵巢功能细胞的放疗。放疗与手术和（或）化疗联合的综合治疗可优势互补，提高疗效，又分为术前放疗与术后放疗，其中以术后放疗应用最多。放疗适应证为 Ⅱ 期和 Ⅲ 期乳腺癌根治术和改良根治术后、Ⅲ 期乳腺癌术前、对无治愈可能的晚期乳腺癌行姑息放疗、术后胸壁或淋巴结区域复发、病理检查有腋中或腋上淋巴结转移或胸骨旁淋巴结阳性。

乳腺癌放疗部位主要有乳腺、胸壁、腋窝、锁骨上下及内乳淋巴结，根据目的选择不同照射部位。根治术后辅助性放疗可降低局部和区域淋巴结复发率；乳腺癌远处转移放疗后可获得很好的姑息疗效；Ⅲ 期乳腺癌术前放疗可使肿瘤缩小以利手术，术后放疗可消除亚临床灶，降低局部复发率或推迟复发时间。

放疗剂量须达到有效剂量，一般为每周 5000cGy。靶体积必须准确（特别是对胸骨旁淋巴结的位置），其深度我国以 3cm 为宜。

（三）中医治疗

1. 辨证论治

（1）冲任失调证

治法：调理冲任，滋阴软坚。

方药：知柏地黄汤（《医方考》）加减。失眠者，加酸枣仁、柏子仁、夜交藤养心安神；盗汗者，加煅龙牡、浮小麦收敛止汗。

（2）肝郁气滞证

治法：疏肝理气，化痰散结。

方药：逍遥散（《太平惠民和剂局方》）加减。火盛便秘者，加丹皮、山栀、大黄等清泻肝胆；乳房胀痛明显者，加王不留行、延胡索化瘀止痛。

（3）热毒蕴结证

治法：清热解毒，化瘀消肿。

方药：五味消毒饮（《医宗金鉴》）加减。火结便秘者，加大黄、厚朴、枳实等通腑泄热；热入营血可加丹皮、生地、赤芍；晚期乳腺癌见消瘦乏力，面色不华，脉虚数者，可加黄芪、白术、当归。

（4）气血两虚证

治法：健脾益气，化痰软坚。

方药：人参养荣汤（《太平惠民和剂局方》）加减。若气虚卫表不固，自汗，易感冒者，重用黄芪，加防风、浮小麦益气固表止汗；脾虚湿盛便溏者，当归减量，加薏苡仁、炒扁豆健脾祛湿。

（5）寒凝痰结证

治法：温阳补血，散寒祛痰。

方药：阳和汤（《外科证治全生集》）加减。纳呆腹胀者加炒麦芽、砂仁、厚朴、木香。

（6）痰瘀互结证

治法：化痰活血，软坚散结。

方药：海藻玉壶汤（《医宗金鉴》）合血府逐瘀汤（《医林改错》）加减。肿块坚硬者加山慈菇、土贝母、蜂房。

2. 辨病用药

（1）西黄丸　清热解毒，和营消肿。

（2）小金丹　化痰祛湿，祛瘀通络。

（3）蟾酥丸　解毒消肿，活血定痛。

3. 外治法

（1）三黄洗剂（经验方）　大黄、黄柏、黄芩、苦参各等份，共研细末，将药末10~15g加入蒸馏水100mL、医用苯酚1mL，备用。功能清热解毒，止痒收涩。适用于放射性皮炎及皮肤破溃、流水、瘙痒。冷湿外敷，每日4~5次。

（2）生肌玉红膏（《外科正宗》）　含当归、白芷、白蜡、轻粉、甘草、紫草、血竭、麻油。功能活血祛腐，解毒镇痛，润肤生肌。应用于放射性皮肤溃疡日久不愈，术后切口感染或皮瓣坏死，晚期乳腺癌肿瘤破溃。摊于纱布上敷贴。

【预防与调护】

（一）预防

乳腺癌的确切病因尚未清楚，难以做到一级预防，目前的预防主要是对于高发年龄段的女性尽量避免乳腺癌的高危因素，并定期做好体检和乳腺超声及 X 线摄影等检查，争取早期发现，及时治疗，还要注重对乳房良性疾病的监测和治疗。

（二）调护

注重女性三期，即青春发育前期、青春期、绝经期的防护。青春发育前期要减少高脂肪、高糖类食物及动物蛋白的摄入，尽量少用激素类药物，增加体育锻炼，减慢卵巢成熟的启动，可推迟月经初潮年龄；尽量避免高龄生育，鼓励母乳喂养；进入绝经期的女性要防止肥胖，因为脂肪在芳香酶的作用下可间接转变成雌激素，增加患乳腺癌的危险性，调治更年期症状最好选用中药，尽量少用含有雌激素类的药物。

调畅心情，尽量减少情绪不畅、精神紧张和压抑的因素，对乳腺癌的未病先防和既病调护都是必需的。

第十一章　消化系统肿瘤 ▷▷▷▷

PPT

第一节　食管癌

食管癌是指发生于食管黏膜上皮的恶性肿瘤，占食管恶性肿瘤的绝大多数，以吞咽食物哽噎不顺、咽下困难，呈进行性加重，甚至滴水难下为主要症状。

全球食管癌每年新发患者约 40 万，每年约有 30 万人死于食管癌，其发病率和死亡率各国差异很大。我国是食管癌的高发国家，2013 年发病人数 27.7 万例，发病率 20.35/10 万，标准化发病率为 13.82/10 万，是我国发病率第 6 位的恶性肿瘤，居男性恶性肿瘤发病的第 5 位，女性恶性肿瘤的第 8 位，在城市恶性肿瘤发病中居第 7 位，农村居第 4 位。我国也是食管癌死亡率最高的国家，2013 年死亡 20.6 万，死亡率 15.17/10 万，标准化死亡率为 9.98/10 万。食管癌流行具有以下特点：①地区差异：农村高于城市，我国太行山区、河南林县、苏北地区、大别山区、川北地区、闽粤交界区发病率较高；②年龄差异：儿童几乎无食管癌发病，45 岁以上发病率升高，年龄越大发病率越高；③性别差异：男性多于女性，男女之比为 1.3 ~ 2.7：1；④种族差异：我国新疆哈萨克族居民食管癌发病率最高，其次是蒙古族、维吾尔族、汉族，苗族最低；⑤具有阳性家族史和家族聚集性的特点。

中医学原无食管癌这一病名，属于"噎膈"病证范畴，也见于"呕吐"等描述中。

【病因病理】

（一）病因

食管癌的确切病因尚不完全清楚，但根据已有资料分析，食管癌的发生具有明确的地域分布和种族差异，提示食管癌的发生与环境、生活习惯、遗传因素等相关。

1.环境因素　环境因素造成恶性肿瘤发生的通常原因是人所处的环境内缺乏某些保护性物质或存在对人体有损害的污染性物质，从而造成组织器官损伤难以修复或促进其发展，进而产生癌变。食管癌高发区土地贫瘠，膳食中维生素、蛋白质、必需脂肪酸及微量元素的缺乏；或者高发区的粮食、酸菜、井水中存在致癌物质，如硝酸盐、亚硝酸盐；还有观点认为环境中存在大量真菌及其所分泌的毒素，也是导致食管癌发生的重要因素。

2.生活习惯　食管癌的发生与食管长期受到刺激和慢性损伤密切相关，而慢性损伤诱发因素则与患者的生活习惯息息相关。长期吃粗糙、坚硬的食物,进食热汤、烫粥、烫茶或辣椒之类的刺激性食物,或有快吞、咀嚼不细、暴饮暴食等不良习惯都是高危因素。长期的吸烟和饮酒也是导致食管癌发生的因素。

3. 遗传因素　食管癌的发生也涉及癌基因激活或抑癌基因失活、DNA 损伤与修复、细胞增殖与凋亡等一系列复杂的生物学过程。目前聚焦在某些基因的单核苷酸多态性(single nucleotide polymorphism,SNP)上。

另外,近年来西方国家食管腺癌的发生率明显升高,研究显示与反流性食管炎所致的 Barrett 食管有明显关系。

(二) 病理

1. 大体形态分型　食管癌发生在各段的比例不同,上段 14.1%,中段 52.7%,下段 33.2%。食管癌一旦形成,可沿黏膜向外扩展,也可向黏膜表面生长形成乳头或隆起,还可向深层浸润生长。根据癌组织浸润的深度不同,食管癌有早期和中晚期之分。早期食管癌是指癌组织局限于上皮、固有膜或黏膜下层,尚未突破黏膜下层,未侵及肌层,无淋巴结转移;中、晚期食管癌也称进展期食管癌,是指癌组织突破黏膜下层,侵及肌层,或者已有远处转移。

(1)早期食管癌

①隐伏型:黏膜色泽稍有改变,黏膜略有粗糙和不平坦,局部质地稍硬,但黏膜表面无隆起或凹陷,镜下表现为原位癌,为食管癌早期阶段。

②糜烂型:黏膜色泽略有区别,伴有糜烂,表面高低不平,形似地图,面积大小不定,镜下表现为原位癌或早期浸润癌。

③斑块型:黏膜局限隆起,呈灰白色斑块,显著不同于正常黏膜,明显增厚,边界清楚,质硬,黏膜纵行皱襞变粗紊乱,甚或中断,镜下表现为侵犯黏膜肌层或黏膜下层的早期浸润癌。

④乳头型或隆起型:癌组织呈结节状隆起,形似乳头或息肉向管腔内突起,表面糜烂或渗出,境界清楚,切面灰白,浸润管壁明显,镜下绝大多数为早期浸润癌。

(2)中晚期食管癌

①髓质型:最常见,约占 60%,癌组织向腔内、外生长与浸润,多累及食管周径的大部分或全部,癌上下两端边缘呈坡状隆起,病变食管明显增厚,表面常有深浅不一的溃疡,瘤体切面灰白,均匀致密。

②蕈伞型:较常见,约占 15%,肿瘤呈蘑菇状或卵圆形突入食管腔内,边缘与食管黏膜间形成切迹,表面有浅溃疡,切面见肿瘤已浸润食管壁深层,色灰白,质地硬。

③溃疡型:常见,占 15%,癌组织已浸润食管深肌层,表面有深溃疡形成,边缘隆起,底部不平,表面渗出,甚至穿透食管壁引起穿孔。

④缩窄型:少见,约占 10%,癌组织常呈环形侵犯食管全周,造成环形狭窄或漏斗状梗阻,癌组织内的纤维向心性收缩,使癌的上、下两端黏膜皱襞呈放射状分布,缩窄上段食管管腔明显扩张,肿瘤切面结构致密,富于增生结缔组织。

⑤腔内型：少见，约占 4%，肿瘤呈圆形或卵圆形向腔内突出，基底较宽，表面糜烂或小溃疡，一般仅侵犯至浅肌层，手术切除率高。

2. 组织学分类

（1）鳞状细胞癌 最常见的组织学类型，占 90%~95%，可分为角化型鳞癌、非角化型鳞癌、基底细胞癌和未分化鳞癌，其中角化型鳞癌最常见，常有角化珠形成，基底细胞癌很少见，未分化鳞癌分化极差，恶性度最高。

（2）腺癌 约占 3.81%，其中单纯腺癌 0.81%、鳞腺癌 3.0%，主要起源于浅层及深层食管腺体、胚胎期残余腺体或花生腺上皮。

（3）其他组织学类型 有腺棘癌、黏液表皮样癌、小细胞癌等，均少见。

3. 浸润与转移

（1）直接蔓延 食管癌具有很强的局部生长和侵袭能力，主要是沿着食管纵向或横向发展，纵向发展通常表现为癌灶的纵径大于横径，也可沿黏膜下的血管、淋巴管、神经出现跳跃式生长，形成病灶外的亚临床病灶。由于食管无浆膜层，代之以疏松结缔组织，一旦癌灶穿透肌层便很容易侵犯邻近组织和器官，最常见的外浸润部位是气管和支气管，形成食管 – 气管瘘；或浸润咽喉、颈部软组织；也可浸润胸导管、主动脉等循环管道，引起穿孔可导致乳糜胸或致死性大出血；下段食管癌可浸润肺下静脉、心包、膈或累及贲门。

（2）淋巴结转移 一般首先发生于黏膜下淋巴结，通过肌层而到达与肿瘤部位相应的淋巴结。上段食管癌可侵犯食管旁、喉后、颈深与锁骨上淋巴结；中段向食管旁淋巴结转移，可进一步向上侵犯颈淋巴结，向下侵及胃贲门周围的膈下淋巴结或肺门淋巴结；下段除侵犯局部淋巴结外，还常侵犯胃贲门旁、胃左与腹腔丛淋巴结。

（3）血行转移 血行转移的常见部位依次为肝脏、肺与胸膜、骨、肾脏、网膜与腹膜、肾上腺等。

【临床表现】

（一）早期症状

食管癌早期通常包括原位癌或累及黏膜下层而未侵及肌层的浸润癌，无淋巴结转移。早期症状多不明显，很多患者因此而忽略，造成食管癌早期发现困难。此期出现症状可能是由于局部病灶刺激食管引起食管蠕动异常或痉挛，或因局部炎症、黏膜糜烂等所致。症状一般比较轻微，时间较短，常反复出现，时轻时重，可持续数月或 1~3 年才逐渐加重并经常化。可概括为"一慢五感"，即进食后食物通过缓慢，咽下不畅，并有渐进加重的趋势；五感是进食哽噎感、胸骨后食物滞留感、胸骨后不适感或疼痛、食管内异物感或摩擦感、咽喉干燥、紧缩感。亦有患者仅表现为吞咽时疼痛不适或异物感。临床上，很多早期食管癌患者常在确诊后经医师提示询问时才发现上述症状。

（二）进展期症状

进展期食管癌因肿瘤生长浸润造成管腔狭窄出现典型症状，有以下几点：

1. 进行性吞咽困难 多数患者有此表现，是食管癌最突出的症状。具体表现为开始进食硬质食物时难以下咽，需饮用汤水送下，患者常诉不慎时易噎住，然后则不能进食硬食，逐步改为软食、半流食或流质饮食，甚则流食乃至唾液亦不能下咽，患者多伴有消瘦。但由于食管是一个具有扩张功能的肌性管状器官，只有在肿瘤侵犯局部食管内径或周径的大部后，病人才出现吞咽困难。也有部分患者因肿瘤局部炎症水肿减轻，或组织坏死脱落，吞咽困难症状暂时略有改善。咽下困难的程度与病理类型有关，缩窄型和髓质型较其他类型严重。

2. 呕吐 常在进食后发生，由于食管癌的进展，梗阻加重，造成病变上方的食管扩张，食物残渣存留，加之食管局部炎症，反射性引起食管腺和唾液腺分泌增加，因此吐出物多为黏液或混杂宿食，也可因肿瘤溃破或侵及周围组织而呈血性或为坏死组织脱落。

3. 疼痛 与早期肿瘤出现的疼痛不同，有的程度较重且持久，性质为隐痛、灼痛或刺痛，每于饮食时加重，也可与进食无关，表现为咽下疼痛、胸骨后或肩胛间持续疼痛。出现疼痛，多提示肿瘤已有外侵引起食管周围炎、纵隔炎或食管深层溃疡。下段食管癌有时因胃酸刺激发生剑突下或上腹部疼痛。若有持续性胸背痛多为癌肿侵犯及（或）压迫胸膜及脊神经所致。

4. 贫血、体重减轻、反酸等 由于进食困难、消耗，呕吐等引起营养性改变症状，如病人有明显消瘦与全身营养不良，多提示肿瘤已至晚期，也是恶病质的临床表现之一。

（三）晚期表现

晚期食管癌的各种表现多为肿瘤压迫、浸润周围组织和器官、远处转移等。

1. 压迫及穿透现象 压迫气管引起咳嗽、呼吸困难，穿破气管发生食管 – 气管瘘时表现为进食呛咳、发热、咳脓臭痰，肺炎或肺脓肿形成；侵犯喉返神经引起声音嘶哑，侵犯膈神经而致膈神经麻痹，发生呼吸困难或呃逆；侵犯纵隔可引起纵隔炎和致命性大呕血；侵犯迷走神经，使心率加速；侵犯臂丛神经，引起臂酸、疼痛、感觉异常；压迫上腔静脉，引起上腔静脉压迫综合征。

2. 恶病质、脱水 由于咽下困难与日俱增，造成长期饥饿，导致负氮平衡和体重减轻，患者出现恶病质和明显失水，表现为高度消瘦、无力、皮肤松弛而干燥，呈衰竭状态。

3. 肿瘤广泛转移的表现 肿瘤转移可引起锁骨上、颈部等浅表淋巴结肿大；肺、脑、肝等重要脏器癌转移，可引起咳嗽、呼吸困难、昏迷、肝大、黄疸、腹部包块、腹腔积液及骨骼疼痛等。

食管胃结合部癌早期可有上腹部闷胀、剑突下隐痛、食欲减退等症状，肿瘤生长到较大体积时才出现吞咽困难。肿瘤局部溃烂出血时，粪便隐血检查呈阳性，出血量较多者则有柏油样便或呕血。

（四）体征

食管癌早期无特异体征，晚期可有消瘦、恶病质及转移灶或并发症等体征。

【辅助检查】

（一）影像内镜等检查

1. X线食管造影 此法是诊断食管癌最常用、最简便、最容易被病人接受的一种检查方法，对各期食管癌诊断均具有重要意义。早期食管癌结合食管镜、脱落细胞或组织学检查可提高早期诊断率；中晚期食管癌均可在食管X线钡造影检查中发现明显充盈缺损等典型的X线征象，确诊率可高达95%。病变部位的黏膜改变是观察的重点，可以确定病变的部位和长度。常见的X线征象为食管壁局限性僵硬，黏膜紊乱，黏膜皱襞迂曲、紊乱、增粗和中断，食管壁活动减弱或消失，管腔狭窄，钡剂通过缓慢或受阻，亦可见龛影、充盈缺损或软组织影。

2. CT检查 CT能清楚地显示食管外形和食管外邻近纵隔器官的关系，而且具有无痛苦、无创性的优点。通过CT扫描可以观察肿瘤的大小、长度、侵犯食管周径程度、肿瘤外侵周围器官情况、纵隔是否有肿大淋巴结、远隔器官是否转移，对食管癌分期及决定外科手术方式、指导放疗靶区等具有重要价值，但对于病变局限于黏膜的早期食管癌诊断价值不高。

3. PET及PET-CT检查 PET在评价食管癌原发肿瘤方面准确率高于CT，但和CT一样，PET也不能判断食管壁的层次。在判断淋巴结转移方面，PET的敏感性为45%，特异性为100%，准确率达48%。同样，在评价远处转移方面，其敏感性和特异性均高于CT，在评价肿瘤可切除性方面，CT的准确率为65%，而PET为88%，两者联合准确率可达92%。

4. 骨扫描 可协助判断有无骨转移。

5. 内镜检查 通过食管（胃）镜检查，可以了解肿瘤的部位、大小、长度以及对管腔的阻塞情况，是诊断食管癌必不可少的工具。食管内镜检查还可在病变部位做刷片或取活组织做病理学检查，以确定诊断。

6. 内镜超声（EUS）检查 即内镜与超声检查的联合，该检查对于食管黏膜下、壁内以及腔外病变有其无法比拟的优势。通过EUS既可直接观察食管腔内的形态，又可进行黏膜外的实时超声扫描，有助于判断肿瘤侵犯的深度、是否累及周围组织器官和有无区域淋巴结转移，有利于提供准确的T分期。

（二）实验室检查

1. 脱落细胞学检查 食管气囊拉网检查采集病变部位脱落细胞作为食管癌定性检查

方法曾经发挥了巨大的作用，其简便而有效，适合高发区的普查，准确率可达 90% 以上，但也有较大的局限性，临床现已不用。

2. 组织病理学检查 内镜钳取病变部位组织行病理学检查对确定诊断具有重要意义，对手术后的标本行组织病理学检查可准确地确定肿瘤的病理类型和病理分期，对可疑的转移灶取活组织行病理学检查对判定转移及选择治疗方法具有重要意义。

3. 免疫组织化学检查 对特殊类型食管癌，在常规病理检查基础上进行免疫组织化学检查有助于判定肿瘤来源和类型。

4. 肿瘤标记物 食管癌无特异的肿瘤标记物，监测 CEA、SCC 对阳性患者有助于预测复发转移风险及判断预后。

【诊断与鉴别诊断】

（一）诊断

进行性吞咽困难、食物反流、疼痛、体重减轻等表现，结合其不良饮食习惯和嗜好等。

辅助检查有食管癌特殊的影像学表现，内窥镜检查结合病理诊断可确诊。全面评估有助于确定临床分期和选择治疗方案。

（二）鉴别诊断

1. 功能性吞咽困难 如神经性吞咽困难（重症肌无力、延髓及假延髓病变等），虽可出现程度不同的吞咽困难，但往往具有全身症状或其他特有征象。贲门失迟缓症，为食管贲门括约肌不能正常舒张所致，病人进食时，食物下咽发生停滞，不能通过贲门进入胃内，出现食物下咽不利，胸骨后发闷并有阻塞感或进食后有异物黏附感，甚或吞咽困难与食物反流，但这些症状往往交替出现，时轻时重，病程很长，与精神紧张有一定的关系，病人的营养状况较佳，平均年龄也较轻，X 线检查可见钡剂通过缓慢，食物蠕动减弱或消失，黏膜光滑，贲门部呈"鸟嘴样"狭窄，病理学检查阴性。另外，如食管痉挛、食管裂孔疝、Plummer-Vinson 综合征、食管硬皮症等均需结合相关检查鉴别。

2. 食管外压性狭窄 常见的有异位右锁骨下动脉、双主动脉弓、颈椎骨质增生、纵隔肿瘤、纵隔淋巴结肿大、胸主动脉瘤、甲状腺肿大、心脏增大，X 线胸片、CT 检查可见相应部位的肿物，X 线食管造影检查可显示食管外压性充盈缺损，食管黏膜光滑。

3. 食管良性肿瘤 有时食管癌需与食管良性肿瘤，如食管平滑肌瘤、食管腺瘤、食管乳头状瘤、食管颗粒细胞肌母细胞瘤，以及食管息肉等鉴别，后者 X 线造影检查可显示食管有圆形、卵圆形或分叶状的充盈缺损，边缘整齐，周围黏膜正常，内镜及病理检查可明确诊断。

4. 食管其他恶性肿瘤 食管其他恶性肿瘤少见，如食管肉瘤、食管癌肉瘤、黑色素瘤、淋巴肉瘤等，病理检查可资鉴别。

5. 胃－食管反流病 可有反酸、灼热、吞咽困难及吞咽疼痛等症状，病史较长，内镜检查可有黏膜炎、糜烂或溃疡，但无肿瘤。

6. 食管良性狭窄　可由误吞腐蚀剂、食管灼伤、异物损伤、慢性溃疡等引起的瘢痕所致。病程较长，咽下困难发展至一定程度即不再加重。经详细询问病史和 X 线造影检查可以鉴别。

7. 咽喉部疾病　慢性咽炎、喉咽部肿瘤也常有异物感或咽下不适的感觉，应注意排除。X 线造影和内镜检查食管无异常，喉镜检查不难与食管癌鉴别。

（三）分期

采用 AJCC/UICC 第 8 版（2017 年）TNM 分期标准和临床分期标准。

食管癌分期

【中医病因病机】

1. 酒食所伤　嗜酒过度，过食肥甘和辛辣之品，或助湿生热，酿成痰浊，日久痰热互结，或积热消阴，津伤血燥，食管失于濡润而发病。进食过快过热过硬，食物粗糙或霉变，刺激食管，久而食管脉络损伤，瘀血阻于食管而发本病。

2. 情志内伤　《景岳全书·噎膈》亦谓："必以忧愁思虑，积劳积郁，或酒色过度，损伤而成。"忧思伤脾，脾失健运，津液失布，湿聚酿痰，痰气相搏，阻于食管，而见吞咽困难；恼怒伤肝，肝失调达，肝气郁结，久则可致血瘀；气滞、血瘀、痰浊三者互结，阻于食管而发本病。

3. 脏腑失调　脏腑阴阳失调，正气虚损是患病的主要内在原因。张景岳曾指出："少年少见此证，而惟中衰耗伤者多有之。"老年肾虚，或久病失治，均可致气血不足，阴津耗损，食管失于濡养，久则发为本病。

由此可见，肝脾肾功能失调，导致气、痰、血互结，津枯血燥，以致食管窄隘或干涩是本病的基本病机，病位在食管，但与肝、脾、肾、气血津液密切相关。本病性质为本虚标实，气血津液不足、脾肾虚损为本，气滞、血瘀、痰凝、燥热为标。初起多以标实为主，中期虚实夹杂，晚期以本虚为主。

【中医辨证】

食管癌中医证候分型尚未统一，临床亦常为多证错杂，复合变化，临诊要据症舌脉，辨证立法，下为常见证型。

1. 痰气交阻证

主症：吞咽时有梗塞感，胸脘痞满，情绪不舒时可加重，泛吐痰涎，口干咽燥，嗳气呃逆。舌质偏红，苔薄腻，脉弦细而滑。

2. 瘀血内结证

主症：咽食梗阻不畅，或食后即吐，胸膈疼痛，痛有定处，面色晦暗，肌肤甲错，大便干结，舌紫暗有瘀点或瘀斑，脉细涩。

3. 津亏热结证

主症：吞咽梗涩，胸膈灼痛，固体食物难咽，但汤水可下，形体渐渐消瘦，口渴喜饮，大便干结，五心烦热，潮热盗汗。舌红少苔，或带裂纹，脉弦细数。

4. 气虚阳微证

主症：长期饮食不下，汤水难进，精神疲惫，形寒气短，泛吐清涎，面浮肢肿，脘腹胀大，面色灰白。舌淡苔白，脉细弱或沉细。

【治疗】

（一）治疗原则

食管癌的治疗需贯彻多学科综合治疗的理念以提高疗效和改善预后。具体治疗方法的选择主要依赖患者的一般情况、原发灶所在的部位以及临床分期，其中准确的临床分期是最主要的参考依据。颈段和上胸段食管癌局部治疗应以放疗为首选，下胸段和食管胃交界处癌应更多考虑手术，除非病灶有明显外侵或患者不能耐受或拒绝手术。中胸段癌手术和放疗无显著差异，主要取决于患者的一般情况和意愿。一般来讲，病灶纵向长度并不影响手术切除的彻底性，但横向外侵显著影响手术切除的可能性。除非腹腔动脉干区域或区域淋巴结广泛转移，否则区域淋巴结转移将不限制手术参与治疗。一旦出现血道转移，手术多不考虑，对于 KPS ≥ 70 分的患者，建议化疗，出现食管梗阻可用局部姑息放疗或支架治疗，同时支持治疗。

对于早期患者，手术是首选的局部治疗手段，未能手术的患者可考虑放疗等局部治疗，侵犯固有基层或有区域淋巴结转移的患者尚需联合化疗、中医药治疗等全身治疗来降低复发转移风险。对于局部晚期患者需采取多学科综合治疗，可考虑新辅助治疗联合术后放、化疗提高疗效。对于晚期患者治疗目的在于减轻痛苦，提高生活质量。一般状态、体重、贫血是选择治疗方法的主要依据。

多学科综合治疗在各期食管癌患者中均显示出显著优势，包括中医药在内的各种治疗方法联合使用，发挥各自长处，弥补各种方法的不足，以提高疗效。食管癌多学科综合治疗的主要模式因局部治疗手段的不同而不同。

（二）西医治疗

1. 手术治疗 食管癌手术原则上包含切除原发肿瘤和引流区淋巴结，以及重建上消化道两个方面，因此手术范围涉及胸腔、腹腔和颈部。对 0、Ⅰ、Ⅱ期及Ⅲ期中的 T3N1M0 患者均需积极手术治疗，患者的全身情况、肿瘤部位、病变长度以及临床分期均是决定能否手术的依据。其中病变长度在 5cm 以下者手术切除率高，术后远期生存率也高，而 7cm 以上则手术完全切除率明显降低。

2. 放射治疗 食管癌的放疗有外放射和内放射之分。根治性外放疗主要适用于一般情况较好，KPS 评分在 70 及以上；没有远处淋巴结转移和远处脏器转移；没有纵隔炎、出血、穿孔及其他无法控制的内科疾病。对有出血、穿孔或内科疾病，经处理好转者仍可考虑放疗，但对有活动性大出血、一般情况极差的患者，放疗是禁忌。

三维适形放疗是目前食管癌外放疗的主要技术方式，放疗靶区通常应包括食管原发病灶和淋巴结转移病灶，总剂量为 60～70Gy 为宜，采用常规分割，每次 1.8～2.0Gy，每周 5 次。近年来超分割及加速超分割均有研究，但总的剂量仍以大于 60Gy 为宜。

根据治疗目的不同，外放疗可分为根治性放疗和姑息性放疗。前者适用于一般情况尚可，无声带麻痹、锁骨上淋巴结和远处转移，可进半流食，无穿孔和出血征象，无明显胸痛者；后者是为了减轻痛苦、延长寿命，可根据具体要解决的问题而决定治疗的方式和强度。

外放疗常见的急性反应有放射性食管炎、放射性气管、肺炎，在放疗过程中需密切观察，必要时对症处理。

腔内放疗主要用于食管腔内病灶小且无区域淋巴或远处转移者，但由于食管本身特点及食管癌的生物学特性，腔内放疗应用很少，有学者曾探讨内外放疗联合治疗食管癌，但尚无提高疗效的证据。

3. 化疗及靶向药物治疗 多数食管癌不能单纯依靠手术和放疗等局部治疗，需联合化疗及分子靶向治疗提高疗效。化疗对于食管癌适用范围较广，肿瘤侵及固有肌层或有淋巴结及远处转移均为化疗适应证。化疗可用于不适合手术或放疗的进展期患者，及术前、术中、术后、放疗前后，手术和放疗后复发的病人等。

（1）单药化疗 单药有效的药物有博来霉素、平阳霉素、匹来霉素、顺铂、氟尿嘧啶、甲氨蝶呤、丙脒腙、丝裂霉素、紫杉醇、长春酰胺和长春瑞滨。

（2）联合化疗 见表 11-1。

表 11-1 食管癌联合化疗方案

方案	药物	剂量	用法	用药时间	周期
PF	顺铂	20mg/m²	i.v.	d1~5	q28d×4～6
	氟尿嘧啶	1000mg/m²	c.i.v.	96~120h	
TP	紫杉醇	175mg/m²	i.v.	d1	q21d×4～6
	顺铂	80mg/m²	i.v.	d1	
GP	吉西他滨	1000mg/m²	i.v.	d1、8、15	q28d×4～6
	顺铂	80mg/m²	i.v.	d1	

（3）靶向药物治疗 靶向药物治疗食管癌尚在研究中。

4. 其他治疗方法

（1）微波治疗 是在内镜直视下通过内镜活检孔插入微波探头，对病灶进行持续性凝固，可使肿瘤凝固坏死，达到解除梗阻、止血等目的。

（2）激光治疗 主要用于不适合外科手术、放疗或化疗，并且合并严重狭窄、梗阻，不能进食的病人。近年来也有一些学者将激光与放化疗相结合对食管癌进行根治性治疗。

（3）食管扩张术 主要用于术后吻合口狭窄或放疗后狭窄的患者，是通过内镜进行球囊扩张，可暂时改善食管狭窄，使病人进食顺畅，以提高生活质量，改善营养状况，为其他治疗创造有利条件。

（4）食管支架植入术　适用于不宜手术的食管癌、食管癌术后吻合口复发或放疗后局部复发及瘢痕形成狭窄等，可改善进食状况。支架植入后配合放疗、微波治疗等抑制肿瘤生长。

（5）其他　如腔内热疗、内镜剥脱活检治疗和生物治疗等均有一定意义，可视情况选择。

（三）中医治疗

中医治疗包括辨证论治、中成药治疗、针灸、外治等。

1. 辨证论治

（1）痰气交阻证

治法：理气解郁，润燥化痰。

方药：启膈散（《医学心语》）加减。若呕吐痰涎、暖气呃逆甚者，加用旋覆花、代赭石、竹茹、姜半夏、柿蒂，以加强化痰止呕之功。

（2）瘀血内结证

治法：滋阴养血，破结行瘀。

方药：通幽汤（《兰室秘藏》）加减。若瘀甚者，加参三七、三棱、莪术，以破瘀散结；呕吐痰涎者，可加半夏、生姜汁，以化其痰；津亏甚者，加牛乳、羊乳，以润其燥。

（3）津亏热结证

治法：滋阴润燥，泄热散结。

方药：沙参麦冬汤（《温病条辨》）加减。若津亏重者，加生地、玄参、石斛；阴虚内热明显者可加银柴胡、地骨皮；大便干结者，可加何首乌、火麻仁润肠通便，还可加大黄泄热存阴；吐血、便血，可加生地榆、仙鹤草。

（4）气虚阳微证

治法：益气健脾，温阳补肾。

方药：右归丸（《景岳全书》）加减。若中气下陷，可加补中益气汤；若心悸气短，脾虚血亏，可合用十全大补汤；呕甚者，加旋覆花、代赭石、姜竹茹，以降逆止呕。

2. 辨病用药

（1）梅花点舌丹　清热解毒，消肿止痛。

（2）西黄丸　清热解毒，消肿散结。

（3）鸦胆子油口服液　清热解毒，腐蚀赘疣。

（4）蟾酥丸　解毒消肿，活血定痛。

（5）玉枢丹　化痰开窍，辟秽解毒，消肿止痛。

（6）平消片（胶囊）　活血化瘀，散结消肿，解毒止痛。

3. 针灸治疗

主穴：天鼎、天突、膻中、上脘、内关、膈俞、合谷、足三里。

配穴：上段可加扶突、气舍、大杼、风门等；中段可加气户、俞府、承满、肺俞、心俞等；下段可加期门、不容、承满、梁门等。兼胸骨后痛配华盖；背痛配外关、后溪；进食困难或滴水不下者重刺内关，针锋向上，使针感达到胸部；食管内出血者配尺泽、列缺、曲泽；痰多者可配合艾灸大椎、中府、中魁，加刺大杼、风门、肺俞、列缺、合谷。

方法：毫针刺，平补平泻法，每日 1 次。

【预防与调护】

（一）预防

1. 建立健康生活习惯　食管癌特别是食管鳞癌与不良生活习惯密切相关。因此改变不良饮食习惯，建立健康生活习惯是降低食管癌发生的重要因素。

2. 环境干预　方法包括：①改良土壤，增加植被，改变作物结构，推广微量元素肥料，纠正土壤缺钼等微量元素状况；②搞好环境卫生，防止水源污染，改良水质，减少饮水中亚硝酸盐含量，添加微量元素等。

3. 药物干预　发生食管上皮内瘤变要及时给予药物干预，可降低癌变率。研究显示核黄素（维生素 B_2）、硒等有一定作用。

（二）调护

1. 精神心理调整　应帮助食管癌患者克服悲观、恐惧等不良情绪，建立战胜疾病的信心，发挥其主观能动性，积极配合治疗，以期控制病情发展。

2. 饮食调护　重视摄生，固护正气。注意饮食卫生，多食易于消化富有营养之品，吞咽困难时要进流食或半流食，忌食过热、煎炒、质干、坚硬、生冷、油腻、辛辣刺激等食物。

3. 术后和放化疗期间调护　饮食宜清淡细软而富有营养，容易消化，多饮汤汁，注意口腔卫生，餐前要漱口，餐后饮少量温开水，以清除食管内积存的食物和黏液。

第二节　胃癌

PPT

胃癌（gastric carcinoma）是指源于胃黏膜上皮细胞的恶性肿瘤，主要是胃腺癌。胃癌早期多无明显症状，中晚期主要临床特征为上腹痛、上腹包块、呕吐、便血、消瘦、贫血等；晚期转移时可出现腹水、左锁骨上、腹膜后和腹腔淋巴结肿大。

胃癌是全球常见的恶性肿瘤，预后相对较差，严重威胁人类健康。根据国际癌症研究机构的统计数据，2012 年全球胃癌新发病例约 95.1 万例，因胃癌死亡病例约 72.3 万例，分别位于恶性肿瘤发病率第 5 位，死亡率第 3 位。我国是胃癌的高发区，2014 年全国新确诊胃癌 41 万例，发病率为 30.0/10 万；同年因胃癌死亡 29.3 万例，死亡率为 21.4/10 万。其发病率在不同地区差异很大，北方高于南方，农村高于城市。男性胃癌的发病率和死亡率均高于女性，55 ~ 70 岁为高发年龄段。胃癌的预后取决于能否早期诊断，及时合理治疗。由于胃癌早期诊断率低（约10%），大部分胃癌在确诊时已处于中晚期，5年生存率仅达7%~34%。

中医学原无胃癌这一病名，属于"胃痛""反胃""积聚"等病证范畴。

【病因病理】

（一）病因

胃癌病因目前尚未明确，多数学者认为与下列因素有关，且是多因素共同作用的结果。

1. 地域环境与饮食因素　不同国家与地区发病率的明显差别说明本病与地域、环境因素有关，而饮食因素尤其受到关注。流行病学研究提示喜食酸菜、泡菜、腌制、油炸食品及高盐饮食对胃癌的发生发展有促进作用。熏制品中含有较多的多环芳烃，其中的3,4-苯并芘可导致胃部肿瘤的发生。亚硝基化合物是一类化学致癌物，天然存在的亚硝基化合物是极微量的，但存在大量亚硝基化合物前体，如硝酸盐。长期食用硝酸盐含量较高的食物，硝酸盐在胃内被细菌还原成亚硝酸盐，再与胺结合生成致癌物亚硝胺。另外不良的进食习惯，如喜食烫食、进餐过快、进餐不定时等亦可引起胃黏膜损伤而成为胃癌的发病诱因。

2. 感染因素　幽门螺杆菌（HP）感染是胃癌发病的危险因素，幽门螺杆菌具有黏附性，其分泌的毒素可导致胃黏膜病变，在此基础上易发生癌变。幽门螺杆菌还是一种硝酸盐还原剂，具有催化亚硝化作用而起致癌作用。

3. 遗传因素　遗传因素与胃癌的发生有一定关系。研究发现，家族发病率高于人群2~3倍。浸润性胃癌有更高的家族发病倾向，提示该型与遗传因素有关。

4. 癌前状态　包括与胃癌相关的胃良性疾病如萎缩性胃炎、胃溃疡和癌前病变，如异型增生及肠上皮化生。

（二）病理

1. 好发部位　胃癌可发生在胃的任何部位，好发部位依次为胃窦部（58%）、贲门（20%）、胃体（15%）、全胃或大部分胃（7%）。

2. 按大体形态分型

（1）早期胃癌　系指癌细胞仅限于黏膜层及黏膜下层，并可伴有引流区淋巴结转移，有隆起型（Ⅰ型）、表浅型（Ⅱ型）和溃疡型（Ⅲ型）。表浅型（Ⅱ型）又分为表浅隆起性、表浅平坦型、表浅凹陷型三个亚型。早期胃癌中直径在5~10mm者称小胃癌，直径<5mm称微小胃癌。

（2）中晚期胃癌　系指癌组织已侵入胃壁肌层、浆膜层或浆膜外，亦称为进展期胃癌，分息肉型、溃疡型、溃疡浸润型、弥漫浸润型。①息肉型：癌肿局限，主要向腔内生长，呈结节状、息肉状，表面粗糙如菜花，中央有糜烂、溃疡。②溃疡型：又分为局限溃疡型和浸润溃疡型，局限溃疡型癌肿局限，呈盘状，中央坏死。浸润溃疡型常有较大而深的溃疡，溃疡底一般不平，边缘隆起呈堤状，癌肿向深层浸润，常伴出血、穿孔。③溃疡浸润型：肿瘤呈浸润性生长，常形成明显向周围及深部浸润的肿块，中央形成溃疡，此类型最常见。④弥漫浸润型：病变在黏膜表层下，在胃壁内向四周弥漫浸润扩散，病变累及胃窦可导致狭窄，累及全胃，使胃壁变厚、变硬，称为皮革胃。

3. 按组织学分类 胃黏膜的结构和功能是复杂而多样的，它具有多种类型的上皮细胞，因而细胞在分化过程中发生癌变也会呈现出与之相应的不同形态和类型，致使胃癌的组织学类型也常常表现得较为复杂。

根据腺体形成及黏液分泌能力可分为管状腺癌、黏液腺癌、髓样癌和弥散型癌。

根据癌细胞分化程度可分为高分化、中分化、低分化三大类。

根据肿瘤起源分为肠型胃癌、弥漫型胃癌。

根据生长方式分为膨胀型和浸润型。

4. 浸润与转移

（1）直接蔓延 癌组织可沿组织间隙向周围组织浸润而直接蔓延，蔓延部位与胃癌生长部位有关。贲门胃底癌以侵犯食管、肝和大网膜为主，胃体及胃窦癌均以侵犯大网膜、肝和胰腺为主。但胃窦癌累及十二指肠较其他部位为高，病变广泛者侵犯周围器官也较广泛。

（2）淋巴结转移 占胃癌转移的70%。一般按淋巴引流顺序，先转移到局部淋巴结，再到远处淋巴结。胃下部癌肿常转移至幽门下、胃下及腹腔动脉旁等淋巴结，而上部癌肿常转移至胰旁、贲门旁、胃上等淋巴结。晚期癌可能转移至主动脉周围及膈上淋巴结。由于腹腔淋巴结与胸导管直接交通，故常转移到左锁骨上淋巴结。

（3）血行播散 晚期患者多见，最常转移至肝脏，其次是肺、骨、肾等处。

（4）腹腔内种植 胃癌侵入浆膜后可脱落至腹腔，种植于腹腔、盆腔、卵巢（库肯勃瘤）与直肠膀胱陷窝等处。转移性淋巴结破裂于腹腔内播散，亦可形成癌性腹膜炎，并伴大量血性腹腔积液。

【临床表现】

多数患者在疾病早期不出现症状，部分患者可有消化不良症状。进展期胃癌出现上腹痛、餐后加重、纳差、厌食、乏力及体重减轻。

（一）主症

1. 上腹部疼痛 是胃癌最常见的症状，但无特异性，易被忽视。初起仅感上腹部不适，或有膨胀、沉重感，有时有心窝部隐痛。较典型的疼痛是发作频繁，症状持续，痛而无规律，进食也不缓解。可伴有黑便、呕吐。肿瘤穿孔则出现剧烈腹痛。40岁以上者，要警惕上腹痛这一常见而又无特异性的症状，积极检查。

2. 上腹部肿块 晚期胃癌患者可于上腹部触及肿块，质地坚硬，结节状，活动或固定。能否发现肿块，与肿瘤的部位、大小及患者腹部厚度有关。胃窦部胃癌可扪及肿块者较多。

3.食欲减退、消瘦乏力　常为晚期表现，是一组常见而又无特异性的症状。食欲不振，逐渐消瘦，或食后饱胀嗳气，厌恶肉食等，并继而伴有乏力、贫血、恶病质等。

4.恶心呕吐　初时仅有食后饱胀及轻度恶心，随病程进展，贲门部肿瘤由进食不利到吞咽困难、食物反流；胃窦部癌可致幽门梗阻等，出现频繁呕吐，呕吐物多为在胃内停留过久的隔宿食，并有腐败酸臭味，弥漫性胃癌常无梗阻呕吐症状。

5.呕血黑便　肿瘤形成溃疡时可出现上消化道出血，发生率约为30%，表现为黑便或呕血，多数为小量出血。小量出血时可仅有大便隐血阳性，当肿瘤侵及较大血管时，可发生大量呕血或黑便，大出血的发生率约为5%。有大出血者并不一定是肿瘤晚期，因胃壁黏膜下层具有丰富的血供，如病灶范围较大，黏膜下层血管受到广泛浸润破坏即可发生大出血。出血量大可因血容量不足而导致周围循环衰竭，一般出现头晕、心悸、出汗、晕厥、心率加快，严重者呈失血性休克，表现为烦躁、神志不清、四肢湿冷，口唇发绀，呼吸急促，血压下降、心率增快、尿量减少。

6.梗阻　胃癌的并发症之一，多见于起源于幽门和贲门的胃癌。梗阻可出现不同程度的腹痛、呕吐、顽固性便秘或腹胀。腹痛多为突发性、阵发性加剧的绞痛，直至变成持续性。常伴有冷汗、面色苍白、呕吐、发热等症状。在小肠远端完全梗阻之前，听诊可闻及肠鸣音亢进，梗阻后期由于肠平滑肌疲劳，可出现肠鸣音减弱或消失。可通过腹部平片、消化道造影、腹部 B 超、CT 等来确诊。

7.穿孔　胃癌的并发症之一，多发于幽门前区的溃疡型癌。

（二）兼症

由于胃癌细胞直接或间接产生某些特殊激素和类似物质而出现特殊临床表现，可涉及机体各个系统，它不是由于肿瘤本身浸润、转移和机械作用造成的，可视为胃癌的兼症。如皮肤黏膜及结缔组织的病变（皮肤瘙痒、皮肌炎、黑棘皮病等），神经肌综合征（亚急性或慢性多远端感觉运动神经病），副肾病综合征，类白血病反应及周围静脉血栓形成等。

（三）重症

胃癌晚期常因肿瘤外侵、淋巴及血行播散而引起一系列相应症状及体征，表现为：

1.胃酸低下或缺乏，腹泻，便秘；

2.左锁骨上淋巴结转移（Virchow 结节）、左腋前淋巴结转移（Irish 结节）；

3.腹腔腹膜后淋巴结转移，腹水；

4.肝、肺、骨、卵巢等转移；

5.癌肿破溃，胃壁穿孔、大出血、腹膜炎等。

【辅助检查】

（一）影像及胃镜等检查

1. X 线检查　胃癌的 X 线检查为胃癌的诊断提供了可靠的依据。普通钡餐由于其方法所限，早期胃癌检出率很低。气钡双重造影在确定病变范围、大小、病变与全胃的关系、病变的表面性状等方面很有价值。

（1）早期胃癌的 X 线表现　隆起型常显示小的充盈缺损，表面多不光整，基底稍宽，附近黏膜增粗、紊乱。溃疡型可见浅龛影，底部大多毛糙不齐，胃壁可较正常略僵，但蠕动及收缩仍存在。

（2）进展期胃癌的 X 线表现　息肉型胃癌表现为突出于胃腔内的充盈缺损，一般较大，轮廓不规则或呈分叶状，表面常因溃疡而在充盈缺损中有不规则龛影，充盈缺损周围的胃黏膜纹中断或消失，胃壁僵硬。溃疡型胃癌表现为龛影，溃疡口不规则，有指压迹征与环堤征，周围皱襞呈结节状增生，有时环堤处突然中断。浸润型胃癌局部型表现为黏膜纹异常增粗或消失，局部胃壁僵硬，胃腔固定狭窄。广泛浸润型的黏膜皱襞平坦或消失，胃腔明显缩小，整个胃壁僵硬，无蠕动波出现。混合型以溃疡为主，伴增生、浸润性改变。

2. CT 检查　胃癌 CT 检查可用于肿瘤的分期判断，包括淋巴结转移、腹腔种植转移和肝等腹腔脏器的转移判断，制定治疗方案、评价治疗效果和发现复发征象，也是新辅助治疗疗效评判的重要手段。

采用充气或阳性造影剂，可以显示胃癌累及胃壁向腔内和腔外生长的范围，并可测量胃壁厚度。胃癌 CT 大多表现为局限性胃壁增厚，伴管腔狭窄；浸润型胃癌则为胃壁广泛侵犯；溃疡型胃癌可见到溃疡形成，周边表现为环绕癌性溃疡周围的堤状隆起；息肉型胃癌可显示腔内肿块，癌肿向胃内生长，形成突向胃腔内的肿块。肿块可为独立的隆起，也可是增厚胃壁向胃腔内明显突出的一部分。

CT 对观察肿瘤与邻近组织器官的解剖关系及有无转移很有利，检查同时应注意有无腹部淋巴结肿大，尤其是肠系膜根部、腹腔动脉周围及十二指肠韧带处。

3. 胃镜检查　胃镜检查结合黏膜活检是目前最可靠的诊断手段。胃镜检查可以对肿瘤的部位进行定位，组织活检可定性，对确定手术方式提供重要参考。

（1）早期胃癌　癌组织浸润深度仅限于黏膜层或黏膜下层，而不论有无淋巴结转移，也不论癌灶面积大小。好发于胃窦及胃体部，特别是胃小弯侧，胃镜下疑诊者，可用美蓝染色，癌性病变着色，有助于指导活检部位。由于早期胃癌在胃镜下缺乏特征性，病灶小，易被忽略，需要内镜医生细致地观察，对可疑病变进行多次活检。

根据内镜分型与所见可将早期胃癌分为三型：

①隆起型（Ⅰ型）：明显突入腔内呈息肉状，高出黏膜程度相当于黏膜厚度 2 倍以上，约超过 5mm。表面凸凹不平呈颗粒或结节状，有灰白色物覆盖，色泽鲜红或苍白，有出血斑及糜烂。肿物多大于 1cm，基底为广基或亚蒂。

②表浅浅表型（Ⅱ型）：分为三个亚型。

Ⅱa型：浅表隆起型，隆起高度小于2倍黏膜厚度，呈平台状隆起。形态呈圆形、椭圆形、葫芦形、马蹄形或菊花样不等。表面不规则，凹凸不平，伴有出血、糜烂，附有白苔，色泽红或苍白，周边黏膜可有出血。

Ⅱb型：浅表平坦型，病灶不隆起也不凹陷，仅见黏膜发红或苍白，失去光泽，粗糙不平，境界不明显。有时与局灶性萎缩或溃疡瘢痕难以鉴别，有时正常胃体腺与幽门腺交界处的小弯侧也可粗糙不平，应活检予以鉴别。

Ⅱc型：浅表凹陷型，是最常见的早期胃癌类型，黏膜凹陷糜烂，底部有细小颗粒，附着有白苔或发红，可有岛状黏膜残存，边缘不规则，如虫咬或齿状，常伴有出血，周围黏膜皱襞失去正常光泽，异常发红，皱襞向中心集聚，呈现突然中断或变细、变钝，如杵状或阶梯状凹陷。

③溃疡型（Ⅲ型）：癌灶有明显凹陷或溃疡，底部为坏死组织，形成白苔或污秽苔，由于反复破坏与再生，基底呈细小颗粒或小结节，有岛状黏膜残存，易出血，边缘不规则呈锯齿或虫咬样，周围黏膜隆起，不规则结节，边缘黏膜改变如Ⅱc型。

（2）进展期胃癌　胃镜下多可做出拟诊，临床疑诊时，可行大块黏膜切除，提高诊断的阳性率。

进展期胃癌的分型沿用Borrmann分型方法。

①结节蕈伞型：呈息肉状团块突入胃腔，呈乳头状或菜花状。表面凹凸不平，充血或灰白色，有污秽苔，糜烂易出血，组织较脆。边缘境界清楚，基底宽，周围黏膜有萎缩性炎症改变。

②局限溃疡型：表面凹陷形成大溃疡，常大于2cm，底部不规则，凹凸不平，呈结节状，有污秽的灰白苔附着，易出血，边缘黏膜隆起，呈明显高起的环堤或火山口样，周围黏膜皱襞向溃疡集中，呈虫咬状或锯齿状改变，溃疡境界清楚，周围黏膜无浸润性改变。

③浸润溃疡型：溃疡边缘呈隆起环堤状，其一部分与周围黏膜分界不清，向外倾斜。周围黏膜有结节、凹凸不平、出血、糜烂等改变。

④弥漫浸润型：病变弥漫广泛，癌灶在胃壁内浸润，黏膜表面高低不平，有大小不等的团块、结节，或如肥厚性胃炎粗大增厚的皱襞，僵硬不能被注气展平。表面多发溃疡、糜烂、出血。溃疡可深浅不一，大小不等。癌灶与正常黏膜分界不清。黏膜增厚、僵硬，胃腔狭窄不易扩张，蠕动消失。当累及全胃，可使整个胃壁增厚，变硬，称为"皮革胃"。

胃镜检查时须取病变部位组织或刷取细胞做病理检查，以明确诊断。此外，胃癌病灶处的超声内镜（EUS）检查可较准确地判断肿瘤侵犯深度，有助于区分早期和进展期胃癌；还能了解有无局部淋巴结转移，可作为CT检查的重要补充。

（二）实验室检查

1. 胃液检查　约半数胃癌患者胃酸缺乏，但对胃癌的诊断意义不大，一般不列入常规检查。

2. 病理学检查 胃镜活检组织送病理学检查对胃癌的诊断具有决定性意义。应采用标准内镜活检钳经行多点（6~8个）活检，为组织学检查提供足够的材料，尤其在溃疡病灶部位，较大活检钳有利于提高活检量。刷片或灌洗液的细胞学检查在初步诊断中缺乏说服力，但在活检无法确诊时可确认癌症是否存在。

3. 肿瘤标志物检测 胃癌肿瘤标志物的特异性不高。CEA、CA19-9、CA72-4、CA125检测等对本病的诊断与预后有一定价值。

4. 分子检测 对于不可手术的局部晚期、复发或转移性胃/胃食管结合部腺癌患者，如考虑曲妥珠单抗治疗，则需要经免疫组化法进行肿瘤HER-2-neu过表达评价。

【诊断与鉴别诊断】

（一）诊断

胃镜检查结合病理学检查是确诊的依据。早期诊断是根治胃癌的前提，中国的胃镜检查已普及至镇、县级医院，对有中上腹痛、消化不良、呕血或黑便者应及时行胃镜检查。

胃癌的疗效与预后取决于能否早期诊断和合理治疗。早期诊断有赖于高危人群的防癌检查和及时就诊，也需要医务人员高度警惕，避免误诊。高危人群或有下列情况者应提高警惕，及时进行排癌检查，早期发现、早期诊断和早期治疗。

1. 慢性萎缩性胃炎伴肠化生或异型增生者；
2. 良性溃疡经正规治疗2个月无效者；
3. 胃切除术后10年以上者；
4. X线检查显示胃息肉大于2cm者；
5. 中年以上患者，出现不明原因贫血、消瘦和大便隐血试验持续阳性者。

（二）鉴别诊断

1. 胃溃疡 胃癌常被误诊为胃溃疡或慢性胃炎，特别是青年人更易被漏诊。X线显示胃溃疡有突出于外的龛影，直径小于2cm，口部光滑整齐，周围黏膜组织呈辐射状，胃壁柔软，扩张良好。需与溃疡型胃癌进行鉴别，依靠病理学和（或）细胞学检查确诊。

2. 胃息肉 又称胃腺瘤，是来源于黏膜上皮的良性肿瘤。以60~70岁多见，较小的腺瘤无特殊症状，较大者可引起上腹部饱胀不适、隐痛、恶心，带蒂的腺瘤可脱垂入十二指肠而引起间歇性幽门梗阻，甚至导致胃十二脂肠套叠，腺瘤表面糜烂、出血可引起黑便，与胃癌相混淆。胃腺瘤需与隆起型早期胃癌相鉴别，一般从发病年龄、临床症状及X线、胃镜检查等方面进行鉴别，确诊需活检。

3. 胃平滑肌瘤 多见于老年人，好发于胃底。临床无特殊症状，常见上腹部饱胀不适、隐痛等。黏膜下壁X线检查为圆形或椭圆形，边界清楚并充盈，表面溃疡时可见龛影，周围黏膜与胃蠕动正常；浆膜下壁可见胃受压或推移现象。约20%可恶变为平滑肌肉瘤，胃镜检查可鉴别。

4. 原发胃恶性淋巴瘤　病变起源于黏膜下层淋巴组织，占胃恶性肿瘤的 0.5% ~ 8%，多见于青壮年，好发于胃窦、幽门前区及胃小弯。临床上凡见腹痛伴发热，消瘦明显，尤其中老年男性，应考虑本病的可能。X 线检查示弥漫性胃黏膜皱襞不规则增厚，单发或多发的充盈缺损呈"鹅卵石样"改变，多发性地图形溃疡。CT 检查示胃壁厚度多大于 2cm，胃镜检查可见巨大的胃黏膜皱襞、息肉型结节和肿瘤表面糜烂或溃疡。应借助组织活检做出诊断，有时活检阴性需手术病理证实。

5. 胃平滑肌肉瘤　多见于中老年，占胃恶性肿瘤的 0.25% ~ 3%，好发于胃底、胃体，肿瘤直径在 10cm 以上，呈球形或半球形，由于瘤体巨大，其中央部常因供血不足而形成溃疡。按肿瘤部位分为胃内型（黏膜下型）、胃外型（浆膜下型）和胃壁型（哑铃型），应通过发病年龄、胃镜及 X 线检查来鉴别。

（三）分期

采用 AJCC/UICC 第 8 版（2017 年）TNM 分期标准和临床分期标准。

胃癌分期

【中医病因病机】

1. 饮食不当　如恣食辛香燥热、熏制、腌制或霉变、不洁食物，或饥饱失常，日久损伤脾胃，均可致脾阳不足、中焦虚寒，或脾失健运，聚湿成痰，痰凝气阻血瘀，发为本病。

2. 热结津伤　三阳热结，灼伤津液，胃脘干槁，毒痂结成，故食下即吐而复出。

3. 肝郁气滞　情志不遂，肝气郁结，气滞血瘀，瘀血停着，痰瘀互结而致病。症见胃脘疼痛胀满，或如针刺刀割。

4. 素体亏虚　胃痛、胃痞等病证，日久未愈，正气亏虚，痰瘀互结而致本病。或因年老体虚及其他疾病久治不愈，正气不足，脾胃虚弱，复因饮食不节、情志失调等，使痰瘀互结，致成本病。

上述病理过程常交织兼夹，日久形成胃部积块。其病位在胃，与脾、肝、肾密切相关。初期为痰瘀互结，以标实为主，久则病邪伤正，出现本虚标实。本虚以胃阴亏虚、脾胃虚寒和脾肾阳虚为主。故本病是虚实夹杂的复杂性疾病，渐进性发生和发展的慢性病。

【中医辨证】

胃癌中医证候分型尚未统一，临床亦常为多证错杂，复合变化，临诊据症舌脉，辨证立法。常见主证如下。

1. 肝气犯胃证

主症：胃脘胀满，时时隐痛，窜及两胁，呃逆嗳气，吞酸嘈杂，舌淡红或黯红，苔薄白或薄黄，脉沉或弦。

2. 胃热伤阴证

主症：胃内灼热，口干欲饮，胃脘嘈杂，食后脘痛，五心烦热，大便干燥，食欲不振，舌红少苔或苔黄少津，脉弦数或细数。

3. 气滞血瘀证

主症：胃脘刺痛，心下痞硬，腹胀满不欲食，呕吐宿食或如赤豆汁，便血，肌肤甲错，舌质紫黯，脉沉细涩。

4. 痰湿凝结证

主症：胸闷膈满，面黄虚胖，呕吐痰涎，腹胀便溏，舌淡红苔滑腻，脉滑。

5. 脾胃虚寒证

主症：胃脘冷痛，喜温喜按，呕吐宿谷不化或泛吐清水，面色白，肢冷神疲，便溏浮肿，苔白滑或白腐，脉沉无力。

6. 气血亏虚证

主症：全身乏力，心悸气短，头晕目眩，面色无华，脘腹肿块硬结，形体消瘦，虚烦不寐，自汗盗汗，舌淡苔白，脉细无力或虚大无力。

【治疗】

（一）治疗原则

早期胃癌以手术切除为主，辅以术后化疗、免疫治疗、中医药治疗。进展期胃癌可考虑术前化疗，以提高手术的切除率，辅以术中化疗、腹腔灌注及术后化疗。晚期病人予以姑息性手术以减轻症状或予全身化疗。胃癌的综合治疗中，手术治疗、放射治疗、化学疗法、胃镜下的局部治疗、生物免疫治疗以及中医药治疗都是综合治疗的重要组成部分。

（二）西医治疗

1. 手术治疗 外科手术治疗是胃癌根治性治疗手段，也是主要治疗手段。手术效果取决于胃癌的分期、癌侵犯深度和扩散范围。Tis 或局限于黏膜层（T1a）的 T1 期肿瘤可以考虑胃镜下黏膜切除术。T1b～T3，应切除足够的胃，可根据情况选择远端胃切除术、胃次全切除术、全胃切除术，以保证显微镜下切缘阴性。T4 期肿瘤需要将累及组织整块切除。胃切除术需要包括区域淋巴结清扫。部分患者可考虑放置空肠营养管，尤其是术后放化疗时。

对于无法治愈的患者，为了缓解症状，如梗阻或无法控制的出血应该行姑息性胃切除手术，手术时无需进行淋巴结清扫。

2. 化疗 失去手术切除机会、术后复发转移及发生残胃癌者均需进行化疗。同时由于手术本身也可能造成癌细胞的扩散转移，术中难以发现和处理潜在的亚临床转移灶，因此为提高手术治疗的疗效，有必要与化疗相结合。进展期患者，首选两种细胞毒药物联用方案，因其毒性相对较低。三种细胞毒药物联用方案，应考虑患者的 PS 评分并进行毒性评估。早期胃癌根治术后原则上不辅助化疗。如有以下情况酌情化疗：①病理类型恶性度高；②有脉管癌栓或淋巴结转移；③浅表广泛型早期胃癌，面积大于 5cm^2；④多发癌灶；⑤青年胃癌患者（40 岁以下）。有其中一项者可辅助单药化疗，癌灶浸润深至肌层以下的进展期胃癌术后采用联合化疗。晚期胃癌应施行以化学治疗为主的内科综合治疗，胃癌常用联合化疗方案如表 11-2。

表 11-2　胃癌常用化疗方案

方案	药物	剂量	用法	用药时间	周期
术前新辅助化疗					
ECF	表柔比星	50mg/m²	i.v.	d1	q21d
	顺铂	60mg/m²	i.v.	d1	
	氟尿嘧啶	200mg/m²	c.i.v., 24h	d1~21	
mECF	表柔比星	50mg/m²	i.v.	d1	q21d
	奥沙利铂	130mg/m²	i.v.	d1	
	氟尿嘧啶	200mg/m²	c.i.v., 24h	d1~21	
ECF	表柔比星	50mg/m²	i.v.	d1	q21d
	顺铂	60mg/m²	i.v.	d1	
	卡培他滨	625mg/m²	p.o., bid	d1~21	
DDP+5-Fu	顺铂	75 ~ 100mg/m²	i.v.	d1	q35d
	氟尿嘧啶	750 ~ 1000mg/m²	c.i.v., 24h	d1~4, d29~32	
术后辅助化疗					
S1 单药	替吉奥	80 mg/d	i.v.	d1~8	q21d
XELOX	奥沙利铂	130mg/m²	i.v.	d1	q21d
	卡培他滨	1000mg/m²	p.o., bid	d1~14	
转移或局部晚期					
DCF	多西他赛	75mg/m²	i.v.	d1	q28d
	顺铂	75mg/m²	i.v.	d1	
	氟尿嘧啶	1000mg/m²	c.i.v., 24h	d1~5	
mDCF	多西他赛	50mg/m²	i.v.	d1	q14d
	奥沙利铂	85mg/m²	i.v.	d1	
	氟尿嘧啶	1200mg/m²	c.i.v., 24h	d1、2	
ECF	表柔比星	50mg/m²	i.v.	d1	q21d
	顺铂	60mg/m²	i.v.	d1	
	氟尿嘧啶	200mg/m²	c.i.v., 24h	d1~21	
mECF	表柔比星	50mg/m²	i.v.	d1	q21d
	奥沙利铂	60mg/m²	i.v.	d1	
	氟尿嘧啶	200mg/m²	c.i.v., 24h	d1~21	
DDP+5-Fu	顺铂	50mg/m²	i.v.	d1	q14d
	氟尿嘧啶	2000mg/m²	c.i.v., 24h	d1、2	
	CF	200mg/m²	i.v.	d1	

方案	药物	剂量	用法	用药时间	周期
DDP+Capetabine	顺铂	80mg/m^2	i.v.	d1	q21d
	卡培他滨	1000mg/m^2	p.o.，bid	d1~14	
5-Fu+Oxaliplatin	奥沙利铂	85mg/m^2	i.v.	d1	q14d
	CF	400mg/m^2	i.v.	d1	
	氟尿嘧啶	400mg/m^2	i.v.	d1	
	氟尿嘧啶	2000mg/m^2	c.i.v.，24h	d1、2	
5-FU+Irinotecan	伊立替康	80mg/m^2	i.v.	d1	q14d
	CF	500mg/m^2	i.v.	d1	
	氟尿嘧啶	400mg/m^2	i.v.	d1	
	氟尿嘧啶	1200mg/m^2	c.i.v.，24h	d1、2	
TP	紫杉醇	135mg/m^2	i.v.	d1	q21d
	顺铂	75mg/m^2	i.v.	d1	
Docetaxel+DDP	多西他赛	70~85mg/m^2	i.v.	d1	q21d
	顺铂	70~75mg/m^2	i.v.	d1	

3. 靶向药物治疗

（1）曲妥珠单抗 对不可手术的局部晚期、复发或转移性胃腺癌患者，经免疫组化或荧光原位杂交法进行肿瘤 HER-2-neu 检测，过表达者（HER-2 阳性），考虑给予曲妥珠单抗（赫赛汀）治疗。

（2）阿帕替尼 阿帕替尼为我国研制的治疗晚期胃癌的小分子抗血管生成药物，通过高度选择性抑制 VEGFR-2 酪氨酸激酶的活性，阻断 VEGF 与其受体结合后的信号转导通路，从而强效抑制肿瘤血管生成，发挥抗肿瘤作用。

4. 放射治疗 胃癌对放射治疗不甚敏感，但目前认为放疗仍不失为一种有效的辅助治疗手段，对先行放疗有可能获手术切除、高龄和有心肺血管疾病不能手术，以及因种种原因拒绝手术治疗的胃癌患者，在严格掌握适应证的情况下，采用适当的治疗技术、适当的放射剂量、精确的治疗计划，放疗可望获得一定的疗效。如能联合手术、化学治疗和中医药治疗等多种治疗手段，放疗作为胃癌治疗的姑息性和辅助性治疗是有益的。

5. 生物调节剂 近年来，生物免疫治疗已经成为肿瘤治疗的辅助手段，如干扰素、白细胞介素 2（IL-2）、肿瘤坏死因子（TNF）、胸腺肽 α1、集落刺激因子（CSF）等在治疗中能增加机体免疫力及对化疗、放疗的耐受性，提高疗效。

6. 其他治疗 对症支持治疗。

（三）中医治疗

1. 辨证论治

（1）肝气犯胃证

治法：疏肝理气，和胃降逆。

方药：柴胡疏肝散（《景岳全书》）加减。胸闷苔腻恶心者，加藿香、砂仁；泛酸者加黄连、吴茱萸；胁痛甚或胃脘灼痛加金铃子、延胡索、木香；舌见瘀斑或舌黯可冲服三七粉。

（2）胃热伤阴证

治法：清热养阴，润燥和胃。

方药：玉女煎（《景岳全书》）加减。气虚加黄芪；热毒内蕴加金银花。

（3）气滞血瘀证

治法：理气活血，祛瘀止痛。

方药：失笑散（《太平惠民和剂局方》）或膈下逐瘀汤（《医林改错》）加减。腹中积块明显加三棱、莪术；呕吐宿食加厚朴、莱菔子；吐血、便血加白及、血余炭、藕节、仙鹤草、大黄粉、三七粉（冲）。

（4）痰湿凝结证

治法：健脾燥湿，化痰散结。

方药：二陈汤（《太平惠民和剂局方》）加减。恶心欲呕者加代赭石、旋覆花；痰盛加白芥子、莱菔子；食滞加鸡内金、生山楂；气滞加厚朴、木香；内有郁热加黄芩、板蓝根、土茯苓。

（5）脾胃虚寒证

治法：温中散寒，健脾和胃。

方药：附子理中汤（《太平惠民和剂局方》）加减。寒凝血瘀加鸡血藤、桃仁、红花、桂枝、三七粉（冲）；寒凝气滞加木香、乌药；肾阳虚去干姜易肉桂，加草豆蔻、肉苁蓉、杜仲；水湿内停加茯苓、泽泻、车前子。

（6）气血亏虚证

治法：补气养血，化瘀散结。

方药：十全大补汤（《太平惠民和剂局方》）加减。瘀毒内结，脘腹闷痛酌加莪术、山慈菇、半边莲、生山楂，气滞加木香、郁金、大腹皮；贫血严重加鹿角胶、龟板胶、阿胶。

2. 辨病用药

（1）康力欣胶囊　扶正祛邪，软坚散结。

（2）消癌平　清热解毒，化痰软坚。

3. 针灸治疗　胃癌疼痛可选取中脘、下脘、章门、胃俞、膈俞、足三里、丰隆等穴针刺。艾灸止痛选取中脘、下脘、章门、胃俞、脾俞、关元、神阙、足三里、三阴交等穴。呃逆可选内关、足三里，也可用维生素 B_1、B_6 内关穴穴位封闭止呃。

【预防与调护】

（一）预防

加强预防胃癌的宣传教育，少吃或不吃腌制食品及烟熏、油炸食物，多吃新鲜蔬菜水果，改进不良饮食习惯和方式。积极治疗癌前病变和癌前疾病，对有胃癌家族史、胃病久治不愈者应定期检查，一旦确诊尽早采取综合治疗。

（二）调护

重视摄生，固护正气。给患者创造一个清静、温馨的生活环境，家属应与患者保持良好的情感交流，及时发现和排除患者的各种烦忧，帮助患者戒除烟酒及其他不良生活习惯；指导患者积极配合治疗、进行适当的体能锻炼，以做好康复治疗，从而提高患者的生活质量，延长生存期。

第三节　结直肠癌

结直肠癌（colorectal carcinoma）包括结肠癌与直肠癌，亦称大肠癌，是常见恶性肿瘤。结直肠癌起病隐匿，早期可仅见粪便隐血阳性，进展期主要临床特征为便血、排便习惯与粪便性状改变、腹痛、腹部肿块、直肠肿块等。

结直肠癌发病率在世界不同地区差异很大，以北美洲、大洋洲最高，欧洲居中，亚非地区较低。近年来我国结直肠癌发病率呈上升趋势，特别是东南沿海地区，可能与生活水平改善、饮食结构变化有关。我国结直肠癌发病率从 50 岁开始明显上升，75 ~ 80 岁到达高峰。男女患病差别不大，但其中直肠癌男性较多见。

中医学无肠癌病名，属"脏毒""锁肛痔""肠蕈""积聚"等范畴。

【病因病理】

（一）病因

结直肠癌病因目前尚未明确，多数学者认为与下列因素有关，且是多因素共同作用的结果。

1. 饮食因素　结直肠癌的发病和环境、生活习惯，尤其是饮食方式有关。一般认为高脂肪食谱与食物纤维不足是主要发病原因，高脂肪饮食特别是含有饱和脂肪酸的饮食，可促进肝中胆固醇和胆酸的合成，而进入肠腔增加，经结肠的细菌作用使之转变成有致癌作用的胆固醇代谢物及次级胆酸。食物纤维有吸收水分的作用，可增加粪便量，稀释肠内残留物浓度，并因缩短粪便通过大肠的时间而减少致癌物质和大肠黏膜接触的机会；此外，高磷和低钙饮食亦是结直肠癌发病的危险因素。

2. 遗传因素　从遗传学观点，可将结直肠癌分为遗传性（家族性）和非遗传性（散发性）两类，前者如家族性结肠息肉综合征和家庭遗传性非息肉病结直肠癌。后者主要是由环境因素引起基因突变。

3. 高危因素

（1）大肠息肉（腺瘤性息肉）　一般认为绝大部分结直肠癌均起源于腺瘤，故将腺瘤样息肉看作癌前病变，一般腺瘤越大、形态越不规则、绒毛含量越高、上皮异型增生越重，癌变机会越大。具有以下三项条件之一者称为进展性腺瘤，又称高危腺瘤。①息肉或病变直径大于 10mm；②绒毛状腺瘤或混合性腺瘤中绒毛样结构超过 25%；③伴有高级别上皮瘤变。

（2）炎症性肠病　溃疡性结肠炎的结直肠癌发生率为普通人群的 5～10 倍，多见于幼年起病、病变范围广而病程长者，其癌变特点是发生于扁平黏膜，恶性程度高。克罗恩病有结肠、直肠受累者也可发生癌变。

（3）血吸虫病　血吸虫病诱发的结直肠癌发病年龄较轻，好发于虫卵沉积较多的直肠、乙状结肠部。

（4）胆囊切除术　胆囊切除术后结直肠癌发病率增高，认为与次级胆酸进入大肠增加有关。

（二）病理

1. 按好发部位分类　我国结直肠癌发生部位约半数以上位于直肠，1/5 位于乙状结肠，其余依次为盲肠、升结肠、降结肠、横结肠。

2. 按大体形态分型

（1）早期结直肠癌　肿瘤局限于大肠黏膜及黏膜下层，分以下三型：①息肉隆起型（Ⅰ型）：肿瘤向肠黏膜表面突出形成有蒂、短蒂或广基型之隆起，故又可分为有蒂型（Ⅰp型）、亚蒂型（Ⅰs型）及广基型；②扁平隆起型（Ⅱ型）：肿瘤呈币状微隆起于黏膜表面；③扁平隆起伴溃疡型（Ⅲ型）：肉眼观如小盘状，中央微凹形成溃疡，边缘略隆。其中以有蒂型最常见，其次为亚蒂型。

（2）进展期结直肠癌　肿瘤侵入固有肌层者，可分为四大类型：①隆起型：肿瘤主体向肠腔突入，呈结节状、息肉状或菜花状隆起，表面糜烂或小溃疡，境界清楚，有蒂或广基。②溃疡型：肿瘤表面形成较深的溃疡，底部深达肌层或浆膜层。边缘呈堤围状隆起，与周围肠黏膜境界较清者称单纯溃疡型；而边缘呈浸润生长者称浸润溃疡型。③浸润型：肿瘤向肠壁内弥漫浸润，常累及肠壁大部或全周，肠壁局部增厚但表面无明显溃疡或隆起，因纤维组织增生收缩，肠管形成环形狭窄。④胶样型：肿瘤外观呈现半透明胶冻状，质软，肿瘤界限不清，镜下多为黏液腺癌或印戒细胞癌。

3. 按组织学分类　常见的组织学类型有腺癌、鳞癌、腺鳞癌、印戒细胞癌、未分化癌等。腺癌最为常见，约占 80%～90%。腺癌又可分为管状腺癌、黏液腺癌、乳头状腺癌等。其中管状腺癌最为多见。根据癌细胞分化程度可分为高分化、中分化、低分化三大类。

4. 按临床病理分期　临床上习惯使用简明实用的 Dukes 结直肠癌临床病理分期法。A 期：结直肠癌病灶局限于黏膜或黏膜下层。B1 期：病变侵及固有肌层，无淋巴结转移。B2 期：病变穿透固有肌层，累及浆膜层，无淋巴结转移。C1 期：有区域淋巴结转移，但肠系膜血管旁淋巴结尚无转移。C2 期：肠系膜血管旁淋巴结有转移。D 期：有远处转移或腹腔转移，或广泛浸润无法切除者。

5. 浸润与转移

（1）直接蔓延　肠壁的癌浸润可直接蔓延到邻近组织或器官，如膀胱、子宫、输尿管、小肠、肠系膜、腹膜、腹膜后等处，并可形成癌性腹水或内瘘。脱落的癌细胞可种植到所接触的组织，如手术的肠吻合或皮肤切口处。

（2）淋巴结转移 先转移到结肠旁淋巴结，然后至肠系膜血管周围淋巴结及肠系膜根部淋巴结。淋巴结转移不一定呈现连续性，可为跳跃式，因此手术中应广泛清扫有关部位的淋巴结，以减少术后复发机会。结直肠癌晚期常有直肠前凹、腹股沟或锁骨上淋巴结转移。

（3）血行播散 癌栓易通过门静脉转移到肝，也可经体循环转移到肺、脑、肾、骨及肾上腺等处。

（4）种植转移 肿瘤浸润至浆膜层肿瘤细胞脱落可种植腹腔、盆腔组织器官出现转移灶。

【临床表现】

结直肠癌起病隐匿，早期缺乏特异症状、体征，临床可出现下列症状体征。

1.排便习惯与粪便性状改变 临床常以血便为突出表现，或有痢疾样脓血便，里急后重，系因结肠下段或直肠癌糜烂坏死造成。有时表现为顽固性便秘，大便形状变细，可由大肠远端癌引起的肠腔狭窄所致。也可表现为腹泻与糊状大便，或腹泻与便秘交替，粪质无明显黏液脓血，多由结肠上段癌表面糜烂、炎症导致肠功能紊乱所致。

2.腹痛 右侧结直肠癌常表现为右腹钝痛，或同时涉及右上腹、中上腹，由于病变造成胃－结肠反射加强，部分患者可表现为餐后腹痛；左侧结直肠癌常并发肠梗阻，多表现为腹部绞痛，伴有腹胀、肠鸣、便秘、排便困难等；晚期患者发生腹膜后转移，累及腰骶神经丛，常有腰骶部持续性疼痛；当肿瘤浸润肠壁时，可引起隐痛。

3.肠梗阻 肠梗阻是结肠癌晚期常见表现，以左侧结肠梗阻多见。溃疡型或增生型结肠癌向肠壁四周蔓延浸润使肠腔狭窄引起梗阻，常为慢性不完全性机械性梗阻，先出现腹胀、腹部不适，然后出现阵发性腹痛，肠鸣音亢进，便秘或粪便变细以至排气排便停止。

4.腹部肿块 提示瘤体积较大，盲肠、升结肠、结肠肝区癌的肿块分别位于右下、右中、右上腹横结肠，结肠癌的肿块可在脐周扪及，肿块质坚、大小不等、表面呈结节感，一般可推动，但至后期则固定。合并感染者可有压痛。

5.直肠肿块 多经直肠指诊发现，质地坚硬，表面呈结节，有肠腔狭窄，直肠指诊可检出低位直肠癌、肛管癌。直肠指检后的指套上常有血性黏液。

6.全身情况变化 可出现进行性贫血、低热，晚期病人有进行性消瘦、恶病质、黄疸和腹水等。腹水常发生于癌瘤侵入浆膜层时，癌细胞可脱落进入腹膜腔，种植于腹膜间，于腹膜广泛种植。

左右结直肠癌临床症状多有不同，右侧结直肠癌可见肠功能紊乱、腹钝痛、粪便糊状、隐血阳性、右腹肿块、贫血，左侧结直肠癌可见肠梗阻、腹胀、腹绞痛、粪便形状变细、血便或脓血便，直肠指诊多可扪及肿块，结直肠癌并发症多见于晚期，主要有肠梗阻、肠出血或穿孔、化脓性腹膜炎、结肠周围脓肿、直肠膀胱瘘、腹水等。

【辅助检查】

(一) 影像及胃镜等检查

1. X 线检查　X 线钡剂灌肠最好采用气钡双重造影。对于距肛门 5cm 以上的结肠癌有重要的诊断意义，对直肠癌的诊断价值较小。可发现肠黏膜的肿物、溃疡和狭窄等病变，但小于 0.5cm 的息肉有可能漏诊。结肠癌的 X 线表现一般为钡剂的充盈缺损、边缘不整齐、龛影、肠壁僵硬、黏膜破坏、肠管狭窄等。钡灌肠检查的诊断准确率较高，但容易发生假阴性，其部位多是盲肠、脾曲及乙状结肠的悬垂部。必须强调，钡灌肠检查的假阴性常是造成治疗延误的重要原因之一。

2. CT 检查　主要用于了解结直肠癌肠外浸润及转移情况，有助于进行临床病理分期，以制定治疗方案，对术后随访亦有价值。

3. 肠镜检查　肠镜检查是确诊结直肠癌最好的方法，通过肠镜可直接观察全结肠的肠壁、肠腔改变，以及确定肿瘤部位、大小、浸润范围，能做电灼及采取活体组织检查，或冲刷做脱落细胞学检查。其优点是可以弥补钡灌肠 X 线的不足，并对同时多发的病变和较小的病变有价值。早期结直肠癌的肠镜下形态分为隆起型和平坦型。近年来应用超声结肠镜可观察结直肠癌的肠壁浸润深度及周围淋巴结转移情况，对术前癌的分期颇有帮助。

肠镜检查也有一定局限性，在遇到其他原因或肿瘤所致的肠腔狭窄时，不能继续进镜，有可能遗漏狭窄部位以上的多发肿瘤。因此在肠镜确诊肿瘤后，特别是在直肠和左半结肠癌管腔有狭窄而不能检查全结肠时，应辅以钡灌肠。此外，结、直肠癌有 5% ~ 10% 为多发癌，手术时可能漏掉同时存在的第二处癌，故术后 3 ~ 6 个月即应行结肠镜检查。

(二) 实验室检查

1. 粪便隐血检查　粪便隐血是最常见的结直肠癌早期指标之一，对本病的诊断虽无特异性，但可作为普查筛检或早期诊断的线索。

结直肠癌早期多无明显的症状及体征，原因不明的贫血或原因不明的腹痛，粪便隐血试验呈持续阳性者，应考虑结直肠癌的可能。20% ~ 30% 的结直肠癌患者大便隐血试验阴性，不到 1/3 的息肉病患者的大便中查到隐血。

2. 病理学检查　组织病理学仍是结直肠癌诊断的金标准。肠镜活检组织送病理学检查对结直肠癌的诊断具有决定性意义。

3. 肿瘤标志物检测　结直肠癌的肿瘤标志物检查尚不够灵敏和特异。CEA、CA19-9 等对本病的诊断与术后复发监视有一定价值。

结直肠癌术前 CEA 水平增高的病人，不但表示病变范围较广，亦表示术后预后较差，这是进行综合辅助治疗的指征；术前 CEA 水平升高者一般在术后 1 个月内下降至正常，逾期不降者应疑有残瘤存在，可于术后每 4 ~ 8 周定期监测 CEA 水平，持续

2~3年，然后每2~3个月测定一次至5年末。对术后已下降至正常而又再次升高者，尤其是进行性上升较快者，往往高度提示有复发的可能。

CA19-9虽然不如CEA敏感，但诊断疾病复发的特异性却比较高。

4. 分子检测 对转移性结直肠癌患者应进行肿瘤组织基因分型，以检测RAS突变（KRAS和NRAS）及BRAF突变，KRAS及NRAS基因状态、BRAF基因状态作为预后风险和疗效预测指标，并确定其循证医学证据等级。

【诊断与鉴别诊断】

（一）诊断

对高危患者出现排便习惯和粪便性状改变、便血、腹痛、贫血等，应及早进行肠镜检查。病理学检查是确诊的依据。

（二）鉴别诊断

1. 右半结肠癌可有右下腹痛、腹部肿块等，应注意和肠阿米巴病、肠结核、血吸虫病、阑尾病变、克罗恩病等鉴别。右半结肠癌的病人，可以贫血为首发症状，为肠道慢性失血所致。对任何年龄原因不明的贫血患者，特别是年龄较大者，或缺铁性贫血给予铁剂治疗效果不好时，应考虑结肠癌的可能，应多次做粪便隐血试验，必要时做结肠镜检查。

2. 左侧结肠癌和直肠癌需和痔疮、功能性便秘、慢性细菌性痢疾、血吸虫病、溃疡性结肠炎、克罗恩病、直肠结肠息肉、憩室炎等鉴别。便血是直肠癌的常见症状，易被误诊为痔。结直肠癌中有便血表现者约达40%，以便血为首发症状者约达25%。对便鲜血者应强调做直肠指诊和乙状结肠镜检查以免漏诊；直肠癌和乙状结肠癌常有脓血便并伴里急后重，误诊为肠炎或菌痢者不少见，有时可误诊达数月之久。脓血便遇下列情况时，应考虑肠癌的可能：①发病不在传染病流行季节；②粪便中血多于脓；③按炎症治疗效果不佳或好后不久复发；④便隐血试验持续阳性；⑤患者年龄较大。结直肠癌生长到一定体积可引起肠梗阻，梗阻好发于左半结肠、回盲部和乙状结肠等处，对于老年人不明原因的肠梗阻，应考虑肿瘤的可能。

（三）结直肠癌分期

采用AJCC/UICC第8版（2017年）TNM分期标准和临床分期标准。

结直肠癌分期

【中医病因病机】

中医学认为，结直肠癌的形成多因正气内虚，复加饮食不节、情志不遂，使脾胃升降失调，气机不畅，痰浊内生，瘀阻大肠，日久邪毒结聚而成瘤块。

1. 饮食不节，湿热毒邪内结 醉饮无时，恣食肥腻，或久坐湿地，寒温失节，湿邪侵入肠道，停留滞着，久则化热、酿毒，湿毒凝聚肠道，热毒蕴结于脏腑，毒结日久不化而成肿块。

2. 精神抑郁，肝气郁结 在正常情况下，气在全身运行，无处不到，寒热温凉失调、情志抑郁，以及痰饮、湿浊、瘀血、宿食等，均可影响气的正常运行，引起气机紊乱，气滞则血瘀，日久不解，瘀血长期蕴结不散，遂成肿块。

3. 正气虚弱 慢性肠道疾病，久治不愈，脾胃损伤，运化失司，肾亏正气虚弱，使火毒、湿邪、瘀血、气滞胶结不化，正虚又难以祛邪，久而久之胶结成肠道恶性肿瘤。

4. 外邪因素 久坐湿地，寒湿失节，湿邪侵淫肠道；外邪损伤脾胃，升降失司，气机不畅，气滞血瘀，结于肠道，与外邪相搏结，发为本病。

在临床上经常是几种因素相互交叉出现，相互联系，虚实夹杂。初期以邪实为主，后期则多见正虚或虚实夹杂。但其主要病机是湿热、火毒、瘀血为标，脾虚、肾亏、正气不足为本，二者互为因果，由虚而致积，因积而益虚，久则积渐大而体更虚，治疗难以速效。

【中医辨证】

结直肠癌中医证候分型尚未统一，临床亦常为多证错杂，复合变化。下列为常见主证。

1. 湿热蕴结证

主症：肛门坠胀灼热，便次增多，或大便难解，大便暗红色或黏液脓血便或下痢赤白，里急后重，脘腹痞满，纳呆，口苦而黏，小便短赤，舌红或黯红，苔黄腻，脉滑数。

2. 瘀毒内积证

主症：面色晦黯，腹胀腹痛，痛有定处，或向下放射，腹部可触及包块，大便困难，或下利紫黑脓血，大便细或扁，舌质紫或有瘀点，苔薄黄，脉弦或涩。

3. 气血双亏证

主症：心悸气短，少气乏力，便溏，面色苍白，脱肛，四肢虚肿，形体消瘦，舌质淡，苔白，脉沉细无力。

4. 肝肾阴虚证

主症：形体消瘦，五心烦热，头晕目眩，口苦咽干，腰酸腿软，便秘，舌质红少苔，脉细或细数。

5. 脾肾阳虚证

主症：面色苍白，肢冷便溏，少气无力，腹痛，五更泻，舌淡胖苔白，脉细弱。

【治疗】

（一）治疗原则

结肠癌的主要治疗手段是手术。单一手术切除已不能提高治愈率，综合治疗已被肿瘤界认可。Ⅰ期直肠癌术前放疗与否对防止局部复发没有差别，Ⅱ、Ⅲ期直肠癌术前放疗是有益的，特别是Ⅲ期，可以提高手术切除率，降低术后局部复发的危险性。Ⅱ、Ⅲ期直肠癌，术前1个月内应采用放射治疗，对防止局部复发有效，放疗结束后1个月，可再行化学治疗巩固疗效。Ⅳ期患者综合治疗可以发挥较大作用，是否手术应依照全身与局部情况而定，如虽已有肝或肺转移但原发灶情况可以切除者，可切除原发灶以减少瘤负荷，预防肿瘤发展而出现肠梗阻等并发症。如已有肠梗阻、出血、穿孔等并发症时，可局部姑息手术，至少可以减轻症状，缓解病情。新辅助化疗可以选择短周期、集中用药，尽力防止化疗毒副反应发生，然后再择期手术，术后辅助化疗。

中医治疗有利于术后康复及防止复发转移，与化疗有协同增效和（或）减毒作用。

（二）西医治疗

1. 手术治疗

外科手术治疗是结直肠癌根治性治疗手段，也是主要治疗手段。手术效果取决于肠癌的病期、癌侵犯深度和扩散范围。对于无法治愈的患者，为了缓解症状，应该行改道、造瘘等姑息性手术。鉴于术后可发生第二处原发结直肠癌（异时癌），术中可能漏掉同时存在的第二处癌，主张在术后 3~6 个月肠镜复查。

（1）结肠癌手术方式

①右半结肠根治性切除术：适用于盲肠、升结肠、结肠肝曲部的肿瘤。

②横结肠根治性切除术：适用于横结肠癌。

③左半结肠根治性切除术：适用于结肠脾曲和降结肠癌。

④乙状结肠根治性切除术：根据乙状结肠的长短和肿瘤所在的部分，分别采用切除整个乙状结肠和全部降结肠，或切除整个乙状结肠、部分降结肠和部分直肠的方法。

（2）直肠癌手术方式 临床上将直肠癌分为低位直肠癌（距齿状线 5cm 以内）、中位直肠癌（距齿状线 5~10cm）、高位直肠癌（距齿状线 10cm 以上），这种分类对直肠癌根治手术方式的选择有重要参考价值。而解剖学分类是根据血供、淋巴回流、有无浆膜等因素区分，将直肠分为上段直肠和下段直肠。

手术方式的选择根据肿瘤所在部位、大小、活动度、细胞分化程度以及术前的排便控制能力等因素综合判断。

① 局部切除术：适用于早期瘤体小、局限于黏膜或黏膜下层、分化程度高的直肠癌。

②腹会阴联合直肠癌根治术（Miles 手术）：原则上适用于腹膜返折以下的直肠癌。

③经腹直肠癌切除术（直肠低位前切除术、Dixon 手术）：是目前应用最多的直肠癌根治术，适用于距齿状线 5cm 以上的直肠癌。

④经腹直肠癌切除、近端造口、远端封闭手术（Hartmann 手术）：适用于全身一般情况很差、不能耐受 Miles 手术或急性梗阻不宜行 Dixon 手术的直肠癌病人。

2. 化疗

我国目前结直肠癌手术病例中早期癌不足 5%，根治术后约 50% 以上的病人在 5 年内复发。因此化、放疗在综合治疗中仍占有重要地位。目前化疗主要用于下列情况：①术前或术中，以利于肿瘤的切除并减少癌扩散的机会；②对于不易根除的直肠癌，为防止癌灶未切除干净，术后辅以化疗；③对于晚期不能切除或已有远处转移的结直肠癌，作为姑息治疗。

辅助化疗根据结肠癌及直肠癌部位不同、病理分期及是否具有高危因素进行选择。晚期结直肠癌化疗的适应证：①必须有明确的病理组织学分型；②有可客观测量的肿块；③ KPS 评分在 50 分及以上者；④无严重心、肝、肾功能障碍，造血功能正常，白细胞数 ≥ 4.0×10^9/L，血红蛋白 ≥ 80g/L，血小板 ≥ 80×10^9/L；⑤估计生存期在 3 个月以上；⑥无严重并发症如肠梗阻、活动性消化道出血、肠穿孔及感染。结直肠癌常用联合化疗方案如表 11-3。

表 11-3　结直肠癌常用化疗方案

方案	药物	剂量	用法	用药时间	周期
术后辅助化疗					
mFOLFOX6	奥沙利铂	85mg/m²	i.v.	d1	q14d
	LV	400mg/m²	i.v.	d1	
	氟尿嘧啶	400mg/m²	i.v.	d1	
	氟尿嘧啶	2400 ~ 3000mg/m²	c.i.v., 46h	d1~2	
Capecitabine	卡培他滨	1250 mg/m²	p.o., bid	d1~14	q21d
CAPEOX	奥沙利铂	130 mg/m²	i.v.	d1	q21d
	卡培他滨	1000 mg/m²	p.o., bid	d1~14	
sLV5-Fu2	LV	400mg/m²	i.v., 2h	d1	q14d
	氟尿嘧啶	400mg/m²	i.v.	d1	
	氟尿嘧啶	2400 ~ 3000mg/m²	c.i.v., 46h	d1~2	
同期放化疗给药方案					
XRT+5-Fu	氟尿嘧啶	225mg/m²	i.v.	d5~7	q7d
XRT+ 卡培他滨	卡培他滨	825mg/m²	p.o., bid	d5	q7d
XRT+5-Fu/LV	氟尿嘧啶	400mg/m²	i.v.	d1~4	放疗第 1、5 周
	LV	20mg/m²	i.v.	d1~4	
转移或局部晚期					
mFOLFOX6	奥沙利铂	85mg/m²	i.v.	d1	q14d
	LV	400mg/m²	i.v.	d1	
	氟尿嘧啶	400mg/m²	i.v.	d1	
	氟尿嘧啶	2400 ~ 3000mg/m²	c.i.v., 46h	d1~2	
mFOLFOX7	奥沙利铂	85mg/m²	i.v.	d1	q14d
	LV	400mg/m²	i.v.	d1	
	氟尿嘧啶	2400mg/m²	c.i.v., 46h	d1~2	
FOLFIRI	伊立替康	180mg/m²	i.v., 90min	d1	
	LV	400mg/m²	i.v., 2h	d1	
	氟尿嘧啶	400mg/m²	i.v.	d1	
	氟尿嘧啶	2400mg/m²	c.i.v., 46h	d1~2	

续表

方案	药物	剂量	用法	用药时间	周期
CAPEOX	奥沙利铂	130mg/m²	i.v.	d1	q21d
	卡培他滨	1000mg/m²	p.o.，bid	d1~14	
CAPEOX+贝伐单抗	奥沙利铂	130mg/m²	i.v.	d1	q21d
	卡培他滨	1000mg/m²	p.o.，bid	d1~14	
	贝伐单抗	7.5mg/kg	i.v.	d1	
mFOLFOX6+西妥昔单抗（用于晚期复发和转移的结直肠癌）	奥沙利铂	85mg/m²	i.v.	d1	q14d
	LV	400mg/m²	i.v.	d1	
	氟尿嘧啶	400mg/m²	i.v.	d1	
	氟尿嘧啶	2400~3000mg/m²	c.i.v.，46h	d1~2	
	西妥昔单抗	500mg/m²	i.v.，2h	d1	

3. 靶向药物治疗　对患有转移性结直肠癌的患者应进行肿瘤组织基因分型，以检测 RAS 突变（KRAS 和 NRAS）。西妥昔单抗仅适用于 KRAS/NRAS 野生型。帕尼单抗靶向作用于表皮生长因子受体（EGFR），用于治疗化疗失败后转移性结直肠癌。

贝伐单抗作为抗血管生成抑制剂，为晚期结直肠癌的一线用药。贝伐单抗与化疗方案联合使用，可以提高化疗疗效，维持疾病稳定、延缓疾病进展。

4. 放疗　放疗是结肠癌治疗的次要手段之一，因肠道具有蠕动功能，不易定位，放疗往往受限，直肠部位较为固定，临床多用于直肠癌患者。可分为单纯放疗和术前放疗、术中放疗、术后放疗。单纯姑息放疗，仅用于晚期直肠癌病例，有止血、镇痛、延长存活期的作用，其剂量可达到 54Gy。

5. 生物调节剂　能增加机体免疫力及对化疗、放疗的耐受性，提高疗效。

6. 其他治疗方法　对于不能手术切除的晚期病人，可行动脉灌注化疗，或动脉化疗与放疗、热疗、冷冻治疗结合，以控制病变发展，延长生存期。此外，近年来研究发现，以根治手术为主，术前、术后配合选择性动脉灌注化疗和（或）栓塞治疗明显改善了直肠癌预后。

（二）中医治疗

1. 辨证论治

（1）湿热蕴结证

治法：清热利湿，解毒消肿。

方药：槐角地榆汤（《中国中医秘方大全》）加减。里急后重明显者，加木香、乌药理气止痛；便血不止者加山栀炭、仙鹤草。

（2）瘀毒内积证

治法：化瘀攻积，解毒止痛。

方药：膈下逐瘀汤（《医林改错》）加减。肝郁气滞明显者，加柴胡、枳壳；肿块明显者加土鳖虫、半枝莲；瘀血明显者加三七、莪术。

（3）气血双亏证

治法：补益气血。

方药：八珍汤（《正体类要》）加减。脓血黏液便加马齿苋、地锦草、败酱草、仙鹤草、三七、地榆、槐花；里急后重加黄柏、黄连、秦皮、赤芍、木香；腹胀水肿，加大腹皮、苍术、猪苓、茯苓、泽泻；纳呆食少者加鸡内金、山药、焦山楂、神曲、谷芽、麦芽；疼痛酸胀加川楝子、延胡索、乌药、白芍、甘草、炮姜；肛门下坠加黄芪、葛根、升麻、炙甘草；舌红光嫩，加西洋参。

（4）肝肾阴虚证

治法：益肾柔肝，滋阴降火。

方药：知柏地黄汤（《医宗金鉴》）加减。若虚热明显加青蒿、鳖甲、地骨皮、白薇、银柴胡；兼见痰核者，加土贝母、夏枯草、昆布、牡蛎、山慈菇；兼有腹痛、腹内积块者，加鳖甲、乳香、没药。

（5）脾肾阳虚证

治法：温肾健脾，祛寒胜湿。

方药：参苓白术散（《太平惠民和剂局方》）合四神丸（《证治准绳》）加减。肾阳虚明显者，加淫羊藿、巴戟天、肉桂；大便无度者加木棉花、诃子等。

2. 辨病用药

（1）片仔癀　消炎止痛，清凉解毒，术后服用，能消炎止痛，防伤口感染。

（2）鸦胆子油软胶囊　用于消化道等肿瘤。

【预防与调护】

（一）预防

对于结直肠癌的预防主要包括三方面：①改进食物结构，多吃低脂肪和高纤维素的食物，如瘦肉、粗粮、新鲜蔬菜、水果等。特别要经常多食豆制品，如豆腐、豆奶（黄豆中含有异黄酮，有很强的抗癌作用）以及海带、酸奶、薏苡仁、大蒜、洋葱、韭菜、西红柿等天然食物，有助于预防结直肠癌。②保持良好的排便习惯，每天或隔天大便一次，尽量缩短粪便在肠道内的停留时间，可每天清晨饮一杯凉开水，有助于清晨排便。③积极治疗肠道疾病，特别是直肠息肉、溃疡性结肠炎、直肠血吸虫肉芽肿等。

（二）调护

重视摄生，固护正气。给患者创造一个清静、温馨的生活环境，家属应与患者保持良好的情感交流，及时发现和排除患者的各种烦忧，帮助患者戒除烟酒及其他不良生活习惯；再者，指导患者积极配合治疗、进行适当的体能锻炼，以做好康复治疗，从而提高患者的生活质量，延长生存期。

第四节 原发性肝癌

原发性肝癌（primary live cancer，简称肝癌）是指发生于肝细胞或肝内胆管细胞的恶性肿瘤。主要包括肝细胞癌（HCC）、肝内胆管细胞癌（ICC）和 HCC–ICC 混合型等病理类型，其中肝细胞癌占到 85%～90% 以上。肝癌起病隐匿，早期缺乏典型症状，中晚期主要临床特征为肝区疼痛、肝大、黄疸、腹水、恶病质等，常可出现多种并发症如消化道大出血、肝破裂、肝性脑病等，发展迅速，死亡率极高。

中国是乙肝大国，也是肝癌大国，国家癌症中心《2018 年中国恶性肿瘤发病和死亡分析》报告显示，2014 年我国肝癌每年新发病例约 36.4 万例，每年肝癌死亡病例约 31.6 万，其中男性约 23.4 万人。早诊筛查及治疗手段的进步，使肝癌的预后较过去有了明显提高。

中医学原无肝癌这一病名，但中医古籍中如"积聚""臌胀""胁痛""黄疸"等都有类似于肝癌的描述。

【病因病理】

（一）病因

原发性肝癌的病因迄今尚未完全清楚，可能与以下因素有关，且是多因素共同作用的结果。

1.病毒性肝炎 肝癌病人常有急性肝炎→慢性肝炎→肝硬化→肝癌病史，提示肝炎与肝癌可能有因果关系。近年来的研究表明，病毒性肝炎与肝癌有关系的有乙肝（HBV）、丙肝（HCV）和丁肝（HDV）；我国肝癌病人中约 90% 有乙肝背景；而丙肝发生率较低，约 10% 左右，多与输血有关。

2.肝硬化 乙肝合并肝硬化患者发生肝癌的概率较高。胆管细胞癌很少或不合并肝硬化。

3.黄曲霉毒素 主要是黄曲霉毒素 B_1，属于强致癌物。有研究发现：采集肝癌高发区居民常用的含黄曲霉毒素的玉米、花生等饲养动物能诱发肝癌，诱发率高达 80%。

4.其他因素 长期酗酒以及饮水蓝绿藻类污染、其他肝脏代谢疾病、隐匿性肝病、寄生虫、营养不良、遗传等在肝癌的发生中也有一定作用。

（二）病理

1.按病理形态分类 肝癌分巨块型、结节型和弥漫型。

2.按组织学分类 分为肝细胞癌、胆管细胞癌、混合性癌。

（1）肝细胞癌（HCC） 最多见，多数伴有肝硬化；占原发性肝癌的 90%～95%（我国占 91.5%），主要见于男性；肿瘤标志物以 AFP 升高为主；肝细胞癌在发展过程中很容易侵犯门静脉分支，形成门静脉癌栓，因此，易发生肝内转移。也可以通过血液和淋巴途径向肝外转移到肺、骨、肾和肾上腺以及脑等，或直接侵犯结肠、胃或膈肌等邻近器官；癌细胞脱落植入腹腔，则发生腹膜转移及血性腹水，腹水中可找到癌细胞。

（2）胆管细胞癌（ICC）　女性多见，约占原发性肝癌的5%，大体分型可分为结节型、管周浸润型、结节浸润型和管内生长型。组织学特点以腺癌结构为主。与肝细胞癌相比，往往无肝病背景，极少伴有肝硬化，癌块质硬而无包膜，结缔组织较多，以淋巴道转移为主，临床表现为早期出现黄疸、发热，门脉高压症状少见，仅约20%患者AFP轻度增高，以CA19-9升高为主。

（3）混合型　较少见，在一个肝肿瘤结节内，同时存在HCC和ICC两种成分，二者混杂分布，界限不清，分别表达各自的免疫组化标志物。

3. 按肿瘤大小分类　分为微小肝癌（直径≤1cm），小肝癌（直径＞1cm，≤3cm），中肝癌（直径＞3cm，≤5cm），大肝癌（直径＞5cm，≤10cm）和巨大肝癌（直径＞10cm）。而全肝散在分布小癌灶（类似肝硬化结节）称为弥漫型肝癌。目前我国的小肝癌标准是：单个癌结节最大直径≤3cm；相邻的2个癌结节最大直径总和≤3cm。小肝癌除了体积小，多以单结节性、膨胀性生长为主，与周围肝组织分界清楚或有包膜形成，具有生长较慢、恶性程度较低、发生转移的可能性小以及预后较好等特点。

4. 按生长方式分类　分为浸润型、膨胀型、浸润膨胀混合型和弥漫型。

【临床表现】

（一）症状

1. 肝区疼痛　疼痛多为持续性隐痛、胀痛或刺痛，夜间或劳累后加重。如肝病病人的肝区疼痛转变为持续性痛，且逐渐加重，虽经休息或治疗，仍不见好转时，应提高警惕。疼痛系因癌肿迅速生长使肝包膜紧张所致。肝区疼痛部位与病变部位有密切关系，如病变位于右肝，可表现为右上腹和右季肋部疼痛；位于左肝则常表现剑突下痛；位于膈顶靠后，痛可放射至肩部或腰背部。如突然发生剧烈腹痛并伴腹膜刺激征甚至出现休克，可能为肝癌自发性破裂。门静脉或肝静脉有癌栓时，常有腹胀、腹泻、顽固性腹水、黄疸等。

2. 消化道症状　肝脏肿大压迫胃肠道或肝功能损伤出现消化功能异常，如食欲减退、腹胀、恶心、呕吐、腹泻等，由于这些症状缺乏特异性，易被忽视。

3. 乏力、消瘦　早期常不明显，随着病情发展而日益加重，体重也日渐下降。晚期病人则呈恶病质。

4. 发热　多为37.5～38℃，大多属于癌性发热，个别可高达39℃以上。发热呈弛张型，其特点是用抗生素往往无效，而内服消炎痛常可退热。发热的原理尚不清楚，可能与癌组织出血坏死、毒素吸收或癌肿压迫胆管发生胆管炎有关。

5. 副癌症状　肝癌的副癌表现多种多样，其中大多数表现为特征性的生化改变，而且先于肝癌局部症状出现，应予以注意。主要的副癌表现有低血糖、红细胞增多症、高血钙和高胆固醇血症。罕见的有皮肤卟啉症、女性化、类癌综合征、肥大性骨关节病、高血压和甲状腺功能亢进。

（二）体征

1. 肝脏肿大　为中、晚期肝癌最常见的体征。肝呈不对称性肿大，表面有明显结节，质硬有压痛，可随呼吸上下移动。如肿块位于右肝顶部，叩诊时肝浊音区升高。有时出现胸水。

2. 黄疸　多见于弥漫型肝癌或胆管细胞癌。常由于肿瘤侵犯肝内主要胆管，或肝门转移淋巴结压迫肝外胆管所致。肿瘤破入肝内较大胆管，可引起胆道出血、胆绞痛、黄疸等。癌广泛破坏肝可引起肝细胞性黄疸。

3. 腹水　呈草黄色或血性。产生原因是腹膜受浸润、门静脉受压、门静脉或肝静脉内的癌栓形成以及合并肝硬化等。肿瘤破裂可引起腹腔积血。

此外，合并肝硬化者常有肝掌、蜘蛛痣、男性乳房增大、脾大、腹壁静脉扩张以及食管胃底静脉曲张等。

（三）并发症

肝癌晚期有三大并发症，为重要的死亡原因，即肝破裂出血，占肝癌死亡率的9%；消化道出血，占肝癌死亡率的15.1%；肝性脑病，占肝癌死亡率的35%。

【辅助检查】

（一）影像学检查

1. 超声检查　腹部超声检查因操作简便、灵活直观、无创便携等特点，是临床上最常用的肝脏影像学检查方法。常规超声筛查可以早期、敏感地检出肝内可疑占位性病变，准确鉴别是囊性或实质性占位，并观察肝内或腹部有无其他相关转移灶。彩色多普勒血流成像不仅可以观察病灶内血供，也可明确病灶与肝内重要血管的毗邻关系，为临床治疗方法的选择及手术方案的制定提供重要信息。实时超声造影技术可以揭示肝肿瘤的血流动力学改变，帮助鉴别和诊断不同性质的肝肿瘤，凭借实时显像和多切面显像的灵活特性，在评价肝肿瘤的微血管灌注和引导介入治疗方面具有优势。

2. CT　用来观察肝癌形态及血供状况，及肝癌治疗后复查。具有较高的分辨率，特别是多排螺旋CT，避免了呼吸运动伪影，对肝癌的诊断价值是肯定的，诊断符合率达90%以上。常规采用平扫＋增强扫描方式（常用碘对比剂），其检出和诊断小肝癌能力总体略逊于磁共振成像。目前除常见应用于肝癌临床诊断及分期外，更多应用于肝癌局部治疗的疗效评价，特别对经肝动脉化疗栓塞（transarterial chemoembolization，TACE）后碘油沉积观察有优势。同时，借助CT的三维成像，用于肝体积和肿瘤体积测量、肺和骨等其他脏器转移评价。

3. MRI　无放射性辐射，组织分辨率高，对肝癌病灶内部的组织结构变化如出血坏死、脂肪变性以及包膜的显示和分辨率均优于 CT 和 B 超，对良、恶性肝肿瘤，尤其是血管瘤的鉴别可能优于 CT；同时，无需增强即能显示门静脉、下腔静脉、肝静脉及胆道重建成像，有利于发现这些管道内有无癌栓；对小肝癌 MRI 优于 CT。

上述三种重要的影像学检查技术，各有特点，优势互补，应该强调综合检查，全面评估。

4. 数字减影血管造影（DSA） DSA 是一种侵入性创伤性检查，多主张采用经选择性或超选择性肝动脉进行 DSA 检查，该技术更多用于肝癌局部治疗或急性肝癌破裂出血治疗等。

5. X 线检查 肝右叶肿瘤可发现右膈肌抬高、运动受限或局部隆起。肝左外叶或右肝下部巨大肝癌在行胃肠钡餐检查可见胃或结肠肝曲被推压现象。此外，还可显示有无食管静脉曲张和肺、骨等转移灶。

6. 核素显像 在肝实质显像中，原发性肝癌的典型表现为局限性放射性缺损或稀疏，90% 以上的患者肝影增大、形态失常。而应用 67Ga 或 TcPMT 肝癌阳性显像，病灶区呈明显的放射浓聚，可直观地显示肿瘤大小、数量和部位，为手术提供参考。此外，肝癌阳性显像对于肝癌肝外转移的寻找及治疗效果的评价均有价值。

7. PET–CT PET–CT 全身显像的优势在于：对肿瘤进行分期，通过一次检查能够全面评价淋巴结转移及远处器官转移；治疗后再分期，因 PET 功能影像不受解剖结构的影响，可准确显示解剖结构发生变化后或者是解剖结构复杂部位的复发转移灶；疗效评价，对于抑制肿瘤活性的靶向药物，疗效评价更加敏感、准确；指导放疗生物靶区的勾画、穿刺活检部位；评价肿瘤的恶性程度和预后。碳 –11 标记的乙酸盐（11C–acetate）或胆碱（11C–choline）PET 显像可提高对高分化肝癌诊断的灵敏度，与 18F–FDG PET–CT 显像具有互补作用。

在选择上述辅助检查方法时，应掌握如下原则；即方便、快速、经济、无创或微创和确诊率高。能够满足上述要求的，只有 B 超检查和 AFP 定量测定，因此，目前将这两项检查作为肝癌的一线诊断方法。

（二）实验室检查

1. 血液生化检查 肝癌可以出现 AST、ALT、AKP、LDH 或胆红素的升高，而白蛋白降低等肝功能异常；乙肝标志物阳性提示有原发性肝癌的肝病基础，结合其他检查有利于肝癌的定性诊断。

2. 血清 AFP 诊断标准：AFP ≥ 400μg/L，排除慢性或活动性肝炎、肝硬化、睾丸或卵巢胚胎源性肿瘤以及怀孕等。AFP 低度升高者，应动态观察，并与肝功能变化对比分析，有助于诊断。约 30% 的肝癌病人 AFP 水平正常，检测甲胎蛋白异质体，有助于提高诊断率。关键是同期进行影像学检查（CT/MRI）是否具有肝癌特征性占位。AFP 对肝癌诊断的阳性率一般为 60% ~ 70%。

其他常用的肝癌诊断分子标志物有 α–L– 岩藻苷酶、异常凝血酶原等。

3. 分子检测 常用的肝细胞性标志物有 Hep Par–1、GPC–3、CD10、Arg–1 和 GS 等；

常用的胆管细胞标志物有 CK7、CK19 和 MUC-1 等。需要合理组合使用免疫组化标志物，对 HCC 与 ICC，以及原发性肝癌与转移性肝癌进行鉴别诊断。

（三）特殊检查

具有典型肝癌影像学特征的占位性病变，符合肝癌临床诊断标准的病人，通常不需要以诊断为目的肝穿刺活检。对于缺乏典型肝癌影像学特征的占位性病变，肝穿刺活检可获得病理诊断，对于确立肝癌的诊断、指导治疗、判断预后非常重要。肺、脑、肾疾患和全身衰竭者应避免肝穿刺活检。为了避免肿瘤结节破裂和针道种植，在选择穿刺路径时需要经过正常的肝组织，避免直接穿刺肝脏表面的结节。推荐在肿瘤和肿瘤旁肝组织分别穿刺 1 条组织，以便客观对照，提高诊断准确性。肝穿刺的病理诊断存在一定的假阴性率，阴性结果不能完全排除肝癌的可能。

【诊断与鉴别诊断】

（一）诊断

1. 病理学诊断　肝脏占位病灶或者肝外转移灶活检或手术切除组织标本，经病理组织学和（或）细胞学检查诊断为肝癌，此为确诊金标准；但诊断须与临床证据相结合，全面了解病人的 HBV、HCV 感染史、肿瘤标志物以及影像学检查等信息。

2. 临床诊断标准　在所有实体瘤中，唯有 HCC 可采用临床诊断标准进行诊断，且国内外都认可，非侵袭性、简易方便和可操作性强。该诊断方法主要取决于三大因素，即慢性肝病背景，影像学检查结果以及血清 AFP 水平。在同时满足以下条件中的（1）+（2）①两项或者（1）+（2）②+（3）三项时，可以确立 HCC 的临床诊断。

（1）具有肝硬化以及 HBV 和（或）HCV 感染 [HBV 和（或）HCV 抗原阳性] 的证据。

（2）典型的 HCC 影像学特征。同期多排 CT 扫描和（或）动态对比增强 MRI 检查显示肝占位在动脉期快速不均质血管强化，而静脉期或延迟期快速洗脱。①如果肝占位直径 ≥ 2cm，CT 和 MRI 两项影像学检查中有一项显示肝占位具有上述肝癌的特征，即可诊断 HCC；②如果肝占位直径为 1~2cm，则需要 CT 和 MRI 两项影像学检查都显示肝占位具有上述肝癌的特征，方可诊断 HCC。

（3）血清 AFP ≥ 400μg/L 持续 1 个月或 AFP ≥ 200μg/L 持续 2 个月，并能排除其他原因引起的 AFP 升高，包括妊娠、生殖系胚胎源性肿瘤、活动性肝病及继发性肝癌等。

3. 注意事项和说明

（1）国外的多项指南（包括 AASLD，EASL 和 NCCN）都强调对于肝脏占位进行多排 CT 扫描和（或）动态对比增强 MRI 检查，并且应该在富有经验的影像学中心进行；同时，认为确切的 HCC 影像学诊断，需要进行平扫期、动脉期、静脉期和延迟期的四期扫描检查，病灶局部应 5mm 薄扫，并且高度重视影像学检查动脉期强化的重要作用。HCC 的特点是动脉早期病灶即可明显强化，密度高于正常肝组织，静脉期强化迅速消失，密度低于周围正常肝组织。如果肝脏占位影像学特征不典型，或 CT 和 MRI 两项检查显像不一致，应进行肝穿刺活检，但即使阴性结果并不能完全排除，仍然需要随访观察。

（2）血清 AFP 在部分 ICC 和胃肠癌肝转移患者中也可升高，并且 ICC 也多伴有肝硬化。尽管 ICC 的发病率远低于 HCC，但两者均常见于肝硬化患者，因此，肝占位性病变伴 AFP 升高并不一定就是 HCC，需要仔细地加以鉴别。在我国和亚太区大部分国家，AFP 明显升高患者多为 HCC，与 ICC 相比仍有鉴别价值，故沿用作为 HCC 的诊断指标。

（3）对于血清 AFP ≥ 400μg/L，而 B 超检查未发现肝脏占位者，应注意排除妊娠、生殖系胚胎源性肿瘤、活动性肝病及胃肠道肝样腺癌等；如果能够排除，必须及时进行多排 CT 和（或）动态对比增强 MRI 扫描。如呈现典型的 HCC 影像学特征（动脉期血管丰富，而在门静脉期或延迟期消退），则即可诊断 HCC。如检查结果或血管影像并不典型，应采用其他影像模式进行对比增强检查，或对病灶进行肝活检。单纯的动脉期强化而无静脉期的消退对于诊断 HCC 证据不充分。如果 AFP 升高，但未达到诊断水平，除了应该排除上述可能引起 AFP 增高的情况外，还必须严密观察和追踪 AFP 的变化，将 B 超检查间隔缩短至 1～2 个月，需要时进行 CT 和（或）MRI 动态观察。如果高度怀疑肝癌，建议进一步做选择性肝动脉造影（DSA）检查，必要时可酌情进行肝穿刺活检。

（4）对于有肝脏占位性病变，但是血清 AFP 无升高，且影像学检查无肝癌影像学特征者，如果直径＜1cm，可以严密观察。如果肝脏占位在动态显像中未见血管增强，则恶性的可能性不大。如果占位逐渐增大，或达到直径 ≥ 2cm，应进行 B 超引导下肝穿刺活检等进一步检查。即使肝活检结果阴性，也不宜轻易否定，要追踪随访；应每间隔 6 个月进行影像学随访，直至该病灶消失、增大或呈现 HCC 诊断特征；如病灶增大，但仍无典型的 HCC 改变，可以考虑重复进行肝活检。

（5）需要指出的是我国的 HCC 中，5%～20% 的患者并没有肝硬化背景，约 10% 的患者无 HBV、HCV 感染的证据，约 30% 的患者血清 AFP 始终＜200μg/L；同时，影像学上 HCC 大多数具有有富血管性特征，但是确有少数表现为乏血管性。另外，在欧美国家，非酒精性脂肪肝炎（NASH）患者可发展为肝硬化，进而发生 HCC（NASH 相关 HCC），已有较多报道，而我国尚缺乏有关数据。

（二）鉴别诊断

1. 转移性肝癌　转移性肝癌病情发展一般较慢，AFP 检查大多为阴性，多见于消化道肿瘤转移，还常见于肺癌和乳腺癌。患者可以无肝病背景，了解病史可能有便血、饱胀不适、贫血及体重下降等消化道肿瘤表现，CEA、CA19-9、CA50、CA724 以及 CA242 等消化道肿瘤标志物可能升高。影像学检查特点：①常为多发性占位，而 HCC 多为单发；②典型的转移瘤影像，可见"牛眼征"（肿物周边有晕环，中央缺乏血供而呈低回声或低密度）；③增强 CT 或 DSA 造影可见肿瘤血管较少，血供没有 HCC 丰富；④消化道内窥镜或 X 线造影检查可能发现胃肠道的原发癌灶病变。

2. 肝内胆管细胞癌（ICC）　是原发性肝癌的少见病理类型，好发年龄为 30～50 岁，临床症状无特异性，患者多无肝病背景，多数 AFP 不高，而 CEA 和 CA19-9 等肿瘤标志物也可能升高。影像学检查 CT 平扫表现常为大小不一的分叶状或类圆形低密度区，密度不均匀，边缘一般模糊或不清楚，但是最有意义的是 CT 增强扫描可见肝脏占位的血供不如 HCC 丰富，且纤维成分较多，有延迟强化现象，呈"快进慢出"特点，周边有时可见肝内胆管不规则扩张；还可有局部肝叶萎缩，肝包膜呈内陷改变，有时肝肿瘤实质内有线状高密度影（线状征）。影像学检查确诊率不高，主要依赖手术后病理检查证实。

3. 肝肉瘤　常无肝病背景，影像学检查显示为血供丰富的均质实性占位，不易与 AFP 阴性的 HCC 相鉴别。

4. 肝脏良性病变　包括：①肝腺瘤：常无肝病背景，女性多，常有口服避孕药史，与高分化的 HCC 不易鉴别，对鉴别较有意义的检查是 ^{99m}Tc 核素扫描，肝腺瘤能摄取核素，且延迟相表现为强阳性显像。②肝血管瘤：常无肝病背景，女性多，CT 增强扫描可见自占位周边开始强化充填，呈"快进慢出"，与 HCC 的"快进快出"区别，MRI 可见典型的"灯泡征"。③肝脓肿：常有痢疾或化脓性疾病史而无肝病史，有或曾经有感染表现，有发热、外周血白细胞和中性粒细胞增多等，脓肿相应部位的胸壁常有局限性水肿，压痛及右上腹肌紧张等改变。B 超检查在未液化或脓稠时常与肝癌混淆，在液化后则呈液性暗区，应与肝癌的中央坏死鉴别；DSA 造影无肿瘤血管与染色。必要时可在压痛点作细针穿刺。抗阿米巴试验治疗为较好的鉴别诊断方法。④肝包虫：肝脏进行性肿大，质地坚硬和结节感、晚期肝脏大部分被破坏，临床表现可极似肝癌；但本病一般病程较长，常具有多年病史，进展较缓慢，叩诊有震颤即"包虫囊震颤"是特征性表现，往往有流行牧区居住及与狗、羊接触史，包虫皮内试验（Casoni 试验）为特异性试验，阳性率达 90%～95%，B 超检查在囊性占位腔内可发现漂浮子囊的强回声，CT 有时可见囊壁钙化的头结。由于可诱发严重的过敏反应，不宜行穿刺活检。

（三）肝癌分期

采用 AJCC/UICC 第 8 版（2017 年）TNM 分期标准和临床分期标准。

肝癌分期

【中医病因病机】

中医学认为，肝癌的主要病因是感受邪毒、肝气郁结、饮食损伤，而正气亏虚、脏腑失调则是发病的内在条件。

1. 外邪侵袭　湿热、湿毒、疫疠（乙肝、丙肝或肝寄生虫等）之邪侵袭人体，正气无力，不能逐邪外出，留滞体内，气血运行受阻，湿、热、毒结于肝内，日久则成肝积。

2. 情志郁怒　肝主疏泄、主藏血，若情志郁怒，可致肝气郁结，气滞则血瘀，瘀血内结，日久可变生积块。

3. 饮食不节　恣食肥甘厚味，或饮酒无度，或饮食不洁（黄曲霉毒素、霉变食物、不洁之水）等，损伤脾胃，导致运化失常，痰浊内生，壅阻中焦，或日久化热，湿热蕴毒，阻滞气机，痰阻气滞，气滞血瘀，阻塞肝络，日久可成肝积。

4. 正气亏虚　禀赋薄弱，或后天失养，正气亏虚，不能抵御外邪侵袭或他病日久，耗伤正气，致阴阳失调，气血运行不畅，复受外邪，邪毒留滞体内，瘀毒内结，而成肝积。

总之，肝癌病位在肝，但与脾、胃、胆及肾密切相关。其病性常虚实夹杂，虚以脾气虚、肝肾阴虚及脾肾阳虚为主；实以气滞血瘀、湿热瘀毒为患。本病早期临床表现不明显，一旦发病，病情复杂，发展迅速，病机转化急剧，预后较差。初起病机多以肝郁脾虚湿阻为主，进一步可致湿热毒瘀互结，耗伤阴血，终致正衰邪实，病情恶化甚则阴阳离决。正虚邪实，本虚标实，因虚致病，因邪致实。毒、虚、瘀是肝癌总的病机特点，瘀毒互结，脾肾亏虚，邪实与正虚互为因果，恶性循环，贯穿肝癌全程，晚期常表现为肝肾阴虚和脾肾阳虚。

【中医辨证】

肝癌中医证候分型尚未完全统一，临床亦常为多证错杂，复合变化，下为常见主证：

1. 肝郁脾虚证

主症：右胁胀痛或右胁下肿块，神疲乏力，形体消瘦，胸闷反酸，纳差嗳气，腹胀腹泻，舌淡胖大，苔薄白，脉濡或弦。

2. 气滞血瘀证

主症：胁下积块刺痛或胀痛，推之不移，拒按，甚或胁痛引背，入夜尤甚，倦怠乏力，脘腹胀满，嗳气呕逆，纳呆食少，大便不调，或溏或结，舌质紫黯或有瘀斑瘀点，苔薄白或薄黄，脉弦、细或沉涩。

3. 湿热瘀毒证

主症：右胁下积块，胁肋刺痛，心烦易怒，身目俱黄如橘色，发热，口干口苦，食少厌油，恶心呕吐，腹部胀满，大便干结，小便黄，舌质红，苔黄腻，脉弦、滑或弦数。

4. 肝肾阴虚

主症：右胁下积块，胁肋隐痛，腹胀不适，纳差消瘦，神疲乏力，头晕肢软，耳鸣目眩，五心烦热，低热盗汗，恶心呕吐，甚则呕血、便血、皮下出血，小便短赤，舌红少苔，脉细数。

5. 脾肾阳虚证

主症：神疲乏力，畏寒便溏，纳差，口不渴，右胁积块，胁肋隐痛，腹胀如鼓，腹水足肿，目黄，身黄，黄色晦黯，舌淡有齿印，苔白腻，脉濡缓或沉迟。

【治疗】

（一）治疗原则

肝癌治疗原则如下：

1. 对于可以切除的肝癌，以手术为首选。

2. 不可手术切除的肝癌，如果病灶相对局限，应当评判是否适合行肝移植，适合者条件允许可行肝移植；不适合移植的患者可以根据情况选择支持治疗，动脉栓塞灌注化疗、放疗、化疗＋放疗、射频、微波消融或注射无水乙醇治疗，全身或肝动脉内化疗。

3. 不可切除的肝癌，如果病灶广泛并出现肿瘤相关并发症，可以选择支持治疗，动脉栓塞灌注化疗、局部放疗、小范围的射频、微波消融或注射无水乙醇治疗。

4. 已出现远处转移者行对症支持治疗，安宁疗护。

5. 中西医结合治疗。中医药治疗是肝癌综合治疗中的重要组成部分，尤其在我国的肝癌治疗中是不可或缺的治疗手段，因为我国肝癌确诊时大多数已属中晚期，手术切除率不高，且术后复发率很高，肝癌对放疗相对不甚敏感；加之肝癌又多发生在肝硬化基础上，肝硬化的存在严重制约了西医药治疗手段的应用，一些治疗会进一步加重肝损害，而中医药对肝功能影响较小，故肝癌需要更多地开展中西医结合治疗。一方面可采用西医治疗控制局部肿瘤，如手术、介入治疗或放疗等，另一方面，可采用中医治疗改善全身症状，如饮食、疼痛、黄疸、睡眠等，临床疗效明显；特别是晚期肝癌，主要以中医治疗，争取带瘤生存，尽量减轻痛苦，提高生存质量；因此在肝癌的治疗过程中，要最大限度发挥中医整体治疗的优势，同时充分发挥西医治疗的优点，中西医治疗优势互补才能提高肝癌治愈率，达到根治和预防复发转移的目的。

（二）西医治疗

1. 外科治疗　肝癌的外科治疗是肝癌病人获得长期生存最重要的手段，肝癌切除术的适应证：

①肝脏储备功能良好的Ⅰa期、Ⅰb期和Ⅱa期肝癌是手术切除的首选适应证。

②在部分Ⅱb期和Ⅲa期肝癌病人中，手术切除有可能获得比其他治疗方式更好的效果，但需更为谨慎的术前评估。对于多发性肝癌，相关研究显示，在满足手术安全性的条件下，肿瘤数目≤3枚的多发性肝癌病人可能从手术获益。

③对于其他Ⅱb期和Ⅲa期肝癌，如有以下情况也可考虑手术切除，如肿瘤数目＞3枚，但肿瘤局限在同一段或同侧肝者，或可同时行术中射频消融处理切除范围外的病灶；合并门静脉主干或分支癌栓者，若肿瘤局限于半肝，且预期术中癌栓可完整切除或取净，可考虑手术切除肿瘤并经门静脉取栓，术后再结合TACE、门静脉化疗或其他全身治疗措施；如合并胆管癌栓且伴有梗阻性黄疸，肝内病灶亦可切除者；伴有肝门部淋巴结转移者，切除肿瘤的同时行淋巴结清扫或术后外放射治疗；周围脏器受侵犯，但可一并切除者。

2. 肝移植术   肝移植是肝癌根治性治疗手段之一，尤其适用于有失代偿肝硬化背景、不适合切除的小肝癌病人。

3. 局部消融治疗   尽管外科手术是肝癌的首选治疗方法，但因肝癌病人大多合并肝硬化，或者在确诊时大部分病人已达中晚期，能获得手术切除机会的病人约20%～30%。近年来广泛应用的局部消融治疗，具有创伤小、疗效确切的特点，使一些不耐受手术切除的肝癌病人亦可获得根治的机会。

（1）局部消融适应证   单个肿瘤直径 ≤ 5cm；或肿瘤结节不超过 3 个、最大肿瘤直径 ≤ 3cm；无血管、胆管和邻近器官侵犯以及远处转移，肝功能分级为 Child-Pugh A 或 B 级的肝癌病人，可获得根治性的治疗效果。对于不能手术切除的直径 3～7cm 的单发肿瘤或多发肿瘤，可联合 TACE。

（2）消融治疗后应重视评估和随访   评估局部疗效的规范方法是在消融后 1 个月左右，复查肝脏动态增强 CT 或 MRI，或者超声造影，以评价消融效果。

4. 肝动脉化疗栓塞术（TACE）   是肝癌非手术治疗的首选方法。

（1）基本原则   ①要求在数字减影血管造影机下进行；②必须严格掌握临床适应证；③必须强调超选择插管至肿瘤的供养血管内治疗；④必须强调保护病人的肝功能；⑤必须强调治疗的规范化和个体化；⑥如经过 4～5 次 TACE 治疗后，肿瘤仍继续进展，应考虑换用或联合其他治疗方法，如外科手术、局部消融和系统治疗以及放疗等。

（2）适应证

①Ⅱb 期、Ⅲa 期和Ⅲb 期的部分病人，肝功能分级 Child-Pugh A 或 B 级，ECOG 评分 0~2；

②可以手术切除，但由于其他原因（如高龄、严重肝硬化等）不能或不愿接受手术的Ⅰb 期和Ⅱa 期病人；

③多发结节型肝癌；

④门静脉主干未完全阻塞，或虽完全阻塞但肝动脉与门静脉间代偿性侧支血管形成；

⑤肝肿瘤破裂出血或肝动脉 – 门脉静分流造成门静脉高压出血；

⑥控制局部疼痛、出血以及栓堵动静脉瘘；

⑦肝癌切除术后，DSA 造影早期发现残癌或复发灶。

（3）禁忌证

①肝功能严重障碍（Child-Pugh C 级），包括黄疸、肝性脑病、难治性腹水或肝肾综合征；

②凝血功能严重减退，且无法纠正；

③门静脉主干完全被癌栓栓塞，且侧支血管形成少；

④合并活动性肝炎或严重感染且不能同时治疗者；

⑤肿瘤远处广泛转移，估计生存期 < 3 个月者；

⑥恶液质或多器官功能衰竭者；

⑦肿瘤占全肝比例 ≥ 70% 癌灶（如果肝功能基本正常，可考虑采用少量碘油乳剂

分次栓塞）；

⑧外周血白细胞和血小板显著减少，白细胞$< 3.0 \times 10^9/L$（非绝对禁忌，如脾功能亢进者，与化疗性白细胞减少有所不同），血小板$< 50 \times 10^9/L$；

⑨肾功能障碍：肌酐$> 176.82 \mu mol/L$或者肌酐清除率$< 30mL/min$。

（4）TACE术后常见不良反应　栓塞后综合征是TACE治疗最常见不良反应，主要表现为发热、疼痛、恶心和呕吐等。术后的不良反应会持续$5 \sim 7$天，经对症治疗后大多数病人可以完全恢复。

（5）随访及TACE间隔期间治疗　一般建议第一次TACE治疗后$3 \sim 6$周时复查CT和（或）MRI、肿瘤相关标志物、肝肾功能和血常规检查等；若影像学检查显示肝脏的瘤灶内的碘油沉积浓密、瘤组织坏死并且无增大和无新病灶，暂时不做TACE治疗。至于后续TACE治疗的频率应依随访结果而定，主要包括病人对上一次治疗的反应、肝功能和体能状况的变化。随访时间可间隔$1 \sim 3$个月或更长时间，依据CT和/或MRI动态增强扫描评价肝脏肿瘤的存活情况，以决定是否需要再次进行TACE治疗。目前主张综合TACE治疗，即TACE联合其他治疗方法，目的是控制肿瘤、提高病人生活质量和让病人带瘤长期生存。

5. 放射治疗　由于放射线容易导致肝组织损伤，且肝癌对放射治疗不敏感，肝癌的放射治疗临床应用较少。

（1）外放射治疗　适应证：对伴有门静脉/下腔静脉癌栓或肝外转移的Ⅲa期、Ⅲb期肝癌病人，多属于姑息性放疗。姑息性放疗可减轻疼痛或梗阻等症状。有一部分病人肿瘤缩小或降期，可获得手术切除机会。也可用于等待肝癌肝移植前的治疗。

（2）内放射治疗　放射性粒子植入是局部治疗肝癌的一种有效方法，包括90Y微球疗法、^{131}I单克隆抗体、放射性碘化油、^{125}I粒子植入等，放射性粒子可持续产生低能X射线、γ射线或β射线，在肿瘤组织内或在受肿瘤侵犯的管腔（门静脉、下腔静脉或胆道）内植入放射性粒子后，通过持续低剂量辐射，最大程度杀伤肿瘤细胞。粒子植入技术包括组织间植入、门静脉植入、下腔静脉植入和胆道内植入，分别治疗肝内病灶、门静脉癌栓、下腔静脉癌栓和胆管内癌或癌栓。

6. 全身治疗　对于没有禁忌证的晚期肝癌病人，全身治疗可以减轻肿瘤负荷，改善肿瘤相关症状，提高生活质量，延长生存时间。

（1）抗肿瘤治疗　①分子靶向药物：索拉非尼常规推荐用法为400mg，口服，每日2次，应用时需注意对肝功能的影响。最常见的不良反应为腹泻、体重下降、手足综合征、皮疹、心肌缺血以及高血压等，一般发生在治疗开始后的$2 \sim 6$周内，可用于肝功能 Child A、B级的病人。②系统化疗：传统的细胞毒性药物，包括阿霉素、表阿霉素、氟尿嘧啶、顺铂和丝裂霉素等，单药或传统联合用药对肝癌的有效率均不高，且毒副作用大，可重复性差。奥沙利铂在我国被批准用于治疗不适合手术切除或局部治疗的局部晚期和转移性肝癌。

（2）抗病毒治疗及其他保肝治疗　合并乙肝病毒感染且复制活跃的肝癌病人，口服核苷（酸）类似物抗病毒治疗非常重要。宜选择强效低耐药的药物，如恩替卡韦、替比夫定或替诺福韦脂等。TACE 治疗可能引起乙型肝炎病毒复制活跃，目前推荐在治疗前即开始应用抗病毒药物。抗病毒治疗还可以降低术后复发率。因此，抗病毒治疗应贯穿肝癌治疗的全过程。

肝癌病人在自然病程中或者治疗过程中可能会伴随肝功能异常，因此应及时适当地应用保肝药物，如异甘草酸镁注射液、甘草酸二铵肠溶胶囊、复方甘草酸苷、还原型谷胱甘肽、多磷脂酰胆碱等；抗炎治疗药物如广谱水解酶抑制剂乌司他丁等；利胆类药物如腺苷蛋氨酸、熊去氧胆酸等。这些药物可以保护肝功能、提高治疗安全性、降低并发症、改善生活质量。

（3）对症支持治疗　应加强保肝对症支持治疗，包括在晚期肝癌病人中的积极镇痛、纠正贫血、纠正低白蛋白血症、加强营养支持，控制合并糖尿病病人的血糖，处理腹水、黄疸、肝性脑病、消化道出血等伴随症状。

对于晚期肝癌病人，应理解病人及家属的心态，采取积极的措施调整其相应的状态，把消极心理转化为积极心理，通过舒缓疗护让其享有安全感、舒适感而减少抑郁与焦虑。

（三）中医治疗

1. 辨治原则

（1）健脾开胃应贯穿始终　《金匮要略》指出"见肝之病，知肝传脾，当先实脾"因临床上患者常出现纳差、食后腹胀、便溏、乏力、舌淡、脉濡缓等脾胃虚弱症状，故扶正健脾应作为肝癌治疗中的根本大法，并贯穿始终。

（2）调理气机为先　肝主疏泄，且有调节人体气机的作用，脾乃中土，为气机升降之枢纽，治疗肝癌以调理气机为先，气行则血行瘀化，气行则水行湿化。

（3）清热解毒用之适量　肝癌中期多见化热之象，且病情发展迅速，加之对"癌毒"的重新认识，故清热解毒法为多数医家所采用，但用之要适时适量，不可过于苦寒、伤脾败胃，特别是虫类毒药，以免进一步加重肝功能损害或导致出血。

（4）晚期及出血者慎用活血逐瘀药　肝癌患者临床常见各种瘀血症状，辨证应当用活血化瘀药，一般早期临床应用效果较好，但肝癌晚期使用活血化瘀药要慎重，特别是破血逐瘀之品，不可妄用，以免造成不良后果。

2. 辨证论治

（1）肝郁脾虚证

治法：疏肝活血，健脾化湿。

方药：逍遥散合四君子汤（《太平惠民合剂局方》）加减。若胁痛甚可加香附、郁金、延胡索行气止痛；嗳气反酸加姜半夏、竹茹、生姜等降逆和胃；胁下肿块坚硬加鳖甲、生牡蛎等软坚散结；纳呆食少者，加鸡内金、炒谷芽等健脾开胃。

（2）气滞血瘀证

治法：疏肝理气，活血消积。

方药：复元活血汤（《医学发明》）加减。若疼痛甚者，可加郁金、延胡索、乳香、没药等行气活血止痛；若气滞较甚者，可加木香、香附、青皮、枳壳等行气除滞；若腹胀甚者，可加大腹皮、厚朴行气除满。

（3）湿热瘀毒证

治法：清热解毒，利湿退黄。

方药：茵陈蒿汤（《伤寒论》）合鳖甲煎丸（《金匮要略》）加减。发热甚者加犀黄丸凉血解毒；腹胀如鼓、腹水足肿者可加猪苓、泽泻等利水消肿；恶心呕吐者可加姜半夏、竹茹、代赭石等和胃降逆止呕；大便干结加瓜蒌仁、大黄泻下通便。

（4）肝肾阴虚证

治法：滋阴柔肝，凉血软坚。

方药：一贯煎（《柳州医话》）加减。吐血、便血者可加仙鹤草、蒲黄炭、三七粉或云南白药等止血；神志异常者可加石菖蒲、远志、郁金等开窍醒神；神昏谵语、惊厥抽搐者可加安宫牛黄丸、至宝丹之类。

（5）脾肾阳虚证

治法：健脾补肾，利水退黄。

方药：茵陈术附汤（《医学心悟》）加减。如浮肿甚者可加白茅根、泽泻等利水消肿；胁痛较甚者可加郁金、延胡索、川楝子等行气疏肝止痛；肿块巨大者可加鳖甲、生牡蛎、夏枯草等软坚散结。

3. 辨病用药

（1）复方斑蝥胶囊　破血消癥，攻毒蚀疮。

（2）华蟾素注射液　清热解毒，消肿止痛，活血化瘀，软坚散结。

（2）艾迪注射液　益气扶正，清热解毒，消癥散结。

4. 其他疗法

（1）外治法　①以消瘤为主要目的者，可选阳和解凝膏或阿魏化坚膏外敷。②以止痛为主要目的者，可用蟾酥膏或用如意金黄散调蜜敷贴。③以逐水为主要目的者，可将甘遂 1.5g，麝香 0.5g，用食醋调和敷于肚脐，有通利小便、利水消胀之功。

（2）针灸治疗　一般取章门、期门、肝俞、内关等穴位针刺；若疼痛加太冲、足三里、合谷等穴；若呃逆加膈俞等穴位；若腹水加气海、三阴交、水道等穴位；针刺为主，晚期以艾灸为主。

【预防与调护】

（一）预防

1. 一级预防　"改水、防霉、防肝炎"的七字方针仍是我国当前肝癌一级预防的主要内容，也是防止肝癌发生的根本措施。特别是乙肝疫苗的应用为肝癌的有效预防提供了保障，我国现在儿童乙肝感染率及成年人肝癌的发病率已开始下降。

2. 二级预防　即早期发现、早期诊断、早期治疗。通过在高危人群 HBSAg 阳性者中进行 AFP 和 B 超普查，可发现亚临床肝癌，从而提高肝癌患者的治愈率。

（二）调护

肝癌患者日常活动要缓慢，以防外伤造成肿瘤破裂出血；饮食宜清淡，忌油腻，以防止加重肝脏负担；同时饮食还要少渣、易消化，以防止硬食划破曲张的食道胃底静脉出现上消化道大出血；晚期病人要慎用化疗药、镇静剂及利尿剂等，以避免加重肝脏负担，诱发肝性脑病。

第五节　胰腺癌

PPT

胰腺癌是指发生于胰腺腺泡或腺管上皮细胞的恶性肿瘤，是较为常见的一种消化系统恶性肿瘤，恶性程度极高。

近年来，胰腺癌的发病率在国内外均呈明显的上升趋势，以男性多见，男女之比为（1.5～2.1）：1，且好发于 40 岁以上的中老年人。在美国，其年发病率约为 10/10 万，病死率占所有恶性肿瘤的第 4 或第 5 位。国内统计其发病率也逐年升高，2013 年我国共发生胰腺癌约 8.8 万，发病率为 6.5/10 万，年龄标准化率为 4.31/10 万，居所有恶性肿瘤发生数的第 10 位，其中城市发病约 5.4 万，发病率为 7.45/10 万，年龄标准化率为 4.78/10 万，男性发病约 5.0 万，发病率为 7.23/10 万，年龄标准化率为 5.09/10 万，以城市男性占大多数。2013 年我国因胰腺癌死亡 8 万人，死亡率达 5.85/10 万，年龄标准化死亡率为 3.83/10 万。

中医典籍无"胰腺癌"病名，但可散见于"腹痛""痞满""积聚""伏梁""胃脘痛""黄疸"等病证的记述。

【病因病理】

（一）病因

胰腺癌病因目前尚未明确，多数学者认为与下列因素有关，且是多因素共同作用的结果。

1. 吸烟　19% 的胰腺癌发生与吸烟关系密切，吸烟者较非吸烟者死亡危险增加 1.2～3.1 倍。研究显示吸烟与胰腺癌原癌基因 K-ras 突变有关，吸烟者 K-ras 突变概率较不吸烟者高。

2. 饮酒　胰腺癌与日常过量饮酒有直接关系。

3. 饮食　进食脂肪过多导致脂肪代谢障碍，血液中胆固醇和游离脂肪酸增高，可抑制机体免疫功能；高脂肪、高蛋白饮食使胆汁分泌增多，胆汁中的胆盐和脂肪酸在肠道内厌氧菌作用下可形成致癌物质，诱发胰腺癌。

4. 糖尿病　60%～81% 胰腺癌患者合并糖尿病，56% 的患者诊断为胰腺癌时发现有糖尿病。年龄大于 50 岁的初发糖尿病患者且无糖尿病家族史者可能有更高的患胰腺癌的危险性。

5.慢性胰腺炎 慢性胰腺炎与胰腺癌的发病存在一定关系，慢性胰腺炎病人发生胰腺癌的比例明显增高。

6.职业暴露 从事化学工业、煤矿、金属工业、皮革、纺织等胰腺癌发病率高。

7.遗传因素 家族性胰腺癌、遗传性非结节性结肠癌等患胰腺癌的风险性大，在胰腺癌发生过程中，各个基因发生改变有先后顺序，其中 K-ras 基因突变是其他所有遗传事件发生的先导。

8.其他因素 高龄，肥胖，暴露于 β-萘胺、联苯胺等化学物质均可导致发病率增加。

（二）病理

1.病理特征 胰腺癌的组织类型以导管腺癌最为常见，约占 90%。大约 70% 的导管腺癌位于胰头部。肿瘤质地硬，界限不清，多为灰黄或灰白色，切面可有沙粒感。肿瘤周围可以有比较明显的间质增生和纤维化，并可伴有慢性胰腺炎的表现，这可能与肿瘤阻塞周围的胰腺导管有关。其他组织学类型，如黏液性非囊性癌（胶样癌）、印戒细胞癌、腺鳞癌、未分化癌、巨细胞癌、肉瘤样癌常被认为是导管腺癌的变异体，少见的类型有腺泡细胞癌、胰胚细胞癌等。

2.浸润与转移 胰腺癌在确诊时，肿瘤直径往往已经达到 3cm 以上，并常有局部淋巴结和远处转移。肿瘤可沿胰管或胰内淋巴管扩散，在胰内也可能存在多个癌中心。胰体尾部的肿瘤在发现时往往体积更大，且远处转移更为多见。胰腺癌对周围血管、淋巴管、神经和周围器官的侵犯较为常见，早期即可出现淋巴转移以及肠系膜上血管、门静脉、肝动脉、腹腔干的侵犯，中晚期可累及下腔静脉、腹主动脉。多数病变在早期就有周围器官的侵犯，如胆总管下段受累、受压，出现梗阻性黄疸，病变也可累及十二指肠、胃、脾、空肠、横结肠、肾、肾上腺等。此外，胰腺癌的嗜神经生长也是其重要的生物学特性，肿瘤往往会侵犯周围神经丛，导致腹痛和背痛。远处转移最常见的部位是肝脏，其次肺、骨、脑等均可转移。

【临床表现】

早期胰腺癌多无明显症状，随着肿瘤的发展，可有不同的临床表现，与肿瘤的部位、病程早晚、胰腺破坏的程度、有无转移以及邻近器官受累的情况关系密切。最常见的症状是腹痛、消瘦和黄疸。

1.多数胰腺癌患者起病隐匿 早期症状不典型，可以表现为上腹部不适、隐痛、消化不良或腹泻，常易与其他消化系统疾病相混淆。

2.腹痛或腹部不适 上腹部疼痛是胰腺癌最常见的首发症状，多由轻逐渐加重，主要因为肿瘤可以导致胰管或胆管梗阻，使胰管或胆管内压力升高，或侵犯胰包膜导致腹痛或腹部不适。当肿瘤侵犯腹腔神经丛，可出现持续剧烈的腰背部疼痛，患者可因疼痛出现蜷曲位以缓解疼痛，且疼痛以夜间明显。同时，肿瘤导致周围胰腺组织慢性炎症，也可能是引起疼痛的机制之一。疼痛的主要部位因肿瘤发生的部位而有差异，胰头癌多在右上腹，胰体尾癌则多偏左。

3. 黄疸 梗阻性黄疸往往是胰头癌的首发症状，但并不是胰头癌的早期症状。肿瘤越接近壶腹部，黄疸出现就越早，肿瘤远离壶腹，黄疸出现较晚，甚至如肿瘤局限于体、尾部时可无黄疸。由于肿瘤生长，黄疸一般呈进行性加重。同时有尿色加深，呈浓茶或酱油色，大便颜色变浅，甚至呈陶土色。皮肤、巩膜有黄染，可有瘙痒，梗阻严重时，可在右侧肋下扪及肿大的胆囊。偶尔可以出现急性胆管炎或急性胰腺炎的表现。黄疸大多是因为胰头癌压迫胆总管引起，少数是由于胰体尾癌转移至肝内或肝/胆总管淋巴结所致。

4. 体重下降 多数患者可以出现不明原因的消瘦、体重减轻，往往在短期内体重较快地下降，原因是食欲缺乏，进食减少以及肿瘤的消耗。

5. 厌食、消化不良和腹泻等症状 近期出现不能解释的消化不良症状要考虑此病的可能性。肿瘤的生长，可导致胰腺外分泌功能不良或胰液经胰导管流出受阻，影响消化及吸收功能，由此可引起一系列消化道症状，如食欲减退、消化不良、腹泻、便秘、恶心、呕吐等。肿瘤侵犯十二指肠，可导致消化道梗阻、出血，若有骨转移时可出现局部疼痛。

6. 体格检查 早期一般无明显体征，当疾病处于进展期时，可以出现黄疸、肝脏增大、胆囊肿大、上腹部肿块、锁骨上淋巴结肿大、直肠指检可扪及盆腔转移病灶等，腹腔转移可导致腹腔积液等阳性体征。

【辅助检查】

（一）实验室检查

1. 胆红素及其他生化检测 阻塞性黄疸时血清胆红素升高，尤其以结合胆红素升高为主；但如梗阻严重时，黄疸导致肝功能损害，可出现肝细胞性黄疸，血清非结合胆红素亦可升高。血清胆红素升高的同时，可伴有尿胆原的升高，以及血清碱性磷酸酶、谷丙转氨酶、谷草转氨酶的升高。少数早期胰腺癌患者也可因胰管梗阻而出现一过性的血淀粉酶、尿淀粉酶升高，部分患者可有血糖、糖耐量检查的异常。

2. 肿瘤标志物检测 胰腺癌常见 CEA、CA125、CA19-9 升高。其中 CA19-9 的敏感性和特异性较高，但 CA19-9 在某些良性疾病中也会升高，也有部分胰腺癌不表达 CA19-9，因此不能作为筛查指标，但可作为治疗后的随访指标。还有研究提示 CA19-9 可作为胰腺癌术后或化疗后判断预后的指标。

（二）影像学检查

1. B 型超声检查 超声检查是胰腺癌首选的无创影像学检查。但由于受到肠道气体的干扰，超声检查对腹膜后位胰腺疾病的诊断存在一定的局限性；同时超声检查也受到检查者自身因素、超声检查设备的影响。对于超声检查发现有胆管扩张、而没有发现明显的胆石症者，应高度警惕是否存在胰头癌的可能。目前，采用内镜超声检查（EUS）

可以提高对胰腺癌的检出率。

2. CT 检查　螺旋 CT 是常用的胰腺癌影像学诊断手段。随着 CT 技术的不断提高，目前已经有可能发现直径 < 1cm 的胰腺肿瘤。动态螺旋 CT（增强 CT 扫描）结合三维成像技术，可以直观地显示胰腺肿瘤和其周围血管的关系，对于判断肿瘤的可切除性具有重要的价值。

3. MRI 及 MRCP 检查　磁共振检查（MRI）在空间分辨率上不及多排螺旋 CT，磁共振胰胆道成像（MRCP）能显示胆道、胰管梗阻的部位、扩张程度，对诊断有一定的价值。磁共振一般不作为诊断胰腺癌的首选方法，但当患者对 CT 增强造影剂过敏时，可采用 MRI 代替 CT 扫描进行诊断和临床分期。对于胰头癌，MRI 可作为 CT 扫描的有益补充。

4. PET–CT 检查　PET 除可发现胰腺肿瘤外，对发现转移性病灶有其独特的价值；研究表明，PET 对于胰腺癌手术后局部复发、腹腔转移灶及肝外转移的诊断价值优于 CT 和 MRI。

5. 内镜逆行胰胆管造影（ERCP）检查　ERCP 除能直接观察到十二指肠及乳头部的情况和病变外，还可通过造影显示胆道系统和胰管的解剖和病变，同时对病灶可取活组织病理学检查，也可以收集胰液进行脱落细胞、酶学、生物化学和基因等方面的检测。

6. 经皮肝穿刺胆管造影（PTC）及引流（PTCD）检查　适用于有梗阻性黄疸的胰腺癌患者，操作者可在 X 线或超声引导下实施穿刺。一方面 PTC 可行造影检查，具有一定的诊断价值；其次通过置管引流（PTCD）可以改善肝功能，减轻黄疸，是合并有重度梗阻性黄疸的胰头癌患者重要的术前准备措施之一。

7. 其他检查　选择性动脉造影对诊断胰腺癌有一定参考价值，但随着 CT 技术的提高地位已经下降。常规的胃肠钡餐造影对胰腺癌的诊断价值有限，大多只能发现晚期病例，在胰头癌晚期可有十二指肠套扩大，或十二指肠呈反 "3" 形改变。腹腔镜探查对发现微小腹腔播散灶或肝转移灶有意义，腹腔镜下超声检查已经开始应用于临床。

（三）病理学检查

1. 常规染色检查　组织病理学或细胞学检查可确定胰腺癌诊断。内镜超声引导下的细针穿刺（EUS guided FNA）是在内镜超声基础上同细胞学检查相结合的诊断方式，相对于 CT 引导下经皮穿刺具有较高的敏感性和特异性，其针道播散和胰瘘的发生率相对较低，对诊断困难的胰腺占位性疾病可采用此方法获得病理学诊断。腹腔镜探查可钳取胰腺占位或其他可疑组织行病理学检查。另外，手术中切取、术后标本或转移灶切取标本均可行病理学检查以确定诊断。

2. 基因检测　已知超过 90% 的浸润性胰腺癌可检测到 K–ras 基因突变，此突变可引起血管内皮生长因子（VEGF）表达上调，VEGF 是细胞内皮特异性的丝裂原，可促进肿瘤血管的生成。

【诊断与鉴别诊断】

（一）诊断

尽管针对胰腺癌的检查手段很多，但胰腺癌的早期诊断仍是难题。病史询问和体格检查仍是基本功，全面的影像学检查可确定不同的临床分期，对高危因素的重视和对高危人群的筛查是提高早期诊断率的关键。

1. 高危人群

（1）40 岁以上，上腹部非特异性不适；

（2）有胰腺癌家族史者；

（3）60 岁以上，无家族史、肥胖、突发糖尿病者；

（4）慢性胰腺炎，特别是有慢性家族性胰腺炎和慢性钙化性胰腺炎病史者；

（5）导管内乳头状黏液瘤患者；

（6）家族性腺瘤息肉病者；

（7）良性病变行远端胃大部切除术者，特别是术后 20 年以上人群；

（8）吸烟、大量饮酒，以及长期接触有害化学物质者。

2. 诊断要点　一般情况，包括年龄、性别、个人史、家族史、高危因素等，结合临床表现和典型的影像学表现及肿瘤标记物检查可确立临床诊断。通过胰液细胞学、超声内镜引导下肿瘤定位穿刺及其他各种途径获得病理诊断最有临床意义。因大多数胰腺癌患者确诊时已到晚期，考虑到病理诊断的必要性及意义等问题，胰腺癌病理确诊率较低。但准确的组织病理学诊断是胰腺癌治疗的前提，也是胰腺癌患者参加临床研究必备的入选条件。

（二）鉴别诊断

1. 胰腺神经内分泌癌　起病隐匿，常在 5~7 年后确诊，此时往往已经发生转移，特别是肝转移。由于本病是从类癌向癌逐渐转变形成，临床上常具有类癌综合征的表现，比如皮肤潮红、腹泻等。外周血胰多肽、胃泌素、5-羟色胺、胰高血糖素、胰岛素原和胰岛素检测有利于胰腺神经内分泌癌的诊断和鉴别，最终明确诊断需要肿瘤组织病理学检查。

2. 胰岛素瘤　具有典型的临床表现 Whipple 三联征，阵发性低血糖、发作时血糖低于 2.8mmol/L、口服或静脉注射葡萄糖后症状立即消失。

3. 胃泌素瘤　特有的三联征，严重的消化性溃疡、高胃液和胃酸分泌。

4. 慢性胰腺炎　慢性胰腺炎发病缓慢，病史长，常反复发作，急性发作可出现血、尿淀粉酶升高，且极少出现黄疸症状。腹部 CT 检查可见胰腺轮廓不规整，结节样隆起，胰腺实质密度不均。慢性胰腺炎患者腹部平片和 CT 检查胰腺部位的钙化点有助于诊断。

5. 壶腹癌　壶腹癌发生在胆总管与胰管交汇处。黄疸是最常见症状，肿瘤发生早期即可以出现黄疸。因肿瘤坏死脱落，可出现间断性黄疸。十二指肠低张造影可显示十二指肠乳头部充盈缺损、黏膜破坏的"双边征"。影像学检查可显示胰管和胆管扩张，胆道梗阻部位较低，"双管征"，壶腹部位占位病变。

6. 胰腺囊腺瘤与囊腺癌　胰腺囊性肿瘤临床少见，多发生于女性患者。临床症状、影像学检查、治疗以及预后均与胰腺癌不同。影像检查是将其与胰腺癌鉴别的重要手段，B超、CT可显示胰腺内囊性病变、囊腔规则，而胰腺癌只有中心坏死时才出现囊变，且囊腔不规则。

7. 其他　较少见的胰腺肿瘤包括原发胰腺淋巴瘤等，最终鉴别需病理诊断。

（三）临床分期

采用 AJCC/UICC 第 8 版（2017 年）TNM 分期标准和临床分期。

胰腺癌分期

【中医病因病机】

1. 感受外邪　与胰腺癌关系最密切的是湿与热邪，湿与热毒侵袭人体，稽留不去，导致脏腑失和，气血运行不畅，痰浊内生，气滞血瘀痰凝，日久形成积聚。

2. 饮食不节　饮食不节可导致脾胃损伤，运化失常，湿热阻滞，日久成积。正如《济生方》所云："过餐五味，鱼腥乳酪，强食生冷果菜，停蓄胃脘……久则积结为癥瘕。"

3. 情志失调　七情所伤，使脏腑功能失调，且情志内伤最易损伤肝、心、脾三脏，引起气血凝滞，从而导致各种病理产物生成，继发各种病证。《外科正宗》："忧郁伤肝，思虑伤脾……致经络痞涩，结聚成核。"

4. 脏腑亏虚　脏腑虚弱，外来之邪与脏腑之气相搏结而致。脏腑功能虚弱，尤其是脾胃运化功能失调，上不能输精于肺，肺无卫气御邪；中不能运化水湿，而致痰湿内生；下不能滋养先天肾精，日久而致阴阳不和，进而痰饮瘀滞，积聚于内。脏腑亏虚，正气不足，不能御邪；或正虚不能驱邪于外，酿生他邪，癥积易生。

概而言之，胰腺癌主要是由于各种因素导致肝胆疏泄失常、脾胃运化失司，久则耗伤肾精，气滞血瘀、湿聚成痰，湿性黏腻遏阻阳气，热聚中焦毒邪内蓄，脏腑亏虚而无力驱邪，气机升降失常，湿、热、瘀蕴久成毒，更加耗气阳、伤阴血。

【中医辨证】

目前尚无胰腺癌的辨证分型统一标准，最常见的证型有湿热毒盛证、气滞血瘀证、脾虚湿阻证和阴虚内热证。

1. 湿热毒盛证

主症：身目黄染，心烦易怒，口干口苦，食少腹胀，或胁肋疼痛，小便黄赤，大便干结，舌质红，苔黄腻，脉弦滑或滑数。

2. 气滞血瘀证

主症：胁背疼痛，持续胀痛或刺痛，或窜及两胁，或有胁下结块，脘腹胀满，饮食减少，舌质紫暗或有瘀斑，苔薄白，脉弦涩。

3. 脾虚湿阻证

主症：脘腹胀满或膨隆，食后加重，纳食减少，胁下或有隐痛不适，大便溏薄，舌苔白腻，脉细弦。

4. 阴虚内热证

主症：脘腹疼痛，五心烦热，或盗汗，口干咽燥，头昏目眩，大便干结，舌红少苔，脉细数。

【治疗】

（一）治疗原则

胰腺癌是世界范围难治性恶性肿瘤，美国 30 多年来胰腺癌的 5 年生存率仅提高 4%。更多的证据提示多学科综合治疗及中西医结合治疗可改善胰腺癌的生存状况，也有单纯中医药治疗而显著改善生存的个案报道。根治性手术切除仍然是治愈胰腺癌的关键措施。放射治疗用于可切除胰腺癌的新辅助治疗、不可切除的局部晚期胰腺癌的局部治疗，以及根治术后辅助治疗和晚期病变的姑息治疗。尽早或全程进行中医药治疗对各期胰腺癌均有较好疗效，可减轻症状、控制疾病进展、提高手术和放化疗的耐受性，改善生活质量，延长生存时间。临床中需结合患者的实际情况选择合适的治疗模式。

对于无黄疸、无转移的可切除病变，首选手术切除，术后给予以吉西他滨为主的辅助化疗或同步放化疗，联合中医药治疗；术后有肿瘤残存者，应同步化放疗联合中医药治疗；如果术中发现肿瘤无法手术切除或无法彻底切除时，可考虑术中局部内照射再配合术后同步化放疗及中医药治疗。

对不可切除的局部晚期胰腺癌，如无黄疸和肝功能异常，且一般状况良好，可给予同步化放疗及中医药治疗；存在黄疸和肝功能明显异常，可先采取留置支架或胆管减压术退黄，待肝功能改善后，同步化放疗或单纯化疗，联合中医药治疗。

对已有转移或术后复发转移的晚期胰腺癌患者，如无黄疸或黄疸已经解决，一般状况较好，可首选全身化疗联合中医药治疗；一般状况欠佳者，可仅给予最佳支持治疗。晚期胰腺癌出现腹痛、骨或其他部位转移灶疼痛者，可考虑同步化放疗或单纯放疗以减轻病人疼痛，严重疼痛可联合阿片类药物镇痛，必要时给予神经毁损治疗，同时需注意营养支持。

（二）西医治疗

1. 手术治疗　手术切除是可能治愈胰腺癌的重要手段。然而，超过 80% 的胰腺癌患者因病期较晚而失去手术机会，对这些患者进行手术并不能提高患者的生存率。因此，在对患者进行治疗前，应完成必要的影像学检查及全身情况评估，准确的临床分期是取得良好手术效果的前提。

2. 放射治疗　放疗是胰腺癌综合治疗的另一重要手段，一般与化疗配合使用，且部分化疗药物如 5-Fu 及吉西他滨等可以起到放疗增敏剂的作用。放疗可分为术前、术中及术后放疗。放疗对降低肿瘤分期、提高生存率、缓解疼痛症状均起到一定作用。

适形调强放疗（IMRT）是目前胰腺癌放疗的先进手段。另外，还可行放射性粒子植入治疗，提高局部放射剂量，减少对周围组织的放射损伤。对于晚期患者，各种姑息放疗可起到缓解症状、提高生活质量的作用。

3. 化学治疗 化疗在胰腺癌综合治疗中占有重要地位，无论是手术后还是无法切除的胰腺癌患者，化疗对提高生存率均有一定的帮助。胰腺癌的化疗可分为术后辅助化疗、术前辅助化疗（新辅助化疗）及不能切除或有转移病变的晚期胰腺癌化疗。临床应用的化疗药物种类及方案较多，有经外周静脉输入的全身系统化疗，也有经门静脉或肝动脉的区域性化疗。根据患者功能状态的不同，可选择单药化疗或联合化疗。

（1）胰腺癌的单药化疗 见表 11-4。

表 11-4 胰腺癌单药化疗方案

药物	剂量	用法	用药时间	周期
吉西他滨	1000mg/m²	i.v.	d1、8、15	q28d×4~6
卡培他滨	1250mg/m²	p.o.，b.i.d.	d1~14	q21d×4~6
替吉奥	40mg/m²	p.o.，b.i.d.	d1~28	q42d×4~6

（2）胰腺癌的联合化疗 见表 11-5。

表 11-5 胰腺癌联合化疗方案

方案	药物	剂量	用法	用药时间	周期
FOLFI	奥沙利铂	85mg/m²	i.v.	d1	q14d×4~6
RINOX	伊立替康	180mg/m²	i.v.	d1	
	四氢叶酸	400mg/m²	i.v.	d1	
	5-Fu	400mg/m²	i.v.	d1	
	5-Fu	2400mg/m²	c.i.v.，46h	d1	
GEMOX	吉西他滨	1000mg/m²	i.v.	d1、8、15	q28d×4~6
	奥沙利铂	100mg/m²	i.v.	d1	
GE	吉西他滨	1000mg/m²	i.v.	d1、8、15	q28d×4~6
	厄洛替尼	150mg	p.o.	d1~28	
GC	吉西他滨	1000mg/m²	i.v.	d1、8、15	q21d×4~6
	卡培他滨	1000mg/m²	p.o.，bid	d1~14	
GP	吉西他滨	1000mg/m²	i.v.	d1、8	q21d×4~6
	顺铂	25mg/m²	i.v.	d1、2、3	
XELOX	奥沙利铂	130mg/m²	i.v.	d1	q21d×4~6
	卡培他滨	1000mg/m²	p.o.，bid	d1~14	
FOLFOX4	奥沙利铂	85mg/m²	i.v.	d1	q14d×4~6
	亚叶酸钙	200mg/m²	i.v.	d1、2	
	5-Fu	400mg/m²	i.v.，bolus	d1、2	
	5-Fu	600mg/m²	c.i.v.，22h	d1、2	

续表

方案	药物	剂量	用法	用药时间	周期
FOLFIRI	伊立替康	$150 \sim 180mg/m^2$	i.v.	d1	q14d×4～6
	亚叶酸钙	$200mg/m^2$	i.v.	d1、2	
	5-Fu	$400mg/m^2$	i.v., bolus	d1、2	
	5-Fu	$600mg/m^2$	c.i.v., 22h	d1、2	

4. 生物治疗 胰腺癌的生物治疗包括基因治疗、免疫和肿瘤疫苗治疗、抗体导向治疗和抗肿瘤新生血管治疗。这些治疗方法不少已在体内外实验中取得较好效果,但临床应用的有效证据仍然很少,大多仍处于研究探索阶段。其中厄洛替尼与吉西他滨联合治疗胰腺癌显示出生存获益,最早被批准用于晚期胰腺癌的治疗。针对 VEGF 的贝伐单抗与吉西他滨和厄洛替尼联合治疗晚期胰腺癌,被证实可延长无疾病进展生存期(PFS),成为晚期胰腺癌首个抗新生血管治疗的药物。

5. 其他治疗

(1)区域性动脉灌注化疗 腹腔干动脉或肠系膜上动脉灌注的抗肿瘤药物能覆盖整个胰腺,同时,经肝动脉灌注对肝脏肿瘤同样有治疗作用。临床可分别选择腹腔干动脉或肠系膜上动脉进行区域性动脉化疗,也可行腹主动脉断流灌注,或上述动脉的低氧灌注化疗,也可在术中和术后行门静脉灌注化疗。

(2)瘤体无水酒精注射法 在腹腔镜辅助下,对不能手术切除的胰腺癌肿块注射无水酒精,导致癌细胞迅速坏死,癌组织纤维化固缩,疗效满意。

(3)高能聚焦超声刀(HIFU)治疗 HIFU 治疗技术是一种体外非侵入性的局部治疗手段。针对不可切除的胰腺癌,HIFU 在靶区产生 70～100℃的高温不仅使肿瘤发生凝固性坏死,显著缩小病灶,阻断肿瘤浸润神经引起的疼痛,而且能够破坏腹腔神经丛,阻断痛觉神经冲动的传入,使疼痛感消失,从而起到止痛的作用。

(4)射频和微波疗法 由于胰腺位置较深,不适合经皮穿刺治疗,一般是在手术中或腹腔镜引导下进行射频或微波凝固治疗,可减轻肿瘤负荷,缩小瘤体。但应注意胰瘘等并发症,严格掌握凝固指征及凝固程度,术后需密切观察,出现并发症积极处理。

(5)腹腔神经阻断或切断术 顽固性疼痛几乎见于所有晚期胰腺癌,也是最痛苦的症状。腹腔干神经阻断术可经 B 超、CT 引导下进行,不仅有效镇痛,而且能明显提高生存率。也可经腹腔镜下完成腹腔干神经切断术。

(6)胆管减压术 胰腺癌发生梗阻性黄疸者十分常见,为了减轻黄疸,保护肝功能,获得后续治疗的机会,可采取微创胆管减压或引流术,临床多采用内镜逆行胆管支架植入术(ERCP)或经皮肝穿胆汁引流术(PTCD)。这两种方法创伤小,患者耐受性好,操作简便,引流作用确切,可作为胰头癌并发梗阻性黄疸的预处理措施或晚期不可手术胰腺癌患者的重要姑息治疗手段。

（三）中医治疗

1. 辨证论治

（1）湿热毒盛证

治法：清热利湿，解毒退黄。

方药：茵陈蒿汤（《伤寒论》）合黄连解毒汤（《肘后备急方》）加减。可加虎杖、郁金、生薏苡仁等利湿退黄之品，也可加柴胡、香附等利胆退黄药物。

（2）气滞血瘀证

治法：行气活血，软坚散结。

方药：膈下逐瘀汤（《医林改错》）加减。可加三棱、莪术、土鳖虫等破血消癥之品，也可配合鳖甲、牡蛎、穿山甲、浙贝母等药咸寒软坚。

（3）脾虚湿阻证

治法：健脾益气，化湿行气。

方药：香砂六君子汤（《古今名医方论》）加减。可合用平胃散化湿醒脾，或五苓散利水渗湿。

（4）阴虚内热证

治法：滋养肝肾，清火散结。

方药：知柏地黄丸（《医方考》）加减。可加枸杞子、女贞子、旱莲草以增滋补之力，虚热甚者可加胡黄连、银柴胡等清退虚热，亦可加鳖甲、牡蛎、浙贝母等滋阴潜阳，清火退热，软坚散结。

2. 辨病用药

（1）康莱特　益气养阴，消癥散结。

（2）榄香烯　破血消癥，软坚散结。

3. 针灸疗法

（1）体针处方一　胰俞、三焦俞、足三里、阳陵泉，双侧取穴，毫针刺或电针，平补平泻，留针 30 分钟，每天一次，每周 5 天，可显著缓解胰腺癌疼痛。

（2）体针处方二　双侧 T8~12 夹脊穴治疗，治法同上，亦可显著缓解疼痛。

（3）耳针　神门、交感、胰胆、阿是，单侧取穴，三天后换对侧耳穴，揿针刺，也可缓解疼痛。或联合体针治疗。

【预防与调护】

（一）预防

戒烟限酒，饮食清淡，减少或避免高脂肪、高蛋白饮食，控制体重，加强锻炼，避免肥胖和糖尿病，积极治疗慢性胰腺炎症，减少职业暴露，控制生产和生活中的环境污染，出现腹部不适、消化不良等非特异性症状时及时就诊。

（二）调护

胰腺癌的调护主要包括情志、饮食及终末期患者的调护。应鼓励患者正视疾病及各种痛苦，移情易性，保持心情愉悦，积极配合治疗。饮食宜清淡而富有营养。晚期患者疼痛、黄疸、消瘦非常突出，应采用综合调护的方法减轻患者症状，提高生活质量，特别是疼痛患者，应指导患者放弃忍痛，按时用药。

第十二章　泌尿及男性生殖系统肿瘤 ▷▷▷

PPT

第一节　肾癌

肾癌（renal carcinoma）又称肾细胞癌，是起源于肾实质泌尿小管上皮细胞，可发生在肾实质的任何部位，但以上下极为多见，少数侵及全肾，是最常见的肾脏实质恶性肿瘤。肾癌约占成人恶性肿瘤的 2%～3%。占成人肾脏恶性肿瘤的 80%～90%。在泌尿系统肿瘤相关死亡中位居第一。肾癌不包括来源于肾间质的肿瘤和肾盂肿瘤。

近年，肾癌的发病率和死亡率均呈逐渐上升趋势。在瑞典及冰岛的发病率较高，亚洲及非洲的发病率较低，在美国每年新发生的肿瘤中约 2% 为肾癌。我国肾肿瘤发病率以平均每年 6.5% 的速度增长，为 4.5～5.6/10 万。肾癌发病率城市高于农村，男性高于女性，男女之比约为 1.5～2.5∶1。发病年龄可见于各个年龄段，高发年龄为 50～70 岁。

中医古医籍中无肾癌这一病名，多数认为属于中医的"血尿""腰痛"等范畴。中医提到的"肾岩"是指阴茎癌，两者不能混淆。

【病因病理】

（一）病因

肾癌的病因至今尚不清楚，但与下列因素关系密切。
1. 高危因素　吸烟、肥胖为肾癌的高危因素。
2. 理化及生物因素　长期接触芳香族碳氢化合物、芳香胺、黄曲霉毒素、激素、放射线和病毒感染。
3. 某些遗传性疾病　结节性硬化症、多发性神经纤维瘤可合并肾细胞癌。
4. 遗传因素　肾癌最常见的染色体改变为染色体 3 短臂的缺失或移位。

（二）病理

肾癌的主要病理类型包括肾透明细胞癌、乳头状肾细胞癌（Ⅰ型和Ⅱ型）、肾嫌色细胞癌、Bellini 集合管癌和髓样癌。此外，还有一些少见类型，如未分类肾细胞癌、多房囊性肾细胞癌、Xp11.2 易位性肾癌、神经母细胞瘤伴发的癌、黏液性管状及梭形细胞癌（肉瘤样肾细胞癌）。其中以肾透明细胞癌最为常见，在我国占 89.6%；透明细胞癌预后稍好于其他类型，梭形细胞癌（肉瘤样肾细胞癌）预后最差。

【临床表现】

（一）症状

典型表现为血尿、腰痛和腹部肿块，称为"肾癌三联征"，但临床出现率不到15%。

1. 血尿　间歇性、无痛性肉眼血尿为肾癌常见症状，约60%患者有血尿。在间歇期常有镜下血尿，间歇时间随病情发展而缩短。有时严重血尿可伴肾绞痛，常因血块通过输尿管引起，尿中有条状血块。血尿的严重程度与生长部位有关，与肾癌的大小不一致，邻近肾盂肾盏的癌瘤容易出现血尿，肿瘤如向外生长达最大体积也可以无血尿。

2. 腰痛、腹部肿块　表现为持续钝痛，部位局限在肾区，有时可出现上腹部疼痛，多是因为肿瘤增大，牵掣肾包膜或侵犯肾周围组织所致。肿瘤侵入神经或腰椎可造成严重疼痛，大血块沿输尿管移行排出，则产生剧烈绞痛。部分患者可扪及腹部肿块。

3. 全身症状

（1）发热　约20%的肾癌患者有发热，肾癌的发热呈持续性低热或弛张热，有的患者此症最突出或为唯一的表现。临床上对原因不明的发热，应做相应检查，以排除肾癌的可能性。

（2）贫血　约有30%～88%的患者有贫血，多为正常细胞性贫血，可因失血引起，也可能与肾癌毒素或大量肾组织破坏抑制了造血有关。

（3）约33%的患者有恶病质、乏力、体重下降，尤其肾癌晚期多见。

（4）高血压　约35%的肾癌患者血压升高。

（5）转移灶症状　如肺转移可引起咯血，骨转移可引起骨痛、病理性骨折，肾静脉癌栓引起精索静脉曲张等。

另外，许多患者症状不典型甚至没有症状，常在体检时被发现，多见于较早期肾癌。

（二）体征

肾癌患者可在腰部或上腹扪及肿块，尤其是消瘦患者或肿瘤位于肾下极时比较容易扪到。肿块软硬不一，为实体性，表面光滑，常无压痛，可随呼吸活动。若肿块固定，表示已有肾周浸润，侵犯临近器官，预后不佳。有时可有左侧精索静脉曲张或下肢水肿。

【辅助检查】

（一）影像学检查

1. X线　此项检查是诊断肾肿瘤非常重要的方法，特别是随着设备技术不断更新，其准确性也明显提高；包括尿路平片、肾盂造影、腹主动脉－肾动脉造影、下腔静脉造影。

2. CT 是目前肾癌诊断的最重要的方法之一，可发现 0.5cm 以上的病变，CT 对囊性和实性肿块的分辨准确率高达 93%，能精确了解肾癌病变的大小和范围，也可了解周围有无浸润、淋巴结及远处有无转移，为肾癌的分期提供重要依据。

3. MRI MRI 可十分清晰地显示肾实质肿块，并与肾囊肿做鉴别。MRI 显示邻近器官有无侵犯、肾静脉与下腔静脉内有无癌栓方面优于 CT，可用于肾脏肿瘤的术前分期和术后随访。

4. 超声 为最简便无创伤的检查方法，发现肾癌的敏感性高，超声显像对肾实质性肿块和囊性病变鉴别的准确性可高达 90%~95%，并能诊断直径 1cm 以上的实性肿块，也能显示肾癌的范围、浸润及转移情况，对肾癌的临床分期有一定帮助，故常作为肾脏肿瘤的首选检查方法。

5. 骨 ECT 不作为常规检查项目，但是当患者有碱性磷酸酶升高、骨痛时应予以检查。

6. PET-CT 检查 为治疗提供生物靶区的范围。

（二）实验室检查

1. 尿常规 尿液离心后可在高倍显微镜下检测出镜下血尿，再经其他检查后而确诊肾癌。

2. 血常规 极少数肾癌患者血红蛋白升高，可高达 200g/L 以上，系肾癌使红细胞生成素升高所致，当癌灶切除后，即可恢复正常；偶见白细胞增多，白细胞可高达 100×10^9/L 以上，此为类白血病反应。

3. 血沉 肾癌患者常见血沉加快，血沉快伴发热者多预后不良。

4. 肝功能 肝功能异常多见于肾透明细胞癌。肾癌无肝转移出现肝功能异常，包括血浆白蛋白降低、α_2 球蛋白增高、碱性磷酸酶升高、凝血酶原时间延长、磺溴酞排泄延迟、间接胆红素增高等。手术后肝功能可恢复正常，如肝功能持续异常，则可能有残留病灶或有远处转移，其原因可能是由于肾癌产生的肝毒性产物所致。

5. 血钙 肾癌是引起高血钙的典型肿瘤。在肾癌患者中 3%~16.8% 有高血钙，大多为晚期病变，可能为肾性转移或肾癌组织分泌甲状旁腺素所引起，一般认为甲状旁腺素多肽为导致恶性高血钙的因素。

6. 病理检查 组织标本送病理检查，以获得组织病理学诊断。

【诊断与鉴别诊断】

（一）诊断

由于肾脏部位深，早期多无明显症状，一些无症状肾癌患者常常体检时被发现。典型的无痛性血尿、腰部疼痛和肿块三联征，结合有关实验室检查和影像学典型表现可做出临床诊断。手术、细针穿刺活检可取得病理学诊断。在被诊断为肾癌的患者中，约有20%~30%已属晚期，而无明显临床症状的肾癌患者可高达50%。

（二）鉴别诊断

1. 肾结核　肾结核引起的血尿多系终末血尿，一般在长期进行性加重的尿频之后才出现血尿，尿量少，尿中有大量血细胞，并可找到结核杆菌。

2. 泌尿系结石　泌尿系结石可引起血尿，尤其是肾绞痛发作或体力劳动，均可使血尿加重。泌尿系结石的血尿一般较轻，且常伴病侧疼痛。膀胱结石可有尿线中断和排尿终末疼痛加重，血尿滴沥，合并感染可有膀胱刺激症状。

3. 肾盂癌　肾盂癌表现为频发无痛性全程肉眼血尿。尿路造影肾盂肾盏内呈不规则充盈缺损，肾脏大小及形态无明显改变，无肾轴旋转，肾盂镜检查可见突入肾盂腔内新生物，约50%尿脱落细胞呈阳性。

4. 单纯肾囊肿　为良性肿瘤，病程长，无症状，常于体检时发现。超声检查、CT及MRI易于鉴别诊断。

5. 肾错构瘤　本病可有腰痛、肿块、血尿，但瘤体易破裂出血而突发严重血尿或休克，通常仅有镜下血尿。尿路平片有规则低密度区，肾动脉造影肾实质可见葱皮样分层排列，其超声表现为高度强回声，CT为低密度区，容易鉴别。

6. 肾脓肿　本病可见发热、腰痛、脓尿，白细胞计数升高，早期行B超定位下穿刺吸引术及细菌培养检查可明确诊断。

（三）分期

采用 AJCC/UICC 第 8 版（2017 年）TNM 分期标准和临床分期标准。

肾癌分期

【中医病因病机】

中医学认为，肾癌的病因病机分为虚实两类，虚证为肾阴虚、肾阳虚；实证多为湿热、气滞、血瘀、痰凝等。虚实之证可互为因果，因虚致实，或因实致虚。

1. 湿热蕴结　多因脾胃素虚，或饮食不节，恣食肥甘，致使脾失健运，水湿不化，酿湿生热，湿热蕴结于肾发为本病；或外受湿热邪毒入里，蓄积于肾而发为本病。

2. 瘀血内阻　情志不遂，肝失疏泄条达，气滞血瘀，毒瘀互结郁阻于肾而发为本病。

3. 脾肾气虚　恣情纵欲，或劳累过度，损伤脾肾；或年老体弱，或久病及肾，而致脾肾气虚，水湿内停，酿湿生痰，痰湿郁结于肾而发为本病。

4. 肝肾阴虚　素体阴虚，或喜辛辣，或嗜烟酒而致热邪阴伤，使肝肾阴液亏虚，虚热内盛，毒热互结于肾可发为本病。

5. 气血两虚　久病或年老气血日渐衰弱，肾脉失于濡养，易为邪毒所侵而形成本病。肾癌晚期，由于失血可致气血两虚。

【中医辨证】

1. 湿热蕴结证

主症：尿血鲜红，或尿急、尿频、尿灼热疼痛，腰痛或坠胀不适，伴发热，口渴，纳少，舌质黯红，舌苔黄腻，脉滑数或弦、滑。

2. 瘀血内阻证

主症：肉眼血尿，有时尿中夹有血丝或血块，腰部或腹部可触及肿块，腰痛加剧，多呈刺痛或钝痛，痛处固定，面色晦黯，舌质紫黯，或见瘀斑或瘀点，苔薄白，脉弦或涩或沉细无力。

3. 脾肾气虚证

主症：无痛性血尿，腰膝酸软，畏寒肢冷，纳呆食少，腹痛便溏，小便不利，双下肢浮肿，舌淡，苔白腻，脉沉细无力或沉缓。

4. 肝肾阴虚证

主症：无痛性血尿，尿频，头晕耳鸣，腰膝酸软，口燥咽干，渴欲饮水，五心烦热，自汗盗汗，纳呆食少，神疲乏力，腰腹肿块，形体消瘦，舌红，苔薄或少苔或无苔，脉沉细无力。

5. 气血两虚证

主症：无痛性持续血尿，腰腹肿块日见增大，疼痛加剧，心悸气短，神疲乏力，面色苍白，形体消瘦，纳呆食少，舌质淡或见瘀点，苔薄白，脉沉细数或虚大而数。

【治疗】

（一）治疗原则

肾癌的主要治疗方法是手术切除，即肾部分切除或根治性肾切除术，放疗、化疗效果均不理想，可作为辅助性治疗，分子靶向治疗有一定疗效，主要适用于晚期或复发转移的患者。

术后中医药治疗可以抗复发转移；对于晚期癌症患者或不能手术和放、化疗者可以中医治疗为主。

（二）西医治疗

1. 外科治疗 手术切除仍是局限性肾癌的唯一有效治疗方式，手术方式有根治性肾切除术和保留肾单位手术。需要注意的是可行保留肾单位手术时不应行根治性肾切除术。晚期肾癌患者如一般状况较好，全身治疗前尽可能切除转移灶以减瘤，可以改善预后。

2. 靶向治疗 推荐的一线治疗靶向药物为索拉非尼、舒尼替尼、帕唑替尼、替西罗莫斯、贝伐单抗联合 IFN-α，而依维莫司推荐为酪氨酸激酶抑制剂之后应用。索拉非尼、舒尼替尼可用于细胞因子治疗失败后的二线治疗。替西罗莫斯是唯一被推荐用于非透明细胞型肾癌的靶向药物。各种靶向药物的名称及用法见表12-1。

表12-1　肾癌靶向治疗药物及剂量

药物	用法用量
索拉非尼	400mg/次，口服，每天2次
舒尼替尼	50mg/次，口服，每天1次，服药4周，停药2周
帕唑替尼	800mg/次，口服，每天1次，服药10周，停药2周
替西罗莫斯	25mg/次，静脉滴注，每周一次
依维莫司	5mg/次，口服，每天2次
贝伐单抗联合IFN-α	贝伐单抗，10mg/kg，静脉滴注，每2周一次； IFN-α，900mIU/次，皮下注射，每周二次

3. 生物治疗

（1）干扰素　临床上常用的干扰素有IFN-α2a、IFN-α2b、IFN-γ。尚未确定最佳的剂量及给药方法，用法较多，如IFN-α2b 3～30mIU/m²，皮下注射或静脉注射，每周3次、每周5次或每天。在皮下注射，每周3次，每次3～30mIU/m²的剂量下，应答率最高。有效者可持续应用，直到肿瘤消退为止。

干扰素不良反应有发热、食欲下降、乏力、白细胞减少、转氨酶升高等，停药后可消失，一般无毒性蓄积作用。

（2）白细胞介素-2　推荐高剂量应用（60万IU/kg）。可选择部分复发或无法手术切除的Ⅳ期肾透明细胞癌患者作为一线治疗方案，但高剂量IL-2往往伴随较严重的不良反应，需结合患者一般情况、并发症、病理类型（透明细胞为主型）、生存风险评分及患者意愿进行评估。

干扰素可与IL-2合用，客观缓解率5%～27%，但尚未确定最佳剂量。

4. 放射治疗　术后有明确肿瘤残存时可能控制肿瘤生长，但对于生存获益不大。

5. 化学治疗　肾癌是典型的具有多药耐药的肿瘤，所以化疗对肾癌的疗效很差。目前仅用于复发或不能手术切除的Ⅳ期非透明细胞型肾癌，推荐的化疗方案为吉西他滨联合多柔吡星。

6. 激素治疗　由于正常肾组织及肾癌组织均含有孕激素受体及雄激素受体，所以应用激素治疗肾癌一定意义；尤其对晚期肾癌患者减轻症状以及延长生存时间可能有一定意义。常用药物为甲羟孕酮和泼尼松龙。

（三）中医治疗

1. 辨证论治

（1）湿热蕴结证

治法：清热利湿。

方药：八正散（《太平惠民和剂局方》）加减。若热盛心烦口渴者，加麦冬、天花粉清热生津止渴；若尿血重者，加白茅根、槐花以凉血止血；若纳呆食少、恶心呕吐者，加陈皮、焦三仙、法半夏、竹茹等健脾开胃。

（2）瘀血内阻证

治法：活血化瘀，兼以补虚。

方药：桃红四物汤（《医宗金鉴》）加减。若出血量多者，加炒蒲黄（包煎）、阿胶（烊化）、三七粉（冲）；若腰痛者，加怀牛膝、续断、杜仲；若腹痛剧烈者，加金铃子散。

（3）脾肾气虚证。

治法：温补脾肾。

方药：肾气丸（《金匮要略》）合四君子汤（《太平惠民和剂局方》）加减。若尿血量多者，可加阿胶（烊化）、三七粉（冲）、仙鹤草；若腹泻甚者可加炒扁豆、诃子、莲子肉、补骨脂；若浮肿、小便不利重者，可加车前子、猪苓；若腹痛可加金铃子散；若腰痛可加怀牛膝、续断、杜仲。

（4）肝肾阴虚证

治法：滋补肝肾。

方药：左归丸（《景岳全书》）加减。若出血量多者，加三七粉（冲）、仙鹤草、炒蒲黄；若阴虚明显者，加旱莲草、女贞子；若腰酸痛者，加续断、桑寄生；若尿急、尿频、尿灼痛者可加瞿麦、萹蓄；若虚热明显者加地骨皮、制鳖甲；若汗多者加五味子、煅牡蛎。

（5）气血两虚证

治法：补气养血。

方药：八珍汤（《正体类要》）加减。若肾阴虚者，加山茱萸、女贞子、枸杞子、制鳖甲（先煎）；若兼肾阳虚者，加菟丝子、鹿角胶（烊化）；若血尿可加阿胶（烊化）、仙鹤草、三七粉（冲）；若腰痛甚者可加续断、杜仲。

2. 辨病用药

（1）六味地黄丸　适用于肾癌肾阴虚者。

（2）金匮肾气丸　适用于肾癌肾阳虚者。

3. 针灸治疗

（1）肾俞、委中、命门、太溪、阿是穴。每次取穴3~5个，用平补平泻手法，每日1次，10次为一疗程，适用于肾癌肾虚冷痛者。如腰痛较剧，可予三棱针刺委中出血。

（2）肾俞、气海、腰眼、志室、命门，大肠俞。每次取穴3~5个，用平补平泻法，每日1次，或隔日1次，10次为一疗程，适用于肾癌腰痛明显者。

（3）肾俞、三阴交、太溪。用补法，每日1次，10次为一疗程，适用于肾癌术后腰腹痛者。

【预防与调护】

（一）预防

1. 积极开展普查工作，争取每年做身体健康体检，做到对肾肿瘤的早期发现，早期诊断、早期治疗，这是决定本病治疗效果及预后的关键。

2. 戒烟，避免放射线侵害，慎用激素。加强对铅化合物接触的防护。减少化学性致癌物质的接触，是预防本病不可忽视的措施。

3. 养成良好的卫生习惯，不食用霉变腐烂腌制食品。宜用清淡饮食，适当进食鱼、鸡蛋及少量动物瘦肉。

4. 养成良好的饮食习惯，多食用新鲜蔬菜与新鲜水果，不要暴饮暴食，少吃高脂肪、油炸等不易消化食物；

5. 生活要有规律，早睡早起，加强体育锻炼，增强抗病能力。

6. 术后康复患者应定期复查，每1～3月复查一次，情况良好者每半年到一年复查一次，并坚持综合治疗。

（二）调护

1. 树立战胜疾病的信心，避免紧张和急躁情绪。
2. 保持泌尿系的清洁卫生，适当多饮水，预防感染。
3. 多吃有营养易消化的食物，如胡萝卜、瘦肉等。

第二节　前列腺癌

PPT

前列腺癌（carcinoma of prostate）是指发生于前列腺的上皮性恶性肿瘤，是男性泌尿生殖系中最常见的肿瘤。发病率位列男性恶性肿瘤的第六位，前列腺癌的发病率有明显的地区和种族差异，我国及印度、日本、菲律宾等亚洲国家发病率较低，非洲和以色列居中，欧美国家最高。在发达国家前列腺癌占肿瘤新发病例的19%，而在发展中国家仅占5.3%。虽然与发达国家相比，中国是前列腺癌的低发国家，但近年来我国前列腺癌发病率却有逐渐上升趋势。在欧美国家中，前列腺癌是男性癌症死亡的主要原因之一。

本病多发于50岁以上，部分属无症状的"潜伏癌"，尸检时始能发现；病理资料证实，80岁以上的男性前列腺病理切片50%～60%有镜下癌；在前列腺增生手术中，前列腺癌的切片检出率为5%～20%。因此前列腺癌的实际发病率高于文献报道的数值。

前列腺癌的预后与临床分期及病理分级（Gleason分级）有关，Ⅰ、Ⅱ期5年生存率为70%，Ⅲ期5年生存率为50%，Ⅳ期5年生存率为25%。

根据前列腺癌的临床表现，该病属中医"淋证""癃闭""尿血"范畴。

【病因病理】

（一）病因

引起前列腺癌的病因尚不明确，多数学者认为与下列因素有关。

1. 感染因素 如前列腺淋病、病毒感染、衣原体感染。

2. 性活动强度以及激素水平 研究发现在性活力较高的人群中，前列腺癌发病率较高，而在睾丸切除后的病人中很少有此病发生。

3. 接触化学物质 如环境污染、暴露于放射线、过多接触镉等。

4. 饮食因素 如高脂肪饮食、过量饮用咖啡和酒类等与发病有一定的关系。

（二）病理

前列腺癌中约 97% 为腺癌，少数为导管腺癌、尿路上皮癌、鳞状细胞癌、腺鳞癌。前列腺癌多发生于前列腺后叶，但两侧叶也偶有发病。腺癌分为高分化、中分化、低分化 3 种。对前列腺癌而言，分化程度具有重要的预后意义。目前最常使用 Gleason 评分系统。

【临床表现】

（一）症状

前列腺癌在早期可完全没有症状，当肿瘤增大到一定体积时，可有尿频、尿急、排尿困难甚至发生尿潴留，少数可有血尿。若肿瘤压迫或侵犯周围淋巴结或血管时可有下肢水肿，晚期骨转移患者可发生骨痛。常见症状有以下三组：

1. 梗阻症状 前列腺癌的膀胱颈部阻塞症状与良性前列腺增生几乎无差别，表现为进行性的尿频尿急，或尿流变细或缓慢，尿流分叉或偏斜，尿流中断，淋沥不尽，尿道涩痛，严重时可以引起排尿滴沥及急、慢性尿潴留，约 3% 出现血尿。值得注意的是，前列腺癌的首发症状通常并不是尿道阻塞，而往往是局部浸润和骨转移症状。仅在晚期，肿瘤才侵犯尿道周围腺体引起梗阻、小便淋沥不尽。

2. 转移症状 前列腺癌约有 40%～70% 出现淋巴转移，可引起相应部位的淋巴结肿大。当肿瘤侵犯包膜及其附近的神经周围淋巴管时，可出现会阴部疼痛及坐骨神经痛；骨痛常表现为腰骶部及骨盆的持续性疼痛，卧床时更为剧烈；直肠受累时可表现为排便困难或结肠梗阻；当前列腺癌侵犯尿道膜部时可发生尿失禁；其他转移症状有下肢水肿、肾积水、皮下转移结节、病理性骨折等。

3. 全身症状 全身症状表现为日渐衰弱、倦怠乏力、消瘦、低热、进行性贫血、恶病质或肾功能衰竭等。发展到晚期，可侵及精囊膀胱三角、直肠前壁，此时盆底为一片肿瘤浸润区，称为"冰冻骨盆"。

（二）体征

直肠指检是发现前列腺癌的重要方法，80% 的前列腺癌通过指检可以初步诊断。前列腺癌指检表现为前列腺腺体增大、坚硬结节、高低不平、中央沟消失、腺体固定，有时侵及肠壁。应与前列腺结核和结石鉴别。另外，下腹可触及包块，有压痛或无压痛，出现肝转移、骨转移或其他转移时可表现出相应体征及症状。

【辅助检查】

（一）影像学检查

1. 超声检查　其声像图早期呈形态不齐的小山型或不整型，左右两侧不对称，包膜回声杂乱、断裂等；晚期可见内部回声不均一，呈块状光团。通过体表或直肠可做超声波检查，以测定肿瘤大小，估计肿瘤浸润程度，与周围脏器粘连及转移情况，还可与前列腺增生相鉴别。该检查可以作为辅助性诊断。

2. 放射性核素扫描检查　该检查用于前列腺癌的骨转移，阳性诊断率为 48%，有23% X 线片显示为阴性者骨扫描有阳性发现。因为该检查为全身骨骼检查所以对于容易出现多处骨转移的前列腺癌来说价值更高。

3. CT 及 MRI 检查　CT 检查对前列腺癌的形态变化、癌结节大小和有无向周围浸润的诊断有一定价值。MRI 可随意检查前列腺的横断面和矢状面，可以清晰地显示前列腺内肿瘤的大小、浸润程度，对前列腺癌的分期、选择合理的治疗方案和估计预后有价值。

4. X 线检查　重点对骨盆、腰椎、股骨摄片检查，如有骨转移，可见骨小梁消失，为本病转移的特征。精囊造影显示精管狭窄、延长、僵硬或被切断是前列腺癌的征象。前列腺癌的膀胱尿道造影显示，缺乏正常的前列腺曲线，伴有尿道僵硬、狭窄。当膀胱受侵时，膀胱底部可见不规则充盈缺损。

（二）实验室检查

1. 显微镜检查

（1）尿液涂片找前列腺癌细胞，此方法有助于前列腺癌的诊断，但由于存在假阳性及假阴性细胞，故此法仅作为辅助方法。

（2）前列腺液涂片细胞学检查，此方法准确率较高，特别是通过导管法采集的前列腺液，其检查结果更为理想，可提供前列腺癌的细胞学诊断。

2. 生化检查　前列腺特异抗原（PSA）、酸性磷酸酶（PAP）测定、血清肌酸激酶（CK-BB）测定、精浆蛋白（r-Sm）测定对前列腺癌的早期诊断、监测前列腺癌的病情变化以及对鉴别诊断具有重要价值。碱性磷酸酶测定、癌胚抗原检测、激素受体测定也有一定意义。

PSA 对前列腺癌的诊断、鉴别诊断、病情监测、随访等均有很重要的意义。在

PSA 为 4~10ng/mL 的男性中，25% 的病人经活检证实为前列腺癌；当 PSA ≥ 10ng/mL 时，有 44% 的患者为前列腺癌。前列腺炎、活检、射精和经尿道操作都可导致暂时性的 PSA 增高。因 PSA 半衰期为 2.2~3.2 天，前列腺炎或前列腺活检后，需等待 4~8 周以后才能做血清 PSA 的检查。

（三）穿刺活检

前列腺穿刺活检术能获得细胞病理学证据，对于早期前列腺癌的诊断具有重要意义。

【诊断和鉴别诊断】

（一）诊断

前列腺癌的诊断中血清 PSA 检测及直肠指检十分重要，指检经济方便，对早期发现有意义，以 PSA 为基础的普查方案能有效地检出可治愈的早期前列腺癌。依据体征、PSA 等实验室检查结果以及影像学表现多能获得诊断。但其明确诊断的主要依据是前列腺活体穿刺细胞学检查或手术标本的病理学检查，其他为辅助性检查。

（二）鉴别诊断

1. 前列腺结节性增生　前列腺呈弥漫性增大，表面光滑，可有结节感；PSA 一般在正常范围；B 超检查前列腺增大，其内光点均匀，前列腺包膜反射连续，其周围组织界限清楚。

2. 前列腺结核　有前列腺硬结，似与前列腺癌相似。但病人年龄较轻，有生殖系统其他器官的结核性病变及泌尿系统结核症状，如尿频、尿急、尿痛、尿道内分泌物、血精等。前列腺结核性结节为局部浸润，质地较硬。尿液、前列腺液、精液内有红、白细胞。有结核病史、胸片、结核菌素试验、血生化检查及前列腺细胞学检查等均有助于鉴别诊断。

3. 非特异性肉芽肿性前列腺炎　此病的硬结发展较快，呈山峰样突起，软硬不一，但有弹性。抗生素及消炎药治疗 1~2 个月，硬结可变小。前列腺硬结穿刺活检组织在镜下有丰富的非干酪性肉芽肿，充满上皮样细胞，以泡沫细胞为主，周围有淋巴细胞、浆细胞、嗜酸性粒细胞，腺管常扩张破裂，充满炎症细胞。

4. 前列腺结石　此病做直肠指诊时，前列腺质硬，扪及结石质硬，有时可获得摩擦声，X 线照片可见耻骨联合附近有结石阴影，B 超显示前列腺区有强光团伴声影。

5. 前列腺肉瘤　发病率以青年人较高，其中小儿占 1/3，病情发展快，病程较短。直肠指诊前列腺肿大，但质地柔韧、软如囊性，多伴有肺、肝、骨等远处转移的临床症状。

（三）分期

采用 AJCC/UICC 第 8 版（2017 年）TNM 分期和临床分期标准。

前列腺癌分期

【中医病因病机】

中医学认为本病的发生，与肾、脾、肝、膀胱等脏腑功能失调有关，具体如下。

1. 饮食不节　嗜食肥甘厚味、生冷辛辣之品，或喜烟酒，日久致湿热之邪内蕴，湿阻气血，热蕴成毒，结于下焦，导致气化不利，小便不通，或小便滴沥难解而成病。若热邪结于膀胱，膀胱血络受伤亦可见尿血。

2. 肝郁气滞　长期抑郁，情志不舒，疏泄不及，致使三焦气化失常，尿路受阻；肝郁气滞也可由气及血，气滞经脉而使血行不畅，经隧不利，脉络瘀阻，结于尿路而成病。

3. 脾肾两虚　房劳过度，肾脏阴阳俱损，或素体不足，久病体弱，脾肾两虚，运化濡养失司，瘀血败精聚积下焦，结而致病。即张景岳所谓："或以败精，或以槁血，阻塞水道而不通也。"

【中医辨证】

1. 湿热蕴结证

主症：小便不畅，尿线变细，排尿无力，滴沥不通或尿闭，小腹胀满，大便干燥或秘结，腰酸肢痛，口干口苦，舌质红或紫黯，苔黄腻，脉滑数成细、弦。

2. 气滞血瘀证

主症：小便点滴而下，或时通时不通，或伴尿痛，小腹胀满疼痛，会阴部疼痛，舌质紫黯，或有瘀点瘀斑，脉涩或细涩。

3. 脾肾两虚证

主症：疲乏无力，形体消瘦，面色无华，腰疼身痛，动则气促，小便不畅，不思饮食，口苦干不思饮，舌质淡红或红赤、绛紫，甚者舌体短缩，脉沉细无力或细、弦。

4. 肝肾阴虚证

主症：排尿困难，尿流变细，排尿疼痛，进行性加重，时有血尿，可有腰骶部及下腹部疼痛，头晕耳鸣，口干心烦，失眠盗汗，大便干燥，舌质红，苔少，脉细数。

【治疗】

（一）治疗原则

前列腺癌主要有手术治疗、内分泌治疗、放疗、化疗及免疫治疗。具体选用何种方法，应依据患者的危险因素来决定，包括临床分期、细胞分化、患者年龄、全身情况、家庭经济状况和个人心理状态而定。危险因素分级如表 12-2。

表 12-2　前列腺癌危险因素分级

	低危	中危	高危
血清 PSA（ng/mL）	< 10	10 ~ 20	> 20
Glenson 评分	2 ~ 6 分	7 分	8 ~ 10 分
临床分期	T1 ~ T2a	T2b ~ T2c	≥ T3c

根据上表的前列腺癌的危险因素选择以下治疗：

1. 低危患者的治疗　包括观察等待；外照射治疗；近距离治疗；根治性前列腺切除术，常同时行盆腔淋巴结清扫术。

2. 中危患者的治疗　包括观察等待；外照射治疗，加或不加近距离治疗；根治性前列腺切除术，同时行盆腔淋巴结清扫术。

3. 高危患者的治疗　包括内分泌去势治疗（至少 2 ~ 3 年）加外照射治疗；外照射治疗，加或不加新辅助治疗，序贯短期（4 ~ 6 个月）内分泌去势治疗；根治性前列腺切除术，同时行盆腔淋巴结清扫术。

4. 局部晚期患者的治疗　包括外照射治疗加内分泌去势治疗；内分泌去势治疗；根治性前列腺切除术，同时行盆腔淋巴结清扫术。

5. 远处转移患者的治疗　包括内分泌去势治疗；外照射治疗加内分泌去势治疗。

（二）西医治疗

1. 手术治疗　前列腺癌手术指征有：高度恶性的前列腺癌；直肠指检前列腺肿块局限于前列腺内，肿瘤未侵犯直肠黏膜并能推动者；无转移症状者；患者一般情况良好可承受手术者。

2. 内分泌治疗

（1）去除雄激素来源　睾丸切除术是内分泌治疗的首选方法，切除睾丸可直接降低内分泌雄激素睾酮的产生。必要时行肾上腺切除及脑下垂体切除或破坏术。

（2）抑制垂体释放黄体生成素　促性腺释放激素类似物可阻断脑垂体的生理性黄体生成素的周期性释放，从而使血清睾酮下降至去势后水平。常用药物有亮丙瑞林缓释剂或戈舍瑞林缓释剂。

（3）抗雄激素药物　①非类固醇类抗雄激素药物：比卡鲁胺 50mg，口服，每日 1次；氟他胺 750mg/d，分三次饭后服用。不良反应有男子乳房发育长大、面部发热等。②类固醇抗雄激素类：这类主要为孕激素，如乙酸环丙氯地孕酮，剂量为每次 100mg，每日 2 次，口服，不良反应有男子乳房肥大。此外，还有甲羟孕酮、乙酸氯地孕酮、双甲羟孕酮等。

（4）雌激素类药物　常用药物为己烯雌酚，用量每日口服 3 ~ 5mg 以上，7 ~ 12 天后可达到去势水平。维持量为 1 ~ 3mg/d。不良反应为恶心、呕吐、阳痿及血栓性静脉炎等。

（5）抗肾上腺药物　氨鲁米特，用法为 500 ~ 1000mg，每日分 3 次口服，不良反应为低血压和胃肠道反应。

3. 化疗 化疗疗效不十分肯定，仅用于肿瘤转移及内分泌治疗失败的患者。可试用 TP 方案。

4. 放射治疗 放射治疗是局限早期前列腺癌的根治性手段之一；放疗及内分泌综合治疗可提高局部晚期前列腺癌的局部控制率和生存率；放射治疗是晚期或转移性前列腺癌姑息治疗的重要手段。根治性前列腺切除术后的放疗适应证为：手术切缘阳性；前列腺包膜受侵或病理分期 T3 或 T4；术后 PSA 持续增高；Glenson 8 ~ 10 分。

5. 冷冻治疗 此方法适用于前列腺癌体积较大，全身情况较差的患者。需要通过会阴部切口，显露前列腺、膀胱底部及精囊后面，而不必将前列腺游离。用冷冻探头接触肿瘤及精囊后面，使用液氮局部温度降到 –196℃ ~ –180℃，以使肿瘤组织发生破坏。

6. 骨转移治疗 前列腺癌超过 90% 的患者会发生骨转移。应合理选择内分泌治疗、化疗、放疗或是双膦酸盐等药物治疗，辅以镇痛药物。内分泌治疗包括完全雄激素阻断疗法和间歇性雄激素阻断疗法，但其总生存期仅能延长 3 ~ 6 个月。局部放疗，止痛率为 70% ~ 80%，持续时间较长。唑来膦酸的推荐剂量为 4mg，静脉滴注，每 4 周重复，一般连用 6 次以上，可以连续使用 2 年。

（三）中医治疗

1. 辨证论治

（1）湿热蕴结证

治法：利湿清热，通淋散结。

方药：八正散（《太平惠民和剂局方》）加减。若血尿重者加大蓟、小蓟、生地黄等凉血止血；若小便滴沥不通者加沉香、郁金、乌药等；小便疼痛加重者加延胡索、王不留行、三棱、莪术等；小便黄浊者加车前子、滑石、萆薢等清热利尿。

（2）气滞血瘀证

治法：活血化瘀，散结止痛。

方药：膈下逐瘀汤（《医林改错》）加减。若病久体虚可加党参、黄芪；伴胁肋胀痛者加柴胡、郁金；会阴部疼痛甚者可加细辛、乌药。

（3）脾肾两虚证

治法：补益脾肾。

方药：参芪蓉仙汤（《中国中医秘方大全》）加减。若纳差、口苦明显去巴戟天、何首乌，加黄芩、栀子、麦芽、山楂清热健脾等。

（4）肝肾阴虚证

治法：滋补肝肾，解毒散结。

方药：知柏地黄丸（《医方考》）加减。若疼痛甚加细辛；排尿困难甚者，可加白茅根、金钱草清热利尿通淋。

2. 辨病用药

（1）艾迪注射液 清热解毒，扶正消癥散结，用于热毒蕴结尿急、尿痛者。

（2）济生肾气丸　温补肾阳、利尿通闭，用于肾虚小便不利者。

3. 其他疗法

（1）针灸治疗　小便不利者，针刺足三里、中极、三阴交、阴陵泉等穴，反复捻转提插，强刺激。体虚者可灸关元、气海，并可采用少腹膀胱区按摩。

腰痛者针刺环跳、肾俞、夹脊、昆仑等穴，随证配穴，寒湿取风府、腰阳关，肾虚取命门、志室、太溪。

（2）外敷法　寒湿腰痛、肾虚腰痛、瘀血腰痛者在内服药的基础上，可以肉桂、吴茱萸、花椒三味研磨，炒热，以绢巾包裹熨痛处，冷则再炒熨之。小便不通者取独头蒜1个、栀子3枚、盐少许，捣烂，摊纸贴脐部或用食盐半斤炒热，布包熨脐腹，冷后再炒热熨之。

【预防与调护】

已知有许多诱发前列腺癌的危险因素，例如性生活、食物营养、体重、遗传、饮酒等，在诸多危险因素中，最具有预防意义的是饮食因素。有关饮食的研究提示，进食过多脂肪与前列腺癌的发病成正相关。美国癌症学会曾报道，与正常体重水平相比，超重男子前列腺癌的发生概率要比理想体重者增加30%左右，因此生活中要注意低脂肪饮食，少饮或不饮用酒，少饮用咖啡；节制房事；注意个人卫生，防治淋球菌感染，保持会阴区清洁；改善环境污染，以减少肿瘤发生的机会。

第十三章　妇科肿瘤 ▷▷▷▷

PPT

第一节　子宫颈癌

　　子宫颈癌（cervical cancer），简称宫颈癌，是指发生在子宫颈上皮的恶性肿瘤，是全球妇女恶性肿瘤中仅次于乳腺癌的常见恶性肿瘤。我国每年新增宫颈癌病例约 13.5万，占全球发病数量的 1/3。宫颈癌以鳞状细胞癌为主，高发年龄为 40~60 岁，近年来宫颈癌发病有年轻化的趋势。近 40 年来，由于宫颈细胞学筛查的普遍应用，提高了宫颈癌和癌前病变的早期发现率和治疗率，降低了宫颈癌的发病率和死亡率。宫颈癌的临床表现常为阴道不规则出血、阴道分泌物增多、疼痛等。

　　根据其临床表现，属于中医妇科的"崩漏""五色带"及"癥瘕"等范畴。

【病因病理】

（一）病因

　　1. 婚育因素　绝大多数宫颈癌患者为已婚妇女，在未婚女子中少见。根据流行病学调查，患宫颈癌的未产妇仅占 10%；初产年龄早者宫颈癌发病率高。这可能与妇女在分娩过程中宫颈发生撕裂和损伤、妊娠期免疫功能低下、宫颈上皮细胞易受外界致病因子的侵害有关，故产次对宫颈癌的发生亦有一定影响，产次增加会提高子宫颈癌的发病风险，是导致子宫颈癌发生的独立高危因素。长期服用避孕药也是协同危险因子之一。

　　2. 病原体因素　多种病原体与宫颈癌关系密切，尤其是人乳头状瘤病毒（HPV），99% 以上的子宫颈癌中存在 HPV DNA，人乳头状瘤病毒是子宫颈癌发生的首要因素及始动因素。单纯疱疹病毒 –2（HSV–2）、人巨细胞病毒（HCMV）、沙眼衣原体（CT）及 EB 病毒（EBV）等感染也与子宫颈癌发生有关。

　　3. 宫颈慢性疾病　慢性子宫颈炎、宫颈糜烂、宫颈息肉、宫颈湿疣、产后宫颈裂伤等可能与子宫颈癌的发生有关。

　　4. 性行为　性行为是生殖道 HPV 感染主要传播途径，活跃的性行为是子宫颈癌发生最密切的高危因素。如有多个性伴侣、性生活紊乱、初次性生活过早以及与高危男子的性行为等均使子宫颈癌的发病风险增加。15 岁以前开始性生活或有 6 个以上性伴侣者，其宫颈癌发病危险明显增加。

　　5. 吸烟　与吸烟有关的发病机制目前尚不清楚。不论主动吸烟还是被动吸烟都会增加子宫颈癌的发病危险。

6. 其他因素　一些研究认为阴茎包皮垢、性激素失调、阴道滴虫感染、梅毒、淋病与宫颈癌的发生有关。

（二）病理

1. 宫颈鳞状细胞癌　占宫颈癌的80%～85%，以具有鳞状上皮分化（即角化）、细胞间桥，而无腺体分化或黏液分泌为病理诊断要点。

显微镜检又可分为以下亚型：①镜下早期浸润癌；②宫颈浸润癌：根据癌细胞分化程度分为高分化、中分化、低分化。

2. 宫颈腺癌　占宫颈癌的15%～20%，近年来其发病率有上升趋势。最常见的为黏液腺癌，还有微偏腺癌、子宫内膜样腺癌、透明细胞腺癌等。

3. 其他上皮性肿瘤　腺鳞癌（占3%～5%），腺样囊性癌、腺样基底细胞癌、神经内分泌肿瘤等。

转移途径主要为直接蔓延及淋巴转移，血行转移少见。

【临床表现】

宫颈癌早期常无症状和明显体征，与慢性宫颈炎表现无明显区别，常在普查时被发现。病变发展后可出现以下症状或体征。

（一）症状

早期宫颈癌大多无任何症状，或仅有类似宫颈炎的表现，易被忽略。一旦出现症状，肿瘤往往已发展到中晚期。宫颈癌无特异症状，最多见的是阴道出血和白带增多，其他表现则随癌侵犯部位及程度不同而异。

1. 阴道出血　阴道不规则出血是宫颈癌最常见的症状（80%～85%），尤其是绝经后的阴道不规则出血更应引起注意。早期多为接触性出血，发生在性生活后或者妇科检查后；后期则为不规则阴道出血。出血量多少根据病灶大小、侵及间质内血管情况而变化；晚期可因为侵蚀大血管引起大出血，失血过多可导致严重的贫血甚至休克。

2. 阴道分泌物增多　阴道分泌物增多是宫颈癌病人的主要症状，多发生在阴道出血之前。最初阴道分泌物可以没有任何气味，随着肿瘤的生长，癌瘤继发感染、坏死，则分泌物增多，如淘米水样或脓性或混杂血液，并带有恶臭味。肿瘤向上蔓延累及子宫内膜时，分泌物被宫颈管癌组织阻塞，不能排出，可以形成宫腔积液或宫腔积脓，病人可出现下腹不适、小腹疼痛、腰痛及发热等症状。

3. 压迫症状　宫颈癌向盆壁蔓延，压迫血管或淋巴管造成循环障碍，可引起患侧下肢或外阴水肿、疼痛等症状。癌瘤向宫旁组织延伸，侵犯骨盆壁，压迫周围神经，临床表现为坐骨神经痛或一侧骶、髂部的持续性疼痛。晚期宫颈癌压迫或侵犯膀胱，引起尿频、尿血，严重者可产生排尿困难、尿闭或尿瘘，甚至发生尿毒症，但少见。肿瘤压迫或侵蚀输尿管，引起管道狭窄、阻塞而造成肾盂积水，表现为一侧腰痛，甚至剧痛，进一步可发展为肾功能衰竭、尿毒症。肿瘤向后蔓延可压迫直肠，出现里急后重、大便困难、梗阻、便血等症状，肿瘤侵犯直肠而发生阴道直肠瘘者极少。

4. 全身症状　早期一般无明显的全身症状。晚期病人因癌瘤组织的代谢、坏死组织的吸收或合并感染可引起发热；由于出血、消耗而出现贫血、消瘦甚至恶病质。

5. 转移症状　宫颈癌的转移，一般是病变越晚转移的概率越高，但在较早病变即发现转移者，亦非罕见。由于转移的部位不同，其症状亦各异。盆腔以外的淋巴转移以腹主动脉旁及锁骨上淋巴结为常见，表现为该淋巴部位出现结节或肿块。肺转移可出现胸痛、咳嗽、咯血等症状。骨转移可出现相应部位的持续性疼痛。其他部位的转移则会出现相应的症状。

（二）体征

宫颈上皮内瘤样病变、镜下早期浸润癌及早期宫颈浸润癌，局部无明显病灶，宫颈光滑或轻度糜烂。随着宫颈浸润癌的生长，根据不同的类型，局部体征也不同。外生型见宫颈上有赘生物向外生长，呈息肉状或乳头状突起，继而向阴道突起形成菜花状赘生物，表面不规则，合并感染时表面有灰白色渗出物，触之易出血。内生型则见宫颈肥大、质硬，宫颈管膨大如桶状，宫颈表面光滑或有浅表溃疡，晚期由于癌组织坏死脱落，形成凹陷性溃疡，整个宫颈有时被空洞替代，并覆盖有灰褐色坏死组织，有恶臭味。癌灶浸润阴道壁则见阴道壁上有赘生物，向两侧组织侵犯，妇科检查可扪及两侧增厚，呈结节状，质地与癌组织相似，有时浸润达盆壁，形成"冰冻骨盆"。

（三）并发症

1. 宫腔积脓　多为肿瘤将宫颈管堵塞所致，伴全身发热、阴道排液恶臭。

2. 盆腔炎　多表现为少腹部疼痛。

【辅助检查】

（一）影像及腔镜等检查

1. 胸片　有胸部症状者尤应注意，必要时摄片检查排除转移灶。

2. B 超检查　可经腹部、阴道或直肠途径进行检查，显示腹腔及盆腔情况。

3. CT、MRI 及正电子发射断层扫描（PET）　可以测出肿块的从属性、结构、部位及大小。鉴定肿瘤向宫旁及盆腔播散情况，可以显示增大的淋巴结。宫颈癌 CT 扫描时可见宫颈增大呈软组织块状影并蔓延至子宫及宫旁组织，主要用于评估宫颈的大小、检测肿大的淋巴结、输尿管梗阻、肺或肝转移等。MRI 检查宫颈癌在 T2 加权像上显示高信号，与其他结构形成对比，最易发现，在诊断局部浸润子宫颈癌的宫旁浸润方面具有很好的准确性。PET 可以显示肿瘤转移情况。

4. 静脉肾盂造影　主要检查输尿管及肾盂有无积水，同时可以了解肾脏排泄功能，可以帮助临床分期。晚期宫颈癌可以选择进行此项检查。

5. 放射性同位素肾图　可以检查输尿管梗阻及肾脏排泄功能。

6. 淋巴造影及血管造影　对盆腔及腹主动脉旁淋巴结转移的诊断可有帮助。

7. 腔镜检查

（1）阴道镜　对早期宫颈癌的发现、确定病变部位有重要作用，从而可提高活检的阳性率。阴道镜可将病变放大 6～40 倍，因此可在直视下早期发现宫颈的癌前病变及细小癌灶，提高宫颈活检的阳性率，国内部分地区目前已将阴道镜用于防癌普查。

（2）膀胱镜　临床可疑膀胱受侵者应行膀胱镜检查。

（3）直肠镜　临床可疑直肠受侵者应行直肠镜检查。

（二）实验室检查

1. 宫颈/阴道细胞学检查　对发现早期宫颈癌起着重要作用，是已婚妇女防癌普查的重要内容。近年来对采集器械已有较多改进，采用宫颈双取器（可同时采集宫颈管和宫颈表面细胞），并用新柏氏超薄细胞检测，其细胞采集率更高，除查癌细胞外还可检测其他项目，如做 HPV 相关抗原检测，也可查阴道滴虫、霉菌等。

2. 组织学检查　早期宫颈癌应该在阴道镜指导下取活检，对阴道镜检查不满意或病变深入宫颈管者应行宫颈管刮术，以提高活检的阳性率。所有宫颈癌都必须有病理组织切片证实并区分肿瘤的病理类型和分级。一般通过咬取法获得活体组织标本，如病变部位不显示，可用碘试验或在阴道镜下提示咬取部位。对于多次咬取活检仍不能确诊，或需进一步采取较深部组织时可用切取法。当宫颈表面活检阴性、阴道细胞学涂片检查阳性或临床不能排除宫颈癌时，可做宫颈管内膜刮取活检。阴道细胞学检查多次异常，而上述检查方法均未得到证实，而临床仍不能排除癌，或发现癌但不能确定有无浸润和浸润深度而临床上需要确诊者，可行宫颈锥形切除。

子宫颈癌的诊断主要是根据宫颈的病理组织学诊断结果。多点活检、LEEP 和冷刀锥切（CKC）都有重要的组织学诊断意义。细胞学、阴道镜检和组织学是三阶梯诊断程序，一般不越级。细胞学是初始检查，是其他两项的基础。

3. 肿瘤标志物　鳞状细胞癌（SCC）是宫颈癌鳞状细胞癌的重要标志物，用于诊断及病情监测，癌胚抗原（CEA）、CA19-9、CA125 对宫颈腺癌的诊断具有参考意义。神经元特异性烯醇化酶（NSE）对宫颈神经内分泌癌的诊断具有辅助作用。

4. HPV 检测　2004 年，国际癌症研究署（IARC）发布声明：HPV 是宫颈癌前病变及宫颈癌发生的必要因素。根据 HPV 与癌瘤的关系，可将 HPV 分类为高危型及低危型。高危型 HPV（包括 16，18，26，31，33，35，45，51，52，55，56，58，59，66，67，68，82 型等）是宫颈癌的首要病因，宫颈癌的早期诊治及病情监测需要包括高危型 HPV 检测。

【诊断与鉴别诊断】

（一）诊断

病理学检查是确诊的依据。综合分析病史、临床表现、体格检查和相关的影像、腔镜检查、病理证据，是发现和临床诊断宫颈癌的重要手段，其中宫颈组织病理结果是确诊的最重要依据。病理结果确诊为宫颈癌后，应由两名有经验的妇科肿瘤医生通过详细全身检查和妇科检查，确定临床分期。根据病人具体情况进行胸片、静脉肾盂造影、膀胱镜、超声、CT、PET 等影像学检查评估病情。

（二）鉴别诊断

1. 宫颈糜烂　是最常见的良性宫颈病变，临床可有月经间期出血，或接触性出血，阴道分泌物增多，检查时宫颈外口周围有鲜红色小颗粒，擦拭后也可以出血，大体所见与原位癌及早期浸润癌相似，肉眼不能区分，故难以与早期宫颈癌鉴别。可做宫颈细胞刮片检查或活体组织检查以明确诊断。

2. 宫颈息肉　一般为宫颈口或宫颈管内炎性增生所致，常为小圆形肿物，带蒂，但偶无蒂，鲜红色或粉红色，可单发或多发，易有接触性出血，还可有继发感染、坏死。息肉癌变较为罕见，但宫颈的恶性病变有时呈息肉状，故凡有宫颈息肉均应切除，并送病理学检查以明确诊断。

3. 子宫颈结核　宫颈结核症状上除有不规则阴道出血和大量白带外，可有闭经史及结核体征，阴道镜检查外观上可见多个溃疡，甚至菜花样赘生物，与宫颈癌很相似，亦需活检进行鉴别。

4. 宫颈湿疣　表现为宫颈赘生物，表面多凹凸不平，有时融合成菜花状，可进行活检以鉴别。

5. 子宫内膜癌　有阴道不规则出血，阴道分泌物增多。如果子宫内膜癌累及宫颈，检查时颈管内可见到有癌组织堵塞，确诊须做分段刮宫送病理检查。

（三）分期

可采用 FIGO（国际妇产科联盟）分期或 AJCC/UICC 第 8 版（2017年）TNM 分期和临床分期标准。

宫颈癌分期

【中医病因病机】

中医学认为，崩漏、带下、癥瘕是由脏腑虚损、冲任失约、带脉不固、邪毒瘀阻血络和痰湿内结胞宫所致，与肝、脾、肾三脏关系最为密切。常见病因如下。

1. 外邪入侵　房事不洁，或月事正行，湿热侵袭，或湿热毒邪迁延留滞使气血运行受阻，瘀毒结聚而成本病。

2. 饮食不节　饥饱失常，或过食肥甘厚味，或饮食不洁，或饮酒无度损伤脾胃，脾气受损，中阳不振，运化失司，水湿注于下焦，痰湿凝聚胞中而发病。

3. 七情内伤　恚怒伤肝、忧思伤脾而致气机疏泄失常，血行不畅，日久生瘀，气滞血瘀而发病。

4. 脏腑虚弱　素体不足或久病，或劳累过度，或早婚多产，均可导致五脏虚弱、阴阳失调、气血运行不畅或失常、冲任失约、带脉不固而发病。

本病的发病因脾湿、肝郁、肾虚、脏腑功能亏损，导致冲任失调，督带失约而成。《内经》云："任脉为病，女子带下瘕聚。""盖冲任失调，督脉失司，带脉不固，因而带下。"因为肝郁气滞，或脾虚湿盛，或肾虚不固，皆可导致本病的发生。临证时，应该辨明虚实，分清脏腑，或疏肝理气，或健脾祛湿，或补肾固涩，或清利湿热。

【中医辨证】

宫颈癌的中医证候分型尚未统一，临床亦常为多证错杂，复合变化，临诊要据症舌脉，辨证立法。下为常见主证：

1.肝郁气滞证

主症：白带量多，偶带血丝，小腹胀痛，月经失调，情志郁闷，心烦易怒，胸胁胀闷不适，舌淡红，苔薄白，脉弦。

2.湿热瘀毒证

主症：白带量多，色如米泔或浊黄，气味秽臭，下腹、腰骶酸胀疼痛，伴口干口苦，大便秘结，小便黄赤，舌质红，苔黄或腻，脉滑数。

3.肝肾阴虚证

主症：白带量多，色黄或杂色，有腥臭味，阴道时呈不规则出血，头晕耳鸣，手足心热，颧红盗汗，腰背酸痛，下肢酸软乏力，大便秘结，小便涩痛，舌质红绛，苔少，脉细数。

4.脾肾阳虚证

主症：白带量多，伴有腥臭味、血迹，精神疲惫，面色白，颜目浮肿，腰酸背痛，四肢不温，纳少乏味，大便溏薄，小便清长，舌淡胖，苔薄白，脉沉细无力。

【治疗】

（一）治疗原则

宫颈癌的总体治疗原则是早期子宫颈癌患者（Ⅰ～Ⅱa）单纯根治性手术与单纯根治性放疗两者治疗效果相当，5年生存率、死亡率、并发症概率相似。各期宫颈癌均可选择放射治疗，对于Ⅱb以上中晚期宫颈癌采用以顺铂为基础的同步放化疗，治疗方式应根据病人年龄、病理类型、分期综合选择。中医药在各期均可联合治疗以提高疗效和减少西医治疗的副反应。

（二）西医治疗

1.手术治疗　手术治疗主要应用于早期宫颈癌即Ⅰa～Ⅱa期。对于局部晚期、大癌灶Ⅰb2～Ⅱa（＞4cm）患者，治疗选择仍存在不同意见。由于放疗可能导致的阴道狭窄会使患者更倾向于选择根治性手术，特别是中、青年患者。但根治性手术加放疗的并发症较多，应尽量避免。因此首选根治性手术还是放疗时，应根据病情，慎重考虑。

对选择手术治疗患者附件的处理。对要求保留卵巢功能的未绝经患者，一般认为早期宫颈鳞癌卵巢转移的概率较低，可以保留卵巢，但术中需探查卵巢情况。

2. 放射治疗 适用于各期宫颈癌，但主要应用于Ⅱb期以上中晚期患者，及早期但不能耐受手术治疗者。放疗包括体外照射和腔内放疗，二者联合应用。研究表明同步放、化疗较单纯放疗提高了疗效，降低了复发风险。

行根治性放射治疗时，对肿瘤区域给予根治剂量照射，由于照射范围较大，照射剂量也高。因此，对肿瘤附近的正常组织和器官，特别是一些对放射线敏感的组织和器官的防护，是治疗中的一个重要问题。如果放射治疗方案设计不当就容易引起严重的后遗症。姑息性放射治疗的目的是为了减轻症状，减少病人痛苦，但不一定延长病人的生存时间。根治性治疗与姑息性治疗是相对的，在治疗过程中可根据肿瘤及病人情况互相转换。

若放射治疗作为与手术配合的综合治疗时，要根据肿瘤情况及病人条件决定是术前放射治疗还是术后放射治疗。术前放射治疗是计划性的，其目的是通过术前放射治疗，降低癌细胞活力或减少种植和扩散的概率；缩小肿瘤范围，提高手术切除率；杀伤亚临床病灶，降低局部复发率。术后放射治疗是根据手术后病理决定，具有不良预后影响因素，如淋巴结转移、切缘阳性、宫旁浸润、深肌层浸润、宫颈局部肿瘤体积大以及脉管瘤栓等，可行术后放射治疗，减少局部复发，提高疗效，但两种治疗并用也增加了治疗并发症。

由于放射源种类、放射方法、照射面积、照射部位、单位剂量、总剂量、总的分割次数及总治疗时间等因素的不同，以及病人对放射线敏感性的差异，放射治疗并发症的发生概率及严重程度也各不相同。近期并发症包括治疗中及治疗后不久发生的并发症，如感染、阴道炎、外阴炎、皮肤干湿性反应、骨髓抑制、胃肠反应、直肠反应、膀胱反应和机械损伤等；晚期并发症有放射性直肠炎、放射性膀胱炎、皮肤及皮下组织的改变、生殖器官的改变、放射性小肠炎等。最常见的是放射性直肠炎，多发生在放疗后1~1.5年，主要表现为大便次数增多、黏液便、便血，严重者出现直肠阴道瘘，其次是放射性膀胱炎，多数在1年半左右，主要表现为尿频、尿痛、尿血、排尿不畅，严重者可出现膀胱阴道瘘。

3. 化学治疗 化疗在子宫颈癌治疗中的作用越来越重要，主要应于用放疗病人的化疗增敏（同步放化疗）、新辅助化疗以及晚期远处转移、复发患者的姑息治疗等。治疗子宫颈癌的有效药有顺铂、紫杉醇、5-氟尿嘧啶、异环磷酰胺、吉西他滨、拓扑替康等。

（1）增敏化疗 目前NCCN治疗指南推荐的在放疗期间增敏化疗的方案是：
DDP 50~70mg/m^2+5-Fu 4g/m^2（96小时持续静脉滴入），放疗第1和29天。
DDP周疗40mg/m^2，放疗第1、8、15、22、29和36天。

（2）新辅助化疗 新辅助化疗可用于Ⅱb、Ⅲa的手术前治疗，化疗可缩小病灶，有利于手术切除，减少全身转移。

（3）中晚期化疗 主要用于：①宫颈癌灶>4cm的手术前新辅助化疗，目的是使肿瘤缩小，便于手术切除。②与放疗同步，使放疗增敏；延长病人的生存期，减低复发风险。③不能耐受放疗的晚期病人或复发转移病人的姑息治疗。

常用的一线化疗药有顺铂、卡铂、紫杉醇、吉西他滨、伊立替康等。单药化疗可选择顺铂、卡铂、紫杉醇，其中首选顺铂；二线治疗药物有多西他赛、吉西他滨、异环磷酰胺、伊立替康、丝裂霉素、拓扑替康、培美曲塞、长春瑞滨等，用药途径可采用静脉注射或者动脉灌注化疗。常用联合化疗方案见表 13-1。

表 13-1　宫颈癌常用化疗方案

方案	药物	剂量	用法	用药时间	周期
TC	紫杉醇（T）	$150 \sim 175mg/m^2$	i.v.	d1	q21d×6
	卡铂（C）	AUC=4～5	i.v.	d2	
DP	多西他赛（D）	$75mg/m^2$	i.v.	d1	q21d×6
	顺铂（P）	$50 \sim 70 \, mg/m^2$	i.v.	d2	

（三）中医治疗

1. 辨证论治

（1）肝郁气滞证

治法：疏肝解郁。

方药：逍遥散（《太平惠民和剂局方》）加减。气郁甚者加佛手、香附、郁金；肝郁化火、潮热颧红，加牡丹皮、栀子；血虚甚者加地黄、何首乌；少腹胀或痛甚者加川楝子、延胡索；纳少腹胀者加炒麦芽、鸡内金；另可酌加土茯苓以解毒。

（2）湿热瘀毒证

治法：清热解毒，活血化瘀。

方药：八正散（《太平惠民和剂局方》）加减。热毒甚者加蒲公英、蚤休；口渴思饮加天花粉、石斛；心烦难寐加黄连、茯神；腰酸痛者加桑寄生、杜仲；少腹痛甚者加赤芍、乌药；阴道流血加三七粉（冲）、牡丹皮。

（3）肝肾阴虚证

治法：滋养肝肾。

方药：知柏地黄丸（《医方考》）加减。下焦热毒甚者酌加土茯苓、白花蛇舌草；出血量多加白茅根、茜草、仙鹤草；阴虚目干涩者酌加枸杞子、杭菊花；便秘者加火麻仁、郁李仁；少腹痛、口干欲频频少饮者加鳖甲、乳香、没药。

（4）脾肾阳虚证

治法：温肾健脾。

方药：参苓白术散（《太平惠民和剂局方》）合肾气丸（《金匮要略》）加减。崩漏不止者加血余炭、大蓟、小蓟；肾虚夜尿次数增多者酌加补骨脂、益智仁；泄泻不止加诃子、肉豆蔻；湿毒甚者加土茯苓、七叶一枝花；大汗淋漓，似有阳脱之兆，急加人参回阳固脱；腰膝冷痛甚者加杜仲、续断、狗脊。

2.针灸治疗

（1）宫颈癌手术后，膀胱麻痹常常发生尿潴留，可进行针灸治疗，选取阴陵泉、归来、水道、气海、三阴交、关元、太溪等穴。

（2）宫颈癌辅助治疗，可选取肾俞、关元、中极、三阴交等穴。

（3）治疗放疗所致白细胞减少可选取大椎、足三里、血海、关元等穴。

【预防与调护】

（一）预防

1.大力开展宫颈癌的普查和普治工作，做到早发现、早诊断、早治疗。

2.积极治疗子宫颈慢性疾患，及时诊断和治疗宫颈上皮内瘤变。

3.接种宫颈癌疫苗，可有效预防宫颈癌的发生。

4.加强计划生育宣传工作。

5.开展性卫生教育，注意性生活卫生。

（二）调护

应避免精神紧张、情绪过激，保持开朗、乐观的心情。若确诊为宫颈癌后，要克服焦虑、悲伤、恐惧的心理，树立同癌症做斗争的信心。饮食应多样化，不可偏嗜或不节，尽可能选择新鲜的水果、蔬菜，常吃豆类和粗杂粮，忌烟酒，少吃韭菜、生葱、辛辣食物等。要保持良好的生活习惯，做到起居有常，不妄作劳，经常参加适度的体育活动。

第二节　卵巢癌

PPT

卵巢癌（ovarian cancer）是指发生于卵巢表面体腔上皮和其下方卵巢间质的恶性肿瘤。卵巢恶性肿瘤的主要类型有卵巢上皮细胞癌、卵巢恶性生殖细胞肿瘤、卵巢性索间质肿瘤等。卵巢上皮细胞癌占卵巢恶性肿瘤的60%~90%，好发于50~60岁的妇女，由于卵巢位于盆腔深部，早期病变不容易被发现，一旦出现症状多属于晚期，严重威胁女性健康和生命。

中医学无卵巢癌这一名称，本病属中医"癥瘕""石瘕""鼓胀"范畴。

【病因病理】

（一）病因

卵巢癌的病因至今仍不十分清楚，与内分泌变化、饮食习惯、环境与种族因素、遗传因素关系密切。

1.内分泌变化　认为持续性排卵、促性腺激素和雌激素过高引起卵巢上皮细胞过度增生及转化，这种状态长期存在可导致卵巢癌的发生。

（1）激素及年龄　60% 的卵巢癌发生于 40~60 岁的更年期和绝经早期妇女，主要表现为促性腺激素和雌激素水平的增高，过度刺激成为卵巢损伤和修复失常的原因。

（2）月经、婚姻、妊娠、哺乳与持续排卵　初潮早（小于 12 岁）、绝经晚（大于55 岁）的妇女患卵巢癌的相对危险性增加，月经量多、痛经、有甲状腺疾病的妇女卵巢癌发生率是正常人的 3 倍，不孕、少孕、晚孕、不哺乳的妇女比早婚、多产、哺乳者的卵巢癌发生率增加 2~5 倍。妊娠可降低卵巢癌发生的危险性 30%~60%，初孕年龄过晚成为卵巢癌的高危因素，可能与排卵次数多及孕产次数少有关，初孕产年龄小者卵巢癌发病相对较少的原因，可能有孕产次数较多的因素。流行病学调查发现卵巢癌危险因素有未产、不孕，而多次妊娠、哺乳和口服避孕药有保护作用。

2. 环境与种族因素　发达国家卵巢上皮细胞癌发病率高于发展中国家，最高危险地区如美国、加拿大、英国等，低危险地区如日本、印度、新加坡等。城市人群发病率高于农村 20%~50%。社会经济水平高的妇女发病率高。

3. 饮食因素　一般认为动物脂肪、蛋白质、总热量摄入与卵巢癌呈正相关，而蔬菜、维生素 A 则对卵巢癌的发生有预防作用。另外，烟酒、咖啡、碘可能和卵巢癌的发生有一定关系。

4. 遗传因素　从卵巢癌患者的家族调查及流行病学调查中发现，大约 10% 的卵巢癌患者部分亲属有恶性肿瘤史，特别是一级亲属中有乳腺癌、非息肉性结肠癌、子宫内膜癌及卵巢癌病史。

5. BRCA1 与 BRCA2 基因突变　有这两种基因突变者一生中患卵巢癌的危险性约为 17%~44%，而普通人群的这种危险性仅为 1.8%。

6. 其他　如电离辐射、病毒感染（腮腺炎病毒、风疹病毒）、化学致癌物等。

（二）病理

卵巢恶性肿瘤主要有三种病理类型：上皮癌、恶性生殖细胞瘤及性索间质肿瘤。国外上皮癌占卵巢癌的 90% 以上，国内约占 65%，多发生于绝经期和绝经后期；恶性生殖细胞瘤国外少见，国内约占 20%，多发生于青少年；性索间质肿瘤属低度恶性肿瘤，约占 10%，可发生于任何年龄。

WHO 有关卵巢肿瘤的分类如下：

1. 上皮性肿瘤　临床最常见，包括浆液性囊腺瘤、黏液性囊腺瘤、子宫内膜样瘤、透明细胞瘤、勃勒纳瘤及混合性上皮性肿瘤，每种均有良性、交界性和恶性三种。此外还包括未分化癌及不能分类的上皮肿瘤。

2. 性索间质肿瘤　主要包括单纯间质肿瘤、单纯性索肿瘤、颗粒 - 间质细胞肿瘤、混合性性索 - 间质瘤等。

3. 生殖细胞肿瘤　包括无性细胞瘤、内胚窦瘤、胚胎癌、多胚癌、绒毛膜癌、畸胎瘤。

4. 其他肿瘤　脂肪细胞肿瘤、性腺母细胞瘤、非特异性软组织肿瘤、未分类肿瘤、继发性肿瘤等。

盆腹腔直接种植转移是卵巢癌最常见的转移途经，其次为肿瘤局部蔓延至子宫、输卵管及盆腔其他组织，也可通过淋巴、血行转移全身。

【临床表现】

卵巢恶性肿瘤生长迅速，易扩散，但早期病人常无症状，往往在妇科检查时偶被发现，或肿瘤长到一定大小而腹部可扪及包块时，或出现并发症时才被发现，往往已属晚期。主要症状为腹胀，腹部肿块及腹水，症状的轻重取决于：① 肿瘤的大小、位置、侵犯邻近器官的程度；② 肿瘤的组织类型；③ 有无合并症。

(一) 症状

1. 腹胀　下腹不适或盆腔下坠感，可伴食欲不振、恶心、胃部不适等胃肠道症状。

2. 腹部肿块　早期腹部包块不大时，病人不易察觉，多数病人常常在妇科检查时才发现，随着病情进展，肿块增大，有腹胀、气短、大小便次数增多等肿块压迫症状。

3. 腹水　除有腹胀外，还可引起压迫症状，如膈肌抬高可引起呼吸困难、不能平卧、心悸；由于腹内压增加，影响下肢静脉回流，可引起腹壁及下肢水肿；肿瘤压迫膀胱、直肠，可有排尿困难、肛门坠胀及大便改变等。

4. 疼痛　卵巢癌极少引起疼痛，如发生肿瘤破裂、出血和感染，或由于浸润、压迫邻近脏器，或者压迫神经可引起腹痛、腰痛等。

5. 性激素异常症状　肿瘤间质成分产生激素或肿瘤破坏双侧卵巢，可导致月经紊乱或阴道出血。阴道出血除与卵巢癌本身有关外，还常伴有子宫内膜病变，如子宫内膜增生或子宫内膜癌。功能性卵巢癌如颗粒细胞瘤，可产生过多的雌激素而引起性早熟，睾丸母细胞瘤可产生过多的雄激素而引起男性化的表现。

6. 恶病质　由于肿瘤的迅速生长，病人营养不良及体力的消耗，会出现贫血、消瘦甚至恶病质体征，这是卵巢癌晚期常见的临床表现。

7. 转移症状　因肿瘤转移而产生相应症状，如肺转移可产生干咳、咯血及呼吸困难等。骨转移可产生转移灶局部的剧烈疼痛，局部有明显压痛点，肠道转移者可有大便变形、便血，严重者可因发生不可逆的肠梗阻而死亡。

(二) 体征

1. 腹部和盆腔肿块　卵巢上皮癌肿块多为双侧性，呈实性或囊实性，表面高低不平，固定不移。

2. 腹水征　早期卵巢癌即可出现腹水，体检时腹部移动性浊音阳性，其腹水可能为血性或淡黄色，细胞学检查有可能找到癌细胞。

3. 远处转移征　有时在锁骨上、腹股沟等部位可扪及肿大的淋巴结，有时可扪及盆底结节（子宫直肠窝），转移至肺、胸膜、肝脏时，可出现胸水、肝脏肿大等相应体征。

（三）并发症

1. 蒂扭转　为常见的妇科急腹症，约有 10% 的卵巢肿瘤并发蒂扭转。好发于瘤蒂长、中等大小、活动度大、重心偏于一侧的肿瘤。常在病人突然改变体位时，或妊娠期和产褥期子宫大小、位置改变时发生。其典型症状是突然发生一侧下腹剧痛，常伴恶心、呕吐甚至休克，系腹膜牵引绞窄引起。妇科检查扪及肿块张力较大，有压痛，以瘤蒂部位最明显，并有肌紧张，有时不全扭转可自然复位，腹痛随之缓解。蒂扭转一经确诊，即尽快行剖腹手术。

2. 肿瘤破裂　约 3% 的卵巢肿瘤会发生破裂，破裂有自发性和外伤性两种。自发性破裂常因为肿瘤生长过速所致，多为肿瘤浸润性生长穿破囊壁；外伤性破裂常因腹部受重击、分娩、性交、妇科检查及穿刺等引起。其症状轻重取决于破裂口大小、流入腹腔囊液的性质和数量。常致腹痛、恶心呕吐，有时导致腹腔内出血、腹膜炎及休克。

3. 感染　较少见，多因肿瘤扭转或破裂后引起，也可来自邻近器官感染灶如阑尾炎扩散。临床表现为发热、腹痛、腹部肿块、腹部压痛、反跳痛、腹肌紧张，血常规检查白细胞增高等。治疗上应先用抗生素抗感染，后行手术切除肿瘤。如短期内感染不能控制，宜急诊手术。

【辅助检查】

（一）影像及腹腔镜等检查

1. X 线　腹平片可见囊性畸胎瘤内钙化灶；胃肠道钡剂造影可以帮助了解肿瘤与胃肠道的关系，明确胃肠道有无器质性病变及转移灶存在；泌尿道造影可以发现输尿管有无受压或移位，膀胱是否被侵及，并用以鉴别腹膜后肿瘤。

2. B 超　B 超检查至今仍为盆腔肿瘤首选的筛选诊断技术，临床诊断符合率大于 90%。它可以显示盆腔肿块的部位、大小和质地，此外还可以帮助确定卵巢癌的扩散部位，有助于临床分期。

3. CT　CT 检查能够准确显示盆腔正常和异常解剖结构，对盆腔肿块定位和定性，从而确定肿瘤分期，但 CT 诊断不能代替剖腹探查。

4. MRI　MRI 的优点是对人体无放射引起的损害，可以任意选择扫描平面和方向，对软组织密度分辨率较高，可以较好地确定周围组织转移的情况。

5. PET-CT　有助于复发卵巢癌的定性和定位诊断。

6. 腹腔镜检查　腹腔镜在卵巢癌的诊断、鉴别诊断、分期中均有重要的价值。可直接观察肿块状态，并在可疑部位进行多点活检，抽吸腹腔液行细胞学检查。

（二）实验室检查

1. 细胞学检查　包括脱落细胞及细针穿刺吸取细胞检查。标本来源包括阴道颈管及宫腔，腹水或腹腔灌洗液，或自子宫直肠陷凹穿刺吸取。其中术前、术中穿刺或冲洗液查找癌细胞是简便易行、快速的诊断方法，阳性率可达 59%～71.2%，被列为卵巢癌的常规检查项目。用细针穿刺抽取组织或液体后，涂片或做病理切片，经阴道后穹隆途径穿刺损伤小，可重复，阳性率达 33%～90%，具有诊断价值；但经腹部操作，因肿瘤刺破后有播散的危险，应慎重。如有胸水应做细胞学检查确定有无胸腔转移。

2. 肿瘤标志物检查　卵巢癌肿瘤标志物的敏感性和特异性均不能满足早期诊断的需要，现多用于判断病情变化、指导治疗、评定疗效及判断复发等方面。常用标记物有 CA125、AFP、CEA、HCG、LDH、SA（唾液酸）等。卵巢上皮癌病人 CA125 水平高于正常值，90% 以上病人 CA125 水平的高低与病人病情变化一致，可用于病情监测，敏感性高。

【诊断与鉴别诊断】

（一）诊断

临床表现和相关的辅助检查有助于诊断。40～60 岁的女性，尤其是绝经前后，出现不明原因的胃肠道症状、消瘦、下腹疼痛或不适、腹部包块、不规则阴道出血等，体检时触及盆腔不规则包块，且相对固定，应怀疑卵巢癌的可能，要做实验室及其他检查以确诊。病理学是诊断卵巢肿瘤的金标准。

（二）鉴别诊断

1. 卵巢良性肿瘤　也表现为卵巢肿块，但多发生在生育期，多为单侧，表面光滑，可推动，有囊性感，生长缓慢，无腹水。B 超检查多为囊性影像，血清 CA125 检测为阴性或轻度升高。

2. 子宫内膜异位症　子宫内膜异位症形成的粘连性卵巢包块及子宫直肠陷凹结节与卵巢癌相似。子宫内膜异位症常发生于生育期年龄病人，特征为进行性痛经、盆腔疼痛、月经失调及不孕，但无腹痛、恶病质等。可在 B 超监测下从后穹隆穿刺出巧克力样囊液，经孕酮类药物治疗可缓解症状，甚至可使包块缩小。

3. 附件结核或腹膜结核　常有结核病史，并有消瘦、低热、盗汗、月经量少、闭经等症状。腹膜结核腹水时出现粘连性肿块，特点是位置高，B 超、X 线胃肠造影等可帮助确诊。

4. 慢性盆腔炎　有流产或产褥感染病史，有发热、下腹痛，妇科检查附件区有肿块及组织增厚、压痛，片状物达盆壁。用抗生素治疗症状缓解，块状物缩小。如治疗后症状、体征无改善，或块状物增大，应考虑盆腔或者卵巢恶性肿瘤可能，超声检查有助于鉴别。

5. 子宫肌瘤　浆膜下肌瘤或者肌瘤囊性变易与卵巢实体瘤或者囊肿混淆。子宫肌瘤常为多发性，与子宫相连，检查时肿瘤随着宫体及宫颈移动。B 超检查可协助鉴别。

（三）分期

卵巢癌分期

可采用 FIGO 分期或 AJCC/UICC 第 8 版（2017 年）TNM 分期标准和临床分期标准。

【中医病因病机】

外感邪毒、内伤饮食及情志抑郁为致病因素，而脏腑阴阳气血失调、正气虚损则是致病基础，数者互为因果，最终使痰、湿、气、血郁滞于冲任、胞脉，久之则导致卵巢癌的发生。

1.气滞血瘀　情志不节，多怒久郁，或寒温失节，久病不愈，脏腑之气虚弱，则气机不畅。若气塞不通，血壅不流，日久必有血瘀，气滞血瘀，蕴结于冲任，积久成癥。

2.痰湿内阻　肿瘤的发生与痰湿相关。寒温失调，饮食不节，情志久郁，均可损伤脾胃功能，致水湿不运，聚而生痰，痰阻冲任，日久生积。

3.热毒内结　情志抑郁，郁而化火，或感受外来毒热之邪，毒热夹气、夹血，久则气、血、瘀、毒、热等蕴结冲任而生癥瘕。

4.脏腑失调　素体虚弱，脏腑功能失调，容易导致痰湿内阻、气滞血瘀而发肿瘤。

5.冲任督带失调　冲任督带的生理功能与女子胞关系密切，冲任督带功能失调可以导致气血功能失调，导致气滞血瘀，积聚成块阻滞胞宫，或气血亏虚，气血不能推动血液运行，瘀血停滞胞中，发为本病。

总之，卵巢癌的发生，是在禀赋不足或脏腑经络功能失调的基础上，外邪侵袭，七情饮食内伤，脏腑经络功能进一步失调，气机紊乱，血行瘀滞，痰饮内停，有形之邪阻于冲任督带，结聚而成。本病病位在胞宫，与肝脾肾三脏和冲任督带关系密切。

【中医辨证】

1.湿热蕴毒证

主症：腹部肿块，腹胀痛或伴有少量腹水，大便干燥，尿黄灼热，口干苦不欲饮，舌质黯，苔厚腻，脉滑或滑数。

2.气滞血瘀证

主症：腹部肿块坚硬固定，腹胀腹痛，面色晦黯无华，形体消瘦，肌肤甲错，神疲乏力，二便不畅，舌紫黯或有瘀斑，苔薄黄，脉细涩或弦。

3.痰湿凝聚证

主症：腹部肿块，胃脘胀满，时有恶心，面虚浮肿，身倦无力，舌润，苔白腻，脉滑。

4.气阴两虚证

主症：腹部隆满，可触及肿块，坚硬不移，或卵巢癌手术后极度消瘦，倦怠乏力，面色萎黄，纳呆，语声低微，大便溏薄，腰酸，口干咽燥，舌质淡，苔少或苔薄，脉细数。

5. 气血亏虚证

主症：腹痛绵绵，或有少腹包块，伴消瘦乏力，面白神倦，心悸气短，动则汗出，纳呆，口干不欲饮，舌质淡，脉细弱或虚大无根。

【治疗】

（一）治疗原则

卵巢癌一经确诊，有手术适应证者应尽早手术治疗，并辅以化疗、放疗及中医药治疗。除肿瘤仅局限于卵巢的少数早期病人外，绝大多数病人单纯手术难以治愈，而大多数卵巢恶性肿瘤对化疗敏感，因此手术与化疗是目前治疗卵巢癌关键而有效的治疗手段。若为晚期，癌瘤较大，有广泛转移，粘连严重者，可先行化疗及中医药治疗以缩小肿块，为手术治疗准备条件，可提高手术成功率。放射治疗卵巢癌的效果也是肯定的，特别是对于术后小的残存肿瘤有效，但是由于卵巢癌放疗野过大，需要遮挡肝脏和肾脏，胃肠道副作用大，目前临床多被化疗代替。近年来的研究发现，靶向药在中晚期卵巢癌的治疗中可改善病人的预后。中医药治疗可以与手术、化疗、放疗、靶向治疗结合，抗复发转移，增效减毒，减轻病人的痛苦，延长生存期。

（二）西医治疗

1. 手术治疗 卵巢恶性肿瘤诊断一旦成立，若无明显手术禁忌证，应首先考虑手术治疗。Ⅰ期卵巢癌治疗原则是彻底手术切除，晚期病人应尽可能切除肉眼可见的瘤灶，使瘤细胞数减少到最低限度，即使不能全部切除，也应尽量减小肿块体积，即所谓肿瘤细胞减灭术，以利于术后化疗及放疗。对交界性或低度恶性肿瘤、颗粒细胞瘤及ⅠA期肿瘤高中分化的年轻病人（需保留生育能力者），可以仅做患侧附件切除。但必须剖腹探查对侧卵巢，确认无肿瘤，或楔形切除组织冰冻检查正常时方可保留，术后严密随访。

2. 化疗

（1）卵巢上皮癌的化疗　化疗为主要的辅助治疗，常用于术后杀灭有残留癌灶，控制复发；也可用于复发病灶的治疗。

一线化疗是指首次肿瘤细胞减灭术后的化疗。常用化疗药物有顺铂、卡铂、紫杉醇、环磷酰胺、异环磷酰胺、氟尿嘧啶、博来霉素、长春新碱、依托泊苷等，近年来多以铂类药物和紫杉醇为主要的化疗药物，有腹腔种植者应采取全身静脉化疗加腹腔灌注化疗。二线化疗主要用于卵巢癌复发的治疗。同时腹腔灌注化疗可有效地控制腹腔转移，消除腹水。常用联合化疗方案见表13-2。

表 13-2　卵巢上皮癌常用联合化疗方案

方案	药物	剂量	用法	用药时间	周期
TC	紫杉醇（T）	150 ~ 175mg/m²	i.v.	d1	q21d×8
	卡铂（C）	AUC=4 ~ 5	i.v.	d2	
DP	多西他赛（D）	75mg/m²	i.v.	d1	q21d×8
	顺铂（P）	50 ~ 70 mg/m²	i.v.	d2	

（2）卵巢恶性生殖细胞瘤的化疗　卵巢恶性生殖细胞瘤对化疗十分敏感。目前认为卵巢恶性生殖细胞瘤中，除 I 期 1 级未成熟畸胎瘤不需化疗外，其余各期都应手术后辅助化疗。20 世纪 90 年代以来，BEP 方案已经成为国际上治疗各期卵巢恶性生殖细胞瘤的标准一线化疗方案。早期恶性生殖细胞瘤术后化疗一般为 3 ~ 4 个疗程，晚期一般为 4 ~ 6 个疗程。常用联合化疗方案见表 13-3。

表 13-3　卵巢恶性生殖细胞瘤常用联合化疗方案

方案	药物	剂量	用法	用药时间	周期
BEP	博来霉素（B）	15mg/d	i.v.	d1 ~ 3	q21d×3 ~ 6
	依托泊苷（E）	70 ~ 100mg/（m²·d）	i.v.	d1 ~ 5	
	顺铂（P）	20mg/（m²·d）	i.v.	d1 ~ 5	
PVB	顺铂（P）	30 ~ 35mg/（m²·d）	i.v.	d1 ~ 3	q21d×3 ~ 6
	长春新碱（V）	1 ~ 1.5mg/m²	i.v.	d1 ~ 2	
	博来霉素（B）	30mg/ 周	i.m.	d2	
EC	依托泊苷（E）	120mg/m²	i.v.	d1 ~ 3	q21d×3 ~ 6
	卡铂（C）	400mg/m²	i.v.	d1	

3. 放射治疗　对卵巢上皮性癌不主张以放疗作为主要辅助治疗手段，外照射对于卵巢上皮癌的治疗价值有限，可用于锁骨上和腹股沟淋巴结转移灶和部分紧靠盆壁的局限性病灶的局部治疗。卵巢恶性生殖细胞瘤可以使用放疗，无性细胞瘤对放疗最敏感，但由于无性细胞瘤的病人多年轻，要求保留生育功能，而盆腔放疗破坏卵巢功能，使病人失去生育能力，目前放疗已经较少应用。

4. 靶向治疗　靶向药物治疗是目前改善晚期卵巢癌预后的主要趋势。近几年，贝伐珠单抗、帕唑单抗、PARP 抑制剂（奥拉帕尼）等在卵巢癌的一线治疗及复发卵巢癌的治疗中都取得了较好的疗效。

（三）中医治疗

1. 辨证论治

（1）湿热蕴毒证

治法：清热利湿，解毒散结。

方药：四妙丸（《成方便读》）加减。大便干结加麻子仁、酒大黄；口干加生地、沙参；腹胀加枳壳、木香、槟榔。

（2）气滞血瘀证

治法：行气活血，祛瘀散结。

方药：膈下逐瘀汤（《医林改错》）加减。腹痛明显加延胡索、土鳖虫、佛手；低热加青蒿、鳖甲、丹皮。

（3）痰湿凝聚证

治法：健脾利湿，化痰散结。

方药：参苓白术散（《太平惠民和剂局方》）加减。纳呆食少加炒麦芽、神曲、鸡内金；腹水较多加大腹皮、半枝莲、龙葵；小便不利加大腹皮、半枝莲。

（4）气阴两虚证

治法：益气养阴，软坚消癥。

方药：六味地黄丸（《小儿药证直诀》）加减。口干明显加生地、麦冬；大便溏加芡实、补骨脂、肉豆蔻。腰膝酸软、乏力加骨碎补、怀牛膝、川断。

（5）气血亏虚证

治法：补气养血，滋补肝肾。

方药：人参养荣汤（《太平惠民和剂局方》）加减。腰膝酸软加骨碎补、金毛狗脊、杜仲；失眠多梦加夜交藤、远志、煅龙骨。

2. 辨病用药

（1）消癌平　清热解毒，化痰软坚。

（2）康莱特　益气养阴，消癥散结。

3. 其他疗法

（1）针灸疗法　取大椎、足三里、血海、关元等穴，用补泻结合手法，每日1次，每次15～30分钟。如腹痛可针刺双侧阳陵泉、双侧三阴交、气海、关元、双侧足三里。腹水严重者不宜针刺腹部穴位，适当应用灸法。

（2）耳针治疗　取脾、胃、大肠、小肠、三焦相关经络穴位或耳部压痛点等，每次选3～4穴，用毫针刺法、埋针法或压豆法等，每日1次，双耳交替选用，用于卵巢癌化疗后出现胃肠道反应的辅助治疗。

（3）中药保留灌肠法　黄芪30g，茯苓25g，补骨脂、丹皮、赤芍各15g，桂枝、半枝莲、桃仁、红花、当归各10g，甘草9g，上药共水煎200～300mL，每晚保留灌肠，3～4周为1周期，本方有清热凉血活血的功效，适用于晚期卵巢癌病人。

【预防与调护】

（一）预防

卵巢癌的预防主要是对高危人群严密监测随访，早期诊治可改善预后。

1. 高危人群严密监测　40岁以上妇女应每年进行妇科检查；高危人群每半年检查一次，早期发现或排除卵巢肿瘤。如果配合超声检查，CA125检测更好。家族史和基因检查对卵巢癌的早期预防及监测有重要意义。

2. 早期诊断及处理 卵巢实性肿瘤或囊肿直径＞5cm 时，应及时手术切除。

如果青春期前、绝经后或生育年龄口服避孕药的妇女发现卵巢肿大，应重视并及时明确诊断。盆腔肿块诊断不清或治疗无效者，应及早行腹腔镜检查或剖腹探查，早期诊治。

3. 确诊病人严密随访 乳腺癌和胃肠癌的女性病人，治疗后要严密随访，定期做妇科检查，确定有无卵巢转移癌。

（二）调护

1. 确诊为卵巢癌后，除采取各种积极有效的治疗手段外，要注意勿使腹部受挤压，检查时尽量轻柔，要节制性生活。

2. 保持心情舒畅，使病人积极配合治疗。

3. 多食富营养易消化的食物及新鲜蔬菜、水果，保证二便通畅。

4. 卵巢癌病人可根据自己的爱好、体质、病情、环境来进行功能锻炼，如健身操、太极拳、气功等以及一些文艺娱乐活动，注意饮食调治。

5. 肿瘤病人手术后，临床多见气血两虚，脾胃不振，既有营养物质缺乏，又有机体功能障碍，因而在饮食调治上，既要适当补充营养、热量，给予高蛋白、高维生素（新鲜蔬菜、水果）食物，又要调理脾胃功能，振奋胃气，恢复化血之源，强化后天之本。可适当选用淮山药、枸杞子、桂圆、核桃、黑芝麻、黑木耳、紫河车等。

第十四章　血液系统肿瘤 ▷▷▷▷

PPT

恶性淋巴瘤

恶性淋巴瘤（malignant lymphoma，ML）是一大类淋巴造血系统恶性肿瘤的总称，分为霍奇金淋巴瘤（Hodgkin's lymphoma，HL）和非霍奇金淋巴瘤（non-Hodgkin's lymphoma，NHL）两大类。临床表现为进行性、无痛性淋巴结肿大，常伴有肝脾肿大、相应器官压迫症状，及发热、盗汗、体重减轻、皮肤瘙痒、乏力等全身症状。

ML 可发生于任何年龄，男女之比一般为 1～2∶1。ML 在发达国家的发病率高于发展中国家，北美和欧洲发病率＞10/10 万人，中国和日本约为 5/10 万人。城市高于农村。我国 ML 具有不同于欧美国家的特点。例如，我国 HL 只占 ML 的 10%～15%，而欧美国家则占 40%～45%；40 岁左右是我国 HL 仅有的一个发病年龄高峰，欧美国家则有两个发病高峰，分别在 30 岁左右和 50 岁以后。HL 治疗后的预后相对较好；NHL 的各个类型在临床表现、自然病程、治疗效果和预后等方面差别很大。

中医学无恶性淋巴瘤这一病名，"恶核""瘰疬""石疽""失荣"等与恶性淋巴瘤的表现相似。

【病因病理】

（一）病因

ML 确切的病因及发病机理并未完全阐明，临床研究提示与下列因素关系密切。

1. 感染　已经有证据表明包括细菌、病毒等的感染与 NHL 的发生相关。幽门螺杆菌感染与胃黏膜相关淋巴瘤的发病密切相关。EB 病毒感染与地方性 Burkitt 淋巴瘤、慢性炎症与弥漫大 B 细胞淋巴瘤有关，人 T 淋巴细胞 I 型病毒与成人 T 细胞白血病、淋巴瘤有关。人疱疹病毒 8 与 Kaposi's 肉瘤有关。

2. 免疫缺损　先天性免疫缺损或较长时间应用免疫抑制剂均与 ML 的发生密切相关。

3. 化学和物理因素　放射线、化学药物、苯、除草剂、石棉和砷等均可导致 ML 发病增加。

4. 其他　长期服用某些药物，如苯妥英钠、去氧麻黄素等可诱发 ML。

（二）病理

淋巴瘤的病理分类非常复杂，目前采用 WHO 2016 年版分类标准。

1. HL 的病理分类　HL 的恶性细胞为 R-S 细胞（reed-sternberg cell）及其变异细胞。难以确定 R-S 细胞时，免疫组化可以帮助诊断：CD15（Leu-M$_1$）和 CD30（Ki-1/Ber-H$_2$）只在 R-S 细胞及其变异细胞表达。WHO 将 HL 分如下类。

（1）结节性淋巴细胞为主型　占 HL 的 5%～6%。此型 HL 淋巴结结构基本消失，可见到少数残存的淋巴滤泡。此型特征性细胞为变异型 R-S 细胞，称"爆米花样细胞"，表达 B 细胞抗原（CD20$^+$），但典型 R-S 细胞的抗原阴性（CD30$^-$，CD15$^-$）。此型 HL 为成熟 B 细胞肿瘤，病变局限，单纯放疗即可取得良好疗效，15 年生存率＞90%。

（2）经典型 HL

①结节硬化型　占 HL 的 50%～70%，好发于青壮年，尤其是女性，发病年龄多在 20～40 岁之间，早期上纵隔受侵比例高，有别于其他亚型，预后相对较好。

②混合细胞型　占 HL 的 25%～35%。病变介于淋巴细胞为主型和淋巴细胞消减型之间，病变组织内存在多种成分，小淋巴细胞、组织细胞、嗜酸性细胞、浆细胞、嗜中性细胞等都易找到；单核 R-S 变异型数量不等，但不难发现，典型 R-S 细胞也总能找到，预后一般。

③淋巴细胞消减型　占 HL 的 5%，预后较差。病变组织中淋巴细胞显著减少，低倍镜下病变淋巴结中细胞成分稀疏而形成所谓"荒芜"图像。与淋巴细胞为主型和混合细胞型相比，肿瘤细胞比例较高，肿瘤细胞间变明显，R-S 细胞多见，单核或多核，背景细胞少。此类型 HL 可能与 HIV 感染有关，可见于老年病人和发展中国家，常常为晚期，结外受侵，病程呈进展性，预后差。组织中嗜酸性粒细胞增多与不良预后相关。

④富于淋巴细胞型　此型在组织形态上与结节性淋巴细胞为主型相似，但 R-S 细胞有经典 HL 的形态学和免疫表型（CD30$^+$，CD15$^+$，CD20$^-$），周围的淋巴细胞为反应性 T 淋巴细胞，此型 HL 无后期复发特点，治疗原则与其他类型的经典型 HL 相似。

2. NHL 的病理分类

（1）病理特点　NHL 病变淋巴结或组织结构有不同程度破坏，但某些类型的淋巴结结构可以完全保存。免疫组织化学可确定细胞来源，CD3、CD4、CD8 常用于检测 T 细胞，CD19、CD20、CD22 常用于检测 B 细胞，CD45 用于鉴别淋巴细胞肿瘤和上皮性肿瘤。

（2）病理分类　NHL 病理分类比较复杂，目前参考 2016 年版 WHO 的分类，包括淋巴母细胞淋巴瘤/急性淋巴细胞白血病、成熟 B 细胞淋巴瘤、外周（成熟）T/NK 细胞淋巴瘤、移植后淋巴组织增生性疾病（PTLD）、组织细胞及树突细胞恶性肿瘤。每类再细分具体病理类型，如成熟 B 细胞淋巴瘤又分为滤泡性淋巴瘤、弥漫大 B 细胞淋巴瘤、套细胞淋巴瘤、伯基特淋巴瘤等。

【临床表现】

恶性淋巴瘤的临床表现与发生部位、类型、大小、有无转移及并发症等有关。

（一）局部表现

1. 淋巴结肿大 ML 好发于淋巴结，绝大多数首先发生在颈部或 / 和锁骨上淋巴结，也可首先侵犯结外淋巴组织或器官。90% 的 HL 病人以体表淋巴结肿大为首发症状，其中 60% ~ 70% 发生于锁骨上、颈部淋巴结。NHL 病人的 50% ~ 70% 以体表淋巴结肿大为首发症状，约 40% ~ 50% 原发于结外淋巴组织或器官。

ML 肿大的淋巴结多数无痛、表面光滑、质韧饱满，早期大小不等、孤立或散在，后期互相融合、与皮肤粘连、固定或破溃。HL 和惰性淋巴瘤的淋巴结增长缓慢，高度侵袭性淋巴瘤者增长迅速。

2. 咽淋巴环 口咽、舌根、扁桃体和鼻咽部组成咽淋巴环，又称韦氏环。其黏膜和黏膜下具有丰富的淋巴组织，是 ML 的好发部位。扁桃体淋巴瘤常伴颈部淋巴结增大，咽淋巴环淋巴瘤可合并胃肠道侵犯。

3. 鼻腔 原发鼻腔的淋巴瘤绝大多数为 NHL，患者常有相当长时间的流鼻涕、鼻塞、过敏性鼻炎病史，可有鼻衄、鼻腔肿块，影响呼吸。鼻咽部淋巴瘤以耳鸣、听力减退较显著。

4. 胸部 纵隔是 ML 的好发部位，病变最初发生于前中纵隔、气管旁及气管支气管淋巴结，双侧纵隔受侵多于单侧。初期常无明显症状，当肿瘤增大到一定程度时可以压迫气管、肺、食管、上腔静脉，出现干咳、气短、吞咽不顺和上腔静脉压迫综合征等。

5. 腹部

（1）胃肠道　胃原发 ML 较多，绝大多数为 NHL，肠道以十二指肠、回肠或回盲部较多。胃 ML 源于胃黏膜下层的淋巴滤泡，早期无症状，随病变进展可出现消化不良、上腹不适等非特异性症状，随之可出现呕血、黑便、上腹包块、贫血、消瘦等症状。肠道 ML 多表现为腹痛、腹泻、腹部肿块、消化不良、贫血、消瘦等，严重时可导致梗阻或穿孔。

（2）肝脾　肝脾原发 ML 少见，多为继发受侵。HL 伴膈下淋巴结受侵时，70% ~ 80% 有脾受侵，尤其是混合细胞型或有全身症状的患者，脾肿大的 HL 病例仅 60% 为组织学阳性。

（3）腹膜后、肠系膜及盆腔淋巴结　ML 常累及腹膜后、肠系膜及盆腔淋巴结，小肠淋巴瘤半数以上伴有肠系膜淋巴结肿大，盆腔淋巴结肿大者多同时伴有腹股沟淋巴结肿大，腹膜后淋巴结肿大的 NHL 患者易有发热。

6. 皮肤 ML 可原发或继发皮肤侵犯，多见于 NHL。蕈样霉菌病恶性程度低、病程缓慢，受侵皮肤相继表现为红斑期、斑块期、肿瘤期，逐渐侵犯淋巴结，晚期可以累及内脏。ML 的皮肤侵犯可表现为单发或多发的皮肤结节，或与周围皮肤界限不清，皮肤表面呈淡红色或暗红色皮肤结节，可伴有疼痛，肿块可以破溃或糜烂。此外，也可表现为非特异性皮肤病变，如糙皮病样丘疹、结节性红斑等。

7. 骨髓　ML 的骨髓侵犯表现为骨髓受侵或合并白血病，多属疾病晚期表现之一，绝大多数为 NHL。淋巴母细胞型淋巴瘤常合并急性淋巴细胞白血病，小淋巴细胞型淋巴瘤可合并慢性淋巴细胞白血病。

8. 其他表现　ML 可以原发或继发于脑、硬脊膜外、睾丸、卵巢、阴道、宫颈、乳腺、甲状腺、肾上腺、眼眶球后组织、喉、骨骼、肌肉软组织等，均以 NHL 多见。

（二）全身表现

1. 全身症状　ML 常见的全身症状有发热、盗汗、体重减轻、皮肤瘙痒、乏力等。约 10% 的 HL 首发表现为全身症状，发热可表现为午后低热或周期性发热，全身症状明显者多属进展期，预后不良。恶性淋巴瘤根据患者有无全身症状，分为 A、B 组；B 组即出现原因不明的反复发热（常在 38℃ 以上），盗汗，原因不明六个月内体重减少超过 10%，以上任一症状者；A 组即无上述任一症状。出现 B 症状，预后相对较差一些，但是也能够通过患者发病早期 B 症状做到早诊断，早治疗。

2. 全身非特异性病变　ML 可伴有一系列神经系统和皮肤的非特异性表现。神经系统病变可表现为运动性周围神经病变，多发性肌病，进行性多灶性脑白质病、亚急性坏死性脊髓病等。

3. 免疫、血液系统　ML 诊断时 10%～20% 可有贫血，患者可有白细胞或血小板增多、血沉增快、类白血病反应，乳酸脱氢酶（LDH）升高与肿瘤负荷及不良预后相关。免疫功能异常的患者表现为自身免疫性溶血性贫血、Coombs 试验阳性、血清单克隆免疫球蛋白异常增高、淋巴细胞转化率及巨噬细胞吞噬率降低等。

【辅助检查】

（一）影像学检查

1. X 线检查　纵隔淋巴瘤 X 线检查表现为纵隔增宽或巨大前纵隔分化状肿块。肺实质病变可表现为肺间质性病变或结节样或肺炎样病变。

2. CT 扫描　胸部 CT 扫描比常规 X 线片更为明显，有利于发现更小病变以及胸腹腔内的病变。

3. MRI　MRI 在检查骨受侵方面非常敏感。当常规 X 线片或 CT 发现不一致时，可采用 MRI 检查。可疑有脑或脊椎受侵的，行脑或脊椎 MRI 检查。

4. PET-CT　正电子发射计算机断层显像可弥补 CT 或 B 超的不足，有助于判断其恶性程度及预后。PET-CT 检查不仅可判断病变部位而且可分出病变部位的代谢活性如何，有助于疗效分析，PET-CT 已作为评价恶性淋巴瘤疗效的重要指标。

有骨痛的病人选择性地行骨扫描检查。有胃肠道受侵的，行胃镜、肠镜和（或）胃肠道造影。Ⅳ期病人和有骨髓、睾丸、中枢神经系统受侵的，行脑脊液细胞学检查。可根据病情选择 X 线、超声、CT、MRI、PET-CT 等影像学检查手段，全面评价肿瘤侵犯范围，对了解肿瘤侵犯的部位和程度、临床分期、制订治疗计划、判断预后、动态观察治疗效果、随访和及时发现复发病变，都有重要的临床意义。

（二）实验室检查

1. 血常规 HL 患者常有轻或中度贫血，白细胞数正常或轻度增高，约 1/5 病例有嗜酸性粒细胞增多，晚期淋巴细胞减少；NHL 患者白细胞数多正常，伴有相对或绝对淋巴细胞增多，但形态正常，疾病进展期可见淋巴细胞减少。

2. 血液生化 肝肾功能、β2- 微球蛋白、碱性磷酸酶、血清钙、甲状腺功能检查对疾病的预后评估与治疗均有意义。

3. 血沉 晚期患者常血沉增快，与疾病程度和复发有关。

4. 骨髓检查 骨髓活检可用于外周血细胞计数异常或伴有 B 症状者。在 HL 患者骨髓检查中发现 R-S 细胞，对诊断有帮助。

5. 病理学检查 确诊恶性淋巴瘤必须依靠病理诊断，结合组织形态学、免疫组织化学和分子生物学等技术，尽量明确病理类型。完整的淋巴结活检是确诊和进一步分型的首要方法。

6. 染色体检查 90% 的 ML 有染色体异常，与组织学亚型和免疫表型有关，并在一定程度上与临床诊断、治疗和预后相关。ML 最常见的染色体结构变异发生在第 14 号染色体，染色体断点绝大多数发生在 14q32，多数染色体易位引起某些癌基因扩增或表达失调，导致细胞生长失控。

【诊断与鉴别诊断】

（一）诊断

ML 的诊断主要依靠临床表现、影像学及病理学检查。凡无明显原因的进行性无痛性淋巴结肿大，都应及早切除肿大淋巴结行病理检查，即使肿大淋巴结经抗炎、抗结核等治疗后暂时缩小，如果再次增大，也应及时进行病理活检。对只有纵隔、腹腔或腹膜后淋巴结肿大的患者，在进行全面检查后，应及时进行腔镜检查，必要时也可采取开胸、开腹探查术，以获得病变组织，进行病理诊断。对有较长时间发热、盗汗及消瘦等症状的患者，即使不伴有体表淋巴结肿大，也应注意除外 ML。

（二）鉴别诊断

ML 在临床上易被误诊，应注意与淋巴结炎、淋巴结结核、结节病等疾病相鉴别。

1. HL 和 NHL 的鉴别 二者治疗原则和预后不同，故诊断时应加以鉴别（见表 14-1）。

表 14-1　HL 和 NHL 的比较

特征	HL	低度恶性 NHL	其他 NHL
发病部位	淋巴结	结外（＜10%）	结外（＜35%）
淋巴结分布	向心性	离心性	离心性
淋巴结播散	连续的	非连续的	非连续的
CNS 受侵	罕见（＜1%）	罕见（＜1%）	少见（＜10%）
肝受侵	少见	常见（＞50%）	少见
骨髓受侵	少见（＜10%）	常见（＞50%）	少见（＜20%）
骨髓受侵负向影响预后	是	否	是
可经化疗治愈	是	否	是

2. 淋巴结炎　急性炎症多有原发感染病灶，局部肿大的淋巴结有红、肿、热、痛等临床表现，急性期后，淋巴缩小，疼痛消失；慢性时淋巴结多无进行性肿大，形状较扁，体积较小，质地柔软。

3. 结核性淋巴结炎　多伴有肺结核，有结核性全身中毒症状，如低热、盗汗、消瘦、乏力等，OT 试验阳性，局部病变表现为淋巴结可有局限波动感或破溃，通常抗结核治疗有效。

4. 结节病　常见于肺门淋巴结对称性肿大，Kvein 试验 90% 呈阳性，淋巴结活检呈上皮样细胞肉芽肿，无 R-S 细胞。

5. Castleman 病　病理检查可见淋巴结内血管增生伴管壁周围组织玻璃样变，淋巴细胞可环绕中心呈层状排列，生发中心消失，呈透明血管型，或淋巴滤泡间组织有浆细胞浸润，呈浆细胞型，也可呈混合型。

（三）分期

ML 的临床分期目前采用 Ann Arbor-Cotswolds 分期系统。（见表 14-2）

表 14-2　Ann Arbor-Cotswolds 分期

分期	侵犯范围
I	侵及单个淋巴结区或淋巴样组织（如脾脏、韦氏环、胸腺）或一个结外部位（IE）
II	侵及横膈一侧的 2 个或 2 个以上淋巴结区或局限性的结外器官或部位，并注明受侵淋巴结区数目，如写为 II₂ 侵及横膈两侧的淋巴结区或结外淋巴组织
III	III1：有或无脾、脾门、腹腔或肝门区淋巴结受侵 III2：有腹主动脉旁、髂窝或肠系膜淋巴结受侵
IV	淋巴结以外器官的弥漫性受侵

【中医病因病机】

1. 正气亏虚　先天禀赋薄弱，或后天失养，致元阴元阳不足。元阳不足，虚寒内生，寒性凝滞，血脉痹阻，水凝为痰，或阳气虚弱，气血运行缓慢而痰停瘀滞；阴精不足，百脉失养，气血瘀滞或阴虚生内热，热邪煎熬，导致经络痰凝血瘀，发生本症。

2. 内伤七情 情志刺激使机体气血逆乱，脏腑失调。郁怒伤肝，肝失调达，可造成肝郁气滞，血脉阻滞；思伤脾，脾失健运，痰湿内生，郁结经脉；恐伤肾，肾气（肾阳）不足，阳虚水泛，水湿内停，或肾阴不足，虚热内生，形成痰瘀内阻。

3. 邪毒内蕴 六淫邪气乘虚而入，或外邪亢盛，直入脏腑，可变生疾病。寒邪入侵，凝滞血脉，气血循行缓慢，瘀滞脏腑，阻塞经脉，或热毒入侵，煎熬血液成瘀；湿邪入侵，聚而不散，久之转化为痰湿，流窜经络肌肤之间，可形成本病。

4. 饮食不节 平素恣食膏粱厚味、醇酒炙煿之物，脾胃损伤，运化失司，水湿运化失常，湿热（湿毒）内生；或食寒凉生冷，或食滞内停，寒湿内生，蕴积脏腑、经络；或误食有毒药物，或接触有毒物质均可导致脾胃损伤，气血逆乱，痰湿、毒物郁积体内，流窜脏腑、经络。脾失健运，水湿停聚，湿停酿痰，壅阻气血，导致痰瘀结聚。

总之，恶性淋巴瘤是多种病因综合作用，湿、毒、痰、虚、瘀等相互交织，搏结于内，影响脏腑、气血、阴阳、津液正常生化而引发。"痰"是主要的病理因素，一为寒湿凝结成痰；二为火热煎熬津液成痰。因痰之为病，随气升降，无所不至，故病位涉及五脏、六腑、经脉、肌肤。早期以痰为主；中期，湿、毒、痰、瘀相互交织，耗气伤血，正虚邪实；晚期，诸虚不足，邪实亦然。病性为局部属实，全身属虚，为本虚标实之病变。其虚以肝、脾、肾虚损为主，其实为痰、瘀、毒、郁为主。

【中医辨证】

1. 寒痰凝滞证

主症：颈项、耳下或腋下、鼠蹊等处肿核，不痛不痒，皮色如常，坚硬如石，或见内脏痰核、癥积，并见面色无华，形寒肢冷，神疲乏力，呕恶纳呆，头晕目眩，舌质淡或淡黯，苔薄白，脉细弱。

2. 气郁痰结证

主症：颈项、耳下或腋下等处肿核，不痛不痒，皮色不变，坚硬如石，或见内脏痰核、癥积，并见烦躁易怒，胸腹闷胀，或有胸胁满闷，食欲不振，大便不调，舌质黯红，舌苔白腻或黄腻，脉弦或弦数。

3. 痰瘀互结证

主症：颈项、耳下、腋下、鼠蹊等处肿核，或见内脏癥积，时而疼痛，食欲不振，形体消瘦，腹大如鼓，午后潮热，大便干结，或有黑便，舌质黯或有瘀斑，舌苔黄腻，脉细涩。

4. 气血两虚证

主症：颈项、耳下、腋下、鼠蹊等处肿核，或见内脏癥积，面色无华，语声低微，倦怠自汗，心悸气短，头目眩晕，失眠多梦，舌体胖大，舌质淡红，舌苔薄白，脉细弱或细数。

5. 肝肾亏虚证

主症：形体消瘦，消谷善饥，潮热汗出，五心烦热，口干咽燥，腰膝酸软，头晕耳鸣，两胁疼痛，遗精或月经不调，兼见颈项、内脏多处肿核，舌质红绛，舌苔少或无苔，脉细数。

【治疗】

（一）治疗原则

临床采用化疗、放疗、骨髓移植与中医药治疗等综合治疗。各种治疗方法均有优缺点，关键是要结合个体差异，不失时机，合理配合，以达到取长补短、优势互补的效果。首次治疗前应根据患者机体状态、病理类型、临床分期等因素，准确评估预后，制定有计划的合理的综合治疗方案，以达到最好的治疗效果。对于既往已经治疗而复发的病例，应对其既往治疗效果进行科学评估，抓住主要问题，兼顾全面，做到合理的综合治疗。综合治疗策略应分阶段进行。第一阶段应最大限度地降低肿瘤负荷；第二阶段应重建骨髓和免疫功能；第三阶段应强化肿瘤治疗，以消除残留肿瘤细胞；第四阶段应提高免疫功能，巩固疗效。

（二）西医治疗

1. 化疗

（1）HL 的化疗　根据不同病期，HL 患者将采取不同的治疗策略。不良因素将影响局限期患者的预后，德国霍奇金淋巴瘤研究组提出的不良预后因素包括：①巨大肿块（胸部 X 线片肿块最大横径＞最大胸廓内径的 1/3，或者在 T5～6 水平纵隔肿块＞胸廓内径的 35%，或者 CT 上任何＞10cm 的肿块）；②不伴有 B 症状的血沉≥50mm/h；③伴有 B 症状的血沉≥30mm/h；④受侵部位≥3 个；⑤结外受侵。欧洲癌症研究与治疗组织提出的不良预后因素包括：①巨大肿块；②不伴有 B 症状的血沉≥50mm/h；③伴有 B 症状的血沉≥30mm/h；④受侵部位≥4 个；⑤年龄≥50 岁。目前采用国际预后评分（international prognostic score，IPS）来判断进展期患者的预后，包括：①白蛋白＜40g/L；②血红蛋白＜105g/L；③男性；④年龄≥45 岁；⑤Ⅳ期病变；⑥白细胞增多症（WBC≥15.0×10^9/L）；⑦淋巴细胞减少［淋巴细胞总数少于白细胞总数的 8% 和（或）淋巴细胞总数＜0.6×10^9/L］。

局限期 HL 的治疗原则是化放疗联合，合理的综合治疗可使患者的 5 年无病生存率达到 85%～95%，进展期患者以全身化疗为主，5 年无病生存率可达到 30%～85%。HL 最常用的一线化疗方案包括 ABVD、Stanford V、增加剂量的 BEACOPP 等方案。

不伴有巨大肿块的Ⅰ、Ⅱ期经典型 HL 患者通常给予 2～4 周期的 ABVD 方案联合受累野放疗（IFRT），也可以给予 4～6 周期的 ABVD 方案化疗（6 周期 ABVD 方案化疗或达 CR 者再给予 2 周期 ABVD 方案的巩固化疗）。伴有巨大肿块的Ⅰ、Ⅱ期经典型 HL 患者给予 4～6 周期 ABVD 方案化疗，后续巩固放疗。

Ⅲ、Ⅳ期经典型 HL 患者以化疗为主，通常给予 6 周期的 ABVD 方案化疗，4～6

周期后评价疗效，达 CR 或 CRu 者再给予 2 周期的巩固化疗。增加剂量的 BEACOPP 可作为 IPS ≥ 4 分的进展期高危患者治疗的选择。

Ⅱ、Ⅲ期结节性淋巴细胞为主型 HL 患者可选择 ABVD 方案化疗。

HL 常用的化疗方案见表 14-3。

表 14-3　HL 化疗方案

方案	药物	剂量	用法	用药时间	周期
ABVD	ADM	25mg/m²	i.v.	d1、15	q28d×6
	BLM	10mg/m²	i.v.	d1、15	
	VLB	6mg/m²	i.v.	d1、15	
	DTIC	375mg/m²	i.v.	d1、15	
增加剂量的 BEACOPP	BLM	10mg/m²	i.v.	d8	q21d×6
	VP-16	200mg/m²	i.v.	d1 ~ 3	
	ADM	35mg/m²	i.v.	d1	
	CTX	1200mg/m²	i.v.	d1	
	VCR	1.4mg/m²	i.v.	d8	
	PCB	100mg/m²	p.o.	d1 ~ 7	
	PDN	40mg/m²	p.o.	d1 ~ 14	
Stanford Ⅴ	HN2	6mg/m²	i.v.	d1	q28d×6
	ADM	25mg/m²	i.v.	d1、15	
	VLB	6mg/m²	i.v.	d1、15	
	VCR	1.4mg/m²	i.v.	d8、22	
	BLM	5mg/m²	i.v.	d8、22	
	VP-16	60mg/m²	i.v.	d15、16	
	PDN	40mg/m²	p.o.	qod	

二线化疗方案选择的原则应根据复发的类型和既往治疗时的用药情况，高剂量化疗联合自体造血干细胞移植是复发患者可供选择的治疗方案。既往没有接受过化疗的患者，ABVD 等一线化疗方案可以取得满意的效果。首次化疗结束后缓解时间超过 1 年的复发患者，应用一线治疗时使用过的化疗方案仍然能够取得良好的效果，并且能够达到第二次 CR。一线诱导化疗失败或者首次缓解后短时间内复发，则解救方案不应该包括既往使用过的药物。可供选择的方案包括 ICE、DHAP、ESHAP、Mini-BEAM、MINE、VIM-D 和 EVA。如果条件允许，解救治疗后应该行自体造血干细胞支持下的高剂量化疗。

（2）NHL 的化疗　NHL 分为不同的类型，应该采取不同的治疗策略。NHL 化疗方案见表 14-4。

弥漫大 B 细胞淋巴瘤（diffuse large cell lymphoma，DLBCL）成人最常见的 ML，国际预后指数（international prognostic index，IPI）可以用来判断侵袭性淋巴瘤患者的预后并指导治疗方案的选择。50% 的 DLBCL 通过常规治疗可以治愈，局限期（Ⅰ、Ⅱ期）和进展期（Ⅲ、Ⅳ期）应该采取不同的治疗策略，即使局限期患者，也需根据是否伴有巨大肿块（≥ 10cm）和（或）结外病变而采取不同的治疗。不伴有巨大肿块的局限期患者的不良预后因素包括：① LDH 升高；② Ⅱ 期病变；③ 年龄 > 60 岁；④ ECOG ≥ 2。如果无上述不良预后因素，则预后良好，给予 3 ~ 4 周期的 R-CHOP 方案联合受累野放疗。如果具有上述不良预后因素，则行 6 ~ 8 周期的 R-CHOP 方案治疗并可考虑受累野放疗。

慢性淋巴细胞白血病 / 小淋巴细胞淋巴瘤（chronic lymphocyte leukemia/small lymphocyte lymphoma，CLL/SLL）是同一个疾病的不同发展阶段，治疗原则相同。目前的常规治疗不能治愈 CLL/SLL，应该鼓励病人参加合适的临床试验。一线化疗方案包括氟达拉滨 ± 利妥昔单抗、苯丁酸氮芥 ± 强的松、环磷酰胺 ± 强的松、CVP、FC ± 利妥昔单抗。二线化疗方案包括阿仑单抗、PC（Pentostatin，CTX）± 利妥昔单抗、未使用过的一线联合化疗方案 ± 利妥昔单抗或阿仑单抗。

滤泡淋巴瘤（follicular lymphoma，FL）分为 1、2、3 级，其中 3 级滤泡淋巴瘤的治疗与弥漫大 B 细胞淋巴瘤相同。滤泡淋巴瘤的国际预后指数有助于判断患者的预后和选择治疗方案，不伴有巨大肿块的局限期（Ⅰ、Ⅱ期）患者受累野放疗就有可能治愈，局部放疗后复发或初始治疗无效时，需按广泛期对待。伴有腹部巨大肿块的Ⅱ期患者应该进行治疗，Ⅲ、Ⅳ期的患者一般情况下可以采取观察等待，因为目前无确切证据表明全身化疗可以延长患者的总生存期，但当出现下列情况之一时应该进行治疗，包括有临床症状、肿块威胁脏器功能、淋巴瘤导致的血细胞减少、诊断时伴有巨大肿块、病情持续进展和（或）患者要求治疗、有可参加的临床试验方案。1、2 级滤泡淋巴瘤推荐的一线化疗方案包括利妥昔单抗、苯丁酸氮芥、CTX、CVP ± 利妥昔单抗、氟达拉滨 ± 利妥昔单抗、FND ± 利妥昔单抗、CHOP ± 利妥昔单抗。

边缘区淋巴瘤（marginal zone lymphoma，MZL）包括黏膜相关淋巴组织结外边缘区 B 细胞淋巴瘤和脾边缘区淋巴瘤。分为胃原发和非胃原发两种来源。通常均表现为惰性，大多为局限的 Ⅰ、Ⅱ 期，很少远处播散。本病最常发生的部位是胃，大多数发生于肺、甲状腺、涎腺、眼眶的惰性淋巴瘤都属此型。胃原发 MALT 淋巴瘤与幽门螺杆菌感染相关，抗幽门螺杆菌治疗可以使 2/3 的局限期胃 MALT 淋巴瘤达到完全缓解，但可远期复发，应长期随诊。Ⅲ、Ⅳ期患者临床并不常见，治疗原则与滤泡淋巴瘤相似。不伴有血细胞减少或并发症的脾原发 MALT 淋巴瘤患者应该随诊观察，术后复发者应按照 1、2 级滤泡淋巴瘤治疗。

套细胞淋巴瘤（mantle cell lymphoma，MCL），具有惰性和侵袭性 NHL 的双重不良预后因素，常规化疗无法治愈，无病生存和总生存时间短，目前没有标准的治疗模式，鼓励患者参加临床试验。一线治疗可选择 R-Hyper CVAD 方案或 R-EPOCH 方案，如果条件允许，初次治疗缓解的患者应该进行造血干细胞移植。

表 14-4　NHL 常用的化疗方案

方案	药物	剂量	用法	用药时间	周期
CVP	CTX	750mg/m²	i.v.	d1	q21d×6
	VCR	1.4mg/m²	i.v.	d1	
	PDN	40mg/m²	p.o.	d1～5	
CHOP	CTX	750mg/m²	i.v.	d1	q21d×6
	ADM	50mg/m²	i.v.	d1	
	VCR	1.4mg/m²	i.v.	d1	
	PDN	100mg	p.o.	d1～5	
R-CHOP	Rituximab	375mg/m²	i.v.	d1	q28d×6
	CTX	750mg/m²	i.v.	d1	
	ADM	50mg/m²	i.v.	d1	
CHOEP	VCR	1.4mg/m²	i.v.	d1	q21d×6
	PDN	100mg	p.o.	d1～5	
	CTX	750mg/m²	i.v.	d1	
	ADM	50mg/m²	i.v.	d1	
	VCR	1.4mg/m²	i.v.	d1	
	VP-16	100mg/m²	i.v.	d1～3	
	PDN	100mg	p.o.	d1～5	
MINE	IFO	1.33g/m²	i.v.	d1～3	q21d×6
	MIT	8mg/m²	i.v.	d1	
	VP-16	65mg/m²	i.v.	d1～3	
DICE	DXM	10mg	i.v.	d1～4	q21d×6
	IFO	1g/m²	i.v.	d1～4	
	DDP	25mg/m²	i.v.	d1～4	
	VP-16	60mg/m²	i.v.	d1～4	
ICE	VP-16	100mg/m²	i.v.	d1～3	q21d×6
	CBP	AUC=5	i.v.	d2	
	IFO	5g/m²	i.v.	d2	
FC	Fludarabin	25g/m²	i.v.	d1～3	q28d×6
	CTX	300mg/m²	i.v.	d1～3	

2. 放疗　由于综合治疗的广泛采用，使得恶性淋巴瘤的疗效不断提高。放疗为主要手段的恶性淋巴瘤包括Ⅰ～Ⅱ期1、2级滤泡淋巴瘤，Ⅰ～Ⅱ期小淋巴细胞淋巴瘤，Ⅰ～Ⅱ期结外黏膜相关淋巴瘤和Ⅰ～Ⅱ期结节性淋巴细胞为主型HL；对于某些特殊类型的侵袭性NHL，如Ⅰ～Ⅱ期鼻腔NK/T细胞淋巴瘤。目前HL放疗多采用受累野照射。NHL化疗后多采用受累野照射或局部扩大野照射。HL根治性受累野照射剂量为30～40Gy，预防照射剂量为20～30Gy；DLBCL化疗后达到CR的患者，受累野照射剂量为30～40Gy，化疗后未达到CR的患者，局部照射剂量可以增加到45～50Gy；Ⅰ～Ⅱ期惰性淋巴瘤和黏膜相关淋巴瘤受累野照射剂量一般为30～35Gy。

3. 骨髓或造血干细胞移植　55岁以下，重要脏器功能正常，缓解期短、难治易复发的HL，化疗4个周期后淋巴结缩小超过3/4者，应考虑大剂量联合化疗后进行自体骨髓（或外周造血干细胞）移植。NHL在常规治疗失败或缓解后复发的患者，应考虑自体造血干细胞移植。

4. 手术治疗 在 NHL 的治疗中很少采用手术治疗。脾原发 MALT 淋巴瘤出现下列情况的应该行脾切除术，包括：①伴有血细胞减少；②腹部饱胀；③上腹疼痛；④体重减轻。

（三）中医治疗

1. 辨证论治

（1）寒痰凝滞证

治法：温阳益肾，散寒通滞。

方药：阳和汤（《外科证治全生集》）加减。伴脘腹胀满加厚朴、枳实；肿块坚硬加全蝎、土鳖虫、蜈蚣、地龙。

（2）气郁痰结证

治法：疏肝解郁，化痰散结。

方药：逍遥散（《太平惠民和剂局方》）加减。肿块坚硬加白芥子、全蝎、莪术；食欲不振加炒麦芽、焦山楂；口苦咽干加生地、玄参、柴胡、郁金。

（3）痰瘀互结证

治法：活血化痰，软坚散结。

方药：膈下逐瘀汤（《医林改错》）加减。大便干结加酒大黄、火麻仁；午后潮热加青蒿、地骨皮、炙鳖甲。

（4）气血两虚证

治法：益气补血，兼清热解毒。

方药：八珍汤（《正体类要》）加减。心悸加柏子仁、远志；失眠不寐加酸枣仁、煅龙骨。

（5）肝肾亏虚证

治法：滋补肝肾，软坚散结。

方药：大补阴丸（《丹溪心法》）加减。五心烦热加地骨皮、银柴胡；腰膝酸软加怀牛膝、川断；两胁疼痛加延胡索、红花。

2. 辨病用药

（1）复方斑蝥胶囊 破血消癥，攻毒蚀疮。

（2）西黄胶囊 解毒散结，消肿止痛。

（3）平消胶囊 活血行气，化痰软坚，辅助正气。

（4）小金丹 破瘀通络，祛痰化湿，消肿止痛。

3. 其他疗法

（1）阿魏化坚膏、阳和解凝膏对浅表性淋巴瘤有一定的治疗效果。

（2）针灸疗法

常用穴位：天井、关元、间使、臂臑、手三里、三阴交等。

【预防与调护】

（一）预防

加强劳动保护，避免接触有害的理化因素。锻炼身体，增加机体免疫力，提高抗病能力。

（二）调护

重视摄生，固护正气。注意饮食卫生，多食易于消化富有营养之品。合理安排休息和活动，避免劳累。及时与患者交流，了解心理状态。指导患者加强自我保护，预防感染和出血。对于巨脾患者，告诉其防止外伤和意外。

第十五章 其他肿瘤 ▷▷▷▷

第一节 骨肉瘤

PPT

骨肉瘤是由肉瘤性骨母细胞及其产生的骨样组织和骨小梁构成，为常见的原发性骨恶性肿瘤。临床主要表现为疼痛、肿胀及功能障碍。肢体的长骨是骨肉瘤最常见的发病部位，其中股骨占41.5%，胫骨占16%，肱骨占15%。股骨下端最常见，特别是干骺端和骨骺端，而在肱骨和胫骨最常见是近端，约48%发生于膝关节部位；常见的转移部位为肺，其次为骨。据统计，在美国骨肉瘤的发病率为1/10万，在英国为0.2～0.3/10万，中国人为0.23/10万，约占原发性恶性骨肿瘤的35%。骨肉瘤可发生于任何年龄，但主要发生在青少年第二个十年组（11～20岁），占45.7%，本病男性较多见，男女发病之比约为2∶1。

中医学无骨肉瘤的病名，本病大体属于中医"骨瘤""骨痨""骨疽"等范畴。

【病因病理】

（一）病因

1. 物理因素 放射线已被证实能导致骨肉瘤的发生，几乎所有趋骨性放射性核素在实验室内均能诱发骨肉瘤。随着放射剂量的增加和患者接受放射暴露的年龄越小，放射诱导骨肉瘤的危险性越高。

2. 化学因素 唯一已知的化学暴露因素是氧化铍，在动物模型中显示可以导致骨肉瘤的发生。

3. 病毒因素 FBJ病毒显示能诱导小鼠发生骨肉瘤，但没有证据证明可以导致人类发生骨肉瘤。

4. 遗传因素 视网膜母细胞瘤患者Rb抑癌基因突变或缺失，发生骨肉瘤的危险性显著增高。

5. 其他良性骨疾患 如多发性骨软骨瘤、骨Paget病、骨纤维结构不良等可恶变而发生骨肉瘤；慢性炎症或刺激可能也是骨肉瘤发生的危险因素。有研究认为身材高的青少年，骨骼生长活跃，骨肉瘤的发病率较高。

（二）病理

骨肉瘤由产生类骨质和骨质的肉瘤组织细胞组成。肿瘤细胞呈多样化，越接近肿瘤的周围区骨化越少，而中心区域内骨化则较多。周边区域细胞特征非常明显，呈高度恶性、大细胞，其中大的巨型细胞可见多形性、不典型、过度着色和核畸形等，有丝分裂常见。在中心区肉瘤组织中可见骨样组织或骨质沉积，成骨显著的区域肿瘤细胞散在，数量显著下降，核变小，伴有浓密的染色质，有丝分裂可消失，并可出现细胞坏死。新生骨结构紊乱，瘤骨在髓腔内扩散，宿主骨的小梁骨或存留组织均被变异的骨组织包藏。肿瘤内成骨越多的区域血管越少，相反成骨稀疏或中等量区的血管非常丰富，这些血管呈窦样肿胀或成为无壁层而连续的腔隙，在有些区域则直接以肉瘤细胞为血管壁。肉瘤组织中常可见单个或多个形状奇特的巨型细胞。

【临床表现】

（一）局部症状

1. 疼痛　最早的主诉为间歇性隐痛，迅速转为持续性剧痛，不能忍受，夜间尤甚，肢体活动后疼痛加重。

2. 肿块　疼痛发生 2～3 个月后，局部可摸到肿块，伴有明显触痛，肿瘤周围软组织可出现萎缩。肿胀一般是按照骨的外形偏心性增大。肿瘤的质地是不同的，如是硬化型肿瘤则质地如岩石样硬；如为溶骨型则质地如橡皮。肿瘤表面，皮肤紧张发亮，皮温增高，搏动和毛细血管扩张少见，或有表面静脉曲张。

3. 功能障碍　患者常因疼痛而关节呈半屈位，不敢活动；由于肿瘤毗邻关节，常可引起相邻关节疼痛而活动受限，甚至关节腔积液。偶有病理性骨折。

（二）全身症状

1. 远处转移　远处转移多见于肺部。可伴有胸闷、咳嗽、体重减轻等症状，晚期双肺转移时，可出现干咳、咯血和呼吸急促。肺部转移瘤一般在原发肿瘤出现 4～9 个月内发生；另外，骨肉瘤还可发生骨转移，并出现相应部位的疼痛；也可出现软组织转移的情况。

2. 全身症状　初诊时患者全身情况一般良好，随着肿瘤增大及疼痛加剧，患者可有发热、全身不适、体重减轻、贫血、乏力、睡眠障碍、烦躁、焦虑、抑郁、食欲下降、精神萎靡等症状。

【辅助检查】

（一）影像检查

1. X 线检查　X 线检查是最基本、最重要的骨肉瘤诊断依据。骨肉瘤典型的 X 线特征为受累骨分界不清楚的骨质破坏，可呈溶骨型、硬化型或混合型，带有明显的骨膜反应和软组织肿块阴影。瘤组织穿破骨皮质，使骨膜抬高，在骨膜和皮质骨的连接处形成少量钙化的肿瘤基质，表现为 Codman 三角（袖口征）。若形成大量的钙化骨基质肿块且与骨皮质垂直，称为日光照射状骨膜反应。如肿瘤发生在骨膜深层，或肿瘤已由骨质内部向周围突破，则在 X 线片上可以发现软组织影。

2. CT 及 MRI　骨肉瘤最容易发生肺转移，且早期没有症状，应常规行胸部 CT 增强扫描，必要时加做腹部 CT 或 MRI 检查以明确转移灶的存在。

3. 骨扫描　放射性核素骨扫描在骨肉瘤中的应用有两个作用，一是判断肿瘤在骨髓内的边界，寻找跳跃灶；二是确诊是否存在骨转移或多骨受累。

（二）实验室检查

1. 血液学检查　血液学检查对骨肉瘤的诊断价值不高。比较有意义的为血清碱性磷酸酶（ALP）和乳酸脱氢酶（LDH）。ALP 正常不能否定骨肉瘤的诊断，明显升高时，结合其他征象，对骨肉瘤的诊断起积极的支持作用。肿瘤经过彻底手术切除，增高的 ALP 不降低或降低后又重新升高，则应考虑复发或转移瘤存在。

2. 针吸活组织检查　采用细针针吸活检，对于骨肉瘤的诊断有一定的必要性，其阳性结果可以避免开放性活检手术，但针吸活检的缺点是不能据此做出骨肉瘤亚型的诊断。

3. 病理活检　为了做到明确的病理诊断，对于不适合进行针吸活检或速冻切片者，应做切开活检。活检前应充分参考影像学检查结果和临床症状，确定手术暴露途径及取材部位，注意避免切取病变周围反应组织、出血坏死组织等。

【诊断与鉴别诊断】

（一）诊断

骨肉瘤的诊断应遵循临床、影像学和病理三结合的原则。

骨肉瘤好发于青少年，以疼痛和肿胀为主要临床表现；X 线表现为骨质增生、溶骨性破坏、骨膜反应、骨膜下有明显的新生骨增生，表现为典型的 Codman 三角（袖口征）及软组织肿块；病理组织活检或细胞学检查可进一步明确诊断。

（二）分期

采用 AJCC 第 8 版（2017 年）骨肉肿瘤分期系统和 SSS 外科分期系统。

骨肉瘤分期

（三）鉴别诊断

1. 骨关节结核　起病缓慢，早期症状不明显，可有轻度关节肿胀，活动受限，往往发病较长时间后才就诊，病人可有肺结核病史。病情发展后，局部肿胀明显，肌肉萎缩，关节间隙狭窄，骨质破坏，活动受限，伴有疼痛和压痛。后期由于疼痛而有肌肉痉挛，导致膝关节屈曲挛缩和内、外翻畸形。溃后不易愈合，常有窦道形成，合并感染。病程呈长期经过，疼痛一般不剧烈。骨关节结核局部肿胀较大，大多数病例有关节面破坏现象。骨肉瘤很少侵入关节内部。关节 X 线、CT 或 MRI 有助于诊断，结核抗体、PPD 试验、γ - 干扰素释放试验常有阳性表现。

2. 软骨肉瘤　常发生于 30 ~ 70 岁，20 岁以下年龄少见。病变部位以躯干骨如骨盆、肋骨、脊椎为多见，生长相对缓慢，到晚期才发生转移。其 X 线表现为发生于髓腔的软骨肉瘤可出现斑片状、虫蚀状或囊状溶骨性破坏，当原发软骨肉瘤突破骨皮质后，继发于软骨瘤者、软骨肉瘤切除术后复发者均可形成巨大软组织肿块，其中可见数量不等、密度不同的瘤软骨钙化。病理活检可明确诊断。

3. 急慢性脊髓炎　急性脊髓炎也有红肿热痛和功能障碍的特点，但病程短，病情呈良性经过；慢性骨髓炎病程长，患部反复溃烂流脓，形成窦道。影像学改变表现为骨破坏、骨增生，骨膜反应是一致的、平衡的，成骨和破骨是互相联系而存在的。

4. 恶性肿瘤骨转移　多见于成年人及老年人，常先有原发病灶的存在，而后出现骨转移。以进行性疼痛、压痛为主要表现，一般无红肿及皮肤温度的变化。常为多发，影像学多为溶骨性改变，骨膜反应也不如骨肉瘤明显。

【中医病因病机】

1. 感受外邪　外感六淫邪气，客于肌腠，入侵筋骨之间，蕴久化热成毒，以致气血郁滞，络脉壅塞，经气不利，复因正虚不能抗争，邪毒搏结成块，发为肿瘤。

2. 饮食所伤　饮食失节、饮食不洁，或者偏食辛辣、高粱肥甘厚味或嗜酒成癖，均可直接伤及脾胃之气。脾胃伤则气机不运，湿邪、痰浊因之而生，进而影响脏腑功能，三焦气化不利，痰湿流注于筋骨络脉之间，胶结不解，积久而作块，发为肿瘤。辛辣之品及膏粱厚味还可滋生痰热，痰热内阻亦可成为骨肉瘤发病的病理机制。

3. 情志所伤　情志失调，七情太过或不及，久不得舒，扰乱气机，伤及气血，成为骨肉瘤发病的内在原因。

4. 禀赋不足　先天禀赋不足，脏腑功能虚弱，肾精不充，正气无力抗邪，邪气内犯，可成为骨肉瘤发病的内因。《素问·五脏生成》说："肾之合骨也。"提示肾虚与骨肿瘤的发生可能有一定的关系。

5. 跌扑损伤　跌扑损伤，经络郁滞，日久经脉受损，气血闭阻于局部，亦可成为骨肉瘤的宿因。

由上可见，内有正气先虚，脏腑功能失调，外有邪毒侵犯，气血运行逆乱，致痰、湿、气、瘀等相搏结，积久不散，留于筋骨之间，从而形成骨肉瘤。

【中医辨证】

1. 阴寒凝滞证

主症：肿瘤初起，酸楚轻痛，局部肿块，或无疼痛，畏寒，舌淡苔白，脉沉迟。

2. 毒热蕴结证

主症：局部疼痛，肿胀结块，肿块迅速增大，局部温度较高，皮色发红或变青紫，肢体活动障碍，口渴，便干结，尿短赤，或兼发热面红，舌苔黄或黄厚腻，脉弦数或滑数。

3. 痰湿流注证

主症：身体困倦，四肢乏力，病变局部肿胀疼痛，质硬或破溃，大便或溏，舌体胖大，舌质淡，苔白滑腻，脉滑。

4. 瘀血内结证

主症：面色晦黯无华，口唇青紫，病灶处持续疼痛，肿块固定不移、坚硬，痛如针刺，表面肤色发黯，舌质紫黯或有瘀斑、瘀点，脉涩或弦、细。

5. 肝肾阴虚证

主症：局部肿块肿胀疼痛、皮色黯红，疼痛难忍，朝轻暮重，身热口干，或有咳嗽，憋闷，形体消瘦，全身衰弱，苔少或干黑，脉涩或细数。

6. 气血双亏证

主症：局部肿块漫肿、疼痛不休，面色苍黄，神疲倦怠，消瘦乏力，心慌气短，气少不足以息，动则汗出，舌质淡红，脉沉细或虚弱。

【治疗】

（一）治疗原则

骨肉瘤治疗原则采用多学科综合治疗，临床一般根据患者的分期，选择治疗方式：①早期患者，先行术前化疗，然后进行灭活再植术，术后再予化疗。②中期患者，先行术前化疗，然后手术治疗，可采用手术截肢或全骨切除加人工骨植入术或灭活再植术，再予联合化疗以巩固疗效，消灭可能残存的微小转移灶。③晚期患者，先行化疗，或者配合放射治疗；出现肺转移，也可能存在手术治疗机会，有报道在手术切除原发灶后，肺转移灶自行消退，对于单发的肺转移灶，应在术前化疗的基础上，积极手术切除原发灶和肺转移灶。④术后出现肺转移者，化疗为主要治疗手段，对于单发肺转移，可考虑手术切除。

中医治疗，初期多宜攻毒法，中期多宜托毒消散，晚期多宜补养固本。通过中医药的扶正培元、益气养血、健脾补肾等作用，以鼓舞机体正气、燮理脏腑阴阳，促进体能的修复；或通过扶正祛邪兼顾，改善机体的免疫功能，增强抵抗力，从而抑制、杀伤残存的瘤细胞，减少肿瘤复发与转移的机会。

（二）西医治疗

1. 手术治疗　外科手术是骨肉瘤原发灶治疗的主要手段，截肢是传统的手术方法。早期患者通过新辅助化疗的有效实施，使保肢术成为可能。英美发达国家目前85%肢体骨肉瘤可保肢，需截肢的仅占10%左右。骨肉瘤的切除术包括肿瘤切除、骨关节重建、软组织覆盖。

2. 放射治疗 骨肉瘤对放疗不敏感，放疗一直作为手术前后的辅助治疗和手术难以完全切除的部位如骨盆、脊椎骨肉瘤的姑息治疗，以缓解症状。乙二胺四甲基膦酸（^{153}Sm-EDTMP），是一种亲骨性放射性药物，被用于治疗局部复发或转移的骨肉瘤。

3. 化学治疗 术前新辅助化疗可有效缩小肿块，并可消灭存在于体内的亚临床微小转移灶，从而使原发肿瘤的广泛性切除成为可能，也使得保肢且维持良好的肢体功能成为可能。

术前化疗反应的分级系统现被广泛采纳。根据化疗后肿瘤细胞的坏死程度分为四级：Ⅰ级肿瘤细胞坏死率<50%，Ⅱ级肿瘤细胞坏死率在50%~90%之间，表明术前化疗效果差，术后化疗应更改方案；Ⅲ级肿瘤细胞坏死率在90%~99%，Ⅳ级肿瘤细胞坏死率100%，表明术前化疗效果好，术后化疗继续使用原方案。大量临床研究表明，术前化疗反应的好坏对骨肉瘤病人的预后起决定性作用，肿瘤细胞坏死率是判断化疗疗效及预后最可靠的指标。

对骨肉瘤有效的化疗药物有大剂量甲氨蝶呤（HD-MTX）、阿霉素（ADM）、顺铂（DDP）、环磷酰胺（CTX）或异环磷酰胺（IFO）、博来霉素（BLM）、放线菌素D（ACTD）等。NCCN指南推荐出现症状的局部或转移性患者一线治疗（初始治疗，新辅助治疗及辅助治疗）方案有：DDP+ADM；MAP（HD-MTX、DDP、ADM）；IFO+VP-16。复发或转移的难治性骨肉瘤患者可以选择二线化疗方案：DOC+GEM；CTX+VP-16等。

4. 介入治疗 介入治疗主要有选择性动脉栓塞及灌注化疗，可作为骨肉瘤术前辅助疗法或不能手术及其他治疗无效的骨肉瘤姑息治疗。动脉内灌注化疗一般采用Seldinger技术插管至骨肿瘤靶动脉处，行化疗药物局部灌注。

5. 物理疗法 主要有微波加热原位灭活及高能超声聚焦灭活肿瘤两种，它们集肿瘤灭活与肢体功能重建于一体，主要适用于非负重区骨肉瘤，具有保持骨原有形状及连续性、无免疫排斥反应及传播疾病的危险、操作简便等优点。

6. 生物治疗 骨肉瘤对免疫治疗不敏感，免疫制剂不作为常规用药。

（三）中医治疗

中医药治疗原则，初期多宜攻毒法，中期多宜托毒消散，后期多宜扶正固本。在病情复杂之时，应根据证候表现数法合参。

1. 辨证论治

（1）阴寒凝滞证

治法：温阳逐寒，开结化滞。

方药：阳和汤（《外科全生集》）加减。寒凝较甚者，可适当加制草乌，借其辛峻之功，以破寒结；若寒邪伤阳、气虚无力温化者，可加黄芪、党参、桂枝以补气、温通经脉。

（2）毒热蕴结证

治法：解毒清热，消肿散结。

方药：四妙勇安汤（《验方新编》）加减。热盛伤津，病人口气热臭、口干口苦者加芦根、麦冬、知母、炒山栀、玄参；毒邪蕴结，红肿热痛明显者加紫花地丁、败酱草；肿痛剧烈者，加乳香、没药；便秘者，酌加生大黄。

（3）痰湿流注证

治法：化痰祛湿，解毒散结。

方药：海藻玉壶汤（《外科正宗》）加减。痰阻于内、气机不畅者加厚朴、苍术；痰与热结、胶结不化者加黄芩、玄参、瓦楞子、胆南星；寒凝痰结者加麻黄、肉桂、细辛。

（4）瘀血内结证

治法：活血逐瘀，软坚散结。

方药：身痛逐瘀汤（《医林改错》）加减。瘀血阻滞、疼痛甚者加刘寄奴、生蒲黄、檀香；肿胀结块、坚硬如石者可配合牛黄醒消丸外敷。

（5）肝肾阴虚证

治法：滋肾填髓，降火解毒。

方药：知柏地黄丸（《医宗金鉴》）加减。咳嗽、咯血者，去当归加沙参、贝母、白及；胸闷者，加瓜蒌壳、桑白皮；若虚火不甚，或有阳虚征象者，可加菟丝子、淫羊藿以助肾阳、益精气、扶正祛邪。

（6）气血双亏证

治法：益气养血，调补阴阳。

方药：八珍汤（《正体类要》）加减。气血大亏、正虚不能抗邪、元气欲脱者，可急予独参汤或参附汤煎服。

2. 辨病治疗

（1）小金丹　化痰祛湿，祛瘀通络。

（2）西黄丸　解毒散结，消肿止痛。

【预防与调护】

避免接触某些可能与骨肉瘤发病相关的致病因素，养成良好的生活习惯，保持乐观的精神态度，积极搞好肿瘤的一二级预防，可减少肿瘤的发病机会。

第二节　软组织肉瘤

软组织肉瘤是一组源于黏液、纤维、脂肪、平滑肌、滑膜、横纹肌、间皮、血管和淋巴管等结缔组织的恶性肿瘤，包括起源于神经外胚层的神经组织肿瘤，不包括骨、软骨和淋巴、造血组织。软组织肉瘤起源于中胚层的间充质组织中的多能干细胞，各种病理类型在发生部位、转化细胞类型和组织病理学特征等方面具有鲜明异质性。

PPT

软组织肉瘤发病率大约为 1.28 ~ 1.72/10 万，占成人全部恶性肿瘤的 0.73% ~ 0.81%，占 < 15 岁的儿童全部恶性肿瘤的 6.5%。软组织肉瘤可发生于任何年龄人群，男性略多

于女性，几乎可发生于身体任何部位，50%～60% 发生于肢体，其中约 15%～20% 位于上肢，35%～40% 位于下肢，20%～25% 位于腹膜后或腹腔，15%～20% 位于躯干的胸腹壁或背部，5% 位于头颈部。

中医学无"软组织肉瘤"病名，但可散见于"筋瘤""血瘤""肉瘤""气瘤""脂瘤"等的文献记载。

【病因】

与其他类型的恶性肿瘤相比，软组织肿瘤的病因不明，除有限的几种肿瘤可能与遗传因素、环境因素、电离辐射、病毒感染和免疫缺陷等相关外，大多数软组织肿瘤并无明确的诱因。另有一些软组织肉瘤与一些综合征相关。

1. 环境因素

（1）外伤　外伤与软组织肿瘤之间并无明显的因果关系，但外伤常促使患者注意到外伤前已存在的肿瘤而就医。仅有少数报道证实在手术、烫伤或化学灼伤形成的瘢痕组织附近组织中发生软组织肿瘤。有些肿瘤可能与外伤有一定的关系。

（2）化学致癌物质　石棉是最主要的一种致癌剂，矿工和接触绝缘材料的工人长期吸入石棉粉尘后，可引起肺纤维化、肺癌和胸膜间皮瘤。氯乙烯、无机砷、胶质二氧化钍和雄性代谢激素可引发肝的血管肉瘤。瑞典学者的研究显示，苯氧乙酸、氯苯酚和二噁英这些在农业和森林工作中经常使用的除莠剂可诱发软组织肉瘤。战争产生的榴、霰弹片、医疗用金属植入体或塑料植入体也可诱发软组织肉瘤，特别是血管肉瘤和未分化多形性肉瘤。

（3）电离辐射　癌和恶性淋巴瘤等患者在接受放疗 5～10 年后，可发生软组织肉瘤，多为纤维肉瘤、未分化多形性肉瘤等，少数情况下可见脉管肉瘤和恶性周围神经鞘膜瘤。例如，少数乳腺癌患者在接受放疗若干年后，其胸壁和上肢可发生脉管肉瘤。

2. 致瘤病毒　HHV-8 在卡波西肉瘤、EB 病毒在部分平滑肌肉瘤的发生中起了重要的作用，这两种肉瘤多发生于有免疫缺陷或免疫抑制的患者中。

3. 免疫因素　肾移植患者长期应用免疫制剂如环孢素等可诱发软组织肉瘤。局部免疫监视功能缺陷或丧失也可导致肿瘤的发生，例如乳腺癌根治术后可患慢性淋巴水肿，在水肿的肢体上可发生血管肉瘤或淋巴管肉瘤。

4. 遗传因素　一些软组织肿瘤具有家族性或遗传性，如多发性脂肪瘤、盆腔和肠系膜纤维瘤病、玻璃样变纤维瘤病、结节性黄色瘤和腱鞘黄色瘤、家族性胃肠道间质瘤、遗传性出血性血管扩张症、Ⅰ型和Ⅱ型神经纤维瘤病和肿瘤性钙盐沉着等。

【临床表现】

软组织肉瘤可发生于全身各部位的软组织内，由于类型的不同和发生部位的不同，决定了各自有不同的特点，临床表现复杂多变。

1. 肿块　患者常因无痛性肿块就诊，可持续数日或 1 年以上，肿块逐渐增大。恶性者生长较快，良性及低度恶性者，生长部位常表浅，活动度较大。各种软组织肉瘤有相对多发部位，如纤维源性肿瘤多发生于腹腔及躯干部、横纹肌源性肿瘤多发生于肢体的肌层内、滑膜肉瘤易发生于关节附近筋膜等处、间皮瘤多发生于胸腹腔及心包等处。

2. 疼痛 恶性肿瘤生长较快，常伴有钝痛。如肿瘤累及邻近神经，则疼痛为首要症状。当肉瘤出血时，可呈急性发作性疼痛。持续性疼痛常表现在肿瘤广泛坏死或压迫躯体感觉神经时。

3. 区域淋巴结肿大 软组织肉瘤可沿淋巴管转移，常伴有区域淋巴结肿大。

4. 皮肤温度增高 恶性软组织肉瘤生长迅速，常伴有局部皮肤温度升高。生长相对缓慢的恶性软组织肿瘤不一定伴肤温升高，常易误诊为良性肿瘤。

5. 远处转移症状 转移至肺可引起咳嗽、胸痛、胸闷、气短等症状，转移至脑可引起头痛、复视及肢体偏瘫等症状。

6. 其他常见症状 晚期肿瘤致使机体营养不良可见贫血、消瘦等恶病质症状。

【辅助检查】

（一）影像学检查

1. X 线检查 有助于进一步了解软组织肿瘤的范围，以及与其临近骨质的关系。边界清楚并见有钙化点，提示为低度恶性；片内显示肿瘤边界模糊，甚至出现骨膜反应，严重者会有骨质破坏等，常提示为高度恶性肉瘤。对该类患者应常规拍摄胸片，判断有无肺转移。

2. CT 及 MRI 检查 具有对软组织的分辨力和空间分辨力的特点，可明显地显示出正常软组织和临近骨组织同肿瘤横切面的层次关系，还可判断治疗后有无变化或转移。MRI 可弥补 X 线、CT 的不足，从各种组织层次将肿瘤的全部范围显示出来。

3. 血管造影 血管造影既可作为检查手段，也是治疗手段之一，通过血管造影明确诊断，亦可通过血管注入化疗药物及实施血管栓塞治疗。血管丰富的肿瘤有横纹肌肉瘤、间叶性软组织肉瘤、血管肉瘤及恶性血管间皮瘤，常有异常增生的血管及静脉曲张；而脂肪肉瘤（分化型和黏液型）及恶性纤维组织细胞瘤（黏液型）则血管稀少。

（二）实验室检查

1. 免疫组织化学检查 可通过检测肿瘤组织表达的相应蛋白或多糖推断软组织肉瘤的来源，弥补病理形态学诊断的不足。

软组织肉瘤标记物的抗体包括：①中间丝：角蛋白是上皮细胞的标记物；波形蛋白是间叶细胞的标记物。②蛋白：包括存在于纤维组织细胞和滑膜的连接蛋白，第 8 因子相关蛋白对血管内皮细胞呈特异性，肌红蛋白对横纹肌呈特异性而对平滑肌呈阴性，S-100 蛋白是周围神经的标记物。③酶：包括溶菌酶、α1-抗胰蛋白酶均为组织细胞标记物。神经特异性烯醇化酶存在于神经元、神经纤维、神经母细胞瘤、神经节细胞瘤和副神经瘤之中。

2. 各种软组织肉瘤的检测标记 ①结节性筋膜炎对组织细胞标记物，如纤维连接蛋白、溶酶菌和 α1-抗胰蛋白酶，呈强阳性反应；②恶性纤维组织细胞瘤和隆突性皮肤纤维肉瘤的可靠标记物是 α1-抗胰蛋白酶和溶菌酶；③平滑肌肉瘤常用的标记物有结蛋白和层蛋白；④脂肪肉瘤常用多种免疫组化标记物排除其他肉瘤来鉴别确诊。

3. 肿瘤细胞核 DNA 含量检测 应用流式细胞仪检测软组织肿瘤细胞的 DNA 含量，可以鉴别其良性和恶性程度。低度恶性的隆突性皮肤纤维肉瘤、纤维肉瘤等显示出以二倍体为主的现象。高度恶性滑膜肉瘤和恶性纤维组织细胞瘤显示的异倍体居多，脂肪肉瘤处于两者之间。

4. 病理学检查 进行涂片或刮片细胞学检查、穿刺活检、切除活检获取病理学诊断，是临床诊断、制订治疗方案最可靠的依据。发生于成人的软组织肉瘤主要是多形性肉瘤（也称为恶性纤维组织细胞瘤）、脂肪肉瘤、平滑肌肉瘤、滑膜肉瘤、恶性外周神经鞘瘤。儿童最常见的软组织肉瘤是神经母细胞瘤和横纹肌肉瘤。

【诊断与鉴别诊断】

依据好发年龄、部位、影像学、病理学进行诊断和鉴别诊断。

（一）好发部位和年龄

对于发病部位，肢体以未分化多形性肉瘤、脂肪肉瘤和滑膜肉瘤最多见，其中脂肪肉瘤好发于臀部、大腿和腹膜后，滑膜肉瘤最常见于中青年的关节附近，腺泡状软组织肉瘤多发生于下肢。腹膜后以脂肪肉瘤最多见，其次是平滑肌肉瘤，内脏器官 60% 为平滑肌肉瘤，是子宫和泌尿生殖系统最常见肉瘤。恶性周围神经鞘膜瘤多沿四肢神经分布，少见于腹膜后和纵隔。侵袭性纤维瘤病（硬纤维瘤）、脂肪肉瘤和肌源性肉瘤是最常见的胸壁肉瘤。软组织肉瘤虽可发生于各年龄组，横纹肌肉瘤好发于儿童，胚胎型横纹肌肉瘤多见于青少年头颈和眼眶，而多形性横纹肌肉瘤好发于成人躯干，滑膜肉瘤好发于中青年人，未分化多形性肉瘤、脂肪肉瘤、恶性周围神经鞘膜瘤和平滑肌肉瘤多见于中、老年人。

（二）体格检查

根据肿块的部位、大小、质地、活动度、生长速度和区域淋巴结等初步判断软组织肿瘤良、恶性及其可能的组织来源。良性肿瘤呈膨胀性生长，基本上不侵犯其周围的骨、血管和神经组织，触诊大多活动度较好，质地相对也较为柔软，其生长较为缓慢，往往不伴有疼痛和酸胀等局部症状。一旦发现肿块生长加速或伴有临床症状时，要及时就诊进行活检，明确病理诊断。常见软组织肉瘤中，胚胎型横纹肌肉瘤生长速度最快，其次是未分化多形性肉瘤，分化较好的黏液脂肪肉瘤生长缓慢。透明细胞肉瘤、滑膜肉瘤、上皮样肉瘤、血管肉瘤、胚胎型横纹肌肉瘤和未分化肉瘤等易发生淋巴结转移。

（三）影像学检查

在选择检查方法前，应充分考虑到各种检查方法的优缺点，根据检查部位和诊治要求以选择合适的检查方法。

1. X 线摄影　X 线平片对软组织肉瘤的定性和定位诊断敏感性和特异性都不高，只有在肿瘤内有较多的钙化、骨化或以成熟的脂肪组织为主的病变中，X 线有特征性表现，才显示出一定的诊断价值。另外，X 线平片可以清楚地显示肿瘤邻近骨骼的改变，可帮助显示软组织肿块与邻近骨与关节的关系。

2. 超声检查　超声检查的优势在于：①鉴别浅表软组织肿块性质，特别是对于神经源性肿瘤、脂肪瘤、血管瘤、各种囊肿和动静脉畸形有较高的诊断价值；②区域淋巴结检查，主要用于手术前、后检查易于发生淋巴结转移的软组织肉瘤；③腹盆腔和腹膜后检查，用于了解该部位软组织肉瘤的范围及其与周围组织的关系，发现是否有肝脏等腹盆腔器官转移；④超声引导下穿刺活检，操作时间短，准确性与 CT 引导相当。

3. CT 检查　CT 具有理想的定位效果和较好的定性诊断能力，增强扫描可以明确显示肿块的大小、边界及其与周边各相邻组织的关系。对于细小钙化、骨化及骨质破坏的显示优于 MRI；对于腹盆腔和腹膜后软组织肉瘤的检查，CT 增强扫描也显示出更多的优越性，但其对软组织的分辨力仍不及 MRI。

4. MRI 检查　MRI 具有较 CT 更好的软组织分辨率，又具备多平面扫描、多序列检查的特点，可以从各种不同角度和方向准确显示病变的部位及其与周围结构的关系，还可以通过增强扫描或磁共振血管造影检查以明确病变血供及其与邻近血管神经干的关系。

5. PET–CT　不同组织来源和不同性质的软组织肉瘤对 ^{18}F– 脱氧葡萄糖（^{18}F–FDG）的摄取有一定的差异，目前无法单纯通过最大标准化摄取值（SUV）确定肿瘤的组织来源、良恶性和恶性程度分级。由于 PET–CT 显示软组织肉瘤的大小、范围及其与周边组织的关系等局部细节不如 CT 和 MRI，因此，不作为手术前常规的检查手段，目前主要用于判断软组织肉瘤的手术后残留、复发和远处转移，对于转移性软组织肉瘤可以帮助寻找原发病灶。

（四）病理学检查

1. 病理类型、病理分级、分期　目前软组织肉瘤的病理类型仍沿用 2013 年版世界卫生组织软组织肉瘤新分类法，软组织肉瘤的分级采用法国国家抗癌中心联合会（FNCLCC）组织学与病理学分级法，软组织肉瘤的 TNM 分期沿用 2010 年美国癌症联合委员会 / 国际抗癌联盟（AJCC/UICC）第 7 版，但不包括卡波西肉瘤、隆突性皮肤纤维肉瘤、纤维肉瘤（硬纤维瘤）以及由硬膜、脑、实质脏器和空腔脏器发生的肉瘤。

2. 病理与细胞学检查　①标本拍照：分别拍摄新鲜状态下和固定后的大体形态，包括切面情况。②标本固定：有组织库的单位，在标本固定前取小块新鲜肿瘤组织，液氮或超低温冷冻保存，以备分子检测所需。标本应在离体 30 分钟内充分固定，标本固定前需用染料标识各切缘，体积大的肿瘤需分层剖开后再固定。固定液采用中性福尔马林，固定时间不超过 48 小时。③标本取材：包括肿瘤和各切缘组织。具体的取材数量视具体情况而定，体积较小者全部取材，体积较大者尽可能多取肿瘤组织，并包括坏死灶和肉眼可见的正常组织等不同区域。

（五）分期

采用 AJCC 第 8 版（2017 年）软组织肉瘤分期标准。

【中医病因病机】

软组织肉瘤的病因主要有内因和外因两个方面。内因多由于起居不当、饮食不节及七情内伤等，外因主要是风、寒、暑、湿、燥、火六淫之邪。内因或外因导致机体阴阳失衡、气血运行失常、脏腑功能失调，从而导致经脉闭阻，邪毒蓄积，气滞血瘀痰凝，形成痰核、肿块。

本病初起多见气滞、痰凝、血瘀；正邪相搏，可郁而化热，或因热邪所致可呈现热毒蕴结之象，甚则热邪伤阴出现津亏热结之征；邪客日久导致机体五脏六腑俱损、气血阴阳俱虚，致使证候、舌、脉复杂多变。

软组织肉瘤的发生与痰有着密切关系，是其最主要的发病因素。《丹溪心法》云："痰之为物，随气升降，无处不到。""凡人身上、中、下有块者，多是痰。"这些特性与软组织肉瘤发无定处的特点比较吻合。

【中医辨证】

1. 痰湿凝聚

主症：全身各处可有单个或多个肿块，肿块肤色多正常，无痛或疼痛，可伴局部水肿，肢体困倦乏力，胸胁满闷不舒，或纳呆，二便多正常，舌质淡或胖，苔白滑腻，脉滑。

2. 热毒蕴结

主症：瘤体迅速增大，发红或紫暗，局部皮肤发亮，甚至灼热疼痛，或肿块破溃，表面见恶臭黏稠脓血液；烦躁易怒，口干，大便干结，小溲黄赤。舌质红，苔黄燥或黄腻，脉滑数。

3. 气滞血瘀

主症：四肢、肩背或胸腹等部位单发或多发性肿块，刺痛固定不移，或青筋暴露，或肿块肤色紫暗，或肢体麻木，口唇青紫，舌质紫暗，或有瘀血或斑点，脉弦细涩。

4. 气血两亏

主症：肿块日渐增大，面色苍白无华，短气乏力，纳呆，形体消瘦，肌肤枯槁，四肢麻木不仁，或时有低热，舌质淡，苔薄白，脉沉细或弱。

【治疗】

目前软组织肉瘤的诊治仍强调遵循多学科综合诊治原则。根据患者的年龄、身体基本状况、病理类型和肿瘤侵犯范围等，依据最有利于患者疾病治疗和改善预后的原则，制订出有计划、按步骤地逐步实施的整体治疗方案。

但是对于已经获得显微镜下无残留的切除、病理级别较低的Ⅰ级或部分Ⅱ级软组织肉瘤，术后予以定期随访或局部辅助放射治疗即可。

（一）西医治疗

1. 四肢及躯干软组织肉瘤治疗

（1）Ⅰ期 手术是低度恶性软组织肉瘤的初始治疗，切缘＞1cm，或深筋膜完整，单用手术切除的局部控制率可达90%以上。

如肿瘤为≤5cm，没有必要术后放疗，此类肿瘤局部复发率低。

（2）Ⅱ、Ⅲ期 Ⅱ、Ⅲ期高级别软组织肉瘤的治疗选择，根据患者一般状况评分、年龄、肿瘤部位、肿瘤的组织学类型以及医院的技术力量实施综合治疗。肿瘤体积大，病理为高级别的，有局部复发及转移危险的四肢软组织肉瘤（大于8~10cm），考虑术前化疗。尤其是对化疗敏感的组织学类型，术前化疗或放化疗可以降低肿瘤分期，从而使肿瘤能够被有效地切除。含多柔比星（ADM）的同步放化疗，可改善肿瘤的局部控制率，但需考虑急性毒副作用。

可切除的肿瘤：可切除的高级别肉瘤，且患者接受术后功能丧失的，手术＋术后放疗±术后辅助化疗或单纯手术（肿瘤较小可以广泛性切除）。

不能手术切除肿瘤：首选术前放疗、化放疗或化疗。治疗后肿瘤可以切除，随之手术，术后治疗与Ⅱ、Ⅲ期可切除的肿瘤的治疗方法类似。术前治疗后肿瘤仍不能切除的，考虑根治性放疗（7000~8000cGy）。不适合用根治性放疗局部控制的肿瘤，如无症状，选择随诊。有症状的直接姑息治疗，如化疗、姑息手术及或最佳支持治疗。

（3）Ⅳ期 单药ADM、IFO、DTIC或含ADM的联合化疗（ADM或EPI联合IFO及DTIC）。脂质体多柔比星一线治疗晚期肉瘤毒性小，疗效优于ADM。对于ADM+IFO治疗子宫平滑肌肉瘤失败后或不能耐受此方案，多西他赛（DOC）＋吉西他滨（GEM）有相对好的疗效。DOC+GEM治疗转移性软组织肉瘤，PFS及OS明显高于单用GEM。DOC+GEM对多种组织类型的肉瘤都有效，耐受性好，缓解率高，生存时间延长。

2. 腹膜后/腹腔软组织肉瘤治疗 早期肿瘤手术切除，是其可治愈的治疗方法。术后的切缘情况是影响长期无病生存期最重要的因素。

可切除的肿瘤：手术切除是标准的治疗方式，不到70%的原发性腹膜后软组织肉瘤仅可以实施不完全手术切除或肉眼可见的手术切除，因为邻近重要器官，手术切除不能获得切缘阴性，局部复发率高，宜对此类肿瘤采取综合治疗手术。

不能手术切除或Ⅳ期腹膜后、腹腔软组织肉瘤：肿瘤累及不能手术切除的重要器官，或切除肿瘤导致严重并发症者。初始治疗选择化疗或放疗，术前降低分期。如无症状可观察，有症状的可以姑息手术，减轻症状，最佳支持治疗。Ⅳ期患者可以考虑转移灶切除。

化疗或放疗后可切除的肿瘤，如切除术后肿瘤进展或仍有残留，或化放疗后肿瘤未降低分期，根据患者有无临床症状选择治疗，如无症状则观察，有症状的患者可以参照不能手术切除或转移的软组织肉瘤治疗方式。

肿瘤复发：术前放疗或化疗。如以前未行化放疗，进一步选择控制症状的姑息治疗（放疗、化疗或外科手术）及最佳支持治疗。

3. 胃肠间质瘤的治疗 胃肠间质瘤由 KIT 激活突变导致。绝大多数（约95%）CD117（KIT）阳性。5% 的患者 PDGFRA 基因突变，很少表达或无 CD117。

本病曾被证实对常规化疗耐药，酪氨酸激酶抑制剂甲磺酸伊马替尼伴随外科治疗，已成为其初始治疗的模式。2002 年 2 月，美国 FDA 批准伊马替尼治疗 KIT 阳性的晚期转移或不能切除的患者。

（1）靶向治疗 伊马替尼起始剂量为 400mg/d，作为初始治疗的标准剂量，实现诱导缓解，肿瘤进展后，剂量递增到 800mg 是较合理的选择。

（2）切除肿瘤 可切除肿瘤 ≥ 2cm 或无重大的手术并发症，外科是所有可切除肿瘤的初始治疗。靠近肿瘤边缘切除或切除肿瘤有重大的手术并发症，如通过减少肿瘤的大小减低手术并发症时，考虑术前用药。

（3）转移的、不能手术切除或复发的胃肠间质瘤 伊马替尼有很高的临床收益或缓解率。临床检查证实肿瘤无法手术切除，或切除后导致严重的并发症（器官功能缺失），或广泛转移，应行伊马替尼治疗，开始治疗 3 个月内评估能否手术切除。如肿瘤控制，手术切除。如不能手术切除，伊马替尼应连续治疗，一直应用到肿瘤进展。

伊马替尼或舒尼替尼疗后肿瘤进展，可选择索拉非尼、达沙替尼及尼洛替尼。

4. 纤维瘤病的治疗 纤维瘤病，也称侵袭性纤维瘤病，为独特的间质新生物，常被称为良恶交界性肿瘤。此类肿瘤具有侵袭性成纤维细胞增殖，完整包膜，局部浸润，分化良好的纤维组织。纤维瘤病因为手术的最佳切缘所需的范围较难确定，复发率高，自然病史长，因此治疗困难。纤维瘤病经常为局部复发，远处转移罕见。绝大多数纤维瘤病并非死于肿瘤本身，但可导致功能上的并发症。外科手术切除是初始的治疗方法。无法手术切除的可选择放疗、伊马替尼、他莫昔芬等治疗。

（二）中医治疗

1. 痰湿凝聚证

治法：健脾化痰，软坚散结。

方药：海藻玉壶汤（《医宗金鉴》）加减。纳呆乏力、便溏等脾虚痰湿重者加党参、怀山药、生薏苡仁；疼痛者，可加田七、土鳖虫、鬼箭羽；肿块坚硬者，可酌加莪术、黄药子、露蜂房、穿山甲；有胸腹水者，加龙葵、白芥子、葶苈子等。

2. 热毒蕴结证

治法：清热解毒，消肿散结。

方药：五味消毒饮（《医宗金鉴》）加减。热毒重者加连翘、黄连、白花蛇舌草；血热毒甚者，加丹皮、生地、赤芍；肿甚者，如瓜蒌、生半夏、浙贝母、青皮。

3. 气滞血瘀证

治法：行气活血，健脾补中。

方药：桃红四物汤（《医宗金鉴》）加减。溃破伴渗出及出血者，减红花、川芎、乳香，加丹皮、三七、茜草、生黄芪；腹胀气促者，加葶苈子、白芥子、瓜蒌、厚朴。

4. 气血两亏证

治法：益气养血，祛瘀散结。

方药：八珍汤（《正体类要》）合黄芪桂枝五物汤（《金匮要略》）加减。腹胀明显者，生黄芪量酌减，加八月札、佛手；如腹泻者，减生地、当归，加扁豆、怀山药、神曲；如疼痛者，可加没药、地龙；畏寒肢冷者，加淫羊藿、肉桂。

【预防与调护】

软组织肉瘤常需针对致病因素预防。例如外伤后可引起肉瘤发生，所以应避免外伤。严重皮肤烫伤后，可在此基础上发生纤维肉瘤。避免接触石棉预防间皮瘤。对于体内遗留异物如子弹头、金属片等要及时取出，以免作为异物长期刺激发生肉瘤。韧带样瘤的发生与妊娠、分娩带来的腹壁撕拉伤有关，多见于剖宫产后 1～3 年，在腹壁扪及质硬肿块，发生在腹壁瘢痕处的带状瘤可达 30% 以上。另外，韧带样瘤的发生与女性激素有关，临床发现某些韧带样瘤女性患者妊娠后，肿瘤有增大现象，因此对内分泌紊乱要及时调节。避免接触化学及物理刺激也是预防肉瘤发生的重要方面。流行病学调查表明，长期接触氯乙烯的工人可发生肝血管肉瘤。经放疗的患者，部分会在一段时间后在照射区域发生肉瘤。某些遗传肿瘤，如结肠家族性息肉病（FAP）的病例，往往在行全结肠切除术后 1 年左右发生腹腔纤维瘤病，即 Gardner 综合征，所以对全结肠切除术后患者要加强随访，一旦发现则给予及时治疗。

第三节 恶性黑色素瘤

PPT

恶性黑色素瘤（malignant melanoma，MM）简称恶黑，是一种发生于皮肤和黏膜，起源于神经外胚层神经嵴黑色素细胞的一种高度恶性肿瘤，是除了基底细胞癌和鳞状细胞癌之外最常见的皮肤恶性肿瘤。恶黑可发生于多种组织器官，其中 90% 发生在皮肤，另外 10% 发生于眼球的虹膜、睫状体、脉络膜、口腔、消化道、泌尿生殖系统的黏膜以及脑膜的脉络膜等处。约 60% 黑色素瘤是由黑痣恶变的，临床主要转移部位为皮肤、皮下、淋巴结、肺、肝、脑、骨等。

本病好发于生活在热带气候中的白种人，澳大利亚昆士兰州是全球恶黑的高发区，美国发病率逐年增长，美国在过去 60 年内，恶黑是发病率增长最快的恶性肿瘤，我国发病率较低，但近年来明显增加。本病一般发生于 30～60 岁，中位年龄 < 50 岁，男女之间无明显差别。本病特点是恶性程度高，对肿瘤的直接刺激易引起转移，易发生血行播散，预后差。女性比男性的预后好，雀斑型和指甲床下型预后较好。

中医文献中没有恶性黑色素瘤的病名，历代典籍描述中，"恶疮""黑子""黑疔"

等疾病与本病类似。

【病因病理】

（一）病因

1. 遗传 澳大利亚的研究资料表明，有家族史的人群中其发病率比无家族史者高1.7 倍。有家族史者占整个恶黑的 11% 左右，其性别分布与散发病例无差别，但其发病年龄比散发者提早 10 年左右，这可能与遗传因素的预警促使患者及早就医而获得较早确诊有关。

2. 紫外线辐射 流行病学调查发现白人中恶性黑色素瘤的发病率随居住地纬度的降低而增高，如澳大利亚和美国南部的发病率比欧洲高 5 ~ 10 倍，一些工业化国家白人发病率的增高主要表现在身体暴露区域（如男性的躯干和女性的下肢），提示恶性黑色素瘤可能与强烈的阳光照射有关。

3. 发育不良痣恶黑综合征 临床常见的不典型痣，又称为发育不良性痣（dysplastic nevus，DN），系躯干与四肢最常见的表皮病变，易发生恶变。该痣主要特征是色杂，粉红色基础上伴有红色、棕褐色或黑色，直径常大于 6mm，边界不光整。发育不良痣属常染色体显性遗传。凡患者该痣的数目 ≥ 100 个，一个痣的直径 > 8mm，一个痣组织学形态有异型者，称为发育不良痣恶黑综合征（dysplastic nevi syndrome or melanoma syndrome，DNS），是恶黑的癌前疾病，患者常有遗传性黑色素瘤的家族史。

4. 创伤 发生在头皮、手掌、足底等一些较易摩擦部位的黑痣容易发生恶变，一些面部痣经腐蚀、电烧等不彻底治疗可突然全身播散。因此推测创伤可能是刺激色素细胞恶变的因素之一，但也有人认为这些色素性损害本身就是恶性黑色素瘤癌前病变，所以能受激惹而加速发展。

5. 内分泌紊乱 近年来发现恶性黑色素瘤细胞内有雌激素受体蛋白；有报道在病期相似条件下，女性患者的预后比男性好，但绝经期后的女性即丧失这种优势，说明女性激素对恶性黑色素瘤有一定的影响。但也有报道应用雌激素治疗某些疾病，或长期口服避孕药者有增加发生恶性黑色素瘤的危险性。

（二）病理

1. 病理分型 Clark 等 1969 年根据恶性黑色素瘤的不同形态、部位及生物学行为等将其分为 11 个型：①雀斑型；②表浅蔓延型；③结节型；④肢端色斑型；⑤辐射生长的未分型恶黑；⑥巨大毛痣恶变的恶黑；⑦口腔、阴道、肛门黏膜来源的恶黑；⑧原发部位不明的恶黑；⑨起源于蓝痣的恶性黑色素瘤；⑩内脏恶黑；⑪起源于皮内痣的儿童期恶黑。其中前 4 型最常见。

2. NCCN 分型 美国 NCCN2007 年诊治规范将恶黑分为以下 12 种病理类型。①原位黑色素瘤；②未分型恶黑；③表浅扩展型；④结节型；⑤恶性雀斑样痣型；⑥肢端雀斑样痣型；⑦促结缔组织增生型；⑧上皮样细胞型；⑨梭形细胞型；⑩气球样细胞型；

⑪恶性蓝痣；⑫巨大色素痣。

3. Clark 分级　Clark 分级是指黑色素瘤的浸润深度，最早由 Clark 在 1969 年提出，至今仍为国际上普遍采用。分级如下：

Ⅰ级：肿瘤局限于表皮的基底层内（原位黑色素瘤）。

Ⅱ级：肿瘤已穿透基底层，但仅浸润真皮乳头层内。

Ⅲ级：肿瘤沿真皮乳头层及网状层之间积聚，但未穿入网状层。

Ⅳ级：肿瘤已浸润真皮网状层。

Ⅴ级：肿瘤浸润至皮下组织。

4. Breslow 分度　由于 Clark 的 5 级检测方法有一定的主观性，如真皮乳头层与网状层之间缺乏明确的分界线，因此在判断Ⅲ、Ⅳ级时就缺乏客观的衡量标准。目前世界上一些著名的诊治中心均推崇 Breslow 于 1970 年提出的用目镜测微器直接测量肿瘤的厚度来估计预后，2002 年分期方法为：≤ 1.0mm、1.01 ~ 2.0mm、2.01 ~ 4.0mm、> 4.0mm。

2007 年美国 NCCN 恶黑诊治规范建议，任何可疑色素沉着病变就诊者均应进行活检。病理报告需包括 Breslow 厚度（mm）、溃疡状况、Clark 分级、周围和深部切缘状态。

5. 生长方式　根据瘤细胞生长、扩展的方式，可分为辐射生长期和垂直生长期，瘤细胞沿表皮基底层和真皮乳头层离心性向四周蔓延生长称为辐射生长，常见于雀斑型、表浅蔓延型和肢端色斑型恶性黑色素瘤的早期阶段，可持续数年。由于在此期内原发灶不向或极少向淋巴道转移，做比较简单的手术切除即能获得较好疗效。当肿瘤向真皮层、皮下组织深部浸润时称为垂直生长，结节型黑色素瘤可不经辐射生长期而直接进入垂直生长期，此期易发生淋巴结转移。

【临床表现】

恶黑多发生于中老年人，好发于下肢足部，其次是躯干、头颈部和上肢。症状为迅速长大的黑色素结节。起初可于正常皮肤发生黑色素沉着，或者色素痣发生色素增多，黑色加深，继之病变损害不断扩大，硬度增加，伴有痛痒感觉。黑色素的病损有的呈隆起、斑块及结节状，有的呈蕈状或菜花状。向皮下组织生长时则呈皮下结节或肿块型，向四周扩散者则出现星状黑斑或小结节。常见表现是黑色素瘤的区域淋巴结转移，甚至以区域淋巴结肿大而就诊。晚期发生血道转移至肺、肝、骨及脑诸器官。

色素性皮损有下列改变者常提示早期恶性黑色素瘤的可能：①颜色：杂色常为恶性病变的信号，雀斑型及表浅蔓延型恶性黑色素瘤常在棕色或黑色中掺杂红色、白色或蓝色，其中尤以蓝色预后较差，白色常提示肿瘤有自行性退变。结节型恶性黑色素瘤总是呈蓝黑色或灰色。②边缘：常参差不齐呈锯齿状改变，为肿瘤向四周蔓延扩展或自行性退变所致。③表面：不光滑，粗糙而伴有鳞形或片状脱屑，伴有渗液或渗血，病灶可高出皮面。④病灶周围皮肤：出现水肿，丧失光泽或变白色、灰色。⑤感觉异常：局部发痒、灼痛或压痛。当病变继续发展，呈结节状或息肉样块物，亦可为溃疡性病变，伴渗液，出血、刺痛或灼痛更加明显；原发灶周围可出现卫星结节，伴有淋巴结肿大。这些均提示病变进展迅速，是比较晚期的表现。

【辅助检查】

（一）影像检查

对于无临床症状的恶性黑色素瘤患者或怀疑远处转移的应该根据临床情况，术前进行 B 超、CT、MRI 或 PET-CT 等影像学检查了解内脏等远离病灶部位有无转移。

（二）实验室检查

病理学检查是恶性黑色素瘤确诊的最终证据。完整的手术标本对于病理学分层切片，测定肿瘤浸润的深度，估计区域淋巴结转移，确定肿瘤临床分期和判断预后非常重要。除形态学检查外，还应进行免疫组化检查，某些抗原性标记物已被用于恶性黑色素瘤的鉴别诊断，如 S-100 蛋白、HMB-45、角蛋白、白细胞共同抗原、Vimentin 等。S-100 蛋白几乎在所有的恶性黑色素瘤中都有表达，在肉瘤、神经鞘瘤和某些癌肿上也有表达；HMB-45 在恶性黑色素瘤的表达有一定的特异性，但在某些转移性黑色素瘤中表达阴性。

【诊断与鉴别诊断】

（一）诊断

临床上除少数患者首发表现为转移部位的疾病和症状外，大部分患者是在皮肤黏膜出现新生病变或陈旧性皮肤病变发生转变的情况下就诊，这些病变包括颜色（杂色的斑驳、黑暗）大小的改变或出现相应的症状（如瘙痒、溃疡、出血等）。恶性黑色素瘤的诊断应包括以下几个方面：①危险因素；②皮肤病变演化的历史；③详细的体格检查，包括全面的皮肤和淋巴结评价；④实验室及影像学检查；⑤病理组织活检，包括免疫组化检查。

（二）鉴别诊断

恶性黑色素瘤应注意与基底细胞癌、脂溢性角化症、发育不良痣、蓝痣、皮肤纤维瘤、各种色素痣等鉴别。

1.基底细胞癌　是上皮细胞的恶性肿瘤。由表皮的基底层向深部浸润，癌巢周围为一层柱状或立方形细胞。癌细胞染色深，无一定排列。癌细胞内可含黑色素。

2.脂溢性角化症　病灶呈乳头瘤样增生，表皮下界限清楚，角化不完全，粒层先增厚，后变薄甚或消失，增生的表皮细胞内可有少量或较多的黑色素。

3.结构不良痣　属于恶性黑色素瘤的癌前病变。患者常有恶性黑色素瘤的家族史，该痣主要特征是色杂，粉红色基础上伴有红色、棕褐色或黑色，直径常大于 6mm，边界不光整，全身痣数目常＞ 100 个。

（三）分期

采用 AJCC 第 8 版 TNM 分期和临床分期标准。

黑色素瘤分期

【中医病因病机】

1. 六淫外袭　恶性黑色素瘤的发生与六淫邪气侵袭有关，外邪侵袭影响脏腑功能，阻碍气血运行，导致气滞血瘀，痰湿凝聚，积久而成为肿瘤。现代医学所谓的化学的、物理的以及病毒等致癌因素，不外乎古人用六淫邪气或疫疬之气所概括的外来致癌因素。

2. 痰浊凝聚　脾肺功能失调，水湿不化，津液不布，邪热蕴结，或七情郁结，气机阻滞，均可致痰浊凝结而成瘤。痰凝与恶性黑色素瘤的发生有着密切关系，是其主要发病因素之一。痰之为病，无处不到；与五脏之病均有关系。这些特性与恶性黑色素瘤发无定处，全身上下内外均可发生这一特点非常吻合。

3. 气滞血瘀　中医学理论认为气血以循环运行不息为常。凡离经之血未出体外，停滞于内，或脉中之血为痰火或湿热所阻，以及各种原因所致的气血运行不畅，均可导致瘀血的发生。血瘀可致气滞，气血凝滞，经脉阻塞日久，导致瘀积肿块。或瘀血与痰浊互相搏结，或瘀血与寒热搏结，均可导致黑色素瘤的发生。

4. 热毒内蕴　外邪入侵，郁而生火或直接感受火热之邪，郁结日久而成为热毒。热毒内蕴机体，郁久不散，将会内损脏腑，灼伤津液营血，致经络阻塞，气血瘀滞，或血热搏结，或灼津成痰，痰热互结等一系列病机变化；或内伤七情，过极而化火，蕴结于脏腑经络，则为邪热火毒。毒蕴日久，必发为癌瘤，这些变化均可导致黑色素瘤的发生。

5. 正气亏损　正气是指机体的正常生理功能及抗病能力。正气虚弱，是肿瘤发生的关键。先天禀赋不足，或久病不愈，或遇重疾者，均可导致正气亏损，脏腑功能衰弱，引发一系列的病机改变，而正气亏损，无以外卫，则更易招致外邪的侵袭，正邪相互搏结，从而发为本病。

总之，本病因先天禀赋不足而正气虚弱或后天失养，脏腑虚弱，卫外不固，或外邪搏于血气，或阳气束结而致气滞血瘀痰凝，瘀血结聚，肿块乌黑，瘀久化热，热毒瘀阻，焮红溃烂，流污黑血水；痰湿盛则发痒隐痛或破溃，渗流黄汁。病久则气血俱虚，肿块溃破日久难愈，面色无华，倦怠乏力。

【中医辨证】

本病早期以邪盛为主，热、毒、痰、瘀壅盛，表现为局部肿块乌黑或杂色相间，或红肿溃烂，灼热疼痛，或渗血流脓，或坚硬不平，局部刺痛，或伴胸闷心烦，胸胁胀满，或肌肤甲错。晚期病久耗伤气血，加之手术、化疗等损伤，患者往往表现为一派虚弱之象，可见局部肿块溃破流水日久，缠绵难愈，伴面色无华，倦怠乏力，少气懒言，头晕眼花。

1. 热毒炽盛证

主症：肿块乌黑或杂色相间，或红肿溃烂，灼热疼痛，或渗血流脓，漫肿一片。伴心烦难寐，口干口苦，或口干多饮，大便干结，小便黄赤，舌质红，苔黄腻，脉滑数。

2. 瘀毒内结证

主症：肿块乌黑紫暗，坚硬不平，局部刺痛，伴胸闷心烦，胸胁胀满，或肌肤甲错，口唇爪甲紫暗，月经失调，痛经或闭经，经色暗或有瘀块。舌质紫暗或有瘀斑，舌下络脉粗胀青紫，脉细涩或弦数。

3. 痰湿蕴结证

主症：肿块呈结节隆起，质地较硬，不红不肿，按之略痛，可有溃破渗液，周围瘙痒，可伴有恶心纳差，肢体沉重困倦，胸闷咳喘等，舌质淡，舌体淡或胖，苔厚腻，脉弦滑。

4. 气血两虚证

主症：肿块溃破流水日久，绵绵难愈，多见于手术、放疗、化疗后体虚正亏或疾病晚期，气血亏虚，腐肉难脱，面色无华，失眠盗汗，月经延期，量少色淡或闭经；唇色淡，倦怠乏力，少气懒言，口淡无味，纳呆食少，头晕眼花，舌质淡或淡胖，边有齿印，苔薄白少，脉细无力。

【治疗】

（一）治疗原则

1. 广泛的局部切除是黑色素瘤治疗的基本原则。

2. 局部晚期（ⅡA、ⅡB期）与出现淋巴结转移时（Ⅲ期），应予以术后辅助治疗。大剂量干扰素 α-2b 是标准术后辅助治疗。

3. 转移性黑色素瘤的治疗原则是以达卡巴嗪（氮烯咪胺，DTIC）和大剂量白介素 2 为主的治疗方案。

4. 免疫治疗是晚期黑色素瘤患者未来最有希望的治疗手段之一。

5. 中医药治疗是恶性黑色素瘤术后、化疗后重要的辅助治疗手段，也是晚期黑色素瘤患者主要的治疗手段。

（二）西医治疗

1. 外科治疗 黑色素瘤恶性程度高，易于转移，任何刺激均可促进肿瘤播散，因此，当疑为恶性时，一般不要直接在肿瘤部位做切除活检和肿瘤局部刮除术，需要活检时应做规范性活检手术，将病灶连同周围 0.5~1.0cm 的正常皮肤和皮下脂肪整块切除，送病理检查。如确诊为恶性黑色素瘤，根据病理检查结果，再决定是否需要行补充广泛切除，根治性手术应尽快进行。但国内有研究认为，对于躯干四肢的大部分病灶，除非较大区域及头面部、手足指趾等部位，应诊断与治疗一起完成，以减少可能发生的医源性扩散，同时减少医疗费用。

一般性局部切除术后的恶黑，其局部复发率高达30%以上，而不正规的处理如电灼术、冷冻等，局部复发率高达58%，因此，对于恶黑，除非特殊部位，一般均主张切缘3～5cm的广泛切除术，以进一步降低局部复发率。

2. 内科治疗

（1）单药治疗 DTIC（达卡巴嗪）是治疗黑色素瘤的主要化疗药物，单药有效率15%～20%，中位缓解期4个月。DTIC的类似物替莫唑胺具有可透过血脑屏障、口服的优势，疗效方面与DTIC类似，并可预防脑转移的出现，故NCCN推荐两者均可作为晚期恶黑的一线治疗药物。

（2）联合化疗方案 两药联合方案（达卡巴嗪＋顺铂／紫杉醇＋顺铂或卡铂）的有效率为20%～30%，三药联合方案可达30%～40%，缓解期为6个月左右。在一些联合化疗方案中可加入抗雌激素药物，如他莫昔芬。

（3）生物化疗方案 由DTIC、DDP、IFNα–2b、IL–2等组成的化疗方案，可达到40%～50%的有效率，虽较普通化疗方案疗效增加一倍，但毒性较大，而且在OS方面也未取得优势。

（4）免疫及靶向治疗 近些年国内外开展了大量的临床试验，其中细胞毒T淋巴细胞抗原4（CTLA–4）抗体依匹木单抗（Ipilimumab）和BRAF激酶抑制剂维罗菲尼（Vemurafenib，PLX4032）取得了里程碑式的突破，2011年美国FDA批准用于晚期黑色素瘤的治疗。我国完成的伊马替尼治疗C–Kit突变的黑色素瘤及恩度联合DTIC治疗晚期黑色素瘤均取得了可喜结果。

（三）中医治疗

1. 辨证治疗

（1）热毒炽盛证

治法：清热解毒，消肿散结。

方药：五味消毒饮（《医宗金鉴》）加减。热毒炽盛加丹皮、白花蛇舌草、土茯苓；口干尿少加生地、石斛、茯苓；大便干加火麻仁、酒大黄。

（2）瘀毒内结证

治法：活血祛瘀，解毒散结。

方药：血府逐瘀汤（《医林改错》）加减。纳差、食少加炒麦芽、生山楂；肿块坚硬加全蝎、地龙。

（3）痰湿蕴结证

治法：消痰散结，理气燥湿。

方药：海藻玉壶汤（《外科正宗》）加减。痰多加胆南星、瓜蒌仁；肿块坚硬加全蝎、蜈蚣、土鳖虫。

（4）气血两虚证

治法：益气养血，健脾祛湿。

方药：人参养荣汤（《太平惠民和剂局方》）加减。心慌加远志、柏子仁；失眠多梦加夜交藤、酸枣仁、煅龙骨。

2. 常用中成药

（1）小金丹　化痰散结，祛瘀通络。

（2）醒消丸　活血散结，解毒消痈。

（3）六神丸　清热解毒，消肿止痛。

【预防与调护】

对于容易摩擦部位的黑痣，应尽量避免频繁刺激，忌用化学腐蚀剂烧灼。有恶性黑色素瘤家族史者，应重点预防，一旦发现原黑痣出现形态不规则变化、迅速长大、颜色加深、硬度增加，或伴有痛痒感觉，应及时就诊。

主要参考书目

［1］刘亚娴.中西医结合肿瘤病学.北京：中国中医药出版社，2005.

［2］蒋国梁，朱雄增.临床肿瘤学概论.第2版.上海：复旦大学出版社，2017.

［3］曾益新.肿瘤病学.第3版.北京：人民卫生出版社，2012.

［4］汤钊猷.现代肿瘤学.第3版.上海：复旦大学出版社，2011.

［5］周岱翰.中医肿瘤学.北京：中国中医药出版社，2011.

［6］周际昌.实用肿瘤内科治疗.第2版.北京：北京科学技术出版社，2016.

［7］林洪生.恶性肿瘤中医诊疗指南.北京：人民卫生出版社，2014.

［8］孙燕.临床肿瘤学高级教程.北京：人民军医出版社，2012.

［9］林丽珠.肿瘤中西医治疗学.北京：人民军医出版社，2013.

［10］于世英.肿瘤临床诊疗指南.第3版.北京：科学出版社，2013.

［11］于世英.临床肿瘤学.北京：科学出版社，2006.

［12］沈铿，马丁.妇产科学.第3版.北京：人民卫生出版社，2015.

［13］石远凯，孙燕.临床肿瘤内科手册.第6版.北京：人民卫生出版社，2015.

［14］赵霞.宫颈癌.北京：人民卫生出版社，2009.

［15］陈世伟，张利民.肿瘤中西医综合治疗.北京：人民卫生出版社，2001.